Antike Medizin im Schnittpunkt von Geistes- und Naturwissenschaften

Beiträge zur Altertumskunde

Herausgegeben von

Michael Erler, Dorothee Gall,
Ludwig Koenen, Clemens Zintzen

Band 255

Walter de Gruyter · Berlin · New York

Antike Medizin im Schnittpunkt von Geistes- und Naturwissenschaften

Internationale Fachtagung aus Anlass des 100-jährigen Bestehens des Akademienvorhabens *Corpus Medicorum Graecorum/Latinorum*

Im Auftrag der Berlin-Brandenburgischen Akademie der Wissenschaften herausgegeben von

Christian Brockmann
Wolfram Brunschön Oliver Overwien

Walter de Gruyter · Berlin · New York

Dieser Band wurde durch die Gemeinsame Wissenschaftskonferenz im Akademienprogramm mit Mitteln des Bundes (Bundesministerium für Bildung und Forschung) und des Landes Berlin (Senatsverwaltung für Bildung, Wissenschaft und Forschung) gefördert.

∞ Gedruckt auf säurefreiem Papier,
das die US-ANSI-Norm über Haltbarkeit erfüllt.

ISBN 978-3-11-020121-5
ISSN 1616-0452

Bibliografische Information der Deutschen Nationalbibliothek

Die Deutsche Nationalbibliothek verzeichnet diese Publikation in der Deutschen Nationalbibliografie; detaillierte bibliografische Daten sind im Internet über http://dnb.d-nb.de abrufbar.

Printed in Germany
Druck und buchbinderische Verarbeitung: Hubert & Co. GmbH & Co. KG, Göttingen

CARL WERNER MÜLLER

IN DANKBARKEIT

ZUGEEIGNET

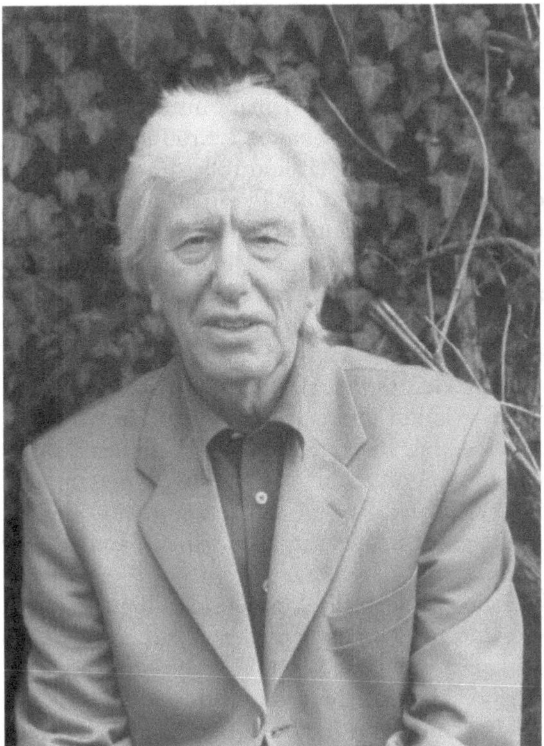

Vorwort

Aus Anlass des 100sten Jahrestags seiner Gründung veranstaltete das Vorhaben Corpus Medicorum Graecorum / Latinorum der Berlin-Brandenburgischen Akademie der Wissenschaften im Jahr der Geisteswissenschaften 2007 eine internationale Tagung zum Thema „Antike Medizin im Schnittpunkt von Geistes- und Naturwissenschaften". Eröffnet wurde die Tagung mit einem Festvortrag über „Fertilitätskontrolle im Spannungsfeld von Ethik, Medizin und Technik", in dem der Präsident der Akademie, Günter Stock, die hippokratischen und aristotelischen Überlegungen zur Therapie eingeschränkter Zeugungs- und Empfängnisfähigkeit den modernsten Vorstellungen von Fertilitätskontrolle und Familienplanung im Kontext von Gesellschaft und Demographie gegenüberstellte und damit exemplarisch auf die aktuellen Aspekte der antiken Medizin und auf ihre Brückenfunktion zwischen den Natur- und Geisteswissenschaften hinwies.

Ausgewählte Gesichtspunkte dieser reichhaltigen Thematik wurden an den beiden folgenden Tagen in Referaten und Diskussionen von namhaften Spezialisten aus dem In- und Ausland sowie den Vertretern der Berliner Arbeitsstelle weiter ausgeleuchtet. Es liegt dabei in der Natur der Sache, dass das anspruchsvolle Rahmenthema nicht in allen seinen Facetten erschöpfend behandelt werden konnte.

Der vorliegende Band, in dem alle Vorträge der Tagung vereinigt sind, kann als weiterer Beleg für den wissenschaftlichen Weitblick der Gründer des Vorhabens Corpus Medicorum Graecorum / Latinorum, Hermann Diels und Johan Ludvig Heiberg, gelten. Denn die Leitideen, die sie zu der Gründung geführt haben, sind immer noch aktuell und prägen die rezenten Forschungsentwicklungen. So ist es heute allgemein anerkannt, dass die antike Medizin, die, wie ihre qualitativ und quantitativ eindrucksvolle literarische Hinterlassenschaft beweist, eine herausragende Stellung innerhalb der griechisch-römischen Wissenschaft einnimmt, zu den Kerngebieten der Altertumswissenschaft und der Medizin- und Philosophiegeschichte gehört. Dass sich diese Erkenntnis durchsetzen und die antike Medizin in den letzten Jahrzehnten zu einem international dynamischen und lebendigen Forschungsgebiet werden konnte, ist nicht zuletzt ein Verdienst des Vorhabens CMG / CML, das mit seinen zahlreichen Editionen, Übersetzungen und Kommentaren neue Grundlagen für das Verständnis und die Erforschung der antiken Medizin gelegt hat.

Die Aufgaben, die sich der weltweiten Forschergemeinschaft in diesem Bereich stellen, sind höchst anspruchsvoll und von großer wissenschaftlicher Bedeutung. Nur in gemeinsamer Abstimmung und konzertierter Aktion und mit starken Institutionen wie dem Akademievorhaben CMG / CML kann die gewaltige Textmasse der antiken medizinischen Literatur sinnvoll bearbeitet werden. Hinzu kommen die besonderen Schwierigkeiten, die ein Herausgeber gerade in diesem Bereich zu bewältigen hat: In der Regel muss eine weit verzweigte und oftmals mehrsprachige, sich über Okzident und Orient erstreckende Tradition berücksichtigt werden, die sowohl durch die zahlreichen griechischen oder lateinischen Kodizes der Originalschrift als auch durch die Handschriften der Übersetzungen ins Lateinische, Syrische, Arabische oder Hebräische dokumentiert wird. Außerdem verlangt die thematische Komplexität, dass der philologische Editor sich in Medizin und Lebenswissenschaft einarbeitet und die Kooperation mit medizinischer Fachkompetenz sucht. Alle diese Aspekte machen die antike Medizin zu einem Modellfall für interdisziplinäre Forschung.

Der Tagungsband ist Carl Werner Müller als Zeichen des Dankes gewidmet: 15 Jahre lang, von 1992 bis 2007, hat er mit Sachkompetenz und menschlichem Einfühlungsvermögen als Projektleiter des CMG / CML erfolgreich gewirkt. In kritischen Phasen, wie der Übergangszeit nach der Wiedervereinigung oder der Periode der Sparzwänge vor wenigen Jahren, hat er das Vorhaben mit seinem Engagement und seiner Durchsetzungskraft vor Schaden bewahrt und seinen Fortbestand gesichert. Ihm – und den ehemaligen Arbeitsstellenleitern Jutta Kollesch und Diethard Nickel – ist es zu verdanken, dass das Vorhaben den 100sten Jahrestag seiner Gründung erleben und in wissenschaftlich angemessener Weise feiern konnte.

Für die großzügige Unterstützung der Tagung gebührt der Berlin-Brandenburgischen Akademie der Wissenschaften und der Hermann und Elise geborene Heckmann Wentzel-Stiftung ein herzlicher Dank. Die Herausgeber danken der Akademie darüber hinaus auch für die Finanzierung der Druckkosten. Bei der Erstellung der Druckvorlage konnten sich die Herausgeber stets auf die intensive Unterstützung durch Florian Gärtner verlassen. Unser besonderer Dank gilt Jutta Kollesch und Diethard Nickel für ihre inhaltliche Beratung und für die gewissenhafte redaktionelle Bearbeitung dieses Bandes.

Die Herausgeber

Inhaltsverzeichnis

Fertilitätskontrolle im Spannungsfeld von Ethik, Medizin und Technologie

FESTVORTRAG

Günter Stock

Die – in archaischer und antiker Zeit häufig göttliche – Verehrung der Fruchtbarkeit, aber auch die Beschreibung von Versuchen zur Behebung von Störungen der Fruchtbarkeit sind in praktisch allen Kulturen der Menschheit durch Zeugnisse dokumentiert. Das in Abb. 1 präsentierte Fruchtbarkeitssymbol, ein weibliches Idol aus der Zeit ca. 2000 Jahre v. Chr., stammt aus einer Gegend des südöstlichen Iran. Obgleich eine Dokumentation dieser Geschichte, für sich genommen, ein außerordentlich reizvolles Thema wäre, möchte ich mich heute, da wir das 100-jährige Bestehen des Akademienvorhabens Corpus Medicorum Graecorum / Latinorum mit einer internationalen Fachtagung feiern, im Wesentlichen – nicht ausschließlich – auf den abendländischen Kulturkreis beschränken.

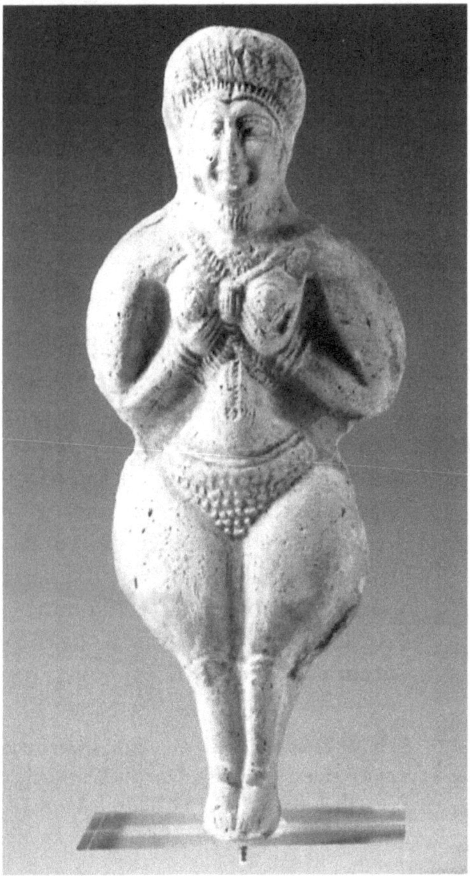

Abb. 1: Elamisches weibliches Idol (Anfang des 2. Jtsd. v. Chr.). In: Kunstwerke der Antike. Ausstellung vom 14.–28. April 2007. Antiken-Kabinett. Bernd Gackstätter, Frankfurt a. M. 2007, S. 5

Beginnen wir bei Hippokrates (geboren um 460 v. Chr.; Abb. 2), einer Persönlichkeit, auf die wir uns als sogenannte moderne Mediziner auch heute noch zu Recht beziehen: er hatte sich in seinen Schriften bereits ausführlich sowohl mit Frauenkrankheiten – das war ein zentrales Thema für ihn – als auch mit dem Themenkomplex der Fruchtbarkeit und ihrer Wiederherstellung intensiv auseinandergesetzt. In seiner Denk- und medizinischen Erfahrungswelt war der Muttermund (Abb. 3) ein zentrales Organ der weiblichen Fruchtbarkeit, und folgerichtig schreibt Hippokrates in seinem Buch Über die Natur der Frau (De muliebri natura 7: VII 320,18–322,10 L.):

> „Wenn sich der Muttermund durch Faltenbildung verformt hat, geht die Menstruation nicht mehr vonstatten; wenn sie aber vonstattengeht, dann in geringer Menge und unter Beschwerden; und wenn die betreffende Frau mit dem Mann Verkehr hat, befallen den Unterleib und die Weichen Schmerzen, und wenn sie den Muttermund mit dem Finger abtastet und untersucht, tritt er nicht deutlich in Erscheinung. Wenn es sich so verhält, soll sie mit menschlichem Urin ein Dampfbad vornehmen; wenn sie das Dampfbad angewendet hat, soll sie sich mit einer Linsenabkochung waschen; nach dem Waschen soll sie dann im Bereich des Uterus ein Dampfbad mit wohlriechender ägyptischer Salbe anwenden, und wenn der Duft in die Nase emporsteigt, besteht die Hoffnung, dass sie gesund wird. Und wenn sie schlafen gehen will, soll sie ägyptisches Öl auf Wolle als Einlage gebrauchen; am darauffolgenden Tag soll sie untersuchen, ob sich der Muttermund etwas mehr aufgerichtet hat; danach soll sie ein Dampfbad mit wohlriechenden Substanzen vornehmen, reinigende Mittel einführen, die keine Reizung verursachen, und nach der Einlage spülen, wobei man dem Wasser die gleiche Menge Essig beimischt; wenn sich aber die Menstruation eingestellt hat, soll sie, ohne etwas gegessen und sich gewaschen zu haben, nach einer Räucherung mit dem Mann Verkehr haben. Sehr leicht werden die Frauen aufgrund dieser Krankheit unfruchtbar."

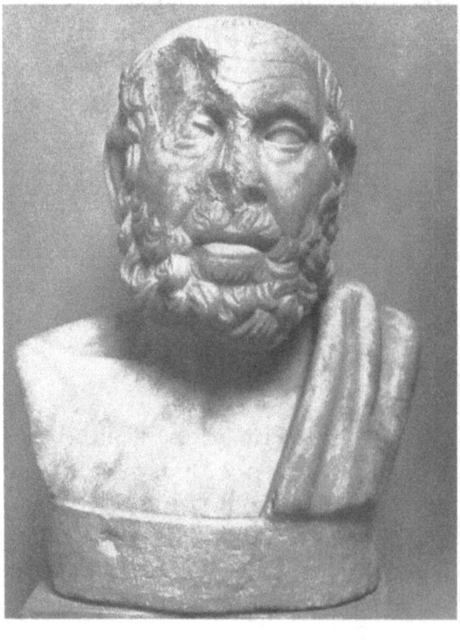

Eine derart ausführliche Beschreibung zeigt, welche Bedeutung der Wiederherstellung der Fruchtbarkeit ganz offensichtlich beigemessen wurde, und wenn wir an die moderne Medizingeschichte denken, ist dies eine Errungenschaft der neuen Zeit, in der man sich wiederum in vergleichbarer Weise um Profertilität zu kümmern hat, und ich werde auch belegen, warum dies notwendig ist.

Abb. 2: Hippokrates von Kos. Römische Kopie eines Originals aus hellenistischer Zeit. Museum in Ostia. Bild: DAI Rom; Inst.Neg.Nr.: 68.1499, Bildautor: Felbermeyer

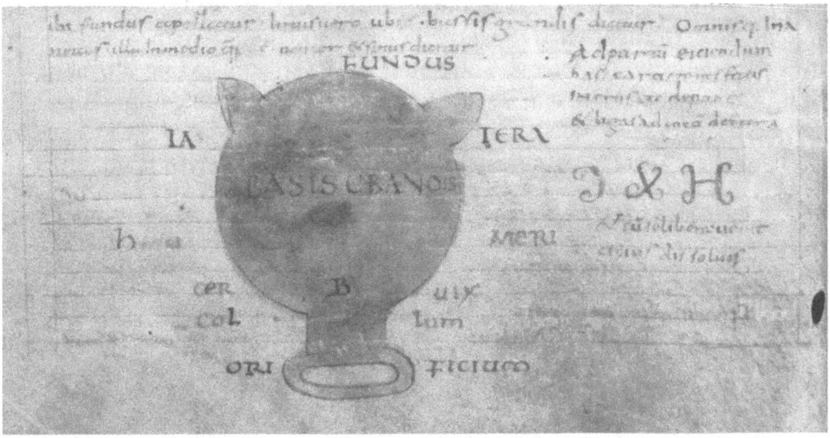

Abb. 3: Darstellung des Uterus in einer spätlateinischen Übersetzung der „Gynäkologie" des Soran, Bruxellensis Lat. 3701–3715, fol. 16v

Auch Aristoteles (384–322 v. Chr.) befasste sich mit derartigen Fragestellungen – allerdings untersuchte er, wie sein Werk Über die Entstehung der Lebewesen (De generatione animalium II 7: 746 b 20–747 a 19) eindrucksvoll dokumentiert, in einer außerordentlich modernen Weise Fruchtbarkeitsstörungen gerade beim Mann und formulierte entsprechende Ratschläge für die Betroffenen. Wer sich noch an die Medizin unserer Vätergeneration erinnert, weiß, dass Fertilitätsstörungen in den 1950er- und 1960er-Jahren vorwiegend bei der Frau vermutet und auch nur dort gesucht wurden. Erst spät hat man die Zeugungsfähigkeit des Mannes mit modernen molekularbiologischen Methoden in den Blick genommen und sich – wie bereits Aristoteles empfohlen hatte – vor allem auf den männlichen Samen und dessen Tauglichkeit konzentriert. Aristoteles war übrigens kühn genug, bereits vom Zustand der Augen her etwas über die Qualität des Samens eines Mannes aussagen zu können. Er beschreibt dieses Phänomen sehr ausführlich, und hier möchte ich eine Feststellung wiederholen, die besonders pikant ist, nämlich dass Menschen – insbesondere Männer –, die zu sehr der Liebe frönen, mit einem schwächeren Augenlicht bestraft werden.

Die eigentlichen „Ergebnisse", wenn man so sagen kann, von Fertilität, nämlich die Fähigkeit, Kinder zu zeugen, waren ebenfalls von alters her ein zentrales Thema. Bereits relativ früh hatten die Menschen eine Vorstellung und Kenntnis davon, dass es unterschiedliche Lagen der Frucht im Mutterleib gibt, die zu gänzlich unkomplizierten oder zu höchst komplizierten Geburten führen konnten. Obwohl es schon damals offensichtlich sehr ausführliche Untersuchungen über die Lage der Föten gegeben hat, ist es doch bemerkenswert, dass die bildliche Darstellung selbst *in utero* immer kleine fertige Menschen zeigt – jedenfalls in den späten Stadien der Reifung der

Frucht (Abb. 4). Das ist gerade deswegen interessant, weil es die Griechen waren, die der Frucht relativ spät die Eigenschaft eines Menschen zugewiesen und daher auch zum Thema Abtreibung eine verhältnismäßig liberale Position gehabt haben. Die einzelnen Geburtslagen sind in den Abbildungen in der mittelalterlichen Handschrift, die auf antike Vorbilder zurückgehen, im Wesentlichen korrekt dargestellt und sie entsprechen weitgehend unserem

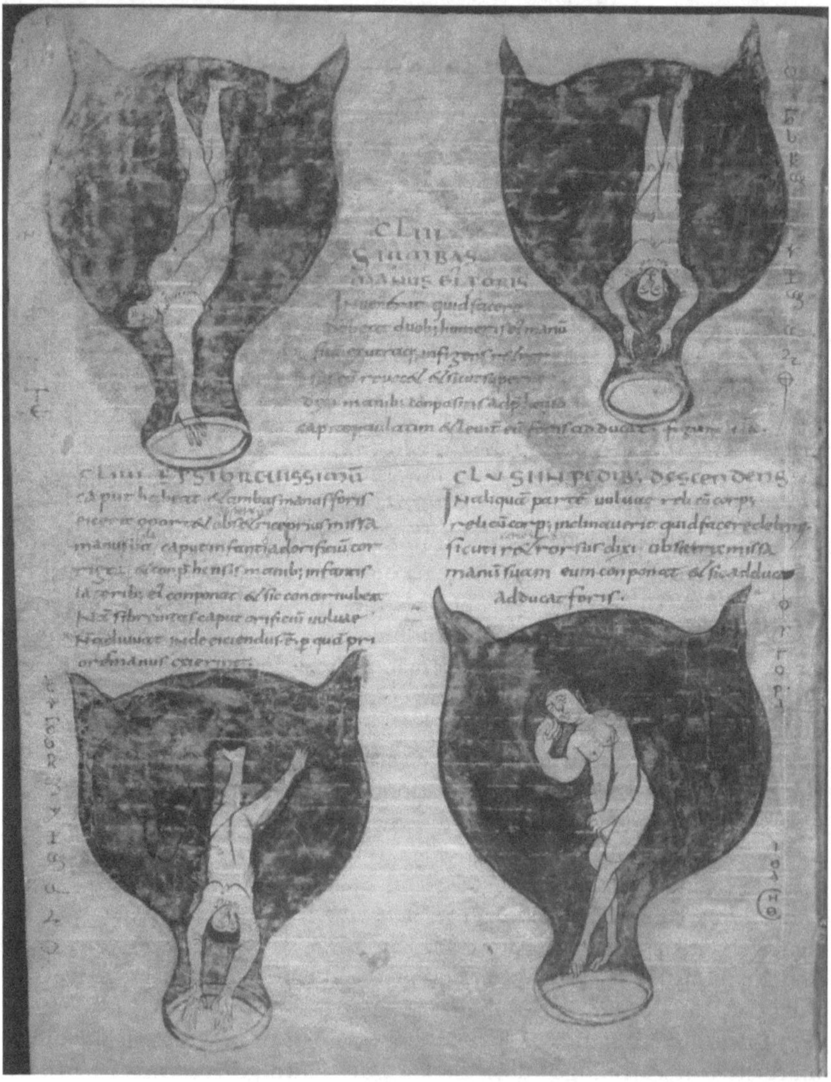

Abb. 4: Darstellung von Kindslagen in einer spätlateinischen Übersetzung der „Gynäkologie" des Soran, Bruxellensis Lat. 3701–3715, fol. 27v.

heutigen Wissen. Es war allerdings erst Leonardo da Vinci, der zum ersten Mal in einer wissenschaftlich präzisen und befriedigenden Weise in seinen Zeichnungen dargestellt hat, wie die Lage des Föten im Mutterleib wirklich aussieht (Abb. 5). Und er hat darauf verzichtet, sie als kleine Erwachsene darzustellen.

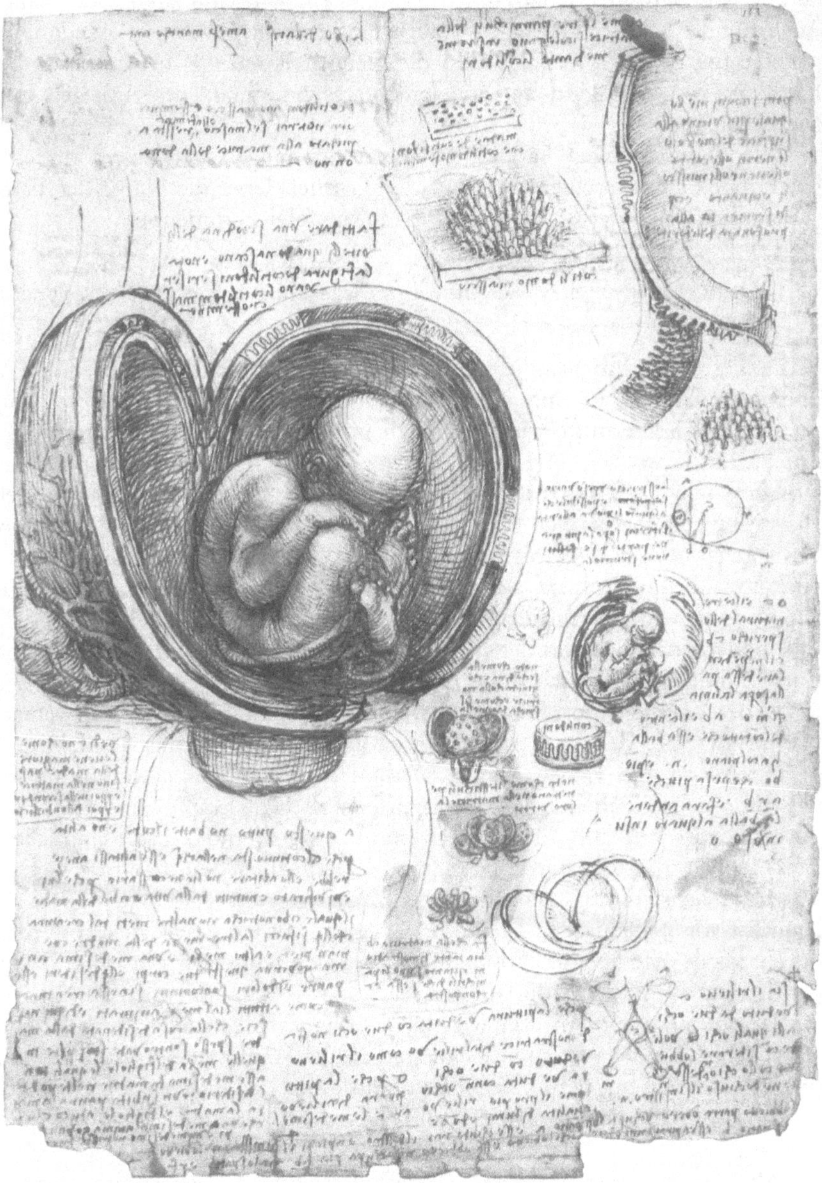

Abb. 5: Abbildung aus: Ralf Vollmuth, Das anatomische Zeitalter. München 2004

Wir können also konstatieren, dass Fertilität, Schwangerschaft und Geburt seit jeher ein zentrales Thema ärztlichen Nachdenkens und Handelns gewesen sind, ja es war in früheren Zeiten noch wichtiger als heute. Die andere, kaum weniger bedeutsame Seite der Fertilitätskontrolle, nämlich die Verhinderung von Schwangerschaften, hat ebenfalls eine alte und lange Geschichte. Auch für diese Thematik liegen – allerdings eindeutig weniger – Zeugnisse vor, die uns deutlich machen, dass die Geburtenkontrolle, genauso wie die Fertilität, von Anbeginn an ein elementares und ureigenes Anliegen der Menschen war.

Den Wunsch seiner Patientinnen, eine Schwangerschaft zu verhindern, hat Hippokrates in seinem bereits zitierten Buch Über die Natur der Frau (De muliebri natura 98: VII 414,20f. L.) wie folgt kommentiert:

> „Wenn eine Frau nicht schwanger werden will, so lasse man Misy[1] in der Größe einer Bohne in Wasser zergehen und gebe das zu trinken, und sie wird ein Jahr lang nicht schwanger."

Aristoteles wiederum wandte sich intensiv der Fertilitätskontrolle indirekt über den Mann zu. Er empfahl zur Empfängnisverhütung natürlich vorkommende chemische Stoffe wie Weihrauch und Zedernöl, die, modern ausgedrückt, in ihrer Wirkungsweise spermizid, d. h. spermienabtötend oder -abschwächend sein sollten (also erste, durchaus moderne Vorstellungen über Zielstrukturen chemischer Liganden). Meiner Meinung nach ist es schon bemerkenswert, dass wir bis heute auf dem Gebiet der männlichen Fertilitätskontrolle im Hinblick auf pharmazeutische Methodik kaum über die Anwendung von Spermiziden hinausgekommen sind. Freilich ließen sich mit modernen molekularbiologischen Methoden, die allerdings noch in der Entwicklung sind, Fortschritte erzielen.

In der Vergangenheit gab es also wichtige, aber gleichwohl relativ wenige, insbesondere aus dem asiatischen Bereich importierte systemische, d. h. den gesamten Organismus betreffende, Methoden zur Empfängnisverhütung sowie die mechanischen Methoden zur weiblichen Empfängnisverhütung durch Pessare und die sehr modern anmutende Methode zur männlichen Empfängnisverhütung durch den Einsatz spermizider Naturstoffe. Folglich waren zunächst die lokalen Methoden vorrangig, die erst in der Neuzeit zunächst von systemischen Methoden abgelöst wurden und jetzt erst wieder durch lokale Methoden partiell ersetzt werden können. Wir sind leicht geneigt, ein wenig mitleidig auf die scheinbar naiv anmutenden Methoden des Altertums zu schauen, weil wir uns nicht wirklich vorstellen können, dass sie sicher, d. h. effektiv, waren. Gemessen an der Sorglosigkeit, mit der heute junge Menschen mit dem Thema Fertilitätskontrolle umgehen, ist Überheb-

1 Misy ist ein unreines, gelbliches Eisensulfatpräparat, möglicherweise nicht ganz frei von Toxizität.

lichkeit jedoch keineswegs am Platze. Und wenn wir die Sicherheit der Methoden, die wir heute verwenden, als aufgeklärte Menschen einmal genauer untersuchen, dann kann man durchaus seine Zweifel haben, ob wir uns in dieser existentiellen Frage wirklich so viel weiter entwickelt haben. Denn Tatsache ist, dass es heute zwar eine Fülle moderner technologischer Angebote zur schonenden Empfängnisverhütung gibt, umgekehrt aber viele Menschen entweder gar keine Methode bevorzugen oder in bestürzendem Maße unsichere Methoden den sicheren vorziehen.

Blicken wir also auf die Versagensraten der Methoden. Wenn man gar nichts tut, kommt es bei fast 100 % der Fälle zu einer Konzeption. Es gibt die sogenannte moderne Pille, die eine außerordentlich hohe Sicherheit hat, aber keineswegs häufig genug angewendet wird. Und es gibt in erschreckendem Maße moderne Methoden, von denen wir alle glauben, dass sie einigermaßen sicher seien, und die auch von vielen jungen Menschen angewendet werden, die aber bis zu 10 und 20 % Unsicherheit generieren, und das Wissen darüber ist außerordentlich gering. In der Tat ist es so, dass immer noch mindestens 40 % der Paare überhaupt nichts zur Kontrazeption tun. Die Akzeptanzrate von sicheren hormonalen Präparaten liegt bei 10 oder 20 %. Schließlich verhüten hier in Europa 24 % der Personen im fertilen Alter überhaupt nicht, dies ist speziell bei den jüngeren Paaren der Fall. Außerdem gibt es eine relativ hohe Zahl von Personen, die in der Anwendung der Methoden ziemlich unsicher sind. Das Vorhandensein sicherer und guter Methoden führt also noch lange nicht zum weisen Gebrauch derselben. Indes war es kein Geringerer als Sigmund Freud, der sich aufgrund seiner klinischen Erfahrungen sehnlichst sichere Methoden zur Empfängnisverhütung wünschte:

> „Theoretisch wäre es einer der größten Triumphe der Menschheit, eine der fühlbarsten Befreiungen des Naturzwanges, dem unser Geschlecht unterworfen ist, wenn es gelänge, den verantwortlichen Akt der Kinderzeugung zu einer willkürlichen, beabsichtigten Handlung zu erheben."[2]

Besser, als er es in diesem Zitat ausdrückt, lässt sich die Notwendigkeit von sicherer Empfängnisverhütung nicht formulieren.

Wenn wir also in der gebotenen Kürze die technologische Entwicklung dieser empfängnisverhütenden Methoden betrachten, so stellen wir fest, dass mechanische Methoden zu Beginn das Feld beherrscht haben und eigentlich erst in unserer Zeit eine Reihe von modernen und sicheren Methoden entwickelt wurde, an vorderster Front solche in Kombination mit chemischen, aber natürlichen Wirkstoffen.

---

2 S. Freud, Die Sexualität in der Ätiologie der Neurose, Gesammelte Werke, Bd. 1, 1898.

Möglicherweise waren es die langen Stillzeiten, während derer die Frau in aller Regel nicht erneut schwanger werden konnte, und die Vielzahl der Geburten, die das Problem der Fertilitätskontrolle angesichts der doch letztlich begrenzten technischen Hilfsmöglichkeiten nicht wirklich zum großen Problem werden ließen. Es sind die Entwicklungen der Neuzeit mit ihrer deutlich gesenkten Kindersterblichkeit, mit der Reduktion der Bedeutung, die eine hohe Zahl von Kindern zur Absicherung der späten Lebensjahre hatte, die längere Lebenszeit insbesondere der Frauen, die gesellschaftliche Notwendigkeit, den Zeitpunkt der Geburten besser auf individuelle Lebensläufe abzustimmen, welche dazu geführt haben, dass wir das Thema Fertilitätskontrolle und der „Familienplanung“ heute ganz anders betrachten. Aus dieser neuartigen Betrachtungsweise resultieren entsprechende Konsequenzen für die Bereitstellung neuer Technologien, die insbesondere denjenigen zugute kommen, die Fertilität bewusst als Teil ihrer Lebensplanung berücksichtigen.

Die Zeit des Beginns der Fertilität ist von 1965 bis heute relativ gleich geblieben, hat sich nur wenig nach vorn verschoben, aber die Soziologie hat sich grundlegend verändert. In den 60er-Jahren war es normal, dass im relativ frühen Alter von 20–22 die erste Geburt erfolgte. Dann erst kam die Notwendigkeit zur Empfängnisverhütung. Die heutige Welt zeichnet sich dadurch aus, dass die Frauen die ersten Kinder frühestens im Alter von 30 Jahren und später bekommen. Das bedeutet, da die Sexualität ja nicht erst hier einsetzt, dass wir lange Phasen einer vernünftigen Kontrazeption brauchen. Dann kommt möglicherweise das erste Kind, aber mindestens zehn Jahre später, deutlich später als noch vor einer Generation, und daran schließt sich immer wieder intermittierende Fertilitätskontrolle an, d. h., Fertilitätskontrolle ist in der heutigen Zeit zur bewussten Gestaltung unseres Lebens wichtiger als je zuvor. Viele von uns erinnern sich daran, was es für ein Kampf war, bis wir schließlich in den 60er-Jahren, nicht nur in den USA, sondern speziell auch hier in Europa, für die Familienplanung menschenwürdige Bedingungen schufen, nämlich mit der Einführung der sogenannten Pille. Wer allerdings glaubt, dass dieses Präparat als Pille zur Empfängnisverhütung eingeführt wurde, irrt. Die Dominanz der herrschenden Moral in diesen Jahren, die keinerlei Rücksicht auf die Freiheitsrechte und Gesundheitsprobleme der Frau nahm, einer Moral, die im Wissen von der Gefährlichkeit der Abtreibungen der sogenannten Engelmacher gelebt hat, diese Moral hat es nicht erlaubt, schonende Verfahren zuzulassen, und deshalb wurde dieses Präparat zur Zykluskontrolle eingeführt und nicht zur Verhinderung von Fertilität. Es hat also lange gedauert, woran man unser letztlich relativ merkwürdiges Verhältnis zum Thema Fertilität sieht. Es war Gregory Pincus, ein New Yorker Arzt, der die entscheidenden Vorarbeiten geleistet hat, damit endlich eine menschenwürdige und sichere Fertilitätskontrolle in unserer Zeit möglich wurde. Und was vor wenigen Jahren anlässlich seines Todes geschrieben wurde, macht die ganze Dramatik deutlich und zeigt in der Tat, wie elementar das Thema einer vernünftigen Fertilitätskontrolle nicht nur medizinisch, sondern auch soziologisch seine Bedeutung entfaltete – gerade für die Frau, aber nicht nur für die Frau:

> „Few contributions to medical knowledge have done so much to bring to women everywhere a sense of worth and dignity."[3]

Zu allen Zeiten gab es neben den geschilderten Bemühungen, Fertilität nach Möglichkeit zu verhindern, auch immer das Problem der mangelnden oder mangelhaften Vorsorge, des leichtfertigen Umgangs und schließlich des Versagens von Methoden zur Fertilitätskontrolle. Wie war also der Umgang mit ungewollten Schwangerschaften? Der Abort war, soweit mir bekannt, bereits sehr früh in allen Kulturen ein wichtiges Thema. Er war oft geduldet, aber wahrscheinlich noch öfter ins Dunkel gedrängt. Die Vielzahl der verschiedenen Methoden zur Durchführung des Aborts wie der Verhütung wird jetzt in einem neu eingerichteten medizin- und kulturhistorischen „Museum für Verhütung und Schwangerschaft" in Wien eindrucksvoll und auch lehrreich aufbereitet und dokumentiert.

Zum Thema „Abtreibung" wollen wir insbesondere deswegen zuerst in das alte China schauen, weil hier bereits im 16. Jahrhundert deutlich sichtbar wird, was noch heute für die meisten Länder – zum Teil auch für Deutschland – gilt, nämlich eine doppelte Moral. Die offizielle chinesische Medizin hat sich streng an die Vorgaben gehalten, nach denen Abtreibung nicht erlaubt war. Aus den Untersuchungen von Paul Unschuld (Charité), aus denen im Folgenden zitiert wird, wissen wir jedoch, dass die offizielle Medizin lediglich einen Bruchteil der Menschen erreicht hat. Demgegenüber fanden sehr viele medizinische Phänomene und Maßnahmen in den Darstellungen der Volksmedizin ihren Niederschlag. Bei diesen Hinterlassenschaften handelte es sich zumeist um Bücher mit handschriftlichen Notizen, die alle noch der wissenschaftlichen Untersuchung, Interpretation und Kommentierung harren, und wir als Akademie hoffen, dass wir vielleicht dort in naher Zukunft Hilfestellung leisten können.

In solchen Büchern gab es Rezepte, um einen Abort, um die Beendigung einer Schwangerschaft, einzuleiten, teilweise außerordentlich sorgfältig beschrieben. Im Wesentlichen sind es pflanzliche Extrakte, aber auch chemische Substanzen wie Ammoniaksalz, die hier offensichtlich Verwendung gefunden haben:

> „The substances included in recipes recommended for abortion differ from volume to volume. From this one may conclude that these recipes did not originate from one single source. Most of the recipes recommend oral intake of substances to achieve an abortion. Examples are *badou* (croton seed), *hongniangzi* (red cicada), *banmao* (mylabris), *shexiang* (musk), and *naosha* (sal ammoniac)."

---

3 D. E. Cameron, New York Times.

Ferner finden sich andere Methoden zum Abort, etwa die Produktion eines Tampons, der nach Einlage wohl in der Regel zum Abort geführt hat:

> „Some recipes advise on the external application pharmaceutical substances. For example, one recipe recommends to fill the powder of a pharmaceutical substance into a small silk bag and to enter this bag into the vagina as kind of an abortificient medical tampon. Another method is to insert the root of native achyranthes, *tuniuxigen*, into the vagina. Originally this was a folk method to terminate pregnancy. In the second half of the 20th century, in the course of its policy of population control, this formula was widely publicized as the method of Chinese traditional pharmaceutics for inducing abortion.“

Noch heute gibt es in China und Japan kleine Gedenksteine, Stäbchen oder Zettelchen, die im Tempel von Frauen nach einer Abtreibung aufgehängt oder aufgestellt werden, um der gestorbenen Föten zu gedenken.

Die Dramatik von Aborten, auch hier gibt es keinen Grund, überheblich auf alte Zeiten zurückzuschauen, ist auch heute noch gegeben. Denn in den USA ist fast die Hälfte der 6 Millionen der 1998/1999 untersuchten Schwangerschaften nicht gewollt, 46 % aller Frauen hatten mindestens einen Abort. Abort als Methode der Fertilitätskontrolle in moderner Zeit ist eigentlich eine schreckliche Tatsache, noch schlimmer ist aber eine relativ hohe Rate von Abtreibungen bei Teenagern. Und wenn man sich weltweit die Statistik ansieht, dann sieht man die erschreckende Zahl von vielen Millionen nach eindeutigen Kriterien unsicheren Abtreibungen und die damit verbundene Todesrate bei Frauen. Erhebungen der UNESCO-UNICEF aus dem Jahr 2000 ergeben pro Jahr:

185 Millionen Schwangerschaften

75 Millionen ungewollte Schwangerschaften

45 Millionen Abtreibungen

20 Millionen unsichere Abtreibungen

585.000 Todesfälle bei den Müttern

200.000 vermeidbare Todesfälle bei den Müttern

Es gibt also keinen Grund, überheblich auf alte Zeiten zurückzuschauen. In Japan hat es immerhin bis in die 1990er-Jahre gedauert – ich selbst hatte Gelegenheit, dabei mitzuwirken –, bis eine moderne Empfängnisverhütung durch Anwendung der sogenannten Pille überhaupt zugestanden war. Abort war das klassische Mittel der Geburtenkontrolle. Das Bild beginnt sich aber langsam zu verändern. Ferner gibt es eine Korrelation: Dort, wo man eine hohe Anwendungsrate moderner Antikonzeptiva hat, hat man eine relativ niedrige Zahl von Aborten. Dort, wo eine relativ geringe Durchdringung mit modernen fertilitätskontrollierenden Methoden gegeben ist, gibt es eine relativ hohe Rate von Aborten. Auch die katholische Kirche akzeptiert die „Antibabypille“ bis heute nicht als Mittel der Empfängnisverhütung und der

Geburtenkontrolle. Viele, vor allem ärmere Länder der Welt – und hierzu zählen insbesondere auch die Staaten der ehemaligen Sowjetunion – hatten weder genügend Geld noch das hinreichende Interesse, Abtreibungen durch die schonendere Methode der Empfängnisverhütung mit pharmazeutischen Methoden zu ersetzen. Jeder, der sich an die bigotte Diskussion in den USA über ethische Werte erinnert, wird sehen, dass beim Thema Fertilität / Fertilitätskontrolle offensichtlich etwas nicht ganz in Ordnung ist. Das Bild, das sich für die USA ergibt, ist insofern besonders bedrückend, als es gerade der sich so religiös und christlich gebärdende Präsident George W. Bush ist, der bei diesem Thema überhaupt nicht hilfreich ist. So sind es vor allem seine Wahlbezirke im Süden der Vereinigten Staaten, in denen man die meisten Anhänger findet, die nach wie vor nicht im Stande sind, dem Abort Einhalt zu gebieten.[4] In Russland nimmt mit der Öffnung der Grenzen die Zahl der Aborte ab und die Zahl der modernen Verhütungsmethoden eindeutig zu, d. h., es gibt hier einen eindeutigen Zusammenhang. In Deutschland sinkt die Zahl der Aborte, aber die Zahl der Aborte bei Teenagern steigt dramatisch an. Das heißt, das Thema Fertilität / Fertilitätserziehung / vernünftiger Umgang mit Fertilität ist ein immerwährendes, hochkomplexes Thema, das allerdings in die öffentlichen Debatten vergleichsweise wenig Eingang findet.

Gleichwohl gibt es jedoch neuen Verdruss, den uns die jungen Menschen bereiten, die in einer Kultur der neuen Sorglosigkeit weder sexuell aufgeklärt noch in der Lage sind, rechtzeitig um Hilfe zu ersuchen. Auch hier ein bemerkenswertes Dokument doppelter Moral von ausgeprägter Scheinheiligkeit: wir lehnen Verhütungsmittel ab, obwohl wir wissen, dass moderne Methoden neben der Empfängnisverhütung eine ganze Reihe von medizinischen Zusatzeffekten haben. Das heißt, unsere so wunderbar aufgeklärte, moderne Welt, die sich so oft in vielen Dingen über die sogenannte Alte Welt erhebt, hat beim Thema Frauengesundheit und Fertilität überhaupt keinen Grund, auch nur einen Hauch von Überheblichkeit an den Tag zu legen, im Gegenteil: die Sorgfalt und die Ausführlichkeit, mit der Frauenkrankheit und -gesundheit bei Hippokrates behandelt wurden, ist auch heute noch für unsere moderne Welt beispielgebend.

Bevor ich dieses Kapitel abschließe, möchte ich noch einmal auf die Frage zurückkommen, woran es liegt, dass die Empfängnisverhütung bei der Frau so weit fortgeschritten ist, bei der Empfängnisverhütung seitens des Mannes in wissenschaftlicher Hinsicht indes noch relativ wenig geschieht. Es ist ja schon erstaunlich, dass – Pessare und die überkommene Temperaturmethode nach Knaus-Ogino ausgenommen – bis in die 1960er-Jahre hinein die technische Möglichkeit für die Frau zur Fertilitätskontrolle gering war, beim Mann hingegen die Verwendung von Kondomen, Unterbindung der Samenleiter oder der Koitus interruptus die gängigen praktizierten Metho-

4 Siehe die Frankfurter Allgemeine Zeitung vom 9. März 2005.

den zur Fertilitätskontrolle waren, d. h. eine klare Spaltung, wer trägt die Verantwortung, wer trägt die Konsequenz und wer hat die technische Möglichkeit, etwas zu tun. Mit der Einführung der neuen Technologie der Pille ging die technische Möglichkeit zur Fertilitätskontrolle voll auf die Frau über, und erstmalig waren die technische Möglichkeit und die Verantwortung eindeutig in einer Hand, nämlich in der Hand der Frau. Dies ist ein nicht nur biologisch, sondern – wie wir mittlerweile alle wissen – auch soziologisch außerordentlich interessantes Phänomen, da nun Familienplanung, Berufsplanung und Lebensplanung in die Verantwortung der Frau fielen und für sie möglich wurden. Man sieht daran den *Impact* von Fertilität / Fertilitätskontrolle auf die Entwicklung moderner soziologischer Strukturen.

Wie steht es aber um Empfängnisverhütung, die vom Mann mit modernen molekularbiologischen Methoden erreicht werden kann? Hier gibt es bisher nur wenige Erfolge, und das hat zunächst einmal biologische Gründe. Es ist nämlich außerordentlich schwer, die vielen Millionen von Spermien so zu hemmen wie den Sprung eines einzigen Eis. Es ist aber auch – und das ist ganz interessant – eine Frage, ob denn bei Vorhandensein einer solchen Methode die Anwendung erfolgen würde. Hier muss man wahrscheinlich konstatieren, dass zwischen der relativ hohen Akzeptanz, die sich bei Befragungen ergibt, und dem, was dann tatsächlich praktiziert wird, ein Unterschied besteht. Bei Frauen ist die Situation etwas komplexer. Es sieht so aus, dass die Frauen mit wenigen Ausnahmen relativ zufrieden sind mit dem, was die Männer in der Kontrazeption tun können, und gleichwohl sagen sie, dass es vielleicht doch eine ganz gute Idee wäre, wenn die Männer sich an der Kontrazeption beteiligten. Die Gespaltenheit zwischen der hohen Akzeptanz der Männer und der Skepsis auf Seiten der Frauen hat sicher etwas damit zu tun, dass bei nicht sorgfältiger Anwendung die Konsequenzen letztlich immer noch von der Frau zu tragen sind, so dass eine Einigung in dieser Frage wahrscheinlich nur in stabilen Partnerschaften möglich ist.

Der letzte Punkt, den ich hier noch einmal ansprechen will, ist die Frage der Profertilität. Sie ist lange Zeit vergessen worden und wird jetzt wieder ein großes Thema. Die Möglichkeit, im Kontext der Ausbildung und Karriere von Frauen Familienplanung zu betreiben, hat möglicherweise auch mit dazu geführt, dass Frauen heute nicht mehr wie vor 15 bis 20 Jahren im Durchschnitt mit etwa 20 Jahren erstmals schwanger werden, sondern heute im Durchschnitt 30 Jahre alt sind, wenn sie ihr erstes Kind bekommen. Damit nimmt umgekehrt die Sicherheit der Fertilität, also die Möglichkeit, dann Kinder zu bekommen, wenn man sie wünscht, ab. Somit brauchen wir – je später sich im Leben Frauen und Paare für eine Schwangerschaft entscheiden – Maßnahmen, die die Fertilität nicht zuletzt aufgrund der demographischen und soziologischen Gegebenheiten in einer ganz neuen Weise unterstützen und fördern.

Hippokrates versuchte das bereits in der Antike bekannte Problem der Unfruchtbarkeit mittels vaginaler Einlagen zu lösen. Wir schaffen heute im Wesentlichen auf dem Wege der hormonellen Behandlung, der *In-vitro*-Fertilisation und anderer Methoden Abhilfe. Dabei handelt es sich um einen außerordentlich wichtigen, gleichwohl ethisch nicht restlos unumstrittenen Bereich der modernen klinischen Medizin. Auch hier beginnen wir wieder eigenartige Debatten. Wir hängen meiner Überzeugung nach einem ganz merkwürdigen ‚Natürlichkeitsideal' nach, das keineswegs zeitgemäß ist: Wir halten es schon lange nicht mehr für gleichsam ‚natürlich', dass man mit 35 Jahren oder noch früher an Tuberkulose stirbt, wie dies in früheren Zeiten der Fall war, wir halten es schon lange nicht mehr für ‚natürlich', dass Frauen an Kindbettfieber sterben, aber wir halten es mittlerweile für ‚natürlich', dass wir im Schnitt 70 bis 80 Jahre und älter werden, aber wir scheinen es für völlig unnatürlich und abwegig zu halten, der Profertilität dienende Maßnahmen zu ergreifen, wie sie die *In-vitro*-Fertilisation letztlich darstellt, um die Phase der Geburtsfähigkeit dem verlängerten Lebensalter anzupassen. Wir leisten uns hier einen gesellschaftlichen Diskurs, der letztlich gestrig ist. Wir brauchen eine Verlängerung der Geburtsfähigkeit, um mit der Demographie und Soziologie Schritt halten zu können. Wir führen in diesem Sektor eine außerordentlich leichfertige Diskussion. Jahrzehnte- und jahrhundertelang haben wir zugesehen und akzeptiert, wie sogenannte Engelmacher ihr Geschäft auf elendigliche Weise auf Kosten der Frauen betrieben. Ebenso brauchten wir (insbesondere in der alten Bundesrepublik) Jahre, um das Thema Abort im Paragraphen 218 vernünftig, menschenwürdig und vor allem frauenwürdig zu regulieren. Eine gespaltene Moral ohnegleichen – wie im China des 16. Jahrhunderts. Eine Dimension der Fertilität, die ganz neu und in besonderer Weise uns alle angeht, berührt und beschäftigt, denn selbst heute sind große Teile unserer Bevölkerung noch nicht mit diesem Thema versöhnt. Wie sehr wurden noch in den 1950er- und 1960er-Jahren Frauen gedemütigt, die unverheiratet schwanger wurden, wo wir doch alle wussten, dass Promiskuität keineswegs ein isoliertes Phänomen war.

Damit komme ich zum letzten Teil meines Vortrags über die ethischen, medizinischen und technologischen Aspekte der Fertilitätskontrolle, dem Teil, der mit dem Vorgang der Fertilität und der Fertilisierung zusammenhängt, die ganze Dimension dieses Prozesses zeigt und auch eine neue Seite im ethischen Diskurs unserer Gesellschaft aufschlägt. Manchen mag dies willkürlich erscheinen, aber das Wissen um die Prozesse bei der Fertilität öffnet eine völlig neue Welt für die molekulare Medizin, für die Medizin insgesamt, und daher möchte ich diesen kleinen Sprung in ein scheinbar anderes, in Wirklichkeit aber damit zusammenhängendes Gebiet wagen.

Unser Wissen, dass durch die Vereinigung von männlichem Samen und weiblicher Eizelle neues Leben entsteht, ist sehr alt. Bereits seit langer Zeit fasziniert uns das Phänomen, wie aus der Vereinigung zweier Zellen in einem komplexen Prozess der Zellteilung wiederum immer komplexere Vielzeller entstehen – Fertilität auf molekularer Ebene –, sich dann nach Vermehrung im Uterus einnisten und schließlich zu einem Embryo und später zu einem Föten heranreifen. Zugleich erfüllten uns die damit verbundenen Prozesse mit Unverständnis, war es doch lange Zeit nicht möglich, diese Entwicklung zu untersuchen und zu verstehen: Entwicklungsbiologie, Zellbiologie und Genetik haben hier zu einer wunderbaren Einheit gefunden, und der Nobelpreis an unser Akademiemitglied Christiane Nüsslein-Volhard ist letztlich der Beweis dafür, dass aus der Kombination dieser unterschiedlichen wissenschaftlichen Ansätze neues und großes Wissen entstehen kann, das die Medizin dauerhaft revolutioniert hat.

Wir wissen heute, dass menschliches Leben aus wenigen Zellen, Stammzellen genannt, entsteht. Jede für sich kann zu einem Lebewesen heranreifen, sie sind totipotent. Je weiter der Prozess der Differenzierung in bestimmte Organzellen vorangeht, umso mehr geht Totipotenz in Pluripotenz und schließlich nur noch in Spezialisierung über. Dies ist ein ungeheuer spannendes Forschungsgebiet, auf das wir im Zusammenhang mit Fertilität gestoßen sind und das uns Möglichkeiten eröffnet, das Entstehen von Leben besser oder überhaupt erst zu verstehen. Zugleich bieten uns diese Forschungen aber auch die Möglichkeit zur Begründung einer Medizin, die Krankheiten nicht nur zu heilen und zum Stillstand zu bringen vermag, indem die Erreger abgetötet werden können. Vielmehr erlaubt diese Art von Medizin im Falle des Funktionsverlustes von Zellen und von ganzen Organen auch, diese nicht nur durch mechanische Hilfsmittel, sondern durch einen eigenen regenerativen Prozess zu ersetzen. Man denke beispielsweise an den Diabetes-Patienten, der sein Leben lang Insulin spritzen muss, weil die insulinproduzierenden Zellen in seinem Körper abgestorben sind. In einer alternden, mit zunehmenden Problemen dieser Art konfrontierten Gesellschaft wäre es wunderbar, wenn man Zellen züchten könnte, die dann, im Körper implantiert, wieder diese Aufgabe übernehmen könnten. Man denke an Erkrankungen des zentralen Nervensystems wie Multiple Sklerose und Parkinson, denen ein Zelluntergang zugrunde liegt – es wäre fantastisch, wenn man diese abgestorbenen Zellen wieder ersetzen könnte! Man denke an degenerative Erkrankungen des Skeletts und der Knochen, die den Menschen im Alter so viel Schmerzen, Bewegungsunfähigkeit und Leid zufügen, sie nicht selten zu Immobilität verurteilen und unsere Sozialsysteme zudem mit hohen Kosten belasten!

Mit einem Wort: Die Regenerative Medizin ist das Thema unserer Tage, basierend auf Kenntnissen, die wir über Fertilitätsprozesse gewonnen haben, und sie beginnt bei der Vereinigung von Samen- und Eizelle: dort werden Stammzellen produziert, und genau um diese Stammzellen geht es in der immer noch sehr ‚deutsch' geführten Debatte, ob wir nun daran arbeiten dürfen oder nicht, ob wir sie zum Nutzen der Menschen nutzen dürfen oder eben nicht. Weltweit haben wir jahrelang für die *In-vitro*-Fertilisation, für die Fertilisation im Reagenzglas, Eizellen und Samenzellen zusammengebracht, um dann eine in den Uterus zu implantieren und zu hoffen, dass daraus ein Embryo und schließlich ein Kind entsteht. Und wir haben dabei gelernt, dass dies nur bei einer erfolgreichen Implantierung in den Uterus gelingt. Wir wissen auch, dass bei solchen *In-vitro*-Fertilisationsversuchen immer mehrere Eier befruchtet werden, damit im Falle des Scheiterns des ersten Versuchs der Vorgang wiederholt werden kann. Drei ist momentan die allgemein akzeptierte und auch mittlerweile methodisch verlangte Zahl. Und wir wissen ganz genau, dass in früheren Zeiten den übrig gebliebenen befruchteten Eizellen keinerlei Bedeutung geschenkt wurde. Sie wurden aufbewahrt und nach einiger Zeit vernichtet.

Als die Forschung anfing, aus diesen befruchteten Eizellen Stammzellen zu gewinnen, begann zugleich die Debatte darüber, ob dieses Vorgehen ethisch zu rechtfertigen sei. Und plötzlich – sprachlich sehr interessant – wurde auch nicht mehr von einer befruchteten Eizelle gesprochen, sondern plötzlich waren befruchtete Eizellen Embryonen. Embryonen sind in der Vorstellung fast schon kleine Menschlein, wie man schon in der Antike glaubte (Abb. 4), was sie eben nicht sind. Das heißt, durch eine subtile Veränderung des Sprachgebrauchs wurde eine notwendige Diskussion über die mögliche Verwendung von befruchteten Eizellen ungeheuer erschwert und durch eine neue Semantik in besonderer Weise belastet. Die Potentialität des Lebens wurde ganz anders gesehen als die Potentialität des Lebens, die sowieso in jeder einzelnen Eizelle und in jedem Spermium vorhanden ist. Über die Potentialität zur Lebensstiftung beim männlichen Samen wird z. B. nicht einmal ansatzweise diskutiert. Auch die Frage, dass es notwendigerweise eines dritten ‚Faktors', nämlich des Mutterleibs, bedarf, kommt in dieser Diskussion deutlich zu kurz. Plötzlich haben wir eine Situation, in der die befruchtete Eizelle, biologisch gesehen, noch nicht Leben ist, ethisch gesehen, aber nicht mehr biologisches Material ist – eine ethisch außerordentlich interessante und auch schwierige Frage, die gleichwohl entschieden werden muss.

Wir haben mittlerweile eine Jahre währende Diskussion zu diesem Thema hinter uns, die gleiche Diskussion wurde in Japan, Israel, Frankreich, England und den USA geführt – jedoch mit unterschiedlichem Ergebnis. Japan hat sich nach großen Debatten zu einem „Ja" zur Stammzellforschung durchgerungen, verbunden mit hohen Auflagen und mit sehr sorgfältigen Risiko-Nutzen-Abwägungen, unter welchen Bedingungen die Genehmigung zum Arbeiten mit diesen Zellen erteilt wird. Die USA, auch hier wiederum eine interessante Moral, erlauben die Arbeiten, sofern sie nicht mit öffentlichem Geld durchgeführt werden; Kalifornien durchbricht diese Regelung mittlerweile. England und Frankreich haben sich für diese Form der Forschung entschieden. Deutschland hat sich im Prinzip zugunsten dieser Forschung entschieden, allerdings unter der klaren Maßgabe, dass alles getan werden muss, dass Eizellen nicht eigens zu einem vorbestimmten forscherischen Zweck hergestellt werden. Daher die sogenannte Stichtagsregelung, die eng mit der Schwierigkeit verbunden ist, dass der Stichtag eindeutig zu früh festgelegt ist, d. h., die Zellen, die vor diesem Stichtag entstanden sind, sind für die moderne Forschung letztlich nicht tauglich. Deswegen brauchen wir diese hoffentlich kurze Debatte und eine neue Entscheidung, damit wir auf diesem bedeutenden an vorderster Front mitarbeiten können, weil dort neue Medizin entsteht.

Wie wir sehen, war das Thema „Fertilität" zu allen Zeiten spannend und wird es auch bleiben. Die Verästelungen in andere Bereiche sind außerordentlich und könnten größer nicht sein. Die Beschäftigung mit den Mechanismen der Fertilität hat gerade in Zeiten der Molekularen Medizin, der enormen Entwicklungen der Zellbiologie und der Entwicklungsbiologie die Tür zu einer völlig neuen Medizin aufgestoßen – nämlich zur Regenerativen Medizin. Dies erfolgte interessanterweise rechtzeitig, damit wir mit der großen demographischen Herausforderung – wir alle werden dankenswerterweise immer älter – besser zurechtkommen können. Ich halte es für einen Glücksfall, dass in der Zeit der größten Not auch Rettung naht.

Das Thema „Fertilität" lässt uns aber auch in anderer Hinsicht nicht los: Die Tatsache, dass wir von einer überalterten Gesellschaft sprechen, beruht nur zum Teil darauf, dass wir als Individuen älter werden. Es wird vor allem statistisch damit erklärt, dass wir zu wenige Kinder bekommen. Eine Gesellschaft braucht, um ihre Bevölkerungszahl konstant und auch die durchschnittlichen Alters-Kohorten einigermaßen intakt zu halten, auf zwei Erwachsene eine statistische Nachkommenschaft von 2,3 Kindern. In Deutschland liegt dieser Faktor derzeit bei ca. 1,2 – d. h., wir haben deutlich zu wenig Nachwuchs, und daraus ergibt sich ein Problem mit der Fertilität, wenn wir uns die Gesellschaftsentwicklung anschauen. Im Jahr 2000 mussten ungefähr vier prinzipiell zur Arbeit Befähigte letztlich für einen Menschen aufkommen, der über 65 Jahre alt ist. Im Jahre 2030 wird dieses Verhältnis zwei zu eins betragen. Und dabei wäre es so einfach: wenn wir durch entsprechende Programme, wenn wir durch entsprechende Sorgfalt im Denken auf eine Relation von drei zu eins kämen, wäre dies, bei entsprechender Unterstützung, eine wunderbare Lösung, zu der wir mehr Zeit hätten.

Zum Schluss möchte ich ein wenig simplifizieren: Wir brauchen in unserer Gesellschaft nicht nur die moralische Akzeptanz der Sexualität – dies ist viele Jahre nach Freud endlich erreicht. Wir brauchen nicht die – vor allem in der Werbung und in den Medien am sichtbarsten werdende – Instrumentalisierung des weiblichen Körpers und der Sexualität, sondern wir brauchen einen wiedergewonnenen Respekt vor der Kraft und vor der Notwendigkeit der Fertilität. Und wenn ich kurz noch einmal auf meine alte Tätigkeit zurückkommen darf: Wir brauchen eine Renaissance des Sich-Kümmerns um die Gynäkologie, um die Frauengesundheit. Dies ist keine spezifische Aufgabe allein der Frau, sondern eine gesellschaftliche Aufgabe, an der wir alle teilhaben müssen, wenn wir unsere Zukunft adäquat gestalten wollen. Was wir also brauchen, ist nicht eine neue Sicht in dieser Frage, sondern ein neues Denken über Fertilität, diesmal nicht begrenzt auf irgendwelche Idole, die zumeist weiblich waren, vielmehr brauchen wir Gemeinschaft zwischen Mann und Frau und gesamtgesellschaftliche Konzepte, um das Thema „Fertilität", um das Thema „Demographie" in einer vernünftigen Weise voranzubringen und uns eine lebenswerte Zukunft zu gestalten.

Gut Ding will Weile haben.
Zur Vorgeschichte des Corpus der antiken Ärzte

Jutta Kollesch

Am 30. Juni 1907, fast auf den Tag genau vor einhundert Jahren, stimmte das Plenum der 3. Generalversammlung der Internationalen Assoziation der Akademien einstimmig dem Beschluss zu, den von der Berliner Akademie in Kooperation mit der Königlichen Gesellschaft der Wissenschaften zu Kopenhagen erarbeiteten Plan des Corpus Medicorum Graecorum zu billigen und die Erlaubnis zu erteilen, die Ausgabe der griechischen Ärzte, der „große(s), allgemeine(s) wissenschaftliche(s) Interesse“ zugestanden wurde, unter den Auspizien der assoziierten Akademien erscheinen zu lassen.[1] Zu diesem Zeitpunkt konnte das Corpus medicorum antiquorum, als das es zunächst konzipiert worden war, bereits auf eine Vorbereitungsphase von sechs Jahren zurückblicken. Denn Hermann Diels selbst, der Gründungsvater des Ärztecorpus, hat als dessen „Geburtsstunde“ sozusagen mit Datum und Uhrzeit den Nachmittag des 17. April des Jahres 1901 angegeben.[2] An diesem Tag hatten, wie Diels berichtet,[3] die französischen Akademien im Rahmen der von ihnen in Paris ausgerichteten 1. Generalversammlung der Internationalen Assoziation der Akademien die Teilnehmer dieser Veranstaltung zu einem Empfang in das Schloss Chantilly geladen. In der entspannten Atmosphäre dieses Beisammenseins, die Gelegenheit zu „freundschaftlichen Gesprächen“ mit den Vertretern anderer Akademien bot, unterbreitete ihm Johan Ludvig Heiberg, der Abgeordnete der Königlichen Gesellschaft der Wissenschaften zu Kopenhagen, den Vorschlag, ein den Anforderungen der modernen Textkritik genügendes Corpus medicorum antiquorum als Gemeinschaftsunternehmen der Berliner und der Kopenhagener Akademien herauszugeben.

---

1 Siehe H. Diels, Bericht über den Stand des interakademischen Corpus medicorum antiquorum und Erster Nachtrag zu den in den Abhandlungen 1905 und 1906 veröffentlichten Katalogen: Die Handschriften der antiken Ärzte, I. und II. Teil, Abh. d. Königl. Preuß. Akademie d. Wiss. 1907, Berlin 1908, S. 4f.

2 Siehe H. Diels, Bericht über das Corpus Medicorum Graecorum, SB d. Preuß. Akademie d. Wiss. 1922, Berlin 1922, S. XXIII.

3 Ebd., S. XXIIIf. Hierzu und zum Folgenden vgl. auch J. Kollesch, Hermann Diels in seiner Bedeutung für die Geschichte der antiken Medizin, Philologus 117, 1973, S. 278–283; dies., Die Erschließung der antiken medizinischen Texte, S. 195–210; dies., Die Organisation und Herausgabe des Corpus Medicorum Graecorum, S. 207–223.

Dass Diels den Vorschlag von Heiberg nur allzu gern aufgriff, hatte zwei Gründe: Zum einen war es seit langem sein Wunsch, ein brauchbares Ärztecorpus ins Leben zu rufen,[4] ein Wunsch, der aus der schon während seiner Studienzeit gemachten Erfahrung resultierte, dass sich die Ausgaben der antiken Ärzte, die bis in das 19. Jahrhundert hinein von Medizinern besorgt wurden, in der Textgestaltung häufig als unzuverlässig erwiesen, wenn man sie als historische Quelle benutzen wollte. Zum anderen war er aber auch Realist genug, um zu wissen, dass ein so umfangreiches Unternehmen, wie es die Publikation aller überlieferten antiken medizinischen Texte in historisch-kritischen Editionen darstellte, sowohl in personeller wie in finanzieller Hinsicht nur mit internationaler Kooperation zu realisieren war. Da Diels die Chance zur Erfüllung seines Wunschtraums, die sich ihm mit dem Vorschlag von Heiberg bot, unbedingt nutzen wollte, machte er sich unmittelbar nach seiner Rückkehr nach Berlin daran, einen Plan des Ärztecorpus zur Vorlage bei der Akademie zu erarbeiten. Dabei wurde er von Hermann Schöne – ebenso wie Diels ein Schüler von Hermann Usener – tatkräftig unterstützt,[5] der sich für diese Aufgabe nicht nur deswegen empfahl, weil er zu dieser Zeit an der Berliner Universität als Privatdozent tätig war, sondern vor allem deswegen, weil er mit einer Quellenuntersuchung zu Galens Werk Über die Verschiedenheit der Pulse promoviert[6] und darüber hinaus 1896, nur drei Jahre später, mit der Ausgabe des illustrierten Kommentars zu der hippokratischen Schrift Über das Einrenken der Gelenke von Apollonios von Kition bereits seine erste Edition eines medizinischen Textes publiziert hatte.[7]

Den ersten Plan für das Corpus medicum, der das Datum vom 27. Juni 1901 trägt, hat Diels auf der Sitzung der philosophisch-historischen Klasse der Berliner Akademie vom 18. Juli 1901 zur Beratung vorgelegt.[8] In diesem Dokument hat er ausdrücklich darauf verwiesen, dass das geplante Vorhaben für die gesamte Akademie, d. h. auch für die naturwissenschaftliche Klasse von grundlegender Bedeutung sei, weil zuverlässige Textausgaben der antiken

4 Siehe H. Diels, Über das neue Corpus Medicorum, Neue Jahrbücher für das klassische Altertum, Geschichte und deutsche Literatur und für Pädagogik 19, 1907, S. 724.

5 Siehe den Brief von Schöne an Diels vom 15. Juli 1901, in dem er schreibt, dass er „in wiederholten Besprechungen“ mit Diels „über den Plan eines Corpus medicum“ verhandelt habe (ABBAW CMG 213, Brief vom 15. Juli 1901, S. 1). Dieses Schreiben und die im Folgenden zitierten Briefe von Schöne an Diels sind nicht publiziert; sie gehören zum Bestand der Historischen Abteilung des Archivs der Berlin-Brandenburgischen Akademie der Wissenschaften.

6 De Aristoxeni Περὶ τῆς Ἡροφίλου αἱρέσεως libro tertio decimo a Galeno adhibito, Diss. Bonn 1893.

7 Apollonius von Kitium, Illustrierter Kommentar zu der hippokrateischen Schrift Περὶ ἄρθρων, hrsg., Leipzig 1896.

8 „Plan eines Corpus medicum“ (ABBAW II – VIII – 127, Bl. 1–3).

Ärzte eine unverzichtbare Voraussetzung für eine, wie Diels es formuliert hat, „wirkliche Geschichte der Medizin" sind.[9] Mit anderen Worten, für Diels stand es außer Frage, dass mit der Herausgabe der antiken medizinischen Texte in kritischen Editionen Grundlagenforschung für das seit dem Ende des 19. Jahrhunderts zunehmende Engagement auf dem Gebiet der Medizingeschichte betrieben wird. Zumindest dürften derartige Überlegungen der Grund für seine ursprüngliche Absicht gewesen sein, die geplanten Ausgaben mit modernsprachigen Übersetzungen und kurzen Sacherklärungen zu publizieren;[10] denn nur so sah er die Gewähr gegeben, dass die Texte auch von jenen Medizinhistorikern für ihre Arbeit genutzt werden können, die über keine oder nur unzureichende Kenntnis der alten Sprachen verfügten.

An der von Schöne für die Vorlage auf der Klassensitzung zusammengestellten Liste mit den Namen der für die Publikation vorgesehenen griechischen und lateinischen Autoren, denen die auf der Grundlage älterer Ausgaben errechneten Seitenzahlen für die neue Edition beigefügt sind,[11] ist bemerkenswert, dass bereits in dieser frühen Phase der Planung für die griechische Reihe neben den antiken Autoren von Hippokrates bis Galen auch frühbyzantinische Autoren wie Oreibasios, Aetios von Amida, Paulos von Aigina oder Alexander von Tralleis genannt sind. Deren Aufnahme in das Editionsprogramm war der Überlegung geschuldet, dass die von ihnen verfassten Handbücher ebenso wie die aus frühbyzantinischer Zeit stammenden Hippokrates- und Galenkommentare zum einen wichtige Zeugen für die Überlieferung der antiken Texte darstellen und zum anderen Exzerpte aus sonst nicht erhaltenen medizinischen Schriften bewahrt haben, die für unsere Kenntnis von der Entwicklung der griechischen Medizin wertvoll sind. In der Annahme, dass die Texte des Ärztecorpus mit Übersetzung erscheinen werden, waren Diels und Schöne bei ihren Berechnungen des Gesamtumfangs des Corpus auf ungefähr 65 Bände zu je 1000 Seiten gekommen, wobei 50 Bände für die griechischen Autoren, 5 Bände für die lateinischen Autoren und 10 Bände für Fragmentsammlungen vorgesehen waren. Nach den Erfahrungen, die Diels als Redaktor der Commentaria in Aristotelem Graeca gemacht hatte, ging er davon aus, dass man pro Jahr mit dem Erscheinen eines Corpusbandes rechnen könne und dass demzufolge für die Laufzeit des Unternehmens ein Zeitraum von etwa 65 Jahren zu veranschlagen sei. Den Kostenaufwand, der mit diesem Editionsvorhaben bis zu seinem Abschluss auf die Berliner Akademie zukäme, bezifferte er, bei einer Summe von 7200 Mark jährlich, auf rund eine halbe Million Mark.[12] Dass

9 Ebd., Bl. R1–2.
10 Siehe ebd., Bl. 1.
11 Diese Aufstellung findet sich im Archiv der Arbeitsstelle Corpus Medicorum Graecorum / Latinorum.
12 Zu diesen Kalkulationen s. „Plan eines Corpus medicum" (ABBAW II – VIII – 127, Bl. 2 u. R3).

es sich hierbei nur um vorläufige Schätzungen handeln konnte, stand außer Frage. Endgültige Klarheit über den tatsächlichen Umfang des Corpus und den in Abhängigkeit davon zu erwartenden Arbeits- und Kostenaufwand sollte die in der vorgestellten Konzeption ebenfalls ausgewiesene Katalogisierung aller damals bekannten Handschriften mit antiken medizinischen Texten sowohl im griechischen und lateinischen Original als auch in lateinischen, syrischen, arabischen und hebräischen Übersetzungen erbringen.

Wie aus dem Protokoll der Klassensitzung vom 18. Juli 1901 zu ersehen ist, wurde der von Diels vorgelegte Plan auf der Sitzung zwar lebhaft diskutiert, in seinen konkreten Details aber abgelehnt.[13] Der Grund dafür dürfte klar sein: es sollte auf jeden Fall verhindert werden, dass finanzielle Mittel der philosophisch-historischen Klasse in dem von Diels ausgewiesenen Umfang über mehrere Jahrzehnte hinweg an ein und dasselbe Unternehmen gebunden sind. Gebilligt wurden allerdings die in Kooperation mit der Kopenhagener Akademie in Aussicht genommenen Arbeiten an dem Handschriftenkatalog; offenbar nahm man dabei in Kauf, dass das Ärztecorpus mit dessen Fertigstellung und Veröffentlichung möglicherweise sein Ende finden würde. Mit der Geschäftsführung dieser Unternehmung wurde die Aristoteles-Kommission betraut, der die Herren Diels, von Wilamowitz-Moellendorff und Stumpf angehörten.

Dass Diels gewillt war, das Corpus der antiken Ärzte ungeachtet aller Schwierigkeiten, die sich ihm in den Weg stellen mochten, Wirklichkeit werden zu lassen, beweist nicht zuletzt die Tatsache, dass er bereits vor der Klassensitzung vom 18. Juli konkrete Absprachen mit Schöne über dessen Mitarbeit getroffen hatte. Das ergibt sich aus dem bereits zitierten Brief Schönes an Diels vom 15. Juli 1901,[14] in dem er unter Bezugnahme auf vorangegangene Besprechungen mit Diels schreibt: „Ich bin bereit, die Vorarbeiten so lange zu fördern und zu leiten, bis eine verläßliche Übersicht über den Gesamtbestand an Handschriften griechischer Mediziner gewonnen sein wird, und die zu diesem Behuf notwendigen Reisen, soweit als notwendig, selbst zu unternehmen.“ Weiteren Briefen von Schöne an Diels ist zu entnehmen, dass seit dieser Zeit auch schon jüngere Hilfskräfte, die für ihre Arbeit pro Stunde mit 1 Mark entlohnt wurden, damit beschäftigt waren, nach den Anweisungen von Schöne die vielgerühmten Scheden vorzubereiten.[15] Das heißt, sie mussten aus bereits gedruckten Handschriftenkatalogen die Beschreibungen der einzelnen Handschriften, soweit sie medizinische Texte enthielten, ausschneiden und diese dann auf eigens dafür angeschaffte Papierbogen aufkleben, damit sie im Bedarfsfall jederzeit ohne großen Aufwand ergänzt werden konnten.

---

13 Siehe ebd., Bl. 3.
14 ABBAW CMG 213, Brief vom 15. Juli 1901, S. 1f.
15 Siehe ebd., die Briefe vom 16. Juli 1901, vom 19. Aug. 1901, S. 4, und vom 24. Aug. 1901, S. 1f.

Eile war bei diesen Arbeiten aus zweierlei Gründen geboten: erstens hatte Schöne seine Mitarbeit an dem Handschriftenkatalog nur für das Wintersemester 1901/1902 zugesagt, und zweitens sollte der Katalog nach den Vorstellungen von Diels bereits 1904 in gedruckter Form der 2. Generalversammlung der assoziierten Akademien vorgelegt werden, mit dem Ziel, neben der dänischen Akademie noch weitere Akademien für die Mitarbeit an dem Ärztecorpus zu gewinnen oder sie wenigstens dazu zu bewegen, sich finanziell an dem Unternehmen zu beteiligen. Immerhin hatten sich zur Mitarbeit an der vor Ort durchzuführenden Erfassung der noch nicht katalogisierten Handschriften mit medizinischen Texten außer der Kopenhagener Akademie auch die Wiener Akademie sowie Wissenschaftler und Bibliothekare aus England, Frankreich, Italien, Kanada und den Niederlanden bereit erklärt.[16] Die Hauptlast dieser Arbeiten trug allerdings die Berliner Akademie, die Schöne damit beauftragte, die Handschriftenbestände der italienischen Bibliotheken zu katalogisieren, wofür ihm, wie er Diels mitteilt,[17] gelegentliche Unterstützung durch zwei junge Wissenschaftler aus Dänemark zugesagt wurde, mit denen die Kopenhagener Akademie ihren Anteil an der Katalogarbeit zu leisten gedachte.

Die Reise nach Italien, die Schöne am 15. Oktober 1901 antrat, führte ihn nach Mailand, Venedig, Bologna, Cesena, Lucca, Florenz, Rom und nach Neapel, wo er sich jedoch vor allem für die chirurgischen Instrumente aus Pompeji interessierte. Von dieser Reise hat Schöne Diels regelmäßig, d. h. zum Teil in Abständen von nur wenigen Tagen, über den Fortgang seiner Handschriftenstudien Bericht erstattet. Entsprechenden Hinweisen in diesen Briefen, die den Zeitraum vom 21. Oktober 1901 bis zum 15. August 1902 umfassen, ist zu entnehmen, dass Schöne angesichts der reichen Ausbeute an noch nicht bekanntem Material, die die Durchsicht der Handschriftenbestände für die medizinischen Texte erbracht hat, das Unterfangen, die Handschriften der antiken Ärzte systematisch zu erfassen und zu katalogisieren, für berechtigt und der dafür aufgewendeten Mittel für wert hielt. So entdeckte er z. B. bei seinen Recherchen in Mailand in der Biblioteca Trivulziana ein griechisches Fragment aus der im griechischen Original in vollständiger Fassung nicht erhaltenen Galenschrift De experientia medica,[18] das er noch vor Ende des Jahres 1901 publiziert hat;[19] aus Florenz konnte er berichten, dass es ihm gelungen sei, im Laurentianus 74,7 „eine höchst merkwürdige Blattversetzung und Doppelüberlieferung“ eines Textstücks aus Galens Kommentar zu der hippokratischen Schrift De articulis aufzuklären;[20] und später, als

16 Siehe das „Verzeichnis der Mitarbeiter“ in: H. Diels, Die Handschriften der antiken Ärzte, S. X.

17 Siehe ABBAW CMG 213, Brief vom 19. Aug. 1901, S. 1f.

18 Siehe ebd., Brief vom 21. Nov. 1901, S. 1f.

19 H. Schöne, Eine Streitschrift Galen's gegen die empirischen Ärzte, SB d. Königl. Preuß. Akademie d. Wiss., phil.-hist. Cl. 1901, 51, S. 1255–1263.

20 Siehe ABBAW CMG 213, Brief vom 17. Jan. 1902, S. 3f.

er in Paris Station gemacht hatte, schreibt er, dass er einen von Omont[21] übersehenen Pulstraktat von Markellinos aufgespürt habe,[22] den er 1907 im Druck vorgelegt hat,[23] und dass er die interessante Feststellung machen konnte, dass der damals noch nicht katalogisierte alte Parisinus Suppl. Gr. 446 „eine (im Vergleich mit dem bei Kühn abgedruckten Text – J. K.) bedeutend kürzere, anscheinend ursprünglichere Fassung“ der pseudogalenischen Definitiones medicae enthält.[24]

Die Fülle des von Schöne untersuchten Handschriftenmaterials[25] hatte allerdings dazu geführt, dass er seinen Zeitplan nicht hatte einhalten können. Er sah sich deshalb genötigt, Diels davon in Kenntnis zu setzen,[26] dass er sein für Rom, der letzten Station seiner Italienreise, vorgesehenes Arbeitspensum nicht termingerecht beenden könne; da er sich jedoch verpflichtet fühlte, die von ihm übernommene Aufgabe zu Ende zu führen, erklärte er sich bereit, auch noch das Sommersemester daranzugeben, und wollte unter diesen Umständen von Italien aus nach Paris gehen in der Hoffnung, „dort in der zur Verfügung stehenden Zeit das zu erledigen, was von mir erledigt werden muß“. Um seiner Bitte, Diels möge für die Fortsetzung seiner Arbeit Geldmittel in ausreichender Höhe beschaffen, Nachdruck zu verleihen, fügt er hinzu: „Sie wissen, daß ich ohnehin durch die Notwendigkeit, für unsere Berliner Sachen zu sorgen, bedeutende materielle Opfer bringe.“

Dass Schöne für die, wie er es nennt, „Berliner Sachen“ Sorge trug – allerdings ohne als offizieller Vertreter der Berliner Akademie auftreten zu können –, beweisen seine Bemühungen, bei italienischen Kollegen Interesse für das Ärztecorpus zu wecken. So berichtet er Diels aus Florenz,[27] dass er Girolamo Vitelli, den er auf der Biblioteca Laurenziana kennengelernt hatte, die prinzipielle Frage gestellt habe, „ob und in welcher Art er eine Beteiligung der Italiäner an einem solchen Unternehmen“ – Schöne hatte ihm zuvor den Plan des Ärztecorpus erläutert – „für möglich halte“. Die, wie Schöne herausgehört zu haben glaubt, ehrliche Antwort von Vitelli fiel jedoch nicht gerade ermutigend aus. Sie lässt sich etwa, wie folgt, zusammenfassen: Von den Körperschaften käme nur die Accademia dei Lincei in

21 Es handelt sich um H. Omont, den Verfasser von Handschriftenkatalogen französischer Bibliotheken.

22 Siehe ABBAW CMG 213, Brief vom 15. Aug. 1902, S. 3.

23 Markellinos' Pulslehre. Ein griechisches Anekdoton, hrsg., in: Festschrift zur 49. Versammlung deutscher Philologen und Schulmänner, Basel 1907, S. 448–472.

24 Siehe ABBAW CMG 213, Brief vom 4. Juni 1902, S. 4.

25 Nach einer von ihm zusammengestellten Liste (s. ABBAW CMG 213, Brief vom 1. Mai 1902, S. 1) hat er allein in Rom folgende Handschriften erfasst: 97 Vaticani graeci, 8 Urbinates graeci, 26 Palatini graeci, 8 Reginenses graeci, 1 Ottobonianus graecus, 78 Vaticani latini, 5 Urbinates latini, 249 Palatini latini, 14 Reginenses latini und 3 Ottoboniani latini.

26 Siehe ABBAW CMG 213, Brief vom 27./29. März 1902, S. 3f.

27 Siehe ebd., Brief vom 7. Januar 1902, S. 1–5.

Frage, deren finanzielle Mittel aber „in sehr weitem Umfang durch andere Dinge festgelegt seien"; und man müsste deshalb die italienische Regierung ersuchen, zusätzliche Gelder zu bewilligen, was vielleicht Aussicht auf Erfolg hätte, wenn dem zuständigen Minister „die Angelegenheit in geschickter Form nahe gelegt werde". Die Hauptsache dabei wäre, den Italienern mit Rücksicht auf die „Eigentümlichkeiten" der eigenen Kollegen und Landsleute auf diesem für sie neuen Gebiet „eine besondere, möglichst abgegrenzte Domäne" zu überlassen. Auf jeden Fall hielt Vitelli es für erforderlich, Schöne darauf hinzuweisen, dass Diels, falls er dieses Thema berührende „vertrauliche Anfragen" an die Accademia dei Lincei richten würde, „dies zwar nicht durch ihn (Vitelli – J. K.) selbst zu thun, aber ihm vorher die Fassung Ihrer Vorschläge mitzuteilen". Ob Diels hiervon Gebrauch gemacht hat, entzieht sich meiner Kenntnis; fest steht jedoch, dass sich diese italienische Akademie an unserem Unternehmen nicht beteiligt hat. Zu einem konkreten Ergebnis hat Schönes Kontaktaufnahme zu italienischen Kollegen insofern geführt, als Alexander Olivieri, mit dem Schöne offenbar in Neapel zusammengetroffen war, wo dieser eine Professur innehatte, schon 1902 mit der Arbeit an der Edition des Aetios von Amida begonnen hatte, die für die Aufnahme in das Ärztecorpus bestimmt war.

Von Paris machte Schöne noch einen Abstecher nach Gent und Brüssel und kehrte Mitte September 1902 nach Berlin zurück. Für die Aufbereitung des Materials, das er in Italien und Paris gesammelt hatte, erbat er sich eine Hilfskraft, die diese Aufgabe, wie er schreibt, teils nach seinem Diktat, teils aber auch selbständig erledigen sollte.[28] Die Arbeiten an dem Handschriftenkatalog waren damit aber noch längst nicht abgeschlossen. In dem Abschlussbericht von Bruno Rappaport über seine Tätigkeit an dem Katalog[29] lesen wir, dass Karl Kalbfleisch, Walter Scott und Montague R. James erst im Herbst 1903 überhaupt damit begonnen haben, die Handschriftenbestände in England aufzunehmen, und Max Wellmann, der nach Spanien gegangen ist, sogar noch später, nämlich im Winter 1903/1904.

Angesichts dieser Verzögerungen war es kaum noch möglich, den Handschriftenkatalog, wie vorgesehen, für die Vorlage auf der 2. Generalversammlung der assoziierten Akademien im Jahr 1904 im Druck fertigzustellen. Umso mehr überrascht es, dass Diels bereits 1903 bei der Berliner Akademie erneut einen Antrag zur Aufnahme der Arbeiten am Corpus medicum gestellt hat. Da kein Zweifel bestand, dass die Maximalforderungen der ersten Konzeption zu deren Ablehnung geführt hatten, stand es für Diels fest, dass er bei der Abfassung des neuen Plans, den er zusammen mit dem Antrag eingereicht hat, diesen Umstand berücksichtigen musste. Er tat dies, indem er die ursprünglich vorgesehenen modernsprachigen Übersetzungen und

28 Siehe ebd., Brief aus Gent vom 15. Aug. 1902, S. 6.
29 Siehe B. Rappaport in: Diels, Die Handschriften der antiken Ärzte, S. V.

Sacherklärungen aus dem Programm herausnahm. Auf diese Weise erreichte Diels, dass sich die Anzahl der Bände bei gleichbleibender Seitenzahl von 65 auf 37 verringerte, was zwangsläufig zur Halbierung der Kosten und zu einer kürzeren Laufzeit des Unternehmens führte. Seine Rechnung ging auf: in dieser reduzierten Form wurde der Plan für das Corpus medicum von der Berliner Akademie angenommen.[30] Ich kann mir allerdings vorstellen, dass es Diels nicht leicht gefallen ist, auf die Übersetzungen und Sacherklärungen für sein Ärztecorpus zu verzichten. Bedeutete das doch eine Abkehr von seinem ursprünglichen Anliegen, ein Editionsvorhaben zu gründen, das es auch und vor allem den Medizinhistorikern ermöglichen sollte, sich in stärkerem Maße mit der Geschichte der antiken Medizin zu befassen. Daran ändert auch die Tatsache nichts, dass er selbst später den Verzicht auf die Übersetzungen damit begründet hat, dass der internationale Charakter des Unternehmens es nicht zuließ, den Texten in jedem Fall, wie vom Verlag B. G. Teubner gefordert, deutsche Übersetzungen beizugeben.[31] Man kann Diels letzten Endes nur dankbar sein, dass er, vor die Alternative gestellt, das Corpus entweder ohne Übersetzungen erscheinen zu lassen oder das ganze Projekt aufzugeben, sich für die erste Variante entschieden hat. Der Verzicht auf die Übersetzungen konnte 1965 korrigiert werden, für die Gründung des Ärztecorpus einen zweiten Hermann Diels zu finden, hätte sich mit Sicherheit als unmöglich erwiesen.

Vielleicht hätte Diels den schwerwiegenden Eingriff in die Gestaltung der Corpusbände noch etwas hinausgezögert, wenn er zu diesem Zeitpunkt schon gewusst hätte, dass sich ihm zumindest in einem Falle eine Chance bieten würde, das geplante Unternehmen nicht nur in finanzieller Hinsicht zu entlasten. Denn Ende April 1904 erhielt Diels einen Brief vom Verlag B. G. Teubner,[32] in dem ihm auf Wunsch des Rektors der Leipziger Universität Geheimrat Bücher mitgeteilt wurde, dass dieser es für möglich hielte, das Ärztecorpus der Berliner Akademie mit Mitteln aus der Puschmann-Stiftung zu unterstützen, deren Übergabe an die Universität gerade erfolgt war. Voraussetzung dafür wäre nach Maßgabe des Rektors allerdings, dass das Aufgabengebiet, das der Stiftung übertragen wird, eine gewisse Selbständigkeit aufweist und dass die betreffenden Publikationen unter dem Namen der Stiftung erscheinen. Bereits einen Tag später hat Diels sich in einem längeren Schreiben an Geheimrat Bücher gewandt,[33] in dem er seine Freude über das großzügige Anerbieten ausdrückte und zugleich, wenn auch unter Vorbehalt,

30 Siehe ABBAW II – VIII – 127, Bl. 32f.

31 Siehe Diels (Anm. 4), S. 726.

32 Das Datum des Briefes ist der 29. April 1904. Die in diesem Zusammenhang geführte Korrespondenz findet sich im Archiv der Arbeitsstelle Corpus Medicorum Graecorum / Latinorum.

33 Für das Antwortschreiben liegt ein von Diels handschriftlich verfasster Entwurf vor, der auf den 30. April 1904 datiert ist.

den konkreten Vorschlag unterbreitete, die Medici latini als selbständigen Teil aus dem Akademieunternehmen auszugliedern und deren Edition der Puschmann-Stiftung zu übertragen. Dass in diesem Fall der Stiftung das in Vorbereitung des Handschriftenkatalogs bereits gesammelte Material für die lateinischen Autoren zur Verfügung gestellt wird, darin sah Diels ebenfalls keine Schwierigkeit. Die definitive Zusage der Leipziger Universität, die Herausgabe der lateinischen Reihe des Ärztecorpus als selbständiges Unternehmen der Puschmann-Stiftung zu betreiben, erfolgte jedoch erst im November 1905,[34] da im Kuratorium der Stiftung zuvor noch keine bindenden Beschlüsse über die Verwendung der für die Geschichte der Medizin vorgesehenen Mittel der Stiftung gefasst worden waren.

Spätestens Anfang 1904 hatte Diels sich offenbar damit abgefunden, dass durch die bereits erwähnten Verzögerungen bei den Vorarbeiten für den Handschriftenkatalog der Termin für die Vorlage der Konzeption für das Ärztecorpus auf der 2. Generalversammlung der Internationalen Assoziation der Akademien, die 1904 in London stattfinden sollte, nicht einzuhalten war, weil zugleich auch der Katalog in gedruckter Form hätte vorgelegt werden müssen. Schöne, der 1903 eine Professur in Königsberg angetreten hatte und aus diesem Grund die Arbeiten an dem Katalog in Berlin nur noch aus der Ferne begleiten konnte, zeigte sich, wie aus seinem Brief vom 11. Februar 1904[35] hervorgeht, über die Nachricht von Diels, dass die Vorlage des Katalogs nicht erfolgen könne, äußerst überrascht; denn bis dahin war er auf Grund einer früheren Äußerung von Diels davon ausgegangen, dass der Termin für die Vorlage auf jeden Fall eingehalten werden sollte, auch wenn dafür nur eine unvollständige Fassung des Katalogs zur Verfügung stünde. Mit der Entscheidung von Diels, nur mit einem vollständigen Katalog an die Öffentlichkeit zu treten, war klar geworden, dass die Antragstellung auf die 3. Generalversammlung der assoziierten Akademien in Wien im Jahr 1907 verschoben werden musste. Diesem Ansinnen, das die Berliner und die Kopenhagener Akademie auf der Londoner Generalversammlung vortrugen, wurde von dem Gremium stattgegeben.[36]

Unter diesen Umständen blieben für die endgültige Fertigstellung der Druckvorlage und für die Betreuung der Drucklegung knapp drei Jahre. Diels' Hoffnung, dass er Schöne für diese komplizierte und verantwortungsvolle Aufgabe gewinnen könnte, wurde enttäuscht. Das geht aus einem Antwortschreiben von Schöne vom 18. November 1903[37] hervor, in dem er

34 Siehe den Brief von H. Lipsius, dem Nachfolger von Bücher im Amt des Rektors der Leipziger Universität, an Diels vom 1. Nov. 1905.

35 ABBAW CMG 213, Brief vom 11. Febr. 1904, S. 2f.

36 Siehe den „Vorschlag der Königlichen Akademie der Wissenschaften zu Berlin in Gemeinschaft mit der Königlichen Gesellschaft der Wissenschaften zu Kopenhagen zur Herstellung eines Corpus medicorum antiquorum", in: Diels (Anm. 1), S. 3.

37 ABBAW CMG 213, Brief vom 18. Nov. 1903, S. 7–12.

unmissverständlich darlegt, dass er in Königsberg zur Zeit wegen Lehrermangels keine geeigneten jungen Leute findet, die diese Arbeit für ihn machen könnten, er selbst die Redaktion des Katalogs aber nicht übernehmen und auch nicht erlauben könne, dass er als Redaktor genannt wird. Auch Diels' Angebot, ihn zum Generalredaktor des künftigen Ärztecorpus zu berufen, hat Schöne ungeachtet des ihm damit entgegengebrachten Vertrauens abgelehnt. Auf Grund einer früher gegebenen Zusage hat er sich allerdings bereit gefunden, während der Drucklegung des Katalogs eine Korrektur mitzulesen, zumal da ihm das Gelegenheit gab, auf ihn selbst zurückgehende Angaben auf ihre Richtigkeit zu überprüfen.

Nach der entschiedenen Weigerung von Schöne, sich weiterhin an den Katalogarbeiten zu beteiligen, hat Diels im Sommer 1904 seinen Schüler Johannes Mewaldt für diese Aufgabe herangezogen mit der Absicht, den Abschluss der Arbeiten zu forcieren. Ein Jahr später, als bereits abzusehen war, dass die Ausgabe der lateinischen medizinischen Autoren und damit auch das entsprechende Katalogmaterial in die Obhut der Puschmann-Stiftung gelangen würde, wurde Mewaldt[38] von der Akademiekommission mit der Herstellung des Druckmanuskripts des griechischen Handschriftenkatalogs beauftragt, zunächst für den ersten Teil, der Hippokrates und Galen enthält, und anschließend für den zweiten Teil mit den übrigen griechischen Ärzten. Das weitaus umfänglichere Manuskript des ersten Teils ging noch 1905 in den Druck, das des zweiten Teils 1906. Die Überwachung der Drucklegung der beiden Bände, deren Hauptlast ebenfalls Mewaldt zu tragen hatte, wurde dadurch erschwert, dass noch während der Korrekturen ständig Nachträge eingearbeitet werden mussten, die sich zum Teil aus einer nochmaligen Überprüfung bereits durchgesehener Quellen, zum Teil aus der Einarbeitung neuester Literatur ergaben. Es ist das Verdienst von Mewaldt, dass trotz alledem beide Bände 1906 im Druck vorlagen. Damit war nun auch die letzte Hürde genommen, die dem Antrag auf Gründung des Ärztecorpus im Weg gestanden hatte.

Zusammen mit den Katalogbänden wurde den assoziierten Akademien im November 1906 ein neu ausgearbeiteter Plan,[39] nunmehr nur noch für das Corpus Medicorum Graecorum mit einem Umfang von insgesamt 32 Bänden, zur Einsichtnahme zugeschickt, in der trügerischen Hoffnung, dass auf diese Weise die eine oder andere Akademie veranlasst werden könnte, sich dem Unternehmen anzuschließen, die Edition einzelner Bände zu übernehmen oder auch nur finanzielle Unterstützung zu leisten. Die Reaktion auf diesen Aufruf war eher beschämend. Lediglich die Königlich Sächsische Gesellschaft der Wissenschaften kündigte in einem Schreiben vom 8. Mai 1907[40] an, dass ihre philologisch-historische Klasse die Arbeit des Corpus

38 Siehe dessen Bericht, in: Diels, Die Handschriften der antiken Ärzte, S. VI–VIII.
39 In detaillierter Form gedruckt in: Diels (Anm. 1), S. 7–22.
40 ABBAW II – VIII – 127, Bl. 114.

zunächst für drei Jahre mit 500 Mark pro Jahr unterstützen wolle. Den Anstoß dazu dürfte der in Leipzig am Königlichen Gymnasium tätige Johannes Ilberg gegeben haben, der auf Grund seiner wissenschaftlichen Arbeiten auf dem Gebiet der antiken Medizin schon bei den Vorarbeiten für die Kataloge mitgearbeitet hatte. Aber auch wenn die übrigen Akademien kein besonderes Interesse am Corpus Medicorum Graecorum bekundet hatten, so muss man ihnen doch zugute halten, dass sie dem Plan des Unternehmens, wie ich bereits am Beginn meiner Ausführungen darlegte, zugestimmt haben, so dass endlich auch das griechische Ärztecorpus als interakademisches Vorhaben, getragen von den Akademien zu Berlin, Kopenhagen und Leipzig, seine Arbeit aufnehmen konnte. Den krönenden Abschluss der, wie ich meine, in vielerlei Hinsicht interessanten Vorgeschichte des CMG stellte die Ende September und Anfang Oktober 1907 erfolgte Unterzeichnung des Vertrages mit dem Verlag B. G. Teubner dar,[41] der den Druck sowohl der griechischen wie der lateinischen Reihe übernommen hatte.

41 Ein Exemplar des von den vier Vertragspartnern unterzeichneten Vertrags findet sich im Archiv der BBAW (ABBAW II – VIII – 127, S. 137f.).

Die Entdeckung der Nerven. Anatomische Evidenz und Widerstand der Philosophie

Walter Burkert

Die Entdeckung der Nerven ist eine der bedeutendsten Leistungen der Naturwissenschaft, der Biologie und Medizin, die in der Antike gelungen ist;[1] ist doch das Nervensystem eine notwendige Voraussetzung für jedes komplexere tierisch-menschliche Leben. Dass es Nerven gibt, und zwar bei Menschen wie bei Tieren, dass Nerven zweierlei Funktionen haben, indem sie Wahrnehmung übermitteln und Bewegungen kommandieren, dass alle Nerven vom Rückenmark und vom Gehirn ausgehen, das ist für uns selbstverständliches Wissen; doch haben weder Hippokrates bzw. die Ärztegruppe, deren Schriften unter dem Namen „Hippokrates" gesammelt sind, noch Platon noch Aristoteles davon eine Ahnung gehabt. Aristoteles hatte zwar in seiner Schrift Über die Seele, d.h. über die Lebensfunktionen, festgestellt, dass Tiere (ζῷα) sich dadurch von Pflanzen unterscheiden, dass sie Wahrnehmung und Bewegungsfähigkeit haben: sie sind αἰσθητικά und κινητικά. Die Entdeckung der Nerven war insofern ein nächster Schritt und doch überraschend: es gibt für diese Funktionen spezielle Bahnen im Körper, die ebendies vermitteln, Wahrnehmung und Bewegung. Dies geht offenbar auf den Arzt Herophilos in Alexandria zurück, in der ersten Hälfte des 3. Jahrhunderts v. Chr.,[2] in Verbindung auch mit seinem Kollegen Erasistratos.[3] Direkt ist von diesen hellenistischen Medizinern kein Werk erhalten. Das Wissen wurde von Galen erweitert und mehrfach schriftlich festgehalten.[4]

---

1 Siehe F. Solmsen, Greek philosophy and the discovery of nerves, Museum Helveticum 18, 1961, S. 150–197 (Nachdr. in: F. Solmsen, Kleine Schriften, Bd. 1, Hildesheim 1968 [Collectanea IV], S. 536–582; zitiert wird nach der deutschen Fassung: Griechische Philosophie und die Entdeckung der Nerven, in: Antike Medizin, hrsg. v. H. Flashar, Darmstadt 1971 [Wege der Forschung 221], S. 202–279); v. Staden, S. 159f.; 247–259; J. Longrigg, Greek rational medicine. Philosophy and medicine from Alcmaeon to the Alexandrians, London u. New York 1993, S. 191–193; 211–214.

2 Siehe v. Staden, ebd.

3 Siehe Gal., De plac. Hipp. et Plat. VII 3,6–13: CMG V 4,1,2, S. 440,20–442,18; vgl. Erasistr., Fr. 289: S. 170f. Garofalo; s. auch Garofalo, in: Erasistrati Fragmenta, S. 26f. Der wichtige Artikel von F. Solmsen (s. oben, Anm. 1) bespricht vor allem die Vorgeschichte der Entdeckung.

4 Von Galens großem anatomischem Werk De anatomicis administrationibus sind wichtige hier in Frage kommende Abschnitte (Buch IX, 2. Teil) nur arabisch erhalten,

Dabei steht ein merkwürdiges Problem dieser Entdeckung im Raum: man hatte kein Wort für das entdeckte Phänomen. Eine mögliche Konsequenz war, dass der Fortschritt überhaupt nicht wahrgenommen wurde: man kann auf Griechisch nicht von der „Entdeckung der Nerven“ sprechen. Als im 17. Jahrhundert in der Physik die Kompliziertheit und Vielgestaltigkeit dessen, was man bisher „Luft“ genannt hatte, offenbar wurde, haben Niederländer das Kunstwort „Gas“ (in Anlehnung an *chaos*) eingeführt; alsbald gab es eine Gas-Theorie, und das Wort „Gas“ ist längst zu einer gesamteuropäischen Selbstverständlichkeit geworden. Herophilos und Erasistratos aber griffen offenbar auf das uralte, indogermanische Wort νεῦρα zurück, das die Sehnen bezeichnet – dass es im Lateinischen in *nervus* einen nahen Verwandten hatte, wussten die griechischen Ärzte damals sicher nicht. Das Ergebnis war eine sprachliche Konfusion, die selten genug aufgelöst wurde. Warum hat man sich nicht wenigstens auf ein Deminutiv geeinigt, etwa νευρίον? Galen sagt: „die feinen νεῦρα“ oder „die νεῦρα vom Gehirn“. Wahrscheinlich drückten auch die hellenistischen Mediziner sich so aus. Galen empfiehlt klärende Zusätze[5] oder auch, die eigentlichen Sehnen umzubenennen, für die es ja das Wort τένοντες gibt, neben dem archaischen ἶνες; auch lateinisch gibt es *tendo*, das Wort ist aber weit weniger geläufig. Spezialisten wussten natürlich Bescheid.

Doch geht es nicht nur um Terminologie, sondern um die problematische Wahrnehmung des Fortschritts selbst in der Wissenschaft und um die noch problematischere Beziehung zur Geisteswissenschaft, in diesem Fall zur antiken Philosophie. Sucht man nach Zeugen der Rezeption jener Entdeckung, kommt man von Fehlanzeige zu Fehlanzeige. Solmsen konnte immerhin auf ein frühes Echo beim Dichter Apollonios Rhodios hinweisen, Mitte des 3. Jahrhunderts: da heißt es, dass der Liebesschmerz Medea durchdringt, nicht nur im Herzen, sondern „um die dünnen Sehnen und bis zum untersten Teil des Hinterhauptes, wo der Schmerz am schmerzlichsten eindringt“.[6] Die „feinen Sehnen“ (ἀμφί τ' ἀραιὰς ἶνας) bis zum Eintritt des Rückenmarks ins Gehirn, das ist offenbar die damals moderne Physiologie. Aber es ist ein vereinzeltes Zeugnis.

Es hängt dies allerdings nicht nur mit dem Verlust der hellenistischen Literatur zusammen, sondern auch damit, dass nach Aristoteles die von der

---

II 1–23 Simon; hinzu kommen das polemische Werk De placitis Hippocratis et Platonis und – später geschrieben, wie Rückverweise zeigen – die von teleologischem Standpunkt aus verfasste Schrift Über den Nutzen der Körperteile (De usu partium).

5 Gal., De plac. Hipp. et Plat. I 9,10: CMG V 4,1,2, S. 96,6–11: εἰ δὲ καὶ συγχεῖν βούλοιο τὰς προσηγορίας ... κάλει μὲν ἅπαντα νεῦρα, διαφορὰς δὲ ἐν αὐτοῖς λέγε τριττάς, αἰσθητικὰ μὲν καὶ προαιρετικὰ τὰ ἐξ ἐγκεφάλου καὶ νωτιαίου πεφυκότα, συνδετικὰ δὲ τὰ ἀναίσθητα καὶ τρίτα ἔτι πρὸς τούτοις τὰ ἐκ τῶν μυῶν ἀπονευρουμένων φυόμενα.

6 Apoll. Rhod., Argon. III 761–765; vgl. Solmsen (Anm. 1), S. 276–278.

Philosophie verwaltete Allgemeinbildung den Spezialwissenschaften nicht mehr weiter zu folgen vermochte: Bildung und Wissen trennten sich. Der Normalmensch, dem der philosophische Zuspruch gilt und dem besonders die hellenistische Philosophie als ‚Lebenskunst' sich anbietet, kommt bei Archimedes nicht mehr mit und kümmert sich nicht um eine Sinustabelle bei Ptolemaios. Für Cicero ist schon der Lehrsatz des Pythagoras für edlen Rhetorikstil zu speziell; „so etwas in der Geometrie" (in geometria quiddam), schreibt er verallgemeinernd.[7] „So etwas in der Anatomie", wäre dementsprechend die Normalreaktion auf die Entdeckung der Nerven, für Spezialisten interessant, für den praktischen Menschen aber unwichtig: es gibt ja weder eine Erklärung für das, was da vor sich geht, noch darauf aufgebaute neue Therapien; gegen Podagra mag ein Heiliger helfen,[8] ein Wissenschaftler ist hilflos.

Die Philosophen der Stoa, und zwar der Gründungsvater Zenon (um 300 v. Chr.) wie auch der Hauptscholastiker Chrysipp (um 240 v. Chr.) weigerten sich ausdrücklich, die Konsequenz, die zentrale Rolle von Gehirn und Rückenmark, in Betracht zu ziehen. ‚Ich verstehe nichts von Anatomie', sagte Chrysipp kühl und offenherzig[9] und glaubte andere Argumente zu haben: gelten muss doch, was Homer sagt, und was die Etymologie innerhalb der griechischen Sprache nahelegt. Hat Cicero den Unterschied zwischen Sehnen und Nerven je zur Kenntnis genommen? Dies ist unklar; was er, nach stoischer Quelle, in De natura deorum über *nervi* schreibt, ist undeutlich.[10] Poseidonios, etwas älter als Cicero, gilt als der große Vereiniger von Philosophie und Naturwissenschaft in seiner Zeit; er kennt den Zusammenhang von Mond und Gezeiten – welch schönes Beispiel kosmischer ‚Sympathie'. Aber das einzige Zeugnis über νεῦρα bei Poseidonios geht, wenn daneben von den Knochen die Rede ist, offenbar auf die Sehnen.[11] Auch Seneca, an Physiologie nicht interessiert, verwendet *nervi* nur in der alttraditionellen Weise. Unterschiedliches Material enthalten die Placita des Aetios, das philosophiegeschichtliche Handbuch der frühen Kaiserzeit: Herophilos wird genannt für die These von drei Bewegungskräften „in den Nerven, in den Arterien, in den Muskeln";[12] aber ausführlich wird dann nur die

7 Cic., De nat. deorum III 88.

8 Siehe die boshafte Geschichte über den wissenschaftlichen Arzt Gesios bei Sophronios, Narratio miraculorum Sanctorum Cyri et Joannis 30: Patrologia Graeca 87,3, Sp. 3514–3520.

9 Vgl. Gal., De plac. Hipp. et Plat. I 6,13: CMG V 4,1,2, S. 80,23f. = Chrys., Fr. 897: SVF II, S. 346,20f.

10 Cic., De nat. deorum II 139; Lucr., De rerum nat. II 904f.: *sensus* verbunden mit *visceribus nervis venis*. Undeutlich auch Albinus [oder Alcinous], Didasc. 17,1: νεῦρα, gebildet aus Knochen und Fleisch, d. h. doch wohl Sehnen; anders ebd. 17,4: im Kopf μυελοῦ τε ἀρχαὶ καὶ νεύρων, also offenbar Nerven.

11 Posid., Fr. 21: I, S. 46 Edelstein – Kidd.

12 Aetius, Plac. IV 22,3: Diels, Doxographi Graeci, S. 413,7–414,21 = Heroph., T 143: S. 320f. v. Staden; v. Staden übersetzt „nerves".

Atemtheorie referiert. Später ist bei Aetios im Referat aus Herophilos von den νεῦρα als κινήσεως αἴτια die Rede, was mehrdeutig ist;[13] kurz danach aber ist von der Bildung der νεῦρα nach Empedokles die Rede, was nur auf die Sehnen gehen kann.[14] Sofern uns noch der Spruch vom Geld als *nervus rerum* geläufig ist, ist das die Sehne, die an allem zerrt; er stammt in der Formulierung νεῦρα τῶν πράξεων von dem griechischen Philosophen Krantor.[15] Lateinisch *nervosus* heißt „nervig, muskulös"; erst neugriechisch heißt νευρικός „nervös". In keiner antiken Sprache kann man sagen: „Du gehst mir auf die Nerven."

Es bleibt Galen, dessen Edition das Corpus Medicorum bis zum Ende seiner Tage beschäftigen wird. Galen hat systematische Anatomie mehr als seine Vorgänger betrieben, und so hat er sich auch mit den Nerven mehrfach ausführlich auseinandergesetzt (s. oben, Anm. 3), besonders auch in dem Werk Über die Lehrmeinungen des Hippokrates und des Platon. Im Sinne des Fortschritts nimmt Galen allerdings gerade in diesem Werk eine verquere Position ein: er stellt sich gegen einige neuere Mediziner und deren Hintergrund, die Philosophie der Stoa, er will die „Alten" in ihrer Autorität bewahren oder wieder durchsetzen, d. h. den Klassiker Hippokrates, der doch gerade in diesem Betracht hoffnungslos veraltet war.

Die Kontroverse konzentriert sich auf die Frage nach der herrschenden Instanz, dem ἡγεμονικόν des Menschen: Herz oder Gehirn? Dabei ist klar: die zentrale Rolle des Gehirns wird entscheidend und endgültig durch den Aufbau des Nervensystems und seine Funktionen bewiesen.

Galens Grundgedanken sind einfach, und er wiederholt sie oft genug. Es geht um die den Menschen „verwaltenden Kräfte", διοικοῦσαι δυνάμεις, die auf ihre „herrschenden Ursprünge", ἀρχαί, zurückgeführt werden müssen. Es ist die Doppelbedeutung von griechisch ἀρχή, „Anfang" und „Herrschaft", mit der gerade die griechische Philosophie gewuchert hat, in einem letztlich hierarchischen Denken: es muss ein Erstes, Herrschendes geben. Gelingt es, zu diesem vorzudringen, dann hat man das Ganze – ein Prinzip, das in der heutigen Gehirnforschung anscheinend zuschanden wird. Drei ἀρχαί im Funktionieren des Menschen stellt Galen fest, Gehirn, Herz und Leber; zu ihnen jeweils gehört das System der Nerven, das System der Arterien und das der Venen. Es fehlt, wie man sieht, die Idee des Blutkreislaufes, der erst im 16. Jahrhundert entdeckt wurde. Das Nervensystem aber, um das es hier geht, hat sein Zentrum, seine ἀρχή, in Gehirn und Rückenmark.

---

13 Aetius, Plac. V 15,5: Diels, Doxographi Graeci, S. 426,10–14 = Heroph., T 202: S. 372 v. Staden; v. Staden übersetzt „nerves".

14 Aetius, Plac. V 22,1: Diels, Doxographi Graeci, S. 434,4–10 = Empedocl., A 78: I, S. 299,5–8 D.-K.

15 Krantor, T 7: S. 22f. Mette; vgl. Cic., De imp. Cn. Pompeii (Pro lege Manilia) 17: vectigalia (Steuern) nervos esse rei publicae.

Der Beweis für alles das kommt aus der Anatomie, wie offenbar schon bei Herophilos und Erasistratos. Galen war mit Recht stolz auf seine Kenntnisse auf diesem Gebiet, er hat sie in Büchern festgehalten, die über 1000 Jahre lang gewirkt haben; und er hat Anatomie offensichtlich gern auch in der Öffentlichkeit demonstriert. Er lädt seine Leser ein, Zuschauer zu werden. Seziert hat er wohl vor allem Schweine, nach Möglichkeit auch Affen; Menschen zu sezieren war ihm nicht möglich. Dass es in Alexandria im 3. Jahrhundert – in der Zeit von Herophilos und Erasistratos – anders war, dass Seleukidenkönige Vivisektion an Menschen, an ‚wertlosen' Verbrechern, gestattet hätten, ist eine ärgerliche Überlieferung, die aber doch wohl ernst zu nehmen ist.[16]

Die Anatomie also macht Experimente möglich, die beweisen, dass Empfindung und willkürliche Bewegung, αἴσθησις und κίνησις, an den Nerven hängen. Galens Haupteffekt bei seiner anatomischen Vorführung ist die Ausschaltung eines Nervs: ein Eingriff am Gehirn oder an einem Nervenstrang macht das betroffene Lebewesen oder vielmehr einen einzelnen Muskel sofort unbeweglich und unempfindlich; ein Eingriff am Herzen dagegen, versichert Galen, beeinträchtigt zunächst weder Empfindung noch Bewegung:[17] „Die Muskeln bewegen bestimmte Organe ..., sie brauchen aber ihrerseits, damit sie sich bewegen, die vom Gehirn kommenden Nerven: wenn du einen davon mit einer Schlinge abschnürst oder ihn durchschneidest, machst du sofort jenen Muskel unbeweglich, in den der Nerv einmündete, unbeweglich machst du aber auch das Glied des Lebewesens, das zuvor von dem Muskel bewegt wurde, bevor der Nerv durchgeschnitten wurde."

Überraschend ist für uns das Anschauungsmaterial, auf das Galen auch außerhalb seiner wissenschaftlichen Veranstaltungen hinweisen kann:[18] „Dies geschieht auch bei vielen Opfern, die nach dem Brauch auf die beschriebene Weise vollzogen werden: Da sieht man, wie die Tiere, während ihr Herz bereits auf den Altären liegt, nicht nur immer noch atmen und kräftig schreien, sondern auch davonlaufen, bis sie am Blutverlust sterben. In der Tat wird ihr Blut sehr schnell entleert, da ja die vier größten Blutgefäße zerrissen sind (die beiden größten Arterien und die beiden größten Venen sind beim Herausnehmen des Herzens zerschnitten worden); aber solange die Tiere noch leben, atmen sie und schreien sie und laufen sie. Bei den Stieren aber, denen Tag für Tag am ersten Wirbel der Ansatz des Rückenmarks durchgeschnitten wird, sehen wir sofort, dass sie nicht nur nicht mehr laufen, sondern nicht einmal den kleinsten Schritt machen können, mit dem

---

16 Heroph., T 7: S. 52f. v. Staden; v. Staden, S. 142–153; Garofalo, in: Erasistrati Fragmenta, S. 27f.

17 Gal., De plac. Hipp. et Plat. II 4,31: CMG V 4,1,2, S. 122,22–27.

18 Ebd. II 4,45–49: CMG V 4,1,2, S. 126,22–128,6; vgl. W. Burkert, Homo Necans. Interpretationen altgriechischer Opferriten und Mythen, Berlin u. New York 1972 (Religionsgeschichtliche Versuche und Vorarbeiten 32), S. 13 mit Anm. 22.

Durchschneiden (des Rückenmarks an dieser Stelle) gehen aber auch Atmung und Stimme zugrunde; denn auch die haben ihren Ursprung von oben her (d. h. vom Gehirn). Das Herz der so getroffenen Stiere kann man aber noch sehr lange schlagen sehen, zusammen mit allen Arterien; denn die haben das Schlagen nicht vom Gehirn wie auch das Herz selber nicht ... Es gibt keinen Grund, der zwingt, dass es für alle Funktionen bei einem Lebewesen einen einzigen Ursprung gäbe." Die gegenseitige Unabhängigkeit von Gehirntod und dem Schlagen des Herzens spielt bis heute in der Diskussion eine Rolle. Manipulationen mit dem Herzen von Opfertieren sind auch sonst bezeugt. Nicht ganz sicher ist, was Galen mit dem Stiere-Töten anspricht, ob eine große, teure Opferpraxis oder eine frühe Form einer Corrida, eines technisch perfektionierten Stierkampfes, wo das genaue Treffen einer ganz bestimmten Stelle am Nacken des Stieres das sofortige Zusammenbrechen des Tieres und damit den Sieg bedeutet.[19] Es ist ein dramatisches Bild antiker Kultur und Religion, das Galen uns hier bewahrt hat; gewiss ist es eindrücklich für sein Beweisziel.

Die Frage ist aber doch wohl, wer bereit ist oder bereit war, sich so etwas anzusehen. Die eigentlich anatomischen Vorführungen sind offenbar Sektionen an lebenden Tieren. Ich finde keine Andeutung, dass Galen hier ein Problem sieht. Sind unsere Empfindlichkeiten etwas ganz Modernes? Aber man bedenke, was Seneca über die grausamen Hinrichtungen sagt: Müssen wir uns so etwas ansehen? Müssen wir uns das antun?[20] Galen seinerseits bestreitet ausdrücklich die stoische These, dass Tiere lediglich eine Art Automaten sind – das Schwein hat eine Seele nur, damit das Fleisch nicht fault, sagte Chrysipp;[21] Galen kennt mit dem tierischen Körper auch das tierische Verhalten; auch das Tier hat willentliche Bewegung und Empfindsamkeit, es hat ja Nerven. Aber der Wissenschaftler sieht das Leiden des Tieres nicht als Problem. Für Plutarch ist das anders, Plutarch, der mehrere Abhandlungen über Tierpsychologie geschrieben hat.[22] Wahrscheinlich war es doch ein besonders selektioniertes Publikum, das zu Galens blutigem Spektakel angereist kam.

In seiner Schrift Über die Lehrmeinungen des Hippokrates und des Platon muss sich Galen mit Gegnern auseinandersetzen; da fließt kein Blut, da gibt es Argumente: der angesehene Arzt Praxagoras (4. Jh. v. Chr. – noch vor

19 Rituelles Stiere-Töten, *taurobolium*, ist eben in der Zeit Galens im Zusammenhang mit dem Kaiserkult aufgekommen und sekundär mit dem Kult der Großen Mutter verbunden worden; s. R. Duthoy, The taurobolium. Its evolution and terminology, Leiden 1969 (Etudes préliminaires aux religions orientales dans l'Empire romaine 10), S. 116f.

20 Sen., Ad Lucil. epist. mor. 7,5: tu quid meruisti miser, ut hoc spectes?

21 Chrys., Fr. 723: SVF II, S. 206,14f.

22 Siehe U. Dierauer, Tier und Mensch im Denken der Antike. Studien zur Tierpsychologie, Anthropologie und Ethik, Amsterdam 1977 (Studien zur antiken Philosophie 6), S. 253–273.

Herophilos) hatte Nerven- und Arteriensystem zusammenbringen wollen durch die These, die zur Peripherie hin immer feiner werdenden Arterien gingen in Nerven über.[23] Das lässt sich empirisch – anatomisch – klar widerlegen. Etwas schwerer tut sich Galen mit Aristoteles, der eine nicht leichtzunehmende Autorität darstellt. Was unserer auf ‚Fortschritt' eingestellten Sicht befremdlich ist: Galen sagt nicht, dass Aristoteles von der Entdeckung des Herophilos noch nichts wissen konnte und seine Darstellung demnach überholt ist; ein großer Meister ist zeitlos gültig. Galen zitiert die Hauptstelle, an der Aristoteles für das Herz als Zentralorgan eintritt. Dort heißt es, das Herz, als Ursprung der Bewegung, habe auch „eine Menge νεῦρα".[24] Galen wagt es nicht zu sagen: das ist falsch oder ungenau; er rückt die Aussage des Aristoteles so zurecht, dass drei Thesen entstehen – keine willkürliche Bewegung ohne erhebliche Kraft, keine derartige Kraft als Leistung des Gehirns, die Existenz sehnenartiger Bänder im Herzen –, so dass er schließlich sagen kann, Aristoteles habe mit zwei Thesen recht und nur die dritte sei ungenügend recherchiert, sonst hätte er feststellen müssen, dass vom Herzen keine ‚Sehnen' ausgehen.[25]

Der wichtigste und eigentlich kritische Bereich, in dem Galen seinen Beweis führen muss, ist Stimme, Gedanke und Verstand, φωνή, λόγος und διάνοια. Dass die sprechende Stimme vom Herzen kommt und zu Herzen geht, das sagt ja noch Doktor Faust in recht bekannten Versen (544f.). Der anatomische Befund ist anders: die Luftröhre kommt aus der Lunge, nicht vom Herzen, und der Luftstrom wird im Kehlkopf moduliert durch feine Muskeln, von denen jeder seine vom Gehirn kommende Nervenbahn hat. Dies weiß Galen: „Die Muskeln bewegen bestimmte Organe, durch die Atmung und Stimme entstehen; sie brauchen aber ihrerseits, damit sie sich bewegen, die vom Gehirn kommenden Nerven."[26]

Doch ist Galen in diesem Punkt nicht nur mit allgemeiner Tradition konfrontiert, sondern mit Argumentationen von Philosophen, die nachträglich den Fortschritt des Herophilos negieren wollten. Galen nennt eine Schrift des Diogenes von Babylon (2. Jh. v. Chr.), Über das Hegemonikon der Seele; sie beginnt mit einer Argumentation des alten Zenon: „Die Stimme geht durch die Luftröhre. Wenn sie vom Gehirn käme, ginge sie nicht durch die Luftröhre. Woher aber die sinnvolle Rede (λόγος) kommt, von dort kommt auch die Stimme. Die sinnvolle Rede kommt aber vom Verstand; folglich ist der Verstand nicht im Gehirn." Zwar behauptet offenbar niemand, dass die Luftröhre vom Herzen kommt; aber man insistiert auf

23 Siehe Gal., De plac. Hipp. et Plat. I 6,17–8,1: CMG V 4,1,2, S. 80,33–90,28; vgl. Prax., Fr. 11: S. 49–53 Steckerl.

24 Arist., De part. anim. III 4: 665 b 15–666 b 15; vgl. Hist. anim. III 5: 515 a 27–29; Solmsen (Anm. 1), S. 274f.

25 Siehe Gal., De plac. Hipp. et Plat. I 10,2–7: CMG V 4,1,2, S. 96,15–98,5.

26 Gal., De plac. Hipp. et Plat. II 4,31: CMG V 4,1,2, S. 122,22–24.

der Nachbarschaft von Luftröhre und Herz. Diogenes von Babylon wiederholt das Argument etwas ausführlicher: „Woher die Stimme ausgesandt wird, (von dort) auch die gegliederte Stimme. Also stammt auch die bedeutungserfüllte gegliederte Stimme von dort, dies ist die sinnvolle Rede. Auch die sinnvolle Rede wird also von dort ausgesandt, von wo die Stimme kommt. Die Stimme wird aber nicht von den Bereichen am Kopf ausgesandt, sondern evidentermaßen von weiter unten. Es ist offenbar, dass sie die Luftröhre passiert. Also wird auch die sinnvolle Rede nicht vom Kopf ausgesandt, sondern von weiter unten. Aber auch das ist wahr, dass die sinnvolle Rede vom Verstand ausgesandt wird ... Also ist der Verstand nicht im Kopf ...“[27]

Die Widerlegung des Galen[28] konzentriert sich auf die Mehrdeutigkeit der in der Präposition ἀπό („von ... her“ bzw. „von“ zur Bezeichnung des Urhebers) gesetzten Beziehung. Räumliche Herkunft und wirkende Ursache sind nicht das Gleiche. Räumlich kommt die Simme, als Luftstrom, natürlich von „weiter unten“, aber die Lenkung und Gliederung erfolgt vom Gehirn her, durch die Nerven, die auf die Muskeln am Kehlkopf wirken. Die räumliche Nähe von Lunge und Herz besagt demgegenüber nichts. Galen fährt da grobes Geschütz auf: wir können willentlich urinieren; das werde nicht von der Blase ausgelöst oder von etwas der Blase Benachbartem, sondern vom Bewusstsein im weit entfernten Gehirn. Dann kommen noch einmal die Experimente der Anatomie: man muss darauf achten, Blutgefäße und Nerven getrennt zu manipulieren. Dann zeigt sich: das Zertrennen von Nerven macht stumm, das von Adern nicht.[29]

Galen schreibt leicht und geschickt, und natürlich hat er recht, auf einer ersten Stufe. Was er freilich nicht diskutiert: wie die Nerven das leisten, was sie leisten, und wie ihre Interaktion mit dem Gehirn vonstattengeht, davon konnte er nichts wissen. Es bleibt ihm nur, den reichlich unbestimmten Begriff „Pneuma“ einzuführen[30] oder vielmehr bestehen zu lassen; denn davon war schon längst vor Herophilos die Rede.[31] Wohl taucht auch der Gedanke auf, es wäre doch zu fragen, wo im Gehirn die verschiedenen Nerven ihren Ursprung und ihren Ort haben. Aber die Vorstellung vom Pneuma führt dazu, dass man eher nach Leerräumen sucht und sie auch findet, Ventrikel im Gehirn. Die eigentlichen Einsichten und Durchbrüche, die weiterführen, sind erst im 19. und 20. Jahrhundert erfolgt. Dass obendrein immer noch zu fragen wäre, was eigentlich aus einem wie immer gesteuerten, „gegliederten“ lauten Luftstrom sinnvolle Rede macht, damit hätten philosophische Kollegen den Galen auch damals schon in die Enge treiben können. Aber ein wirklicher Dialog findet nicht statt. In seiner Schrift trium-

---

27 Ebd. II 5,7–13: CMG V 4,1,2, S. 128,32–130,19.
28 Ebd. II 5,25–93: CMG V 4,1,2, S. 132,20–146,27.
29 Ebd. II 6,3–17: CMG V 4,1,2, S. 148,14–152,8.
30 Ausführlich dazu ebd. VII 3,4–4,10: CMG V 4,1,2, S. 440,9–450,9.
31 Siehe Solmsen (Anm. 1), S. 240–247.

phiert Galen mit seinen Anatomie-Resultaten; er lässt nichts von der Weisheit eines Seneca spüren, der über die Geheimnisse der Natur geschrieben hatte: „Glauben wir eingeweiht zu sein? Wir stecken doch noch im Vorhof fest ... Andere, nach uns, werden andere Einsichten gewinnen".[32] Mit jahrtausendelanger Verzögerung hat Seneca freilich nicht gerechnet.

Ein anderer Philosoph sei Galen gegenübergestellt, in der Tat der bedeutendste peripatetische Philosoph der Spätantike, Alexander von Aphrodisias, offenbar Inhaber einer kaiserlichen Professur für Peripatetische Philosophie in Athen, wirksam um 200 n. Chr., also etwa eine Generation nach Galen. Alexander hat die besten Aristoteles-Kommentare geschrieben, insbesondere zur Metaphysik, aber auch einige selbständige Schriften hinterlassen, darunter eine eigene Schrift Περὶ ψυχῆς. Alexander war so selbständig, dass er feststellte, dass der Ansatz des Aristoteles über die Seele keineswegs auf eine körperlose unsterbliche Seele hinauslaufe[33] – was im Mittelalter für Verwirrung sorgte. Aber in dieser Spezialschrift Über die Seele will er seinem Meister wenigstens in einer These wieder zu seinem Recht verhelfen, in der Frage nach dem Zentralorgan: Herz oder Gehirn?

„Wo ist das Hegemonikon der Seele?", fragt der Schlussabschnitt.[34] Alexander gewinnt die Antwort aus einem Prinzip des natürlichen Aufbaus: in der Natur entwickele sich das Unvollkommene stets weiter zum Vollkommenen. Für die Seele sei die noch nicht vollkommene Grundlage die ernährende Kraft, θρεπτικὴ δύναμις, die man in ähnlicher Weise auch bei den Pflanzen findet; bei den Tieren hat diese ihr Zentrum im Herzen; die mit Blut gefüllten Adern sind die „Diener der Nahrung". Nicht davon abzutrennen sei aber die Wahrnehmung, αἰσθητικὴ δύναμις – das ist ein entscheidender Schritt, um die höheren Funktionen an die Grundfunktion zu binden. Ausgerechnet hier beruft sich Alexander auf die Anatomie (S. 96,26f. Bruns): sie habe festgestellt, dass das Herz ἀρχή von Tastsinn und Geschmack sei (διὰ τῶν ἀνατομῶν εὑρίσκεται ἀρχὴ οὖσα ἡ καρδία τῆς τε ἁφῆς καὶ τῆς γεύσεως). Das ist eine verwunderliche Behauptung, es ist kaum vorzustellen, wie jemand das mit Galenischer Anatomie hätte zeigen können; aber wer in Alexanders Vorlesung wird es nachprüfen? Alexander

32 Sen., Nat. quaest. VII 30,6; vgl. VII 25,4–7; S. W. Burkert, Impact and limits of the idea of progress in Antiquity, in: The idea of progress, hrsg. v. A. Burgen, P. McLaughlin u. J. Mittelstraß, Berlin u. New York 1997 (Philosophie und Wissenschaft. Transdisziplinäre Studien 13), S. 41f.

33 Alexander bei Ioann. Philop., In Arist. De anima comm. I prooem.: CAG XV, S. 10, 1–3 Hayduck; die Alexander zugeschriebenen Problemata verteidigen die Unsterblichkeit der Seele; s. [Alex. Aphrod.], Probl. II prooem.: I, S. 52,19–53,4 Ideler.

34 Alex. Aphrod., De anima: Suppl. Arist. II 1, S. 94,7–100,14 Bruns; Alessandro di Afrodisia, L'anima, S. 92–99 Accattino – Donini und den Kommentar S. 300–310 zu S. 94,7–100,17, in dem aber die Beziehung zu Galen nicht genannt wird. Platon und Platoniker setzen das Hegemonikon im Kopf (d. h. im Gehirn) an; s. Albinus [oder Alcinous], Didasc. 17,4; 23,1.

riskiert sogleich den nächsten Schritt: die anderen drei Sinne, Geruch, Sehen und Hören, seien allerdings nicht auf geradem Weg durch Kanäle mit dem Herzen verbunden, „sondern ihr Weg geht durch den Kopf"; aber durch diesen hindurch gebe es auch für sie einen Zugang zur ἀρχή, dem Herzen. „Dieser Teil (sc. das Herz) erfährt ja auch am meisten in Furchtattacken und Zornausbrüchen und überhaupt in den Leidenschaften den Impuls von der Wahrnehmung her." Also weil das Herz klopft, wenn man etwas Schreckliches sieht, und bei einem Wutausbruch auf Hochleistung schaltet, soll das Herz auch Sehzentrum sein, wenigstens sozusagen Verarbeitungszentrum. Der nächste Schritt ist die These, dass auch die Vorstellung, die φανταστικὴ ψυχή, der αἴσθησις folgt und damit dem gleichen Zentrum zugehört. Gerade hier bringt Alexander das Bild vom Feldherrn, der von überall her seine Meldungen bekommt und zentral entscheidet (S. 97,20–22 Bruns). Dass es Nerven gibt, die Meldungen zum Gehirn hin erstellen und nicht weiterlaufen, ignoriert er großzügig. Der nächste Schritt ist absehbar: auch die intelligente Seelenfunktion, das λογιστικόν, auch das Wissen folgt den seine Basis bildenden seelischen Vermögen. So bleibt die Seele eine Einheit an einem Ort, im Herzen.

Den eigentlich polemischen Teil kann der Professor dann kurz abtun: die Argumente, die das Hegemonikon im Bereich von Kopf und Gehirn lokalisieren möchten, sind „teils nichtig; soweit sie etwas Einleuchtendes haben, ist die Ursache des Irrtums für sie die Sympathie, die in den Körperteilen eines Lebewesens herrscht" (S. 99,30–100,2 Bruns). „Wegen solcher Sympathie ergeben sich, wenn bestimmte Bereiche im Gehirn berührt werden, gewisse Ausfälle (wörtlich: Leiden) beim Menschen; und wenn Teile am Kopf krank sind, gibt es geistige Störungen – und wenn diese therapiert werden, gibt es Genesungen, so wie auch bei Therapie an anderen Körperteilen andere, die ihnen gar nicht gleichen, mit geheilt werden" (S. 100,4–8 Bruns). Dies mag auf Chiropraktiker zielen: ein Eingriff am Rückgrat kann den Schmerz am Bein verschwinden lassen. Aber es kommt nicht auf Detailgenauigkeit an. Die präzisen Demonstrationen der Anatomen gehen in einen auch uns sympathischen Allgemeinbegriff von ‚Sympathie' ein. Es geht weiter: „Aber auch das Wegnehmen von Teilen, wie sie es bei gewissen Lebewesen machen, ist nicht beweisend für die vorliegende These. Dies führt nämlich in beide Richtungen: wie bei herausgenommenem Herzen gewisse Lebewesen noch längere Zeit am Leben bleiben wie Schildkröte und Chamäleon – so bleibt auch, wenn der Kopf von gewissen Lebewesen weggenommen ist, der übrige Körper noch lange lebendig" (S. 100,8–12 Bruns). Ein uns bekanntes Beispiel wäre, dass Hühner, denen man den Kopf abgeschlagen hat, noch fliegen können, weil dies bei ihnen vom Rückenmark gesteuert ist.[35] Hier sind wir also bei Experimenten, wie Galen sie vorge-

35 Vgl. Arist., De part. anim. III 10: 673 a 29f.

macht hat; Alexander lässt es bei einem unbestimmten Verweis: „sie" machen so etwas. Er spricht von Manipulationen am Gehirn, die Ausfallerscheinungen auslösen. Alexanders Taktik ist, nicht auf den Normalfall zu achten – wenn du einen Nerv durchschneidest, machst du sofort jenen Muskel unbeweglich, in den der Nerv einmündet –, sondern auf ein paar Randphänomene zu verweisen – vom Chamäleon, dem das Herz herausgenommen wurde, bis zu geköpften Tieren – und damit den ganzen Bereich beiseitezuschieben. Dass es ein Nervensystem gibt, dass man diese Nerven anatomisch genau auffinden kann, dass man mit diesen Nerven sehr genaue Manipulationen mit sehr klaren Folgen durchführen kann und dass diese eben vom Gehirn und nicht vom Herzen kommen – das nimmt ein Philosophieprofessor nicht zur Kenntnis. Und keiner seiner Schüler wird Lust haben, sich nach anatomischen Demonstrationen umzusehen. Man weiß, was richtig ist: „Das Hegemonikon der Seele hat also, wie bewiesen, seinen Sitz im Herzen" (S. 100,13f. Bruns); dies der Schlusssatz.[36] Aristoteles behält recht. Philosophie hat sich immunisiert gegen empirische Wissenschaft.

Platoniker konnten für das Moderne aufgeschlossener sein, hatte doch Platon im Timaios (73 c/d) die entscheidende Rolle des Gehirns hervorgehoben. So konnte Plotin beim Problem des Verhältnisses von Seele und Körper die Kenntnis des Nervensystems ganz unaufdringlich beiziehen.[37] Sehr viel deutlicher ist ein Autor, der rund 200 Jahre nach Alexander aktiv war, der Christ Nemesios von Emesa. Biographische Fakten fehlen; er war Bischof in Syrien, er schrieb offenbar um 400 n. Chr. Er verfasste ein Buch, das man „die erste Anthropologie" genannt hat,[38] mit dem Titel: Über die Natur des Menschen (Περὶ φύσεως ἀνθρώπου). Ein Hauptthema für ihn ist natürlich die Seele: ob sie körperlich ist oder nicht und wie sie unsterblich sein kann; das sei hier nicht aufgerollt. Beachtlich aber ist, wie bei Nemesios die Körperlichkeit des Menschen volle Aufmerksamkeit findet. Der Autor ist mit der griechischen Philosophie wohl vertraut, er zitiert auch Porphyrios den Christenfeind, er zitiert natürlich vor allem die Bibel (2: S. 38,6 Morani: ἡ τῶν θείων λογίων διδασκαλία). Für alles Körperliche aber ist seine Hauptquelle, gelegentlich auch mit Namen genannt, Galen. Für ihn besteht da kein Problem: wo Galen ‚die Natur' sagt, kann er ‚der Schöpfer' sagen.

Damit findet in seiner Physiologie mit Galens drei Systemen – Nerven, Venen, Arterien (24: S. 85,6–11 Morani) – besonders das Nervensystem wie selbstverständlich seinen wichtigen Platz. So heißt es gleich am Anfang der Darstellung psychischer Vorgänge: „Für jedes seelische Vermögen sind, damit

36 Eine Zusammenfassung der Aristotelischen Lehre findet sich bei Calcidius, In Plat. Tim. comm. 224: S. 238,14–239,15 Waszink.

37 Plot., Enn. IV 3, 23, Z. 9–21 Henry – Schwyzer: die νεῦρα gehen vom Gehirn aus und sind ἀρχή für αἴσθησις und ὁρμή; s. H. J. Blumenthal, Plotinus' psychology. His doctrines of the embodied soul, Den Haag 1971, S. 75.

38 Siehe dazu W. Jaeger, Nemesios von Emesa, Berlin 1914.

es wirken kann, spezielle Teile des Körpers bestimmt" (5: S. 55,1f. Morani). Dies heißt für den Bereich der Vorstellungen: „Werkzeuge hierfür sind die vorderen Gehirnventrikel, und das Seelenpneuma in ihnen und die von ihnen ausgehenden Nerven, die mit dem Seelenpneuma getränkt sind" (6: S. 56,2–4 Morani). Das ist genau nach Galen.[39] Die schlichte und recht alte Hypothese eines Seelenpneumas, eines doch wohl materiell zu denkenden Phänomens, braucht ‚Höhlungen', damit das Pneuma darin unterkommen und wirken kann. Die Metapher vom Befeuchten deutet immerhin eine mögliche Art des Transportes an. Ausführlicher wird der Autor beim Tastsinn (8: S. 64,1–15 Morani): „Wie kommt der Tastsinn dem ganzen Körper zu, wenn wir doch sagen, dass die Wahrnehmungen von den vorderen Gehirnventrikeln ausgehen? Es ist doch wohl klar, dass dadurch, dass Nerven vom Gehirn ausgesandt werden und sich bis zu jedem Teil des Körpers verzweigen, die Wahrnehmung von Berührung (d. h. der Tastsinn) zustande kommt." Nemesios wird konkret: „Weil nun oft, wenn wir am Fuß von einem Dorn verletzt werden, sofort die Kopfhaare zu Berge stehen, haben einige gemeint, die Verletzung bzw. die Wahrnehmung der Verletzung werde ins Gehirn hinaufgeleitet, und so komme es zur Wahrnehmung. Wenn diese These wahr wäre, würde nicht der verwundete Körperteil weh tun, sondern das Gehirn ... Vielleicht ist es nicht ungeschickt zu sagen, dass zum Ursprung der Nerven, dem Gehirn, nicht die Verletzung hinaufgeleitet wird, sondern ein Mitempfinden und eine Meldung der Verletzung."

Nicht weniger selbstverständlich finden die Nerven bei der Beschreibung ihrer anderen Funktion, der Vermittlung der willentlichen Bewegung, ihren Platz. „Ursprung der beabsichtigten oder spontanen Bewegung ist das Gehirn und das Rückenmark ..., die Werkzeuge dafür sind die aus diesen entspringenden Nerven, die Bänder und die Muskeln ..." (27: S. 88,3–8 Morani). Hier wird die terminologische Unterscheidung Galens zwischen νεῦρα bzw. ἶνες und τένοντες übernommen: „Was also durch Nerven und Muskeln bewegt wird, bei dem allen handelt es sich um psychische Vorgänge, und es vollzieht sich willentlich ... Der Schöpfer hat in seiner überragenden Vorsehung mit dem Natürlichen das Seelische verflochten und umgekehrt" (S. 88,21–26 Morani). Erläutert wird das dann sogar noch mit der Existenz der Schließmuskeln am After, wodurch auch die niederen „Werke der Natur" der Seele unterstellt sind (S. 89,3–5 Morani); „deswegen können wir die Ausscheidungen oft lange zurückhalten." Der christliche Autor hat keine Körper-Phobie. Werner Jaeger wollte Nemesios vor allem als Zeugen der Poseidonios-Tradition darstellen. Wir sehen aber, dass er sich von Galen sehr viel mehr geholt hat als das, was beispielshalber ein Alexander je zu übernehmen bereit war.

39 Ausführlich Gal., De usu part. VIII 6: I 461,1–472,21 Helmr. = III 636,10–651,16 K.

Dass schließlich doch auch die Schulphilosophie sich den längst erhobenen physiologischen Befunden öffnen konnte, zeigt Johannes Philoponos, der christliche Platoniker in Alexandria. Simplikios, der Heide in Athen, sieht in seinem Kommentar zu der Aristotelischen Schrift De anima keinen Anlass, auf die νεῦρα einzugehen; Philoponos dagegen kommt schon in der Einleitung unter Berufung auf die Ärzte darauf zu sprechen: „alle Sinneswahrnehungen leuchten im Gehirn auf: von ihm aus wird durch die Nerven das Wahrnehmungsvermögen zu den Sinnesorganen geleitet". Philoponos nennt die Experimente, wie ein unterbrochener Nerv den von ihm versorgten Körperteil unterhalb der Unterbrechung gefühllos (ἀναίσθητον) macht, er beschreibt sogar den Fall der Lähmung, wenn eine Unterbrechung des Rückenmarks alles „darunter" Befindliche ausschaltet und nur die Partie „darüber" noch funktioniert; er nennt als seine Quelle die Ärzte: „die Ärzte sagen, dass die Nerven die Organe der Bewegung sind".[40] Philoponos kommt wiederholt auf diese Erkenntnis zurück: „das Gehirn ist Ursache für Bewegung und Wahrnehmung", wie die Experimente der Unterbrechung zeigen.[41] Insbesondere ist von dem als Gang aufgefassten Gehörnerv die Rede, ausführlicher noch vom Sehnerv; auch bei Philoponos gilt dabei die Hypothese, dass die Nerven πνεῦμα leiten, das auch als ἀκουστικὸν πνεῦμα und ὀπτικὸν πνεῦμα differenziert werden kann.[42]

Man konnte sich mit dem von der Anatomie gekommenen Fortschritt durchaus arrangieren; das vage Konzept eines seelischen Pneumas, das in den Nerven vagiert, ließ den Materialismus ein Stück weit zurücktreten. Es ist bemerkenswert, dass die Christen dabei weniger Probleme hatten, die Körperlichkeit einschließlich der körperlichen Nerven zu akzeptieren, als die Aristoteliker und die Stoiker. Für Christen gilt die Unsterblichkeit der Seele und damit die Zugehörigkeit zu einer geistigen Welt als gesichert; die Philosophen müssen dies in denkerischen Begründungen immer wieder suchen und beweisen. Proklos zitiert in seinem Timaios-Kommentar nur einmal Galen, und zwar dessen Schrift Dass den Mischungen des Körpers die Kräfte der Seele folgen, um die im Titel ausgedrückte These als inakzeptabel zu bezeichnen.[43]

40 In Arist. De anima comm. prooem.; I 2; III 10: CAG XV, S. 19,5–15; 89,16f.; 588, 10f. Hayduck.

41 Ebd. I 5: CAG XV, S. 201,2–8 Hayduck; vgl. ebd. II 2: CAG XV, S. 238,29–35 Hayduck.

42 Ebd. II 7. 8: CAG XV, S. 336,32–34; 364,16–20. 36; 366,12f. Hayduck; vgl. auch dens., De aeternitate mundi VII 20: S. 288,8f. Rabe: das Seelenpneuma bewegt sich durch die ihm eigenen Nerven ...

43 Procl., In Plat. Tim. comm. V: III 349,21–350,8 Diehl: καὶ πῶς ταῦτα συγχωρήσομεν; (349,25); Gal., Quod animi mores corp. temp. sequ.: Scr. min. II 32–79 Müller = IV 767–822 K. Galen stellt sich dort ausdrücklich gegen die Platoniker (10: 67,18f. Müller = 808,14 K.: „Platon selbst, nach dem sie sich nennen") und äußert vorsichtig, aber deutlich seinen Zweifel an der Unsterblichkeit der Seele (3: 36,9–42, 2 Müller = 772,15–779,18 K.).

Die uns selbstverständlichen Metaphern von Information, Verarbeitung, Regelung waren damals noch nirgends aktiviert. ‚Wir' mögen stolz sein auf ‚unser' fortgeschrittenes Wissen. Dass Entdeckungen und Immunisierungsstrategien miteinander ringen, ist freilich kein Phänomen einer überholten Antike.

Anecdote et antidote : fonction du récit anecdotique dans le discours galénique sur la thériaque

Véronique Boudon-Millot

La pharmacologie est sans doute l'un des domaines où l'actualité de l'héritage médical antique se manifeste avec le plus de vigueur. A l'intérieur même de cet héritage, Galien de Pergame qui a donné son nom à la branche de cette discipline appelée aujourd'hui encore « galénique » occupe une place de choix.[1] En particulier, le renom et l'usage de la célèbre thériaque, à la fois antidote et panacée, préparée à base de chair de vipère, d'où elle tire son nom,[2] se sont maintenus depuis l'Antiquité jusqu'au début du XXe siècle.[3] Car si la formule initiale en remonte à Andromaque,[4] c'est bien à Galien qu'il revient d'avoir perfectionné et popularisé une recette à laquelle il a consacré, outre deux monographies, Sur la thériaque à Pison et Sur la thériaque à Pamphile dont la seconde certainement apocryphe, plusieurs importants développements dans ses autres ouvrages pharmacologiques.[5] Un

---

1 La galénique désigne actuellement en français tout ce qui concerne la préparation, la conservation et la présentation des médicaments (par exemple comprimés, gélules, sachets, capsules, suspensions buvables ou injectables ...). Voir Histoire de la pharmacie galénique. L'art de préparer les médicaments de Galien à nos jours, éd. V. Préat, N. Roland-Marcelle et B. Van den Abeele, Louvain-la-Neuve, 2006.

2 Voir F. Skoda, Désignations de l'antidote en grec ancien, dans : « Docente natura ». Mélanges de médecine ancienne et médiévale offerts à G. Sabbah, éd. A. Debru et N. Palmieri, Saint-Étienne, 2001 (Centre Jean Palerne, Mémoires 24), p. 273–291.

3 La préparation de la thériaque figurait encore dans F. L. M. Dorvault, Officine ou Répertoire général de pharmacie pratique, Paris, 1908. La thériaque disparaît de la pharmacopée anglaise en 1788, mais elle figure encore dans la pharmacopée allemande de 1872 (cf. F. H. G. Watson, Theriac and Mithridatium. A Study in Therapeutics, London, 1966 [Publications of the Wellcome Historical Medical Library, N. S. 9], p. 150). Sur la thériaque chez Galien, voir M. Stein, La thériaque chez Galien : sa préparation et son usage thérapeutique, dans : Galen on Pharmacology. Philosophy, History and Medicine, Proceedings of the Vth Galen Colloquium, Lille, 16–18 March 1995, éd. A. Debru, Leiden, New York, Köln, 1997 (Studies in Ancient Medicine 16), p. 199–209, et V. Boudon-Millot, La thériaque selon Galien : poison salutaire ou remède empoisonné ?, dans : Le corps à l'épreuve, éd. F. Collard et E. Samama, Langres, 2002 (Hommes et textes en Champagne), p. 45–56.

4 Sur la recette d'Andromaque l'Ancien transmise par Galien en deux endroits de son œuvre conservée, voir Gal., De antid. I 6 : XIV 32,11–42,8 K. (= Physici et medici Graeci minores, éd. J. L. Ideler, vol. 1, Berlin, 1841, p. 138–143) et De ther. ad Pis. 6–7 : XIV 233,1–2 K.

5 Voir en particulier le Sur les médicaments composés selon les lieux et le Sur les

remarquable manuscrit arabe illustré, le Parisinus Ar. 2964 (écrit en 1199), témoigne de l'extraordinaire rayonnement de l'enseignement galénique sur la thériaque jusqu'en Orient.[6] Il nous détaille aussi les différentes étapes de sa

---

antidotes. La question se pose cependant de savoir si Galien n'aurait pas encore écrit une autre monographie sur la thériaque aujourd'hui perdue. C'est en tout cas ce qu'a supposé Nutton, Galen on theriac. Problems of authenticity, dans : Galen on Pharmacology (n. 3), p. 133–151, sur la base d'un passage du Sur les médicaments composés selon les lieux où Galien dit que « la préparation de l'hedychroon a été décrite dans le traité sur l'antidote thériaque » (De comp. med. sec. loc. III 3 : XII 691, 10–11 K. : λέλεκται δὲ ἡ τοῦ ἡδυχρόου σκευασία κατὰ τὴν τῆς θηριακῆς ἀντιδότου γραφήν). Le plus simple est bien sûr de comprendre que Galien fait ici référence au De antid. I 10 (XIV 51,7–54,6 K.) où on trouve un tel développement sur l'hedychroon, ce qui cependant inviterait à placer la rédaction du Sur les antidotes avant celle du Sur les médicaments composés selon les lieux vs. Ilberg, Rheinisches Museum 51, 1896, p. 192 ; 195–196 (= p. 87 ; 90–91). Mais dans le Sur les médicaments composés selon les genres, Galien se réfère de nouveau à un traité sur la thériaque dont il parle cette fois au futur (voir De comp. med. per gen. I 18 ; VI 10 : XIII 451,7 ; 909,5–6 K.). Il est peu probable dans ce dernier cas qu'il s'agisse du Sur les antidotes, sauf à supposer que ce traité aurait été composé entre le Sur les médicaments composés selon les genres et le Sur les médicaments composés selon les lieux. Le problème est donc de savoir à quel traité se réfère exactement Galien et surtout s'il a pu exister un traité autre que le Sur les antidotes où Galien abordait le thème de la thériaque. V. Nutton est d'avis que le premier passage cité (XII 691,10–11 K.) fait référence au livre I du Sur les antidotes, mais que les deux suivants feraient allusion à un traité spécifique (mais lequel ?) sur la thériaque. Le plus probable toutefois est que nous avons affaire dans XII 691,10–11 K. à un phénomène de citations croisées dont, il est vrai, Galien est assez coutumier. De fait, la place de la citation, à l'intérieur de la dernière phrase d'un chapitre, porte les traces d'une possible addition plus tardive faite par Galien après l'achèvement du Sur les médicaments composés selon les lieux. Il ne me semble donc pas nécessaire de supposer, comme le fait V. Nutton, que Galien aurait commencé à rédiger un traité Sur les médicaments composés selon les lieux avant de s'interrompre pour rédiger un traité sur la thériaque.

6 D'après l'indication donnée dans le colophon, la copie de ce Livre sur la Thériaque *(Kitāb al-Diryāq)* a été achevée en janvier 1199 de notre ère, mais le lieu n'est pas précisé. Sur ce manuscrit, voir B. Fares, Le Livre de la Thériaque, Le Caire, 1953 (Publications de l'Institut Français d'Archéologie Orientale du Caire, Art Islamique 2) ; A. S. Melikian Chirvani, Trois manuscrits de l'Iran seldjoukide, dans : Arts Asiatiques 16, 1967, p. 3–50 (= Matériaux pour servir à l'histoire de la peinture persane I, Paris, 1967) ; J. Moulierac-Gagniere, De Galien à Djalinus : Un manuscrit Arabe de la Thériaque, Bulletin de Liaison de l'Association des Amis du Musée de la Pharmacie 12, 1987, p. 17–26 ; O. Pancaroglu, Socializing medicine : illustrations of the Kitāb al-Diryāq, Muqarnas 18, 2001, p. 155–172, et de J. Kerner, Arts in the Name of Science, illustrated manuscripts of the Kitab al-Diryaq, Thèse New York, Institute of Fine Arts, 2003. L'origine de ce texte qui se présente comme un compendium de diverses sources, notamment galéniques, reste problématique. M. Meyerhof, Johannes Grammatikos (Philoponos) von Alexandrien und die arabische Medizin, Mitteilungen des Deutschen Instituts für Ägyptische Altertumskunde in Kairo 2, 1931, p. 1–21, en s'appuyant sur la référence à Jean le Grammairien (Yaḥyā al-Naḥwī) dans le colophon, qualifie assez sévèrement le manuscrit de « production mystico-magique de la littérature alexandrine tardive, pseudo-scientifique », un jugement qui appelle

préparation, nous présente les portraits des neuf médecins, avec Galien, qui ont contribué à son élaboration, sans rien nous dissimuler de son ingrédient principal, la chair de vipère. Or, en tant que préparation incorporant un ingrédient redoutable, la thériaque devait naturellement susciter à la fois terreur et espoir et il ne devait pas être facile de persuader le malade d'y recourir. D'où la nécessité, pour le médecin, d'émailler son discours scientifique d'un certain nombre d'anecdotes ayant pour but à la fois de rassurer et de convaincre le patient. Dans la droite ligne d'un article déjà consacré par H. v. Staden à Galien et la métaphore,[7] je me propose d'examiner le procédé rhétorique du récit anecdotique sur la thériaque à l'intérieur du corpus galénique, dans le but d'évaluer à la fois le statut épistémologique et la validité scientifique de ces récits. Une telle histoire de la thériaque se situe donc au carrefour exact des sciences humaines et des sciences de la nature, en accord, je crois, avec le thème central de notre colloque.

Alors même que Galien, dans ses principaux ouvrages pharmacologiques (Sur les facultés des médicaments simples, Sur les médicaments composés selon les genres et Sur les médicaments composés selon les lieux), aborde le plus souvent une forme dépouillée, se contentant d'accumuler formules et recettes de façon monotone, quand il s'agit de traiter d'un des principaux et plus redoutables ingrédients entrant dans la composition de la thériaque, la chair de vipère, l'anecdote fait soudain irruption à l'intérieur de l'exposé pour le plus grand étonnement du lecteur. Le recours au récit anecdotique peut, à juste titre, paraître surprenant de la part d'un auteur scientifique dont on attend avant tout rationalité, exactitude et précision.[8] Il vaut donc la peine de

---

révision. Le programme collectif sur la thériaque actuellement en cours au CNRS, et auquel participent les deux laboratoires « Médecine grecque » et « Islam médiéval » de l'UMR 8167 « Orient et Méditerranée » devrait apporter de nouveaux éclairages. F. Micheau a notamment présenté l'état de ses recherches dans un exposé et évoqué plusieurs pistes possibles : une origine syriaque (en raison d'un certain nombre de syriacismes), ou encore arabe (Iran du nord) est possible.

7 H. v. Staden, Science as text, science as history: Galen on metaphor, dans : Ancient Medicine in its Socio-Cultural Context, Papers read at the congress held at Leiden University 13–15 April 1992, éd. Ph. J. van der Eijk, H. F. J. Horstmanshoff et P. H. Schrijvers, Amsterdam et Atlanta, GA, 1995, vol. II (Clio Medica 28), p. 499–518.

8 Comme l'ont récemment souligné plusieurs historiens de la pensée antique, les notions de rationnel et irrationnel doivent être appliquées à l'Antiquité avec les plus grandes précautions au risque d'entraîner la plus profonde confusion. Ces notions n'ont en effet rien d'intemporel ni d'universel et ne peuvent être facilement généralisées à toutes les cultures et toutes les époques sans effort de redéfinition. Sur ce thème, outre l'étude de E. R. Dodds, The Greeks and the Irrational, Berkeley et Los Angeles, 1951 (Sather Classical Lectures 25), voir G. E. R. Lloyd, Magic, Reason and Experience: Studies in the Origin and Development of Greek Science, Cambridge et New York, 1979, et idem, The Revolutions of Wisdom. Studies in the Claims and Practice of Ancient Greek Science, Berkeley, Los Angeles, London, 1987 (Sather Classical Lectures 52). Sur le corpus galénique, voir les réflexions particulièrement suggestives de v. Staden, Galen's daimon.

s'interroger sur le statut rhétorique, épistémologique, mais aussi méthodologique du récit anecdotique, au sein du discours pharmacologique.[9] Le traité Sur les facultés des médicaments simples offre de ce point de vue, à l'intérieur du chapitre précisément consacré à la chair de vipère (De simpl. med. fac. XI 1 : XII 311,14–323,15 K.), une accumulation assez remarquable de cinq récits anecdotiques consacrés à la guérison de cinq malades souffrant d'éléphantiasis, c'est-à-dire d'une forme de lèpre.[10] Toutes ces guérisons ont été obtenues après absorption ou friction (dans le dernier cas) d'une préparation à base de vin dans laquelle avait macéré une vipère. Le contexte est le suivant : Galien vient de déclarer que toutes les chairs d'animaux ne sont pas comestibles, mais que certaines sont mortelles, à l'égal des médicaments qu'on appelle poisons, et que parmi les chairs qui servent à nous nourrir, certaines ne font que nous nourrir, tandis que d'autres ont, en outre, l'efficacité d'un médicament et sont capables d'assécher, humidifier, réchauffer ou refroidir le corps. Les chairs de vipère, quant à elles, sont manifestement réchauffantes et asséchantes (De simpl. med. fac. XI 1 : XII 312,3–4 K. : τὰς [sc. σάρκας] γοῦν τῶν ἐχιδνῶν θερμαινούσας τε καὶ ξηραινούσας ἐναργῶς ἔστιν ἰδεῖν). « Et il t'est possible d'apprendre qu'elles purifient tout le corps par la peau », continue Galien, « d'après les événements dont j'ai moi-même fait l'expérience, alors que j'étais encore jeune dans notre Asie, événements que je vais à présent chacun exposer dans la suite » (De simpl. med. fac. XI 1 : XII 312,6–9 K. : ὅτι δὲ καθαίρουσιν διὰ τοῦ δέρματος ἅπαν τὸ σῶμα

9 Ces anecdotes « pharmacologiques » sont bien sûr à distinguer d'un autre type d'anecdotes, par ailleurs bien connues, et destinées à servir de faire-valoir au médecin, comme par exemple les anecdotes autobiographiques illustrant le récit de ses succès romains dans le Pronostic ou dans le Sur ses propres livres.

10 Sur la distinction lepra / elephantiasis, voir J. Gascou, L'éléphantiasis en Egypte gréco-romaine (faits, représentations, institutions), dans : Mélanges Jean-Pierre Sodini, Paris, 2005 (Travaux et Mémoires 15), p. 261–285, qui rappelle (p. 269) que la terminologie antique de la lèpre ne recouvre pas exactement la nôtre. Les Anciens entendaient par λέπρα « des dermatoses variées souvent bénignes ou du moins peu invalidantes, notamment des dermatoses à desquamations (c'est le sens étymologique du mot de lèpre). Inversement, sans méconnaître la parenté morphologique entre certaines lèpres et l'éléphantiasis, ils distinguaient parfois cette dernière du tronc commun des lèpres, non seulement du fait de sa particulière gravité, mais surtout parce qu'elle n'est apparue qu'assez tard dans le monde antique et après la fixation des doctrines religieuses et médicales sur la lèpre ». Galien distingue de même ici les dermatoses bénignes appelées lepra de la vraie lèpre, maladie infectieuse due au bacille de Hansen (voir M. D. Grmek, Les maladies à l'aube de la civilisation occidentale. Recherches sur la réalité pathologique dans le monde grec préhistorique, archaïque et classique, Paris, 1994, p. 249–252) désignée par les médecins antiques sous le nom d'éléphantiasis. Sur l'évolution de ce terme qui désignera ensuite, non plus une maladie de peau, mais une enflure des membres inférieurs, voir F. Skoda, Médecine ancienne et métaphore. Le vocabulaire de l'anatomie et de la pathologie en grec ancien, Paris, 1988 (Ethnosciences 4), p. 232–234. De nos jours, enfin, l'éléphantiasis désigne une forme de maladie engendrant tumeurs, excroissances et difformités.

γνῶναί σοι πάρεστι κἀξ ὧν ἐπειράθην ἐγὼ ἔτι νέος γενόμενος ἐπὶ τῆς ἡμετέρας Ἀσίας, ὧν ἕκαστον ἐφεξῆς ἤδη δίειμι). Et pour illustrer son propos, Galien rapporte les cinq anecdotes suivantes :

1. « Un homme souffrant du mal qu'on appelle éléphantiasis[11] partagea pendant un certain temps la vie de ses camarades, puis, de vivre avec lui et d'être à son contact, certains furent atteints du même mal. Lui sentait déjà mauvais, et il était devenu hideux à voir. Lui ayant construit une cabane près du village, sur une colline peu élevée, près d'une source, ils y installèrent l'homme et lui apportèrent à manger tous les jours, juste de quoi le maintenir en vie. À la canicule, on apporta aux moissonneurs qui travaillaient près de lui, dans une cruche, un vin au bouquet fort agréable. Celui qui l'avait apportée la déposa tout près des moissonneurs et s'éloigna. Quand le moment de boire était venu, ces gens avaient l'habitude de verser le vin dans un cratère pour le mélanger avec la quantité convenable d'eau. Or, lorsqu'un jeune homme prit la cruche et versa le vin dans le cratère, une vipère morte tomba en même temps. Les moissonneurs craignant quelque maladie s'ils prenaient de cette boisson, burent de l'eau. Puis, leur travail terminé, – par bonté d'âme, à les en croire – ils firent cadeau de tout le vin à l'homme atteint d'éléphantiasis, jugeant que, pour lui, la mort était préférable à la vie qu'il menait. Il en but donc et recouvra la santé d'une façon qui tient du prodige (θαυμαστόν τινα τρόπον). Toute sa peau rugueuse tomba comme une carapace de crustacé. Ce qui en restait paraissait assez mou et ressemblait à la peau des langoustes et des crabes quand ils ont perdu leur carapace extérieure ».[12]

11 Sur l'éléphantiasis, voir n. 10 ; voir aussi sur les différentes formes de cette affection, [Gal.], Introd. s. med. 13 : XIV 756,15–757,10 K.

12 Gal., De simpl. med. fac. XI 1 : p. 75,25–77,7 Deichgräber (sauf pour la formule initiale correspondant à Kühn XII 312,9–10 qui n'est pas reprise) ; cf. XII 312, 9–313,15 K. Texte grec cité annexe § 1. Cette première anecdote est également rapportée dans le manuscrit arabe BnF 2964 à propos d'un serviteur atteint d'éléephantiasis *(maǧdūm)* et qui fut guéri en buvant de l'eau d'une jarre où était tombé un serpent. Cette scène a été illustrée à l'intérieur d'une splendide miniature (BnF 2964, p. 22). Le manuscrit arabe (qui est paginé et non folioté) contient deux autres miniatures correspondant à deux autres anecdotes pour lesquelles, cependant, il n'a pas été possible de trouver de parallèles exacts chez Galien ou dans le reste de la littérature. Le texte arabe mentionne en effet (p. 5) une deuxième anecdote relative au frère d'Andrūmaḫūs (Andromaque le Jeune) illustrée par une miniature (p. 5) mettant en scène la victime qui, piquée par un serpent et sentant la mort venir, rédige son testament qu'elle accroche à un arbre avant d'être sauvée pour avoir bu de l'eau d'une jarre où se trouvaient deux serpents. Une troisième anecdote (également illustrée par une miniature, p. 27) représente la mésaventure arrivée à un ancien favori qui, après avoir été emprisonné et empoisonné, fut sauvé par la morsure d'un serpent qui s'était glissé dans sa prison. Cette dernière anecdote est attribuée à Galien dans le Livre des poisons qui nous a été transmis sous le nom de Ǧābir ibn Ḥayyān (IXe siècle), bien que nous n'en ayons conservé nulle trace dans le corpus galénique sous sa forme actuelle. Enfin une quatrième anecdote (également illustrée par une miniature, p. 19) retrace l'expérience d'un serviteur guéri d'une morsure de serpent pour avoir consommé des baies de laurier, ce qui aurait incité Andromaque l'Ancien à intégrer cet ingrédient dans sa propre recette.

Commentaire : On peut légitimement s'interroger sur la nature personnelle de cette expérience (κἀξ ὧν ἐπειράθην ἐγὼ) et sur la réalité de ces événements dont il est peu probable, malgré ses dires, que Galien ait été le témoin direct.[13] Le doute devient certitude quand on met ce premier récit en parallèle avec quelques-unes des nombreuses autres anecdotes véhiculées par le discours sur la thériaque. Comme nous le verrons plus loin, les autres anecdotes rapportées par Galien dans le Sur les facultés des médicaments simples ne reposent sans doute pas, elles non plus, sur des événements réellement vécus. Il s'agit plus vraisemblablement de constructions faites sur la base de récits entendus par le médecin de Pergame et tels qu'il devait en circuler beaucoup à l'époque, ce qui pose le double problème de la véracité de ces récits et de la crédulité de Galien. Quoi qu'il en soit, l'essentiel est que Galien veuille croire à ces récits, et qu'il y croie tellement qu'il les rapporte "comme s'il les avait vécus". Car au fond peu importe que Galien ait été ou non le témoin direct de ces guérisons miraculeuses. La vraie question en effet est moins "quel crédit accorder à ces récits ?" que "dans quel but Galien les rapporte-t-il si complaisamment ?". L'anecdote suivante va dans le même sens et suggère les mêmes interrogations.

> 2. « À la suite d'un accident analogue (ἐξ ὁμοίας περιπτώσεως), une guérison du même genre survint en Mysie d'Asie Mineure, pas très loin de notre ville. Un homme atteint d'éléphantiasis s'était mis à une cure d'eaux thermales naturelles, avec l'espoir d'une amélioration. Il avait comme concubine une esclave jeune et belle, qui avait beaucoup d'amoureux. Le malade avait confié à celle-ci plusieurs responsabilités dans la maison, notamment celle de la pièce aux provisions. Une fois les hommes partis, pendant que le maître était aux eaux, dans la maison qui avait tout près un terrain desséché et plein de vipères, il se fit que l'une d'elles tomba dans une cruche de vin mal rangée et y mourut. La concubine tint pour une aubaine ce fait du hasard et offrit à son maître le breuvage tiré de la cruche. Lui, le but et fut guéri de la même façon que l'homme de la cabane. Voilà donc déjà pour toi deux enseignements (διδάγματα) tirés de l'expérience liée à un accident (τῆς κατὰ τὴν περίπτωσιν πείρας) ».[14]

Commentaire : Ce nouveau récit est celui d'une περίπτωσις, terme spécialisé appartenant au registre de la médecine empirique pour désigner "la rencontre fortuite", c'est-à-dire selon la définition donnée par Galien lui-même dans le Sur les écoles « la première vue de phénomènes qui se présentent accidentellement et sans qu'on les ait provoqués ».[15] En s'ajoutant à la pre-

---

13 Sur l'emploi du « je » chez Galien, voir A. Debru, La suffocation hystérique chez Galien et Aétius. Réécriture et emprunt du 'je', dans : Tradizione e ecdotica dei testi medici tardoantichi e bizantini, Atti del Convegno Internazionale, Anacapri 29–31 ottobre 1990, éd. A. Garzya, Napoli, 1992 (Collectanea 5), p. 79–89 (et en particulier p. 85–89).

14 Gal., De simpl. med. fac. XI 1 : p. 77,7–30 Deichgräber ; cf. XII 313,15–314,10 K. Texte grec cité annexe § 2.

15 Le terme de περίπτωσις appartient au vocabulaire spécialisé des Empiriques. Galien

mière anecdote, ce deuxième récit crée un effet volontaire d'accumulation et de répétition, et introduit l'idée que pour qu'une expérience soit valable, il faut qu'elle se répète (« Lui ... fut guéri de la même façon que l'homme de la cabane », insiste Galien), l'enjeu étant alors d'en tirer un enseignement (δίδαγμα).

3. « Et voici un troisième enseignement en plus de ceux-ci que nous avons réalisé par imitation (ἐξ ἡμετέρας μιμήσεως).[16] Etant donné qu'il se trouvait un homme atteint de cette maladie dont nous avons parlé, qui était plus philosophe que la plupart, qui souffrait terriblement et disait que la mort était préférable à la vie, comme cet homme se trouvait dans une situation si misérable, je lui indiquai les deux accidents mentionnés dans les cas précédents. Et lui – car il était féru d'ornithomancie et avait un ami qui réussissait admirablement dans cette discipline – ayant consulté les oiseaux avec celui-ci, fut convaincu d'imiter les faits reconnus par l'expérience (μιμήσασθαι τὰ διὰ τῆς πείρας ἐγνωσμένα) et, après avoir bu du vin ainsi empoisonné, il fut atteint d'une simple dermatose (λεπρώδης ἐγένετο). Et le temps passant, nous avons également guéri sa dermatose par les remèdes habituels ».[17]

Commentaire : Toujours selon la définition de Galien dans le Sur les écoles, l'expérience "par imitation" dont il est ici question et que les Empiriques distinguent de l'expérience improvisée (αὐτοσχέδιον sc. εἶδος τῆς ἐμπειρίας), consiste à expérimenter « à diverses reprises, dans des affections identiques, des moyens quelconques qui ont nui ou soulagé soit naturellement, soit par le hasard, soit qu'on ait essayé d'y avoir recours de propos délibéré » (De sectis ad eos qui introd. 2 : Scr. min. III 3,5–8 Helmr. = I 67,3–5 K.). Remarquons toutefois que Galien n'ose appliquer lui-même ce traitement, mais se contente de le recommander sans en prendre la responsabilité. Dans

en a donné une définition dans le De sectis ad eos qui introd. 2 : Scr. min. III 2, 26–3,8 Helmr. = I 66,14–67,5 K. : ἑκατέρου δ' αὐτῶν τὴν πρώτην θέαν περίπτωσιν ὠνόμαζον ἀπὸ τοῦ περιπίπτειν ἀβουλήτως τοῖς πράγμασι τοὔνομα θέμενοι. τὸ μὲν οὖν περιπτωτικὸν εἶδος τῆς ἐμπειρίας τοιόνδε τί ἐστι, τὸ δ' αὐτοσχέδιον, ὅταν ἑκόντες ἐπὶ τὸ πειράζειν ἀφίκωνται ἢ ὑπ' ὀνειράτων προτραπέντες ἢ ἄλλως πως δοξάζοντες. ἀλλὰ καὶ τρίτον τῆς ἐμπειρίας εἶδός ἐστι τὸ μιμητικόν, ὅταν τῶν ὠφελησάντων ἢ βλαψάντων ὁτιοῦν ἢ φύσει ἢ τύχῃ ἢ αὐτοσχεδίως ἐπὶ τῶν αὐτῶν παθῶν αὖθις εἰς πεῖραν ἄγηται ; trad. Daremberg, p. 377 : « La première vue de chacune de ces affections, ils l'appellent rencontre fortuite (περίπτωσις), tirant la manière de désigner ces phénomènes de ce qu'ils se présentent accidentellement et sans qu'on le veuille ; telle est l'espèce d'expérience qu'on appelle fortuite ; celle qu'on nomme improvisée (αὐτοσχέδιον) consiste à essayer avec intention un moyen qui a été suggéré soit en songe, soit de toute autre manière. Mais il existe aussi une troisième espèce d'expérience qui est l'imitative (μιμητική), et qui a lieu quand on expérimente à diverses reprises, dans des affections identiques, des moyens quelconques qui ont nui ou soulagé soit naturellement, soit par le hasard, soit qu'on ait essayé d'y avoir recours de propos délibéré. »

16 Sur l'imitation ou mimesis, voir n. 15.

17 Gal., De simpl. med. fac. XI 1 : p. 77,30–78,14 Deichgräber ; cf. XII 314,10–315,4 K. Texte grec cité annexe § 3.

l'exemple suivant en revanche, sans doute postérieur, il administre lui-même le traitement.

> 4. « Un quatrième homme, en plus de celui-ci, dont le métier était d'attraper les vipères vivantes, était au début de cette affection, et vint nous consulter pour savoir comment guérir le plus rapidement possible. Lui ayant donc fait une saignée et l'ayant purifié avec un médicament capable d'évacuer la bile noire, nous lui avons conseillé de recourir aux vipères qu'il capturait, en les préparant dans un vase, comme les anguilles. Et ainsi celui-ci fut guéri, son affection s'étant évaporée à travers la peau ».[18]

> 5. « Un autre homme, riche, qui n'était pas de notre pays, celui-là, mais de la Moyenne Thrace, vint à Pergame poussé par un rêve. Ensuite, le dieu lui ayant ordonné en rêve de boire du remède préparé à base de vipères chaque jour et d'en frotter extérieurement son corps, son affection évolua en peu de jours en dermatose et, à l'aide des remèdes que le dieu avait recommandés, il fut à nouveau également guéri de cette maladie. Tant la chair de vipères possède une faculté considérable de dessèchement ».[19]

Commentaire : Cette dernière phrase constitue en quelque sorte la conclusion de toutes les anecdotes précédentes. La proposition de départ que la chair de vipère possède une faculté de dessèchement considérable a en effet été démontrée. Suit alors un développement sur les différentes espèces de vipères et leurs différents noms.

L'usage fait ici par Galien du récit anecdotique appelle deux principales remarques, l'une sur la forme, et l'autre sur le fond. Sur la forme d'abord, l'effet d'accumulation ainsi obtenu et qui peut, à première vue, paraître déroutant pour le lecteur s'explique aisément par la volonté démonstrative de Galien, directement héritée de la démarche empirique. Les Empiriques, nous apprend en effet Galien dans l'Esquisse empirique, sont persuadés que seules des observations répétées permettent d'établir ce qu'ils appellent un "théorème", c'est-à-dire « la connaissance d'une chose qu'on a vue un certain nombre de fois ».[20] Seconde remarque sur le fond qui réjoint la première remarque sur la forme : le vocabulaire ici utilisé par Galien, très nettement teinté d'empirisme, laisse supposer que nous avons davantage affaire à des récits circulant au sein de l'école empirique et destinés à véhiculer son enseignement qu'à de réels événements dont Galien aurait lui-même été directement témoin. Ces récits n'avaient d'ailleurs rien d'isolé puisqu'on en trouve la trace en dehors du corpus galénique, comme l'atteste ce récit

18 Gal., De simpl. med. fac. XI 1 : p. 78,14–26 Deichgräber ; cf. XII 315,4–10 K. Texte grec cité annexe § 4.

19 Gal., De simpl. med. fac. XI 1 : p. 78,26–79,4 Deichgräber (sauf pour la formule finale correspondant à Kühn XII 315,17–18 qui n'est pas reprise) ; cf. XII 315, 10–18 K. Texte grec cité annexe § 5. Sur cette anecdote, voir v. Staden, Galen's daimon (n. 8), p. 22–23.

20 Gal., Subfig. emp. 2 : p. 46,2–3 Deichgräber : dicemus esse theorema rei alicuius vise multotiens notitiam.

emprunté à un autre médecin antique antérieur à Galien d'un siècle seulement : Arétée de Cappadoce. Là encore il s'agit du traitement d'un cas d'éléphantiasis.

> « On raconte qu'un autre (malade) avait vu une vipère se glisser dans un tonneau de moût et que la vipère ayant bu à satiété le moût le rejeta et qu'une grande quantité de son venin sortit avec le moût. Et quand l'animal s'étouffa dans le moût, le malade en but avidement et copieusement, désirant ainsi se débarrasser de la vie et du mal. Quand il arriva à la satiété et à l'ivresse (μέθην), il se coucha sur le sol d'abord comme un mourant ; mais quand il fut réveillé de son sommeil profond et de l'ivresse, ses cheveux commencèrent à tomber ainsi que les doigts et les ongles et, à la suite, tout s'était liquéfié tout autour. Mais du moment que la force vitale se trouvait encore en germe, la nature a de nouveau modelé l'homme, comme à la naissance. D'autres cheveux commencèrent à pousser, de nouveaux ongles, une chair saine, et enfin il perdit son ancienne peau comme les serpents perdent leur vieille peau. Et il fut rappelé à une croissance vitale comme si c'était un autre homme. »[21]

Mais alors que Galien présente volontiers les cinq récits du Sur les facultés des médicaments simples comme authentiques et revendique d'en avoir lui-même fait l'expérience, Arétée se montre beaucoup plus circonspect :

> « Ainsi rapportée, la fable n'est pas très sûre, mais elle n'est pas totalement incroyable (ὅδε μὲν ὦν ὁ μῦθος οὐ κάρτα μὲν ἀτρεκής, οὐ πάγχυ δὲ ἄπιστος). Car il est croyable qu'un mal puisse nuire à un autre mal ; en outre, le fait que la nature grâce à une étincelle de vie subsistante puisse restaurer l'homme, n'est pas incroyable du point de vue du prodigieux. »[22]

Les récits en question semblent en réalité tirer leur origine d'une même région du monde grec, l'Asie Mineure, d'où, rappelons-le, sont également issus plusieurs grands médecins empiriques.[23] Cette origine empirique des récits rapportés par Galien dans le Sur les facultés des médicaments simples est confirmée par leur reprise exacte, mot pour mot, dans l'Esquisse empirique, traité spécialement consacré à la médecine empirique, perdu en grec, mais conservé dans une traduction latine du XIVe siècle de Nicolas de Reggio (voir textes cités en annexe).

---

21 Arétée de Cappadoce (que l'on situe habituellement au 1er s. de notre ère) IV 13, 20–21 : CMG II, p. 90,7–19 ; trad. J. Jouanna, Le vin chez Arétée de Cappadoce, dans : Vin et santé en Grèce ancienne, Actes du colloque organisé à l'Université de Rouen et à Paris (Université de Paris IV Sorbonne et ENS), 28–30 septembre 1998, éd. J. Jouanna et L. Villard avec collaboration de D. Béguin, Athènes et Paris, 2002 (Bulletin de Correspondance Hellénique, Suppl. 40), p. 113–126 (voir en particulier p. 122) où ce récit intervient après une première anecdote relative à « un de ces hommes arrivés dans le désert qui vit une vipère sortir de terre et qui, soit poussé par la faim, soit accablé par la maladie au point de faire l'échange d'un mal par un mal, mangea de la vipère vivante, et ne mourut pas avant que tous ses membres soient tombés en putréfaction et se soient détachés. » (Arétée de Cappadoce IV 13,19 : CMG II, p. 90,4–7)

22 Arétée de Cappadoce IV 13,21 : CMG II, p. 90,19–22.

23 Je pense en particulier à Ménodote de Nicomédie et Théodas de Laodicée.

Je ne suis certes pas la première à m'apercevoir de l'existence de ce parallélisme entre le Sur les facultés des médicaments simples et l'Esquisse empirique, mais il me semble de nature à pouvoir éclairer utilement la démarche méthodologique de Galien. Car si une telle accumulation de récits, pour le moins surprenante, peut encore se justifier au sein de l'Esquisse empirique, un ouvrage consacré aux Empiriques, c'est-à-dire à des médecins qui définissent l'expérience comme l'accumulation des faits observés, dans quelle mesure est-il possible de légitimer la mise en œuvre d'une telle méthode au sein d'un traité pharmacologique relatif à la faculté des médicaments simples ?

Avant de tenter de répondre à cette question, il n'est peut-être pas inutile de rappeler ce que l'on sait des relations entretenues entre les deux traités galéniques en question, le Sur les facultés des médicaments simples et l'Esquisse empirique. Selon K. Deichgräber, qui cite la dissertation de Bonnet de 1872, le passage du Sur les facultés des médicaments simples aurait été importé dans l'Esquisse empirique par un interpolateur, et non l'inverse, dans la mesure où les cinq récits en question trouvent moins bien leur place dans ce second traité que dans le premier. Deichgräber se demande toutefois si l'interpolateur en question ne pourrait pas être Galien lui-même qui aurait ainsi cherché à illustrer à bon compte son développement à propos des Empiriques, en reprenant des exemples déjà présents dans le Sur les facultés des médicaments simples.[24] Une telle hypothèse paraît toutefois se heurter à la date respective des deux traités : le Sur les facultés des médicaments simples (pour les livres IX, X et XI qui nous intéressent ici) est en effet traditionnellement daté après 193[25] (sous le règne de Septime Sévère) et est donc postérieur à l'Esquisse empirique datée des dernières années au plus tôt du règne de Marc Aurèle.[26] Il ne s'agit toutefois pas d'une difficulté insurmontable car Galien a très bien pu retravailler l'Esquisse empirique pour y insérer, un peu plus tard, le passage parallèle du Sur les facultés des médicaments simples. Deichgräber a d'ailleurs apporté un argument fort en faveur de ce scénario en remarquant qu'une glose d'Oribase (inconnue de Bonnet) atteste qu'au IVe siècle déjà on lisait l'Esquisse empirique sous sa forme actuelle, c'est-à-dire avec les cinq récits en question, ce qui affaiblit l'hypothèse de l'intervention d'un interpolateur de beaucoup postérieur à Galien.[27] Pour

24 Voir Deichgräber, Die griechische Empirikerschule, p. 13–15.
25 Voir Ilberg, Rheinisches Museum 44, 1889, p. 227 ; 229 (= p. 21 ; 23).
26 Voir Ilberg, Rheinisches Museum 52, 1897, p. 615 (= p. 116).
27 Deichgräber, Die griechische Empirikerschule, p. 14. Voir Oribase, Coll. med. rel. XLV 27,10–13 : CMG VI 2,1, p. 183,13–21, qui, dans un chapitre Ἐκ τῶν Γαληνοῦ. Περὶ ἐλεφαντιάσεως, cite un passage commençant par ἐκ τούτου πίνων ὑγιὴς ἐγένετο tiré par Oribase de l'Esquisse empirique 10 : p. 76,23 Deichgräber et non du Sur les facultés des médicaments simples, comme l'atteste non seulement une scholie dans le manuscrit R d'Oribase (ἀπὸ τοῦ ἐπιγεγραμμένου Ὑποτύπωσις ἐμπειρικὴ μονοβίβλου ... τὰ δ' αὐτὰ ἐν τῷ ια´ τῶν Ἁπλῶν περὶ σαρκὸς ἔστιν εὑρεῖν αὐτολεξεί R^2) mais aussi un peu plus loin une allusion au sel de thériaque (p. 183,20–21 :

Deichgräber, que nous suivrons sur ce point, il ne fait donc pas de doute que c'est Galien lui-même qui a inséré dans l'Esquisse empirique les cinq récits déjà présents dans le Sur les facultés des médicaments simples.[28]

Reste un problème : comment expliquer qu'un médecin rationnel comme Galien, dans le Sur les facultés des médicaments simples, pour démontrer que la chair de vipère est à la fois réchauffante et asséchante, recoure à une accumulation de récits qu'Arétée lui-même n'a pas hésité à qualifier de « fable ... pas très sûre » (Arétée de Cappadoce IV 13,21 : CMG II, p. 90,19 : μῦθος οὐ κάρτα μὲν ἀτρεκής) ? Comment également expliquer que Galien recoure en fait ici à un procédé directement inspiré de l'*historia* empirique, c'est-à-dire à l'accumulation de faits observés par les autres et rapportés par écrit.[29] De fait, dans l'Esquisse empirique, Galien n'hésitera pas à justifier les cinq récits en question par la nécessité de recourir à l'*historia* :

> « Ce qui a été consigné par écrit par plusieurs personnes dignes de foi et que nous avons trouvé tel ⟨qu'elles l'écrivent⟩, non pas de multiples fois mais pourtant quelques-unes, et lorsque cela est semblable à des choses qui sont connues par l'expérience, alors cela n'est pas moins crédible que ce qui a été trouvé par l'expérience ».[30]

Comment encore concilier le fait que Galien, dans le Sur les facultés des médicaments simples, ait consciemment eu recours au procédé empirique de l'*historia*, alors qu'il le critique si violemment dans le Sur la thériaque à Pison ?[31] Dans le contexte en effet exactement comparable du Sur la théri-

χρώμεθα δ' ἐπ' αὐτῶν καὶ τοῖς ἁλσὶ τοῖς θηριακοῖς) qui ne se trouve que dans l'Esquisse empirique 10 : p. 79,5–9 Deichgräber : uti ... sale tyriacali), à la différence du Sur les facultés des médicaments simples où cette notation est absente.

28 P. Pellegrin (dans : Galien, Traités philosophiques et logiques : Des sectes pour les débutants, Esquisse empirique, De l'expérience médicale, Des sophismes verbaux, Institution logique, trad. C. Dalimier, J.-P. Levet, P. Pellegrin, Paris, 1998, p. 58) semble toutefois sous-entendre que le passage s'est fait dans l'autre sens quand il écrit à propos de l'Esquisse empirique : « un seul passage a été conservé en grec parce qu'il a été repris par Galien dans un autre traité », sans toutefois faire explicitement référence au Sur les facultés des médicaments simples.

29 Après avoir rappelé les différentes définitions de l'*historia* en vigueur chez les Empiriques, Galien, dans Subfig. emp. 8, propose de la définir comme « tout ce qui a été écrit dans les livres » (p. 67,5–6 Deichgräber : omne quod scriptum est in libris ; trad. Pellegrin, dans : Galien, Traités philosophiques et logiques [n. 28], p. 111). Ailleurs, il la définit plus simplement « comme le fait de rapporter une observation faite par soi-même » (Subfig. emp. 3 : p. 49,14–16 Deichgräber : ystoriam quidem dicentes annuntiationem per se inspectionis ; trad. Pellegrin, dans : Galien, Traités philosophiques et logiques [n. 28], p. 99).

30 Gal., Subfig. emp. 10 : p. 75,4–12 Deichgräber : scilicet quod quidem a pluribus fide dignis est scriptum et ita inventum a nobis licet non multotiens tamen paucies et cum hoc est simile [non minus] his que per experientiam cognita sunt, iam enim credibile non minus quam ea que per experientiam inventa sunt ; trad. Pellegrin, dans : Galien, Traités philosophiques et logiques [n. 28], p. 117).

31 Sur le problème de l'authenticité du Sur la thériaque à Pison, voir Nutton, Galen on

aque à Pison, Galien pose la question suivante : Comment des animaux nuisibles peuvent parfois être utiles et comment en particulier certains animaux sont les seuls à pouvoir eux-mêmes soigner les morsures qu'ils ont infligées ? En réponse à cette question, Galien rapporte dans un premier temps deux récits qu'il va cependant mettre en cause et finalement rejeter :

> « Un vieux récit dit que si certaines bêtes sont en contact lors d'une morsure avec le sang humain qui s'écoule de la blessure, elles tuent ceux qui sont mordus ; mais que si elles n'ont pas goûté le sang, et sont ainsi consommées, elles sont naturellement aptes à sauver les gens victimes de morsure. De même aussi en ce qui concerne ce qui est appelé hélénion par les Grecs, mais nicos ou ninos par les gens de la région, on dit qu'on raconte la même histoire. On dit en effet que les Daces et les Dalmates en enduisent la pointe de leurs flèches[32] et qu'ainsi au contact du sang des blessés, il peut tuer, mais que consommé par eux il est inoffensif, et ne leur cause aucun mal, et que les cerfs qu'ils tuent avec leurs javelots, lorsqu'ils les consomment, ne causent non plus, dit-on, aucun dommage à ceux qui les consomment. Mais ce récit ne me semble pas être suffisant pour la découverte de ce que nous recherchons, faisant appel à l'expérience et ne traitant que de ce qui se produit ».[33]

---

theriac (n. 5), p. 148–150, qui considère le traité comme authentique et ajoute qu'il ne peut être antérieur à 204 date des Lusus Troiae. La référence aux empereurs, au pluriel, dans le c. 2 (De ther. ad Pis. 2 : XIV 217,6 K.) doit en effet faire allusion à la fin du règne de Sévère et à la brève période de 211–212 où Geta partagea le pouvoir avec son frère Caracalla avant que ce dernier ne tue le premier. De plus Galien loue la morale d'un certain Aélius Antipater (De ther. ad Pis. 2 : XIV 218,5–7 K.), un sophiste appointé par Sévère qui fut élevé au rang de consul avant d'être envoyé comme légat pour gouverner la Bithynie et le Pont. Or ce sophiste fut révoqué, selon son biographe Philostrate, pour son excessive sévérité (voir Nutton, ibid., p. 150). Les louanges de Galien sont vraisemblablement antérieures à cette disgrâce et à ce gouvernement qu'on ne peut dater plus précisément qu'entre 205 et 211. D'où Nutton propose une date de composition pour le Sur la thériaque à Pison aux environs de 206–207, quelques années après les Lusus Troiae mais avant la disgrâce d'Antipater. Toutefois, tous les spécialistes, au nombre desquels L. Richter-Bernburg, Eine arabische Version der pseudogalenischen Schrift De Theriaca ad Pisonem, Thèse Göttingen, 1969, n. 1 p. 42, ne partagent pas cette opinion sur le caractère authentique du traité. De même, G. Strohmaier m'a confié être gêné par l'anecdote relative à la façon dont Hippocrate aurait éloigné la peste d'Athènes en faisant allumer de grands feux pour purifier l'air (De ther. ad Pis. 16 : XIV 281,8–18 K.), qui lui paraît particulièrement douteuse. Il est certain que, dans le cas où nous aurions affaire à un traité apocryphe, la contradiction relevée ici entre le Sur la thériaque à Pison et le Sur les facultés des médicaments simples s'en trouverait plus facilement expliquée.

32 Dans le traité attribué à Aristote De mirabilibus auscultationibus (141 : 845 a 1–9) l'habitude était déjà prêtée aux Scythes de tremper la pointe de leurs flèches dans un poison préparé à base de vipère ou encore dans du sang humain putréfié mélangé à du venin de vipère.

33 Gal., De ther. ad Pis. 10 : XIV 244,8–245,6 K. : καὶ φησί τις ἀρχαῖος λόγος ὅτι τινὰ τῶν ζῴων ὁμιλήσαντα μὲν ἐν τῷ δάκνειν τῷ ἐκ τοῦ δήγματος ἀποκρινομένῳ ἀνθρωπείῳ αἵματι ἀναιρεῖ τοὺς δακνομένους. μὴ γευσάμενα δὲ τοῦ αἵματος, ἀλλ' οὕτως ἐσθιόμενα, τοὺς δηχθέντας διασῴζειν πέφυκεν. ὥσπερ καὶ ἐπὶ τοῦ ἑλενίου μὲν ὑπὸ τῶν Ἑλλήνων, ὑπὸ δὲ τῶν ἐπιχωρίων νίκου ἢ νίνου καλουμένου, τὸ αὐτὸ

Si Galien se sert des mêmes mots qu'Arétée pour rejeter les récits en question, la raison en est, qu'il tient cette fois nettement à se démarquer des Empiriques :

> « Car les Empiriques en personne, je ne les accepte pas, parce qu'eux-mêmes, ne considérant que ce qui se voit, comme de simples particuliers, s'étonnent de ce qui se produit, et ignorent la cause de ce qui se produit. »[34]

Galien revendique alors sa propre méthode qui allie l'expérience au raisonnement :

> « Mais nous, estimant qu'il faut manifester davantage d'attachement à l'art que ces gens-là (i.e. les Empiriques), et ne voulant pas seulement considérer ce qui se produit à la manière de simples particuliers, nous ne rejetons pas l'expérience, mais en l'alliant au raisonnement, quand c'est possible, nous tenons nécessairement l'art comme ainsi achevé et rationnel, non pas seulement pour que nous découvrions comment il se fait que l'on découvre quand on s'y efforce, mais pour que nous apprenions de cette découverte quelque chose d'utile au traitement. »[35]

Pour démontrer que d'autres substances que la chair de vipère, une fois transformées, peuvent elles aussi constituer le traitement au mal qu'elles ont causé, Galien va donc dans la suite recourir à une autre méthode, le raisonnement par analogie. Ce qui permettra à Galien de conclure qu'il a ainsi produit un raisonnement très évident (Gal., De ther. ad Pis. 10 : XIV 247,8 K. : φανερώτερον ἔχει τὸν λογισμόν), puisqu'il a réussi à montrer qu'une fois la tête coupée et la chair assaisonnée, la faculté mortifère de la vipère est définitivement affaiblie.

Il nous faut cependant revenir à la quesiton déjà posée plus haut et à la difficulté devant laquelle nous nous trouvons de devoir concilier la complaisance de Galien à rapporter les cinq récits sur l'éléphantiasis dans le Sur les facultés des médicaments simples avec son attitude hostile à l'égard de tels

---

ἱστορεῖσθαι λέγουσι. φασὶ γὰρ τοὺς Δάκας καὶ τοὺς Δαλμάτας περιπάττειν αὐτὸ ταῖς ἀκίσι τῶν βελῶν, καὶ οὕτως ὁμιλῆσαν μὲν τῷ αἵματι τῶν τιτρωσκομένων ἀναιρεῖν δύνασθαι, ἐσθιόμενον δὲ ὑπ' αὐτῶν ἀβλαβὲς εἶναι, καὶ μηδὲ κακὸν αὐτοὺς ἐργάζεσθαι, καὶ τὰς ὑπ' αὐτῶν γε ἀναιρουμένας ἐλάφους ἐν τῷ κατατοξεύεσθαι μηδ' αὐτὰς ἐσθιομένας κακόν τι τοὺς ἐσθίοντας διατιθέναι λέγουσιν. ἀλλ' οὗτος ὁ λόγος οὐ δοκεῖ μοι αὐτάρκης εἶναι πρὸς τὴν εὕρεσιν τοῦ ὑφ' ἡμῶν ζητουμένου, ἐμπειρικός τις ὢν καὶ μόνον τὸ γενόμενον διηγούμενος.

34 Gal., De ther. ad Pis. 10 : XIV 245,6–9 K. : καὶ γὰρ αὐτοὺς τοὺς ἐμπειρικοὺς οὐκ ἀποδέχομαι, ὅτι καὶ αὐτοί, ὥσπερ ἰδιῶται μόνον ὁρῶντες τὸ βλεπόμενον, θαυμάζουσι μὲν τὸ γιγνόμενον, τοῦ δὲ γιγνομένου τὴν αἰτίαν ἀγνοοῦσιν.

35 Gal., De ther. ad Pis. 10 : XIV 245,17–246,6 K. : ἀλλ' ἡμεῖς πλέον εἶναι τούτων τὸ φιλότιμον εἰς τὴν τέχνην ἔχοντες, καὶ τὰ γιγνόμενα μόνον βλέπειν ἰδιωτικῶς μὴ θέλοντες, οὔτε τὴν ἐμπειρίαν ἐκβάλλομεν καὶ συναρμόζοντες αὐτῇ τὸν λόγον ὅταν ἐνδέχηται, τελείαν οὕτω καὶ λογικὴν ἀναγκαίως ἔχομεν τὴν τέχνην, οὐχ ἵνα μόνον εὕροιμεν, ὅπως γίνεται φιλοπονοῦντες εὑρεῖν, ἀλλ' ἵνα τι καὶ εἰς τὴν θεραπείαν εὔχρηστον ἐκ τοῦ εὑρεθέντος μάθωμεν.

récits et à l'égard de la démarche empirique dans son ensemble à l'intérieur du Sur la thériaque à Pison. La réponse tient très certainement au fait, comme le déclare Galien lui-même dans le Sur les facultés des médicaments simples, qu'on ne peut découvrir les qualités fondamentales des médicaments simples autrement que par l'expérience. Galien note, en effet, qu'aucun raisonnement en particulier ne pourra jamais nous apprendre que le feu est chaud et non froid. Et il en va de même pour les quatre qualités premières, chaude, froide, sèche ou humide que nous qualifions telles dans la mesure où nous en faisons nous-mêmes l'expérience.[36] De même, poursuit-il, nous ignorons pourquoi la pierre appelée hématite, appliquée sur une blessure, arrête le saignement. Car tout cela, toutes ces facultés des médicaments simples, insiste Galien, échappent également à la méthode et au raisonnement, nous ne pouvons donc en avoir qu'une expérience, et non une connaissance raisonnée.[37] Et c'est précisément cette impossibilité à recourir au raisonnement qui, à mes yeux, explique que Galien dans le Sur les facultés des médicaments simples donne une telle place à l'expérience, au point d'affirmer parfois la primauté de l'observation sur celle du raisonnement et celle des faits sur l'expérience.[38]

En conclusion, la recherche menée ici sur le statut du récit anecdotique explique que son usage reste relativement isolé dans le corpus galénique. L'accumulation au sein du Sur les facultés des médicaments simples des cinq récits relatifs à l'éléphantiasis est à cet égard tout à fait exceptionnelle et ne se justifie que par la difficulté méthodologique à laquelle se trouve alors confronté le médecin de Pergame de démontrer la faculté d'un médicament simple, en l'occurrence la chair de vipère, faculté en elle-même indémontrable par le raisonnement *(logos)* mais seulement accessible par l'expérience *(peira)*. Le sentiment de surprise produit par l'accumulation et la répétition de ces cinq récits n'a en effet d'équivalent que l'importance de l'enjeu pharmacologique et méthodologique : expliquer et convaincre que la redoutée chair de vipère, principal ingrédient de la célèbre thériaque, est en réalité inoffensive, alors même qu'aucune démonstration faisant appel au *logos* ne sera jamais capable de l'établir de façon rationnelle.

---

36 Voir Gal., De simpl. med. fac. I 40 : XI 456,2–9 K. : καὶ δὴ καὶ θερμὰ καὶ ψυχρὰ καὶ ὑγρὰ κατὰ τὸν αὐτὸν τρόπον, ὅταν ἡμᾶς θερμαίνῃ καὶ ψύχῃ καὶ ὑγραίνῃ, λεχθήσεται πρὸς ἡμᾶς, οὐ πρὸς τὴν ὅλην οὐσίαν, οὐδὲ καθ' ἑαυτά. καὶ μὴν εἴπερ τούτου μόνου μνημονεύοιμεν, ἡ πεῖρα μόνη κριτήριον ἁπάντων ἔσται βεβαιότατον, ὥσθ' ὅσαι ταύτην καταλιπόντες ἑτέρωθεν ἐπιχειροῦσιν οὐ ψεύδονται μόνον, ἀλλὰ καὶ τὸ χρήσιμον ἀνατρέπουσι τῆς πραγματείας.

37 Gal., De simpl. med. fac. IX 2 : XII 192,9–15 K. : νῦν οὖν ὁ λόγος ἡμῖν ἔστω περὶ τῶν κατὰ τὰς δραστικὰς ποιότητας ἐνεργουσῶν, ἐν αἷς ἐστι καὶ ἡ τῆς χρήσεως αὐτῆς μέθοδος. ἐδείκνυντο γὰρ αἱ κατὰ τὴν ἰδιότητα τῆς ὅλης οὐσίας δυνάμεις ἀμέθοδοί τ' εἶναι καὶ ἄλογοι καὶ δι' ἐμπειρίας μόνης γινωσκόμεναι. διὰ τί γὰρ ἥδε ἡ λίθος ἁψαμένη τραύματος αἱμορραγοῦντος ἐπέχει τὴν φορὰν οὐκ ἴσμεν ...

38 Sur ce thème, voir les analyses suggestives de M. D. Grmek, Le chaudron de Médée. L'expérimentation sur le vivant dans l'Antiquité, Le Plessis-Robinson, 1997, p. 110.

Annexe

Subfig. emp. 10: p.75,25–79,4 Deichgräber; cf. De simpl. med. fac. XI 1 : XII 312,10–315,17 K.[39]

1 ἄχρι μέν τινος ὁμοδίαιτος ἦν τοῖς συνήθεσιν· ἐπεὶ δ' ἐκ τῆς πρὸς αὐτὸν ὁμιλίας ἐκοινώνησαν μὲν ἔνιοι τοῦ πάθους, αὐτὸς δὲ δυσώδης ἦν ἤδη καὶ εἰδεχθής, καλύβην αὐτῷ πηξάμενοι πλησίον τῆς κώμης ἐπὶ χθαμαλοῦ γεωλόφου παρά τινι πηγῇ καθιδρύουσιν ἐν αὐτῇ τὸν ἄνθρωπον ἔφερόν τε τροφὰς αὐτῷ ἐφ' ἡμέρας τοσαύτας ὅσον ἀποζῆν ἱκανάς. περὶ δὲ κυνὸς ἐπιτολὴν θερισταῖς πλησίον αὐτοῦ θερίζουσιν ἐκομίσθη τις οἶνος ἐν κεραμίῳ μάλ' εὐώδης ὤν· ὁ μὲν κομίσας ἐγγὺς τῶν θεριζόντων καταθεὶς ἐχωρίσθη· τοῖς δ' ὡς ἧκεν ὁ καιρὸς τοῦ πίνειν, ἔθος μὲν ἦν αὐτοῖς ἐκχέουσι κρατῆρι μεθ' ὕδατος συμμέτρου κεραννύναι τὸν οἶνον, ὡς δὲ ἀνελομένου νεανίσκου τὸ κεράμιον ἐξερῶντός τε τὸν οἶνον εἰς τὸν κρατῆρα συνεξέπεσεν ἔχιδνα νεκρά, δείσαντες δὲ οἱ θερισταὶ μή τι πάθοιεν ἐκ τοῦ πώματος, αὐτοὶ μὲν ὕδατος ἔπιον, ὡς δ' ἀπηλλάττοντο χαρίζονται δῆθεν ὑπὸ φιλανθρωπίας τῷ τὸν ἐλέφαντα νοσοῦντι τὸν ὅλον οἶνον, ἄμεινον αὐτῷ κρίναντες εἶναι τεθνάναι μᾶλλον ἢ ζῆν τοιούτῳ. ὁ δ' ἐκ τούτου πίνων ὑγιὴς ἐγένετο θαυμαστόν τινα τρόπον· ὅλον γὰρ

liber Galieni qui dicitur subfiguratio emperica translatus a magistro Nicolao de Regio de Calabria 10: p.75,25–79,3

1 usque ad aliquod quidem tempus condietalis erat cum consuetis, postquam autem cum conuersatione que ad eum communicauerunt aliqui de passione et ipse fetidus factus est iam et abhorribilis, tugurium ei construentes prope villam in loco eleuato a planitie iuxta quendam fontem posuerunt ibi hominem apportantes ei cibaria cotidie tot vt sufficerent sibi ad vivendum. secundum canis ortum vero messoribus qui metebant prope eum apportatum est vinum odoriferum in lagena. qui igitur portauit id prope messores deponens recessit. illi autem cum venit tempus bibendi, consuetudo erat eis fundendo in craterem vinum commoderare cum modica aqua, quare postquam accepit adolescens lagenam et fudit in craterem, cecidit echidna mortua; timentes ne paterentur aliquid a potatione ipsi quidem biberunt aquam, postquam autem recesserunt, dederunt velut a pietate totum vinum patienti elephantiam iudicantes melius esse ei mori quam viuere. ille autem ab hoc potu sanatus est mirabili quodam modo. totum enim quod erat de corio eius ostracos cecidit velut malacostracorum animalium tegi-

39 Le texte grec reproduit ici est celui édité par K. Deichgräber, Empirikerschule qui donne (p. 33) la liste des quinze manuscrits grecs qu'il a utilisés. Je renvoie à l'édition de Deichgräber pour la consultation de l'apparat critique.

αὐτοῦ τὸ τοῦ δέρματος ὀχθῶδες ἀπέπεσεν ὡς τῶν μαλακοστράκων ζῴων τὸ σκέπασμα, ὅσον δ' ὑπόλοιπον ἦν ἔτι, μαλακὸν ἱκανῶς ἐφαίνετο καθάπερ τὸ τῶν καράβων τε καὶ καρκίνων, ὅταν ἀποπέσῃ τὸ πέριξ ὄστρακον.

men, quod autem remansit molle apparebat sicut karaborum et carcinorum, cum cadit ostracum quod est in circuitu.

2 ἕτερον τοιοῦτον ἐξ ὁμοίας περιπτώσεως ἐγένετο κατὰ τὴν ἐπ' Ἀσίας Μυσίαν οὐ πόρρω τῆς ἡμετέρας πόλεως, ἄνθρωπος ἐλέφαντα κάμνων ἐπὶ χρῆσιν ὥρμησεν ὑδάτων θερμῶν αὐτοφυῶν ὠφελείας ἐλπίδι. παλλακὴ δ' ἦν αὐτῷ δούλη νέα τε καὶ καλὴ πολλοὺς ἐραστὰς ἔχουσα. ταύτῃ καὶ ἄλλα μέν τινα τῶν κατὰ τὴν οἰκίαν, ἀτὰρ οὖν καὶ τὰ κατὰ τὸ ταμιεῖον ἐπίστευεν ὁ κάμνων. ὡς δὲ καταχθέντων αὐτῶν ἡνίκ' ἐχρῆτο τοῖς ὕδασιν ἐν οἰκίᾳ παρακείμενον ἐχούσῃ χωρίον αὐχμηρὸν ἐχιδνῶν μεστόν, ἐμπεσοῦσά τις ἐξ αὐτῶν εἰς οἴνου κεράμιον ἀμελῶς κείμενον ἐναπέθανεν. ἕρμαιον οὖν ἡγησαμένη τὸ κατὰ τύχην συμβὰν ἡ παλλακὴ τῷ δεσπότῃ τὸ ποτὸν ἐκ τούτου προσέφερεν. ὁ δὲ πίνων αὐτὸ τῷ κατὰ τὴν καλύβην ὡσαύτως ὑγιάσθη.

2 aliud etiam tale ex simili casu factum est in misia que secundum asiam non longe a nostra ciuitate. homo quidam elephantiam patiens ad vsum iuit aquarum termarum per se natarum spe commodi. amica vero erat ei serua pulcra multos amatores habens. huic et alia que secundum domum et etiam que secundum cellarium comittebat confidenter. hospitantibus autem ipsis cum vtebantur aquis in domo propinqua existente in loco arido pleno echidnis cecidit quedam earum in lagenam vini negligenter repositam et mortua est. bonam autem inventionem existimans esse id quod accidit illa adolescens attulit id domino suo. ille autem bibens ipsum consimiliter illi qui erat in tugurio sanatus est.

3 δύο μὲν ἤδη σοι ταῦτα διδάγματα τῆς κατὰ τὴν περίπτωσιν πείρας, ἕτερον δ' ἐπ' αὐτοῖς τρίτον ἐξ ἡμετέρας μιμήσεως. ἐπειδὴ γάρ τις νοσῶν τοῦτο τὸ νόσημα φιλοσοφώτερος ἢ κατὰ τοὺς πολλοὺς ἐδυσχέραινέ τε δεινῶς καὶ τεθνάναι βέλτιον ἢ ζῆν ἔφασκεν εἶναι

3 duo quidem sunt hec documenta experientie que ex casu; aliud vero est cum his tertium a nostra imitatione, quidam enim qui egrotabat hac egritudine phylosophorum existens. qua secundum multos annos anxiabatur fortiter, et mori quam viuere potius eligebat iacendo ita

διακείμενον οὕτως ἀθλίως, ἐδήλωσα τὰς προειρημένας δύο περιπτώσεις αὐτῷ. ὁ δ' αὐτός τε γὰρ ἦν ἔμπειρος οἰωνῶν ἐχρῆτό τε φίλῳ θαυμαστῶς κατορθοῦντι τὸ μάθημα, καθίσας ἐπ' ὄρνισιν ἅμ' ἐκείνῳ προὐτράπη μιμήσασθαι τὰ διὰ τῆς πείρας ἐγνωσμένα. καὶ πίνων οἶνον οὕτω φαρμαχθέντα λεπρώδης ἐγένετο. χρόνῳ δ' ὕστερον ἰασάμεθα καὶ τὴν λέπραν αὐτοῦ τοῖς συνήθεσι φαρμάκοις.

misere, manifestaui dictos duos casus ei. ipse autem erat expertus in auguriis auium et utebatur amico mirabiliter directo in tali doctrina. intendens igitur in auibus simul cum illo suasus est imitari ea que per experientiam cognita sunt et bibens vinum ita pharmacatum factus est leprosus. tempore autem post sanauimus eius lepram per farmaca consueta.

4 τέταρτος ἐπὶ τούτοις τέχνην πεποιημένος ἐχίδνας ζώσας συλλαμβάνειν ἐν ἀρχῇ μὲν ἦν τοῦ πάθους ἐκείνου. ἐκοινοῦτο δ' ἡμῖν ὅπως ἂν θεραπευθείη τάχιστα. φλέβα τε οὖν αὐτοῦ τεμόντες καὶ καθήραντες φαρμάκῳ μέλαιναν κενοῦντι χολὴν χρήσασθαι ταῖς ἀγρευομέναις ἐχίδναις συνεβουλεύσαμεν ἐν λοπάδι σκευάζοντι καθάπερ τὰς ἐγχέλεις. οὗτος μὲν οὖν οὕτως ἐθεραπεύθη διαπνεύσαντος αὐτῷ τοῦ πάθους.

4 quartus autem vltra hos artem habens capere echidnas viuas in principio erat passionis, communicabat autem nobiscum ut citissime sanaretur. venam igitur ei incidentes et purgantes ipsum farmaco euacuante que nigra vti echidnis quas uenabatur iussimus preparando in olla sicut anguillas; et ille quidem ita curatus est transpirante ei passione.

5 ἄλλος δέ τις ἀνὴρ πλούσιος οὐχ ἡμεδαπὸς οὗτός γε, ἀλλ' ἐκ μέσης Θρᾴκης ἧκεν ὀνείρατος προτρέψαντος αὐτὸν εἰς τὴν Πέργαμον· εἶτα τοῦ θεοῦ προστάξαντος ὄναρ αὐτῷ πίνειν τε τοῦ διὰ τῶν ἐχιδνῶν φαρμάκου καθ' ἑκάστην ἡμέραν καὶ χρίειν ἔξωθεν τὸ σῶμα μετέπεσε τὸ πάθος οὐ μετὰ πολλὰς ἡμέρας εἰς λέπραν ἐθεραπεύθη τε πάλιν οἷς ὁ θεὸς ἐκέλευσε φαρμάκοις καὶ τοῦτο τὸ νόσημα.

5 alius vero quidam vir diues non nostras sed de media tracia venit somnio movente eum apud Pergamum; deinde deo iubente ei bibere de farmaco quod per echidnas quolibet die et vngere ab extra corpus transcidit passio non multos post dies in lepram; curata fuit vero rursus et hec passio per farmaca que iussit deus.

Pseudepigraphisches zur Anatomie bei Rufus von Ephesos

Diethard Nickel

Mit dem gewählten Thema begibt man sich auf ein unwegsames Terrain. Zu den Schriften des Rufus von Ephesos (um 100 n. Chr.) zählen der handschriftlichen Überlieferung nach neben dem authentischen Werk Über die Bezeichnung der Körperteile des Menschen, dem Onomastikon,[1] auch zwei anatomische Texte unsicherer Herkunft: eine Abhandlung mit dem Titel Über die Anatomie der Körperteile des Menschen (Περὶ ἀνατομῆς τῶν τοῦ ἀνθρώπου μορίων) und ein kürzerer Traktat Über die Knochen (Περὶ ὀστῶν). In der Ausgabe von Daremberg und Ruelle werden diese Texte als zwei Stücke einer anonymen Abhandlung dargeboten.[2]

Es ist nicht verwunderlich, dass diese beiden Skizzen anatomischen Inhalts in der Forschung der vergangenen Jahrzehnte nur geringes Interesse gefunden haben. In dem ausführlichen Beitrag über Rufus von Ephesos, den A. Sideras in dem Sammelwerk „Aufstieg und Niedergang der römischen Welt" publiziert hat, werden sie nahezu ignoriert.[3] G. E. R. Lloyd widmet ihnen in seiner Monographie „Science, Folklore and Ideology" eine längere Anmerkung.[4] Die bislang ausführlichste Darstellung hat J. Ilberg im Jahre 1930 in seiner Studie über Rufus von Ephesos vorgelegt.[5] Während nun Ilberg für die beiden zur Diskussion stehenden Texte, die ihrerseits von verschiedenen Autoren herrührten, eine Beziehung zu Rufus bestreitet, hält Lloyd es immerhin für möglich, dass sich Περὶ ἀνατομῆς zum Teil aus einer

1 De corp. hum. part. appellat.: S. 133–167 Daremberg – Ruelle. An den im Folgenden zitierten Stellen wurde der von G. Kowalski konstituierte Text zum Vergleich herangezogen; s. G. Kowalski, Rufi Ephesii De corporis humani partium appellationibus (Ὀνομασίαι τῶν τοῦ ἀνθρώπου μορίων), Diss. Göttingen 1960 (maschinenschr.). Der von I. Mazzini vorgelegte Text ist ein Abdruck der Ausgabe von Daremberg und Ruelle; s. Rufo di Efeso, Denominazioni delle parti del corpo umano, hrsg., übers. u. erl. v. I. Mazzini, Medicina e Storia 1, 2001, S. 81–112; vgl. ebd., S. 87 Anm.

2 De dissect. part. corp. hum.: S. 168–185 Daremberg – Ruelle; De oss.: S. 186–194 Daremberg – Ruelle.

3 A. Sideras, Rufus von Ephesos und sein Werk im Rahmen der antiken Medizin, in: ANRW II 37,2, 1994, S. 1077–1253. Nur beiläufig erwähnt Sideras, S. 1122, eine pseudorufinische Schrift Περὶ ὀνομασίας τῶν τοῦ ἀνθρώπου μορίων, womit der Titel Περὶ ἀνατομῆς τῶν τοῦ ἀνθρώπου μορίων gemeint sein dürfte.

4 Lloyd, S. 151 Anm. 107.

5 Ilberg, Rufus von Ephesos, S. 9–12; 50.

Umarbeitung von Material herleitet, das schon im Onomastikon vorlag. An diese Stellungnahmen ist anzuknüpfen, wenn in meinem Beitrag das Ziel verfolgt wird, die Traktate Περὶ ἀνατομῆς und Περὶ ὀστῶν etwas genauer zu untersuchen, sie zu charakterisieren, soweit möglich, ihr Verhältnis zueinander zu bestimmen und an einigen repräsentativen Beispielen der Frage nachzugehen, ob eine Beziehung zwischen ihnen und der echten Rufusschrift anzunehmen ist.

Bei dieser Zielsetzung ist es unumgänglich, zunächst mit einigen Worten auf das Onomastikon des Rufus einzugehen.[6] Es ist bekanntlich eine anatomische Einführungsschrift, in der die Körperteile mit ihren Bezeichnungen nach dem traditionellen Schema *a capite ad calcem* abgehandelt werden. Rufus versetzt den Leser dabei in die fiktive Situation einer Lehrdemonstration. Der erste Abschnitt seiner Unterweisung befasst sich mit den äußerlich sichtbaren Körperpartien, der zweite mit den inneren Teilen; im ersten Fall dient ein Sklave (παῖς) als Demonstrationsobjekt, im zweiten wird der Lehrstoff in der Weise vermittelt, dass ein Tier (ζῷον) zergliedert wird, „das dem Menschen am meisten gleicht", wobei es sich um einen Affen handelt.[7] Die Angaben zum Knochenbau sind größtenteils in den ersten Abschnitt der Schrift, in die Beschreibung der äußerlich sichtbaren Körperpartien, unter denen sich die Knochen befinden, einbezogen und so den jeweils zu besprechenden Körperregionen zugeordnet.[8] Dieser erste Teil der echten Rufusschrift wurde in Form eines Exzerpts von Oreibasios in seine Sammlung medizinischer Texte aufgenommen.[9] Gegen Ende des zweiten Abschnitts seines Werkes bringt Rufus Strukturen und Substanzen zur Sprache, die dem Körper als Ganzem eigen sind: die Blutgefäße, die νεῦρα (Nerven, Bänder und Sehnen), die Knorpel, die Häute unterschiedlicher Beschaffenheit (ὑμένες und χιτῶνες), Fett, Fleisch und Mark, ferner die konstitutiven Körpersäfte sowie andere Körperflüssigkeiten und Absonderungen, die zum Teil auch organspezifisch sind.[10]

Bereits die Disposition des Stoffes in seinen größeren Komplexen lässt zwischen den uns interessierenden Texten und der echten Rufusschrift einerseits Entsprechungen, andererseits Unterschiede erkennen, wobei jedoch die Ähnlichkeiten in der Anlage nicht als Indizien dafür gewertet werden dürfen,

---

6 Zu Aufbau und Inhalt der Schrift s. Sideras (Anm. 3), S. 1123f.

7 Siehe Ruf., De corp. hum. part. appellat. 11–127 (die äußeren Körperteile). 129–232 (die inneren Körperteile): S. 135,1–149,13; 150,7–167,9 Daremberg – Ruelle; zu den angewandten Methoden der Veranschaulichung s. ebd. 9. 127: S. 134,9–11; 149, 13–150,3 Daremberg – Ruelle.

8 Vgl. ebd. 127: S. 149,12f. Daremberg – Ruelle: Τὰ μὲν οὖν ἐπιφανῆ ... σὺν τοῖς ὑποκειμένοις ὀστοῖς οὕτω χρὴ καλεῖν.

9 Orib., Coll. med. rel. XXV 1: CMG VI 2,1, S. 48,3–51,10.

10 Siehe Ruf., De corp. hum. part. appellat. 198–228: S. 161,4–166,11 Daremberg – Ruelle. Daran schließen sich noch einige embryologische Bemerkungen an; ebd. 229–232: S. 166,12–167,9 Daremberg – Ruelle.

dass das Werk des Rufus als Modell gedient hätte; vielmehr handelt es sich um Dispositionselemente, die der Gattung der anatomischen Einführungsschrift allgemein eigen waren oder bei ihr angewandt werden konnten. In dem Text zur Anatomie der Körperteile des Menschen werden wie bei Rufus im zweiten Teil seiner Schrift die inneren Teile abgehandelt, und auch hier stehen, ähnlich wie im Onomastikon, am Schluss Angaben zu Strukturen und Substanzen, die über den ganzen Körper verteilt sind; sie umfassen Venen und Arterien, Fett, Drüsen, Knochen, Muskel, Knorpel, νεῦρον und Mark;[11] bei dem Begriff νεῦρον ist eine Differenzierung nur in Ansätzen festzustellen.[12] Im Bestand und in der Reihenfolge der berücksichtigten Strukturen zeigt dieser Abschnitt gegenüber dem Rufustext einige Differenzen.

Abgesehen von der summarischen Notiz über die Knochen, die der Autor als „feste, blutlose und nicht wahrnehmungsfähige Gebilde (συγκρίσεις)" beschreibt, „durch welche die aktiven und die stützenden Bewegungen vollzogen werden",[13] enthält der pseudepigraphische Text – im Unterschied zum Onomastikon – keine detaillierten Angaben zu den Bestandteilen des Skeletts. Die Osteologie ist vielmehr als in sich geschlossener Komplex Gegenstand des Traktates Περὶ ὀστῶν.

Diese Disposition des Stoffes führt zu der Frage, ob die beiden Abhandlungen, Περὶ ἀνατομῆς und Περὶ ὀστῶν, die sich inhaltlich ergänzen, als Teile eines einzigen Werkes konzipiert worden sind. Durch die äußere Gestalt, in der sie uns vorliegen, wird dies nahegelegt. Denn in dem Text, der vom Knochenbau handelt, wird zu Beginn auf Ausführungen über die innere Körperstruktur Bezug genommen: „Nachdem wir eine Anschauung (θεωρία) von den inneren Körperteilen im Rahmen des Möglichen (κατὰ τὸ ἐνδεχόμενον) vermittelt haben, müssen wir anschließend über die Osteologie sprechen."[14] Das Textstück soll also als eine Fortsetzung des anatomischen Traktats verstanden werden. Dieser bezieht sich seinerseits in dem einleitenden Satz auf vorangehende Mitteilungen zur Nomenklatur der äußerlich sichtbaren Körperteile.[15] Worum es sich bei dem Text handelt, der hier vorausgesetzt wird, ergibt der Befund in einem Teil der handschriftlichen Textzeugen: es ist ein Auszug aus dem ersten Abschnitt des Onomastikon, der mit dem schon erwähnten Exzerpt bei Oreibasios eng verwandt ist.[16] Dieser Auszug bildet in einer Reihe von Handschriften, die zumeist aus dem 15.

11 Siehe De dissect. part. corp. hum. 65–75: S. 183,12–185,9 Daremberg – Ruelle.
12 Siehe ebd. 71–74: S. 184,13–185,7 Daremberg – Ruelle.
13 Ebd. 68: S. 184,6–8 Daremberg – Ruelle.
14 De oss. 1: S. 186,1f. Daremberg – Ruelle. In Anlehnung an diese Formulierung endet der Text mit der Feststellung: „Damit ist von uns im Rahmen des Möglichen (κατὰ τὸ ἐνδεχόμενον) auch die Lage der Knochen abgehandelt."; ebd. 42: S. 194,3 Daremberg – Ruelle.
15 Siehe De dissect. part. corp. hum. 1: S. 168,1 Daremberg – Ruelle.
16 Der Text liegt S. 233–236 Daremberg – Ruelle gedruckt vor.

und 16. Jahrhundert stammen, den ersten Abschnitt eines anatomischen Sammelwerks mit dem Titel Ὀνομασίαι τῶν κατὰ ἄνθρωπον, das an zweiter Stelle den Traktat Περὶ ἀνατομῆς und als dritten und letzten Bestandteil den Text Περὶ ὀστῶν umfasst.[17] Da es ausgeschlossen ist, dass das Exzerpt aus der Rufusschrift mit den beiden anderen Textstücken der literarischen Konzeption nach eine Einheit darstellt, ist umso dringlicher zu fragen, ob die zwei verbleibenden Texte ursprünglich zusammengehörten.

Bei der Abhandlung Über die Knochen ist insofern eine besondere Überlieferungssituation gegeben, als sie auch zum Textbestand des berühmten Kodex Laurentianus Gr. 74,7 gehört, der im frühen 10. Jahrhundert entstanden ist;[18] sie ist damit von den beiden pseudepigraphischen Texten derjenige mit der ältesten und zuverlässigsten Tradition. In der Handschrift schließt der Traktat unter dem Titel Τοῦ αὐτοῦ (sc. Ῥούφου Ἐφεσίου) Περὶ ὀστῶν an das Onomastikon des Rufus an (fol. 284va). Bei oberflächlicher Betrachtung erscheint die hier gegebene Textanordnung sinnvoll; denn der einleitende Satz von Περὶ ὀστῶν mit seinem Hinweis auf die zuvor gebotenen Informationen zu den inneren Körperteilen kann bei dieser Abfolge der Texte als eine sachlich zutreffende Anknüpfung an den zweiten Abschnitt des Onomastikon verstanden werden, der die inneren Organe zum Gegenstand hat. Die Anordnung widerstreitet jedoch der bei Rufus zugrundeliegenden Konzeption; da nämlich, wie schon gesagt, die Mitteilungen zum Knochenbau, von wenigen Ausnahmen abgesehen, bereits in den ersten Teil des Onomastikon integriert sind, bedarf das anatomische Werk des Rufus keines ergänzenden Abschnitts über die Osteologie. Der Traktat Περὶ ὀστῶν, dessen Position im Laurentianus 74,7 einen inhaltlichen Zusammenhang mit der echten Rufusschrift suggeriert, ist dort in Wirklichkeit ein isoliertes Textstück, das, wie die einleitende Formulierung zeigt, aus seinem früheren Verbund herausgelöst worden ist. Der Befund in der Handschrift ist demnach ein sicheres Indiz dafür, dass spätestens zu Beginn des 10. Jahrhunderts unter dem Namen des Rufus eine Sammlung anatomischer Texte vorgelegen haben muss, in die Περὶ ὀστῶν einbezogen war, und es spricht nichts dagegen, dass es sich bei dem dieser Abhandlung voraufgehenden Text schon damals – wie in der späteren Tradition – um den Traktat Περὶ ἀνατομῆς handelte. Hiermit ist allerdings noch nichts über das ursprüngliche Verhältnis dieser beiden Textstücke zueinander ausgesagt.

---

17 Siehe H. Diels, Die Handschriften der antiken Ärzte, II. Teil: Die übrigen griechischen Ärzte außer Hippokrates und Galenos, Abh. d. Königl. Preuß. Akademie d. Wiss. 1906, phil.-hist. Kl. 1, Berlin 1906, S. 89.

18 Siehe ebd., S. 90. Zum Laurentianus 74,7 s. z. B. H. Schöne, in: Apollonius von Kitium, Illustrierter Kommentar zu der hippokrateischen Schrift Περὶ ἄρθρων, hrsg., Leipzig 1896, S. V–XVII; M. Hanson, in: Hippocratis De capitis vulneribus, hrsg., übers. u. erl., CMG I 4,1, Berlin 1999, S. 13–17; Chr. Brockmann, Philologische Annäherungen an Chirurgie und Anatomie. Beobachtungen an Galens Kommentar zu Hippokrates, De articulis, in: Ärzte und ihre Interpreten, S. 65–67.

Eine genauere Charakterisierung der beiden Abhandlungen soll dem Ziel dienen, in dieser Frage größere Klarheit zu gewinnen, zugleich aber auch ihrer beider Verhältnis zum Rufustext eindeutiger zu bestimmen. Der Traktat Περὶ ἀνατομῆς, in dem ebenso wie in dem Abriss der Osteologie nach dem Schema *a capite ad calcem* verfahren wird, ist ein sachlich nüchterner und sprachlich schlichter Text. Umso befremdender wirkt die inhaltlich prätentiöse Einleitung mit ihrer gespreizten Sprache:

> „Nachdem wir die Nomenklatur der äußerlich sichtbaren Körperpartien mitgeteilt haben, wollen wir jetzt anschließend zu dem Wissen (γνῶσις) übergehen, das die inneren Teile (τὰ ἐντόσθια) betrifft; denn nach der Auffassung der Gelehrten (οἱ σοφοί) scheint der Mensch gleichsam ein Mikrokosmos (μικρὸς κόσμος) zu sein, gestaltet nach dem Modell der himmlischen Ordnung (ἀντίμιμος τῆς οὐρανίου τάξεως), indem er sowohl in der Einrichtung seiner Körperteile als auch im Vonstattengehen (ἔκβασις) der Funktionen eine mannigfaltige Schöpfung aus vollendet gebildeten Einzelheiten darstellt; wie in den anderen Disziplinen der Medizin so muss also auch in den Lehrgegenständen (θεωρήματα) der Anatomie Bildung vermittelt werden. Indem wir nun die Elementarkenntnisse (ἀρχαί) in der Heilkunst gleichsam zur Grundlage (ὑποβάθρα) unserer Unterweisung machen, werden wir darlegen, welche Lage und Bezeichnung die Natur den Körperteilen gegeben hat."[19]

Nur an ein Detail aus diesem suspekten Passus sollen Bemerkungen angeknüpft werden: Der Topos vom Menschen als einem Mikrokosmos, „gestaltet nach dem Modell der himmlischen Ordnung", ähnelt in dieser Formulierung einer Stelle bei Nemesios von Emesa (4. Jh.), an welcher der Mensch als ein Lebewesen charakterisiert wird, „das in seiner eigenen Natur das Abbild der ganzen Schöpfung trägt, weshalb es auch als Mikrokosmos bezeichnet worden ist".[20] Auch hier wird die Relation zwischen Mikrokosmos und Makrokosmos zum Ausdruck gebracht, allerdings in christlicher Sicht, die in der anonymen Abhandlung nicht gegeben ist. Es besteht der Verdacht, dass es sich bei dieser Einleitung um einen späteren, redaktionellen Zusatz handelt.[21]

Im Text selbst wird bei der Beschreibung von Organen und Körperteilen die Kategorie σύγκρισις im Sinne von „Konsistenz" oder „(stofflicher) Zusammensetzung" als Leitbegriff gebraucht;[22] dazu einige Beispiele: das

19 De dissect. part. corp. hum. 1f.: S. 168,1–169,2 Daremberg – Ruelle; vgl. Ilberg, Rufus von Ephesos, S. 9f.

20 Nemes., De nat. hom. 1: S. 15,5f. Morani: . . . τοῦ φέροντος (sc. ζῴου) ἐν τῇ καθ' ἑαυτὸν φύσει τῆς πάσης κτίσεως τὴν εἰκόνα, δι' ἃ καὶ μικρὸς κόσμος εἴρηται . . .

21 Auch Garofalo, in: Erasistrati Fragmenta, S. 8 Anm. 51, rechnet mit einer späten Entstehung der Praefatio.

22 Hierauf hat schon R. Ritter v. Töply, Anatomische Werke des Rhuphos und Galenos. Erste deutsche Übersetzung, in: Anatomische Hefte, I. Abt., Bd. 25, H. 2, Wiesbaden 1904, S. 357, hingewiesen. In derselben Bedeutung wie in dem pseudepigraphischen Text findet sich das Wort σύγκρισις bei Gal., De usu part. XI 18: II 173,9 Helmr. = III 926,7 K. (von den Knochen).

Gehirn ist „in seiner Konsistenz (τὴν σύγκρισιν) breiig und zähflüssig"; die Zunge ist „in ihrer Zusammensetzung fleischig und bis zu einem gewissen Grade sehnig"; die Leber ist „in ihrer Zusammensetzung eher venenreich"; und die Nieren sind „ihrer Konsistenz nach kompakt und durchlässig (τῇ συγκρίσει πυκνοὶ καὶ ψαφαροί)".[23] In dem letzten Fall erscheint es problematisch, wie die genannten Merkmale miteinander zu vereinbaren sind. Vermutlich beziehen sich die gegensätzlichen Angaben auf verschiedene Bestandteile der Organe, zum einen auf die Nierenrinde, zum anderen auf das Nierenmark und das sich anschließende Nierenbecken; denn es heißt weiterhin, die Nieren seien an ihren konkaven Partien mit siebartig durchbrochenen Häuten ausgestattet, die den Ausgangsbereich der Harnleiter darstellen.[24] Für die Beantwortung der Frage, ob zwischen dem vorliegenden Text und der echten Rufusschrift irgendeine Beziehung besteht, ist es relevant, festzustellen, dass der Begriff σύγκρισις im Onomastikon überhaupt nicht vorkommt.

In die anatomische Darstellung lässt der anonyme Autor bisweilen Beobachtungen einfließen, die aus der ärztlichen Praxis stammen. So habe das Zäpfchen keinen bemerkenswerten Nutzen, weshalb die Personen, denen es abgeschnitten wird, überhaupt nicht behindert seien.[25] Ferner: wenn der Ausführungsgang der Gallenblase, durch den die Galle in die Därme abgeleitet wird, verstopft sei (οὗ [sc. πόρου] διαφραγέντος), komme es zur Gelbsucht, da sich die Galle in das Körpergewebe (ὄγκος) ergieße; deshalb seien die Darmausscheidungen weißlich und tonfarben (διὸ λευκὰ καὶ ἀργιλώδη τὰ διαχωρήματα φέρεται).[26] Im Zusammenhang mit den Nieren

23 De dissect. part. corp. hum. 3. 19. 28. 51: S. 169,4–6; 172,9–11; 175,10. 13f.; 181, 3. 6 Daremberg – Ruelle; weitere Belege ebd. 20. 22. 31. 32. 38. 62: S. 173,4. 12; 176,13; 177,4; 178,11; 183,6 Daremberg – Ruelle; vgl. auch ebd. 70: S. 184,11 Daremberg – Ruelle.

24 Ebd. 52: S. 181,7–10 Daremberg – Ruelle.

25 Ebd. 21: S. 173,9f. Daremberg – Ruelle.

26 Ebd. 30: S. 176,4–9 Daremberg – Ruelle. Diese Angaben entsprechen am ehesten der Darstellung der Gelbsucht bei Aretaios; s. Aret. III 15,2: CMG II, S. 57,13–18: ἀλλ' ἢν αἱ φέρουσαι ἐς τὸ ἔντερον τὴν χολὴν ὁδοὶ ... φραχθῶσι, πλημυρῇ δὲ ἡ κύστις, παλίσσυτος ἡ χολή· τῷ αἵματι ὧν μίσγεται, τὸ δὲ αἷμα, ἐς πᾶν τὸ σκῆνος φοιτέον, ἄγει τὴν χολὴν παντὶ τῷ σώματι· γίγνεται δ' ἡ ἰδέη χολῆς. λευκὰ δὲ καὶ ἀργιλώδεα τὰ σκύβαλα; ebd. 10: S. 59,14: διαχωρέουσι λευκά, ξηρά, ἀργιλώδεα. Zu vergleichen sind auch die Stellen Paul. Aeg. III 50,1: CMG IX 1, S. 261,12–15: εἰ δὲ χωρὶς πυρετοῦ γίνοιτο λευκῶν ὑπαρχόντων τῶν διαχωρημάτων, τῆς χοληδόχου κύστεως δηλοῦται τὸ πάθος ἤτοι τῶν πόρων αὐτῆς ... ἐμπεφραγμένων ... und Cael. Aurel., Tard. pass. III 68: CML VI 1, S. 720,11: egestio albida atque argillosa. Für eine der in dem anonymen Text angegebenen Einzelheiten ist auch in dem Traktat des Rufus über die Gelbsucht, der nur in arabischer und in lateinischer Version erhalten ist, eine Parallele nachweisbar; s. Die Schrift des Rufus von Ephesos über die Gelbsucht in arabischer und lateinischer Übersetzung, hrsg. v. M. Ullmann, Abh. d. Akademie d. Wiss. in Göttingen, philol.-hist. Kl., 3. Folge 138, Göttingen 1983, 9: S. 33,18f.: „und die Farbe des Stuhles liegt außerdem im Weißen"; doch

bemerkt der Verfasser des Textes, sie seien gegenüber Verletzungen höchst empfindlich (καίριοι), so dass in solchen Fällen sogar Lebensgefahr bestehe.[27]

Mehrfach wird in der Abhandlung Περὶ ἀνατομῆς auf medizinische Autoritäten der Vergangenheit Bezug genommen; genannt sind Herophilos, Erasistratos und Asklepiades. Was Herophilos betrifft, so sind die Ausführungen zur Anatomie des Auges von besonderem Interesse, weil dieser Arzt auch bei Rufus in dem entsprechenden Kontext namentlich erwähnt ist.[28] Der Vergleich beider Texte ergibt einerseits, wie zu erwarten, inhaltliche Übereinstimmungen, andererseits aber auch Divergenzen. Relevant sind in diesem Zusammenhang die Angaben zu der zweiten und der dritten Augenhaut, nach moderner Nomenklatur der Choroidea (Aderhaut) und der Retina (Netzhaut). Der Passus in dem pseudepigraphischen Traktat lautet:[29]

> „Es gibt eine zweite Haut, die sich mit einer Befestigung an die erste anschmiegt, bis zu der sogenannten Umrandung (στεφάνη; gemeint ist der Übergang von der durchsichtigen Hornhaut in die weiße Sclera[30]); in ihrer Mitte lässt sie eine Stelle offen (διάστασιν σῴζει), und (dort) ist sie kreisförmig durchbohrt. Das durchbohrte Gebilde ist außen, wo es mit der Hornhaut[31] zusammentrifft, glatt, auf der abgekehrten Seite aber uneben (δασύ), wie Herophilos sagt, der Schale einer Weinbeere ähnlich, mit Gefäßen durchflochten. (Diese Haut) wird nach der Reihenfolge als ‚zweite', nach ihrem Bau als ‚durchbohrte', auf Grund der Ähnlichkeit als ‚weinbeerenartige (Haut)' bezeichnet und als ‚chorionartige (Haut)' deshalb, weil sie ähnlich wie das

---

handelt es sich dabei um ein Symptom derjenigen Art des Ikterus, die in der Milz, nicht in der Leber (oder im Bereich der Gallenblase), ihren Ursprung hat. Mehrere Berührungspunkte gibt es auch mit Aussagen in den Werken Galens; zur Verstopfung (ἔμφραξις) als möglicher Krankheitsursache s. z. B. In Hipp. Aphor. comm. IV 62; VI 42: XVII B 742,4–6; XVIII A 66,6f. K.; In Hipp. De nat. hom. comm. I 28: CMG V 9,1, S. 39,8f.; De comp. med. sec. loc. IX 1: XIII 229,3f. K.; von der Verstopfung betroffen sind nach diesen Stellen allerdings die Leber oder die Gefäße in diesem Organ; zu den weißlichen Stuhlabgängen als Symptom s. In Hipp. Prorrh. I comm. I 13. 31: CMG V 9,2, S. 29,4f. 7f.; 45,7f.; In Hipp. Progn. comm. II 17: CMG V 9,2, S. 275,5f. Eine literarische Abhängigkeit des vorliegenden Passus von Rufus oder von Galen ist daher nicht anzunehmen.

27 De dissect. part. corp. hum. 51: S. 181,3. 6f. Daremberg – Ruelle. Eine weitere ähnliche Beobachtung ebd. 55: S. 181,14 Daremberg – Ruelle.

28 Zur Augenanatomie bei Rufus und in der pseudepigraphischen Schrift vgl. Lloyd, S. 161.

29 De dissect. part. corp. hum. 11–15: S. 171,1–172,3 Daremberg – Ruelle; vgl. Heroph., T 87: S. 205 v. Staden; v. Staden, ebd., S. 238f., den Kommentar zu T 87–89.

30 Zu dieser Interpretation s. Ruf., De corp. hum. part. appellat. 26f.: S. 136,10–12 Daremberg – Ruelle: danach umgibt die στεφάνη das Schwarze (gemeint ist wohl die Iris) und trennt es von dem Weißen; sie wird als ein Ring (κύκλος) definiert, der die Augenhäute verbindet (σύνδεσμος τῶν χιτώνων τοῦ ὀφθαλμοῦ), was auf den Ziliarkörper zutreffen könnte; vgl. v. Töply (Anm. 22), S. 380 Anm. 136a.

31 Der Autor unterscheidet nicht zwischen Hornhaut (Cornea) und Lederhaut (Sclera), die ineinander übergehen. Im Onomastikon wird diese Differenzierung getroffen; s. Ruf., De corp. hum. part. appellat. 27: S. 136,11–137,1 Daremberg – Ruelle.

Chorion von Gefäßen durchzogen ist. Die dritte (Haut), die an demselben Gang (πόρος; es handelt sich um die Austrittsstelle des Sehnervs) ihren Ursprung hat, enthält eine Flüssigkeit ...[32], die als ‚glasartige (Flüssigkeit)' bezeichnet wird. Diese (Haut) ist außerordentlich fein; nach der verfestigten Substanz der Flüssigkeit wird sie als ‚glasartige', auf Grund ihrer Feinheit als ‚spinnwebenartige', wegen ihrer Durchflechtung mit Gefäßen und ihrer Form aber als ‚netzartige (Haut)' bezeichnet; sie weitet sich nämlich aus der Enge heraus in die Breite und bildet für die Aufnahme der vierten Haut (d. h. der Linse) einen Hohlraum ..."

Rufus stellt die Sachverhalte wie folgt dar:[33]

„... was die anderen (Augenhäute) betrifft, so (heißt) die zweite ‚weinbeerenartige' und ‚chorionartige (Haut)'; der Teil, der unmittelbar unter der Hornhaut liegt, (heißt) ‚weinbeerenartig', weil er in seiner äußeren Glätte und in seiner inneren Unebenheit (δασύτης) einer Weinbeere gleicht; die Partie unter der weißen (Haut, der Sclera, heißt) ‚chorionartig', weil sie, dem Chorion[34] gleich, das den Embryo umgibt, reich an Adern ist; die dritte (Haut) enthält eine glasartige Flüssigkeit; mit ihrem ursprünglichen Namen wird sie wegen ihrer Feinheit als ‚spinnwebenartige (Haut)' bezeichnet; da Herophilos sie aber mit einem Netz vergleicht, das in die Höhe gezogen wird, bezeichnen einige sie auch als ‚netzartige (Haut)'; andere (nennen) sie nach der Flüssigkeit auch ‚glasartige (Haut)'".

Der auffälligste Unterschied zwischen den beiden Texten besteht darin, dass Herophilos von Rufus im Zusammenhang mit der dritten Augenhaut erwähnt wird, während der anonyme Autor ihn mit der Nomenklatur der zweiten Haut in Verbindung bringt.[35] Beides mag, historisch gesehen, richtig sein. Auszuschließen ist indessen, dass der Verfasser des pseudepigraphischen Traktats seine Informationen dem Rufustext entnommen hat.

Noch ein weiteres Mal begegnet Herophilos in unserem Text, in diesem Fall zusammen mit Erasistratos und Asklepiades, an einer Stelle, an der der Begriff νεῦρον definiert wird.[36] Danach sind Erasistratos und Herophilos der Auffassung gewesen, dass – außer den für die willkürliche Bewegung zustän-

---

32 An dieser Stelle (S. 171,10f. Daremberg – Ruelle) weist der Text eine Korruptel auf. Den überlieferten Wortlaut περιέχει ὑγρὸν τῷ λευκῷ παραπλήσιον suchten die Herausgeber durch die Zufügung von ᾠοῦ vor τῷ zu emendieren, was mich nicht überzeugt.

33 Ruf., De corp. hum. part. appellat. 153: S. 154,3–11 Daremberg – Ruelle; vgl. Heroph., T 89: S. 206 v. Staden; J. Hirschberg, Geschichte der Augenheilkunde, Erstes Buch: Geschichte der Augenheilkunde im Alterthum (A. Graefe u. Th. Saemisch, Handbuch der gesamten Augenheilkunde, Bd. 12), Leipzig 1899, S. 188f.

34 Statt des überlieferten χοροειδεῖ (χοριοειδεῖ, S. 154,7 Daremberg – Ruelle), das sachlich nicht richtig ist, lese ich χορίῳ. Die falsche Lesart ist ein Influenzfehler, verursacht durch χοριοειδής (Z. 3. 6).

35 Hirschberg (Anm. 33), S. 189, spricht, auch mit Bezug auf die vorliegende Stelle, in nicht angemessener Weise davon, dass der anonyme Traktat den Text des Rufus ergänze.

36 Siehe De dissect. part. corp. hum. 72–74: S. 184,15–185,7 Daremberg – Ruelle; vgl. Erasistr., Fr. 39: S. 73 Garofalo; Heroph., T 81: S. 200f. v. Staden.

digen Nerven[37] – auch der Wahrnehmung dienende Nerven existieren, was nach Asklepiades überhaupt nicht der Fall sei. Erasistratos zufolge seien die Anfänge der mit einem Hohlraum ausgestatteten Wahrnehmungsnerven in den Hirnhäuten, die der Bewegungsnerven im Gehirn und im Kleinhirn zu finden. Nach Herophilos gebe es νεῦρα für die willkürliche Bewegung, die ihren Ursprung im Gehirn und im Rückenmark haben, solche, die von Knochen zu Knochen oder von Muskel zu Muskel führen, und schließlich solche, die die Gelenkverbindungen herstellen. In dem letzten Satz handelt es sich, von den zunächst aufgeführten motorischen Nerven abgesehen, um Strukturen aus Bindegewebe, die unter den Begriff „Ligament" zu subsumieren sind. Diese doxographischen Angaben zum Thema νεῦρον haben im Onomastikon des Rufus keine Entsprechungen.

Aus der Erwähnung des Asklepiades, des jüngsten unter den genannten Ärzten, ergibt sich für die Abfassungszeit des Traktats die erste Hälfte des 1. vorchristlichen Jahrhunderts als *terminus ante quem non*; dies ist allerdings nur ein sehr vager Anhaltspunkt für die Datierung. Dass die Schrift keinen Hinweis auf Galen enthält, könnte auf die Entstehung vor der Mitte des 2. Jahrhunderts n. Chr. hindeuten.

In dem kürzeren Text Περὶ ὀστῶν sind Reminiszenzen an historische Persönlichkeiten nicht zu finden. Eine Bezugnahme auf die ärztliche Praxis ist in einem Fall gegeben, in dem der Autor das Schlüsselbein mit einem „Katheter für Männer" (καθετὴρ ἀρρενικός) vergleicht,[38] d. h. einem Instrument, dessen Form dem gebogenen Verlauf der männlichen Harnröhre angepasst ist. Dies erinnert an die in Περὶ ἀνατομῆς getroffene Feststellung, die Gebärmutter sei „in ihrer Form einem Schröpfkopf ähnlich" (τῷ σχήματι σικύᾳ ἰατρικῇ παραπλησία),[39] ein Vergleich, der sich mit nahezu identischem Wortlaut auch bei Soran von Ephesos (Anfang des 2. Jh. n. Chr.) findet.[40]

Die Darstellung in der Schrift über die Knochen ist, verglichen mit den Ausführungen in Περὶ ἀνατομῆς, noch knapper, und Ilberg spricht, was Περὶ ὀστῶν betrifft, in geistreicher Anspielung auf den osteologischen Inhalt überspitzt von einem „dürre(n) Gerippe";[41] ob allerdings der Text Περὶ ἀνατομῆς, der sich in Sprache und Stil von Περὶ ὀστῶν kaum unterscheidet,[42]

37 Siehe De dissect. part. corp. hum. 71: S. 184,13f. Daremberg – Ruelle.
38 De oss. 12: S. 188,9f. Daremberg – Ruelle.
39 De dissect. part. corp. hum. 64: S. 183,9–11 Daremberg – Ruelle.
40 Siehe Sor., Gyn. I 9,1: CMG IV, S. 7,22f.: σχῆμα δὲ μήτρας· ... ἰατρικῇ δὲ σικύᾳ παραπλήσιος (sc. μήτρα; überliefert ist παραπλήσιον, bezogen auf σχῆμα).
41 Ilberg, Rufus von Ephesos, S. 11.
42 Die im Folgenden mitgeteilten Befunde zur Sprache stehen unter dem Vorbehalt, dass für beide Traktate noch keine textkritisch zuverlässige Edition vorliegt. Die Stellenangaben beziehen sich auf die Ausgabe von Daremberg und Ruelle, wobei die Nachweise aus Περὶ ὀστῶν in Kursivdruck erscheinen. Ilberg, Rufus von Ephesos, S. 10 mit Anm. 3 u. 4, weist für Περὶ ἀνατομῆς (bei ihm Text B) auf die Verwendung

alles in allem, wie Ilberg es suggeriert, gefälligere Formen zu bieten hat, sei dahingestellt. Immerhin sind trotz der Beschränkung auf das Wichtigste auch in den Text über den Knochenbau vereinzelt Bemerkungen eingestreut, die über die notwendigsten Sachinformationen hinausgehen.

Beiden Abhandlungen, Περὶ ἀνατομῆς und Περὶ ὀστῶν, ist das Interesse für die Herkunft und die ursprüngliche Bedeutung gewisser Termini gemeinsam, und die betreffenden Bemerkungen sind so formuliert, dass es schwerfällt, sie verschiedenen Autoren zuzuweisen. So heißt es in dem anatomischen Traktat zur Erläuterung des Ausdrucks παρίσθμια (wörtlich „Gebilde seitlich des engen Durchgangs") für die Mandeln, die Alten hätten die engen Stellen „Engpässe" genannt (οἱ γὰρ ἀρχαῖοι τὰ στενὰ ἰσθμοὺς ἐκάλουν).[43] Ganz analog ist eine Notiz, die der Verfasser des osteologischen Textes mit seiner Aussage über das Kreuzbein, das Os sacrum, verknüpft: „Von allen Wirbeln hebt sich der letzte ab, den wir (deshalb) auch als ‚heiligen Knochen' (ἱερὸν ὀστοῦν) bezeichnen, da die Alten die großen Dinge üblicherweise ‚heilig' nennen (συνήθως τῶν ἀρχαίων ἱερὰ τὰ μεγάλα καλούν-

rhetorischer Mittel, besonders der Antithese, und den bevorzugten Gebrauch von Partizipialkonstruktionen an Stelle von Indikativen als typische Stilmerkmale hin. Beispiele hierfür finden sich auch in Περὶ ὀστῶν; Antithesen: ὡς ἑκατέρωθεν μὲν ἐπῆρθαι, κεκοιλάνθαι δὲ ἐν μέσῳ (sc. τὰ τῶν μηρῶν ὀστᾶ), mit chiastischer Stellung der Glieder, S. *191,10f.*; λεπτὰ μὲν κατὰ μεσότητας, παχύτερα δὲ κατὰ τὰ ἄκρα (sc. τὰ τοῦ πεδίου ὀστᾶ), mit Parallelität der Glieder, S. *193,12*; Partizipialkonstruktionen (ausgewählte Stellen): S. *186,6*; *187,1. 4*; *190,7f.*; *191,2f.*; *192,12*; *193,12*. Von Relativsätzen abgesehen, kommen Nebensätze in beiden Texten verhältnismäßig selten vor: Ἐπειδὴ ... παραδεδώκαμεν S. *186,1*; ὅταν φλεγμαίνωσιν S. 174,5; ebenso S. 179,11 zweimal; ὡς (konsekutiv) mit Infinitiv S. 181,7; *191,10*; mit acc. c. inf. S. *190,1. 3*; ὡς ἂν mit Optativ S. 181,12; ὥστε mit Indikativ S. *189, 1*; mit Infinitiv S. *192,10*; mit acc. c. inf. S. *192,14*. Die Relativsätze werden oft mit Präpositionen eingeleitet, z. B.: ἀπὸ ὧν S. 177,12; 181,8; διὰ οὗ S. 176,5; ebenso S. 181,9; *187,10*; *190,7*; εἰς ἣν S. *188,6*; ebenso S. *191,6*; ἐν ᾧ S. 182,13; ebenso S. 184,1; *187,4*; *190,9*; ἐπὶ ἣν S. *188,8*; κατὰ ὧν S. *191,13*; κατὰ ὃ S. 171,5; 180, 13; *189,1*; *190,4*; ebenso S. 178,2. 10; *191,11*; ὑπὸ ᾧ S. 169,6. Beispiele für relativen Anschluss sind: ἀπὸ οὗ (sc. ἀγγειδίου) δὴ καὶ S. 176,4; ἀπὸ ἧς κοιλότητος S. *188,6*; Ἐν ᾧ διαστήματι S. *193,1f.* Zum Gebrauch von τυγχάνειν: μάλιστα τοῖς ἀπολήγουσι τῶν ὀστῶν συμφυεῖς τυγχάνοντες (sc. χόνδροι; τυγχάνοντες an Stelle von ὄντες) S. 184,12f.; Εἰσὶ δὲ οἱ τοῦ τραχήλου σπόνδυλοι ἀριθμῷ τυγχάνοντες ἑπτά (redundanter Gebrauch) S. *187,11f.* Die Verwendung von Partikeln, die in den beiden Texten sparsam ist, lässt keinen Schluss auf verschiedene Herkunft der Traktate zu; notiert seien (ohne Berücksichtigung des Vorworts zu Περὶ ἀνατομῆς): γάρ z. B. S. 172,1; 174,3; *189,13*; δή S. 176,4; μὲν οὖν z. B. S. 172,9; 178,6; 183,2; *188,2*; μέντοι S. *192,4*; οἱονεί S. 173,2; οὖν S. *190,9*; τοίνυν S. 169,3; 172,5; *186,3*. Auffallend häufig ist in den beiden Abhandlungen der Gebrauch des relativierenden Indefinitums ποσῶς („bis zu einem gewissen Grade"): S. 172,11; 173,12; 181,5; 183,7. 14; 184,4; *186,5*; *189,6*; *191,4*; *192,9*.

43 De dissect. part. corp. hum. 23: S. 174,2–4 Daremberg – Ruelle. Vgl. auch die Angabe ebd. 29: S. 175,14–176,1 Daremberg – Ruelle: Τῶν φλεβῶν δὲ τὰ τὴν κοίλην φλέβα τῇ διὰ τοῦ διαφράγματος ἐπὶ τὴν καρδίαν συνάπτοντα στόματα ὑπὸ τῶν ἀρχαίων εἴρηται καὶ πύλαι.

των).“[44] Die für diesen anatomischen Terminus gegebene Erklärung, die im Onomastikon keine Parallele hat,[45] erinnert an Bemühungen antiker Exegeten, den für die Epilepsie verwendeten Ausdruck „heilige Krankheit“ verständlich zu machen. Nach dem Zeugnis des Stephanos von Athen (zweite Hälfte des 6. Jh.) haben manche Interpreten den Terminus ἱερὰ νόσος mit der Größe (d. h. Schwere) der Krankheit in Verbindung gebracht, und er fährt erläuternd fort: „so sprechen wir nun auch von einem ‚heiligen Fisch‘ im Sinne eines großen (Fisches)“, womit auf einen Iliasvers (XVI 407) angespielt wird.[46] Im lateinischsprachigen Bereich ist eine ähnliche Bemerkung bei Caelius Aurelianus (erste Hälfte des 5. Jh.) überliefert, der zufolge die Bezeichnung „heilige Krankheit“ (sacra *sc.* passio) ebenfalls – als eine der vorgetragenen Interpretationsmöglichkeiten – auf die Größe der Erkrankung zurückgeht; denn das Volk habe die größeren Dinge „heilig“ genannt.[47] Da es sich bei dem Werk des Caelius über akute und chronische Krankheiten um eine lateinische Übersetzung oder auch Bearbeitung der im griechischen Original nicht erhaltenen nosologischen Schrift des Soran handelt,[48] führt dieser Beleg etwa in die Zeit des Rufus.

In einem anderen Fall moniert der Verfasser von Περὶ ὀστῶν, dass einige Laien behaupten, der äußere Fußknöchel werde als ἀστράγαλος bezeichnet;[49] dies ist üblicherweise der Terminus für das Sprungbein.[50] Die Notiz zur Nomenklatur hat eine Parallele im Onomastikon, in dem Rufus darauf hinweist, dass beide Knöchel „in nicht korrekter Weise“ (οὐκ ὀρθῶς) ἀστράγαλοι genannt werden.[51] Wenn man erwägt, ob der anonyme Autor seine Bemerkung dem Rufustext entlehnt haben könnte, ist zunächst geltend zu machen, dass sich bei ihm, anders als bei Rufus, die Angabe nur auf den äußeren Knöchel bezieht. Andererseits zeigen mehrere Stellen in den Schriften Galens, dass es sich bei dem betreffenden Hinweis um einen Topos handelt; so spricht auch er im De fracturis-Kommentar davon, dass die Knöchel von manchen „in nicht korrekter Weise“ (οὐκ ὀρθῶς) als ἀστράγαλοι bezeichnet werden.[52] Demnach kann nicht davon die Rede sein, dass sich die

44 De oss. 26: S. 190,13–191,1 Daremberg – Ruelle.
45 Zum Kreuzbein s. Ruf., De corp. hum. part. appellat. 114: S. 148,1–3 Daremberg – Ruelle.
46 Steph., In Hipp. Aphor. comm. II 44: CMG XI 1,3,1, S. 236,11–14.
47 Cael. Aurel., Tard. pass. I 60: CML VI 1, S. 464,5–10.
48 Siehe J. Kollesch, Zur Übersetzungstätigkeit des Caelius Aurelianus, in: Medizingeschichte und Gesellschaftskritik, Festschrift für Gerhard Baader, hrsg. v. M. Hubenstorf, H.-U. Lammel, R. Münch, S. Schleiermacher, H.-P. Schmiedebach u. S. Stöckel, Husum 1997 (Abhandlungen zur Geschichte der Medizin und der Naturwissenschaften 81), S. 19–25.
49 De oss. 34: S. 192,3f. Daremberg – Ruelle.
50 Siehe ebd. 38: S. 193,1f. Daremberg – Ruelle.
51 Ruf., De corp. hum. part. appellat. 124: S. 149,4f. Daremberg – Ruelle.
52 Gal., In Hipp. De fract. comm. II 35: XVIII B 474,5–7 K. (statt ἀστράγαλον ist

Angabe in dem osteologischen Text speziell aus dem Onomastikon des Rufus herleitet.

Trotz dieser gelegentlichen Bemerkungen, die zusätzliche Informationen vermitteln, ist der geistige Horizont in dem Traktat über den Knochenbau etwas begrenzter als in Περὶ ἀνατομῆς, ohne dass man sich Ilberg anschließen möchte, in Περὶ ὀστῶν eine ‚späte Epitome' zu vermuten.[53] Da es, wie gezeigt wurde, in den beiden Texten auch Gemeinsamkeiten gibt, die gewichtiger sind als die Unterschiede – diese mögen durch die Verschiedenheit des Stoffes bedingt sein –, halte ich es, anders als Ilberg, für sehr wahrscheinlich, dass Περὶ ὀστῶν von demselben Verfasser wie Περὶ ἀνατομῆς herrührt und dass der Text über die Knochen als Fortsetzung der Ausführungen über die inneren Körperteile gedacht war.[54]

Im Ergebnis unserer Überlegungen erscheint eine Beziehung der beiden pseudepigraphischen Texte zu der anatomischen Schrift des Rufus als ausgeschlossen, die These, dass die beiden Traktate als Teile eines einheitlich konzipierten Werkes von demselben Verfasser stammen, als wohlbegründet. Es dürfte sich um Textstücke ein und desselben Werkes handeln, dessen erster Abschnitt, der die Beschreibung der äußerlich sichtbaren Körperteile zum Inhalt hatte, verlorenging und in unbekannter Zeit durch den Auszug aus dem Onomastikon ersetzt wurde, wobei an der Fuge durch einen redaktionellen Zusatz eine künstliche Verbindung geschaffen worden ist. Als wissenschaftsgeschichtliche Quelle für die speziellen Sachgebiete hat der Schriftenkomplex Περὶ ἀνατομῆς / Περὶ ὀστῶν seinen eigenständigen Wert.

ἀστράγαλοι zu schreiben); s. ferner Gal., In Hipp. De off. med. comm. II 16: XVIII B 765,8–10 K.; De oss. ad tir. 22,4: S. 80,20–81,3 Garofalo = II 774,17–775,2 K. In allen Fällen sind beide Knöchel gemeint.

53 Ilberg, Rufus von Ephesos, S. 11.

54 Die Zusammengehörigkeit der beiden Abhandlungen und damit die Identität des Autors sieht auch v. Töply (Anm. 22), S. 359, als gegeben an. Nur darf man dafür nicht die ähnliche Ausdrucksweise in den einleitenden Sätzen (De dissect. part. corp. hum. 1: S. 168,1f. Daremberg – Ruelle und De oss. 1: S. 186,1f. Daremberg – Ruelle) als Argument heranziehen, da das Vorwort zu Περὶ ἀνατομῆς ein späterer Zusatz sein dürfte.

Scrivere la medicina. La registrazione dei miracoli di Asclepio e le opere di Ippocrate

Lorenzo Perilli

I. La "questione ippocratica" e gli studi di V. Langholf: « Ubinam in congerie Hippocratea lateat verus Hippocrates quaeque scripta sint genuina, 'quaeritur et quaeretur quousque philologia erit inter mortales' ». Così Wilhelm Schonach, in epigrafe alle sue Curae Hippocraticae del 1908, riassumeva la cosiddetta "questione ippocratica", parafrasando Adolf Emperius su Omero. La settantina di opere raccolte sotto la unificante, quanto fuorviante etichetta di "Corpus Hippocraticum" – è noto – sono tra loro diversissime, cronologicamente distanti, accomunate solo dall'avere ad oggetto, per un verso o per l'altro, la medicina. Da questo punto di vista, la questione ippocratica si può dire risolta: un *verus Hippocrates* non esiste. Molte delle opere dette ippocratiche sono costitutivamente anonime, costituite da stratificazioni progressive, originariamente risalenti a materiali per loro natura sconnessi. Di cui rappresentano a volte la trascrizione, a volte un'ordinata riorganizzazione, a volte la meccanica giustapposizione. Ma quali raccolte di materiali?

Se non esiste uno e un solo Hippocrates autore degli scritti che portano il suo nome, esiste invece quella *congeries*, in cui si ha spesso la sensazione di « camminare in eterno lungo un muro senza porta . . . e non si entra mai nel cortile ».[1] Una porta, o almeno uno spiraglio è forse quello aperto da Volker Langholf, il quale, nel tentativo di approfondire tipologia e struttura di alcune delle opere dette ippocratiche, ne ha portato alla luce le verosimili origini e modalità compositive: il modo in cui esse sono diventate quello che sono. Da cui si evince anche il perché del loro sistematico anonimato.

In un eccellente contributo del 2004, dal titolo di "Structure and genesis of some Hippocratic treatises",[2] Langholf ha ripreso e dato sistematicità ad alcune ipotesi esposte in passato, soprattutto nelle "Beobachtungen zur Struktur einiger Traktate des 'Corpus Hippocraticum'"[3] risalenti al 1989, e in parte anticipate in lavori precedenti. Cerco, a mo' di premessa, di riassumere le principali conclusioni di Langholf, qui e là interpolando qualche considerazione, per poi tentare un passo ulteriore.

1 Così, di Franz Kafka, il suo primo biografo.

2 Structure, in: Magic and Rationality, pp. 219–275. Devo alla cortesia di Amneris Roselli la segnalazione di questo contributo.

3 V. Langholf, Beobachtungen zur Struktur einiger Traktate des 'Corpus Hippocraticum', Sudhoffs Archiv 73, 1989, pp. 64–77.

II. Caratteristiche strutturali di alcuni trattati tecnici del Corpus Hippocraticum: Numerosi trattati, tra quelli raccolti nel Corpus Hippocraticum, si presentano come un insieme di unità testuali distinte, che pur rispondendo a una logica interna risultano disposte in modo caotico. La spiegazione che Langholf ne offre, è che queste compilazioni erano opera di autori ovvero di scribi – di coloro cioè che si erano o erano stati incaricati dell'atto materiale della trascrizione – i quali avevano a disposizione una quantità di materiale precedente a cui attingere variamente. Al fine di trarne *excerpta*, o farne trascrizioni integrali.

Le opere che, per un aspetto o per l'altro, si prestano ad analisi di questo tipo sono: De locis in homine; De affectionibus; De muliebri natura; De liquidorum usu; De morbis I; De natura hominis; Epidemiae (parz.; e. g. V, VI, VII); Coacae praenotiones; Prorrheticon I; Prorrheticon II; De ossium natura; Mochlicon; De anatome; Aphorismi; De humoribus. Per la presenza di "Appendici" (Langholf [n. 3]): De mulierum affectibus I; De superfetatione; De morbis III; De diaeta acutorum (spurium); De morbis IV. Altre se ne possono aggiungere. Si tratta di scritti costituiti da sezioni giustapposte, blocchi di testo indipendenti da, ma spesso tematicamente correlati con, gli altri. Oppure di materiali riamalgamati, o ripresi in forma compendiaria. Oppure di trattati che presentano in conclusione quelle che gli editori dei singoli scritti chiamano convenzionalmente Appendici: sezioni che risultano palesemente distinte da quanto precede, e per le quali spesso si può dimostrare trattarsi di *addenda*. Oppure ancora, alcuni tra questi scritti (come Epid. V e VII, o Prorrh. I e Coac. praenot.) condividono in parte gli stessi materiali, spesso ordinati diversamente o con variazioni. Persino di un'opera compiuta come il De aeribus aquis locis, è stato osservato che l'autore presenta il suo pensiero strutturandolo in blocchi, ognuno dei quali sembra esaurire quanto egli ha da dire, salvo aggiungerne uno ulteriore con la stessa caratteristica. Il testo presenterebbe dunque i suoi argomenti a "ondate".[4]

III. Tavolette come fonti dirette dei trattati tecnici del CH: È l'atto stesso della scrittura, il gesto concreto dello scriba di fronte a un supporto – tavoletta, papiro –, sono il processo e i principi della compilazione che determinano il risultato, l'opera. Questo perché, si sottolinea, le distinte unità testuali che è spesso possibile identificare rivelano una lunghezza standard, o un multiplo di quella lunghezza (v. sotto, VIII). Testimonianze letterarie, così come risultanze archeologiche, ne danno conferma. Il numero dei casi identificati da Langholf è tale da escludere che si tratti di casualità. I testi oggi conservati, o meglio parte di essi, hanno le caratteristiche che hanno, perché furono copiati da materiali registrati su tavolette, distinte e separate l'una dall'altra. Una delle conferme più efficaci è data dal "riciclaggio", per

4 Così W. D. Smith, Analytical and catalogue structure in the Corpus Hippocraticum, in: Formes de pensée, pp. 277–284.

ripetizione, delle medesime unità di testo in opere differenti, talvolta in un ordine diverso, invertito (il che esclude che una delle due opere fosse fonte diretta dell'altra, e rinvia invece alla disponibilità di supporti separati come fonte comune, i cui testi potevano essere riportati ora in una sequenza, ora in un'altra). È il caso, ad esempio, di alcuni libri delle Epidemie.[5]

IV. Struttura catalogica-addizionale dei trattati tecnici del CH: La struttura dei testi sopra elencati è catalogica. A volte questi cataloghi hanno carattere sistematico, a volte asistematico. Buon esempio ne è il De locis in homine[6]: lì, l'argomentazione è limitata al primo capitolo. Lo seguono testi in forma di catalogo sistematico: ma con il capitolo 17, la sistematicità si perde, e si hanno cinque blocchi di testo diversi per stile e per contenuto, che danno vita a un catalogo asistematico e anzi caotico, privo di una visione d'insieme. Così come De mulierum natura è un « largely unsorted chaotic database, rather worthless in its written format » (Langholf, Structure, p. 231), in cui si alternano soprattutto brevi note e ricette. Gli esempi di Langholf sono numerosi e illuminanti.[7] Ci si potrebbe interrogare su quello che era il concetto di trattato (σύγγραμμα) per gli antichi, e su quanto fosse differente dalla raccolta di note (ὑπόμνημα): De morbis I si articola in 236 capitoletti che si sommano l'uno all'altro secondo un criterio addizionale, e non si saprebbe quale definizione ritenere più adeguata. Una composizione, o meglio compilazione, di unità testuali tra loro disconnesse fa del medico-scriba un punto di confluenza, e lo esonera dalla necessità di elaborare in sistema i suoi dati.

V. Assenza di finale. Uso della prima persona singolare: Altra caratteristica peculiare di non pochi trattati del Corpus Hippocraticum, che ne conferma l'origine non strutturata, è la frequente assenza di una conclusione, un epilogo, una ricapitolazione finale. Essi terminano *ex abrupto*, « just as if their termination were provoked by the lower margin of a piece of writing material » (Langholf, Structure, p. 226). Nella stessa direzione porta l'uso della prima persona singolare riferita alla persona dell'autore: è un uso non regolare, occasionale invece, che varia da opera a opera, e che ricorre con maggiore frequenza nelle sezioni d'apertura di uno scritto. In uno stesso trattato, come Prorrh. II – rileva Langholf –, l'uso della prima persona singolare è dapprima frequente (5–20), quindi occasionale (11–28), infine assente

5 Studiate da Langholf in Die parallelen Texte, pp. 264–274; id., Medical Theories.

6 Langholf, Structure, p. 228.

7 Qualche utile integrazione fornisce un recente articolo di Elisabeth Craik (che si sofferma soprattutto su Prorrheticum I e su Coacae praenotiones): Horizontal transmission in the Hippocratic tradition, Mnemosyne 59, 2006, pp. 334–347. Cf. inoltre A. Roselli, Strategie espositive nei trattati ippocratici: presenza autoriale e piano espositivo in Malattie IV e in Fratture e Articolazioni, in: La costruzione del discorso filosofico nell'età dei Presocratici, a cura di M. M. Sassi, Pisa 2006 (Seminari e Convegni 7), pp. 259–283.

(29–43: la fine dell'opera). Le sezioni d'apertura sono quelle più generali e stilisticamente caratterizzate, dovute a un successivo intervento di revisione, o intese come introduzione a una serie di materiali assemblati. Qui la persona dell'estensore emerge. Del resto, anche un trattato lontano dalle tipologie finora considerate e di elevato livello stilistico come il Prognostico, esempio di maturo trattato scientifico, presenta un capitolo iniziale e uno finale di interesse metodologico strettamente correlati tra loro secondo un sofisticato uso della *Ringkomposition*, che racchiudono una trattazione seriale propriamente tecnica.[8]

VI. L'interpretazione di Galeno. La trascrizione postuma degli appunti di Ippocrate: Gli antichi non ignoravano il duplice problema costituito da queste caratteristiche di alcuni scritti ippocratici e dal loro anonimato, ma lo riconducevano a coordinate diverse. Galeno approva o condanna, assegna a Ippocrate o a falsari più o meno abili interi trattati o parti di essi: la seconda parte del De natura hominis è per lui da condannare, si deve a un personaggio incompetente e privo di esperienza che inventa un grosso volume mettendo insieme la prima e la terza parte e frapponendo tra esse la seconda, per venderlo a caro prezzo a una biblioteca reale.[9] Di Epidemie II e VI (parzialmente associati a IV e a differenza di I e III, da sempre considerati invece ippocraticamente esemplari) si dice che fossero opera di Tessalo, il figlio di Ippocrate, che vi avrebbe raccolto gli appunti postumi del padre, conservati non in forma sistematica ma scritti su singole pelli, papiri, tavolette (διφθέραι, χάρται, δέλτοι), in forma di appunti (ὑπομνήματα) non destinati alla circolazione (Gal., De difficult. respir. II 8: VII 854,11–855,14 K., nec non III 1: VII 890,16–18 K.: Θεσσαλὸν τὸν Ἱπποκράτους υἱὸν ... αὐτοῦ τοῦ πατρὸς ἐν διφθέραις τισὶν ἢ δέλτοις εὑρόντα ὑπομνήματα; In Hipp. Epid. VI comm. II 15: CMG V 10,2,2, p. 76,1–3: τὰ γὰρ ἐν διφθέραις ἢ χάρταις ἢ δέλτοις ὑφ' Ἱπποκράτους γεγραμμένα τὸν υἱὸν αὐτοῦ Θεσσαλὸν ἀθροίσαντά φασι ταυτὶ τὰ δύο βιβλία συνθεῖναι; cf. ibid. V 5: p. 272,5–9). Ad essi Tessalo avrebbe anche aggiunto del proprio.

Del resto, che questa fosse prassi comune nella scrittura antica, almeno in prosa e non solo nella medicina, viene confermato da significative testimonianze riguardanti ad esempio gli scrittori di storia.[10] Dice la Vita di Tuci-

8 Sul "Proemio" del Prognostico si veda B. Marzullo, Hippocr. Progn. 1 Alex. (Prooemium), Museum Criticum 21/22, 1986/1987, pp. 199–254 (= B. Marzullo, Scripta minora, a cura di A. Andrisano et alii, Hildesheim, Zürich, New York 2000, vol. I [Spudasmata 77,1], pp. 397–452).

9 Gal., In Hipp. De nat. hom. comm. II 22: CMG V 9,1, p. 88,1–7; Langholf, Structure, p. 246.

10 Cf. T. Dorandi, dapprima in: Den Autoren über die Schulter geschaut: Arbeitsweise und Autographie bei den antiken Schriftstellern, ZPE 87, 1991, pp. 11–33, quindi Le stylet et la tablette: dans le secret des auteurs antiques, Parigi 2000 (L'âne d'or 12), e ora Nell'officina dei classici: Come lavoravano gli autori antichi, Roma 2007. Su Tucidide, Dorandi rinvia a W. K. Prentice, How Thucydides wrote his history, Classical Philology 25, 1930, pp. 117–127.

dide di Marcellino (47), che dapprincipio lo storico si preoccupa di annotare i fatti significativi, le parole dei protagonisti; solo in seguito si avrà una riorganizzazione dei materiali, eventualmente postuma: ἀφ' οὗ μὲν γὰρ ὁ πόλεμος ἤρξατο, ἐσημειοῦτο τὰ λεγόμενα πάντα καὶ τὰ πραττόμενα, οὐ μὴν κάλλους ἐφρόντισε τὴν ἀρχήν, ἀλλὰ τοῦ μόνον σῶσαι τῇ σημειώσει τὰ πράγματα· ὕστερον δὲ ... συνέταξε μετὰ κάλλους ἃ ἐξ ἀρχῆς μόνον ἐσημειοῦτο διὰ τὴν μνήμην. Lo stesso, con formulazione sostanzialmente affine, afferma Luciano in generale a proposito della stesura di opere storiche (Quom. hist. conscr. sit 48): dapprima si avrà un brogliaccio disorganico, ἐπειδὰν ἀθροίσῃ ἅπαντα ἢ τὰ πλεῖστα, πρῶτα μὲν ὑπόμνημά τι συνυφαινέτω αὐτῶν καὶ σῶμα ποιείτω ἀκαλλὲς ἔτι καὶ ἀδιάρθρωτον; quindi il testo riceverà in una seconda fase le cure necessarie a renderlo leggibile e di qualità letteraria: εἶτα ἐπιθεὶς τὴν τάξιν ἐπαγέτω τὸ κάλλος καὶ χρωννύτω τῇ λέξει καὶ σχηματιζέτω καὶ ῥυθμιζέτω. Questo, riteneva W. K. Prentice ([n. 10], p. 125), riconduce all'uso di singoli fogli riuniti poi insieme: "How was it possible for Thucydides to be continually revising and enlarging his book, how could he have acquired certain 'documents gradually and stuck them in his manuscript to work up later', if his manuscript was on papyrus rolls? Such a procedure can be imagined only if the author wrote on flat sheets, which he kept together in a bundle or in a box ... The original manuscript consisted of a pile of loose sheets with many corrections, alterations, and insertions..." Piuttosto che a fogli di papiro, si potrà pensare a tavolette. La medicina, per le sue caratteristiche operative, aggiunge a questo modo di lavorare aspetti ad essa peculiari.

VII. Il caso di Epidemie VI 8,7: la trascrizione dalla tavoletta: Particolarmente importante è Epid. VI 8,7.[11] Solo in questo caso nel Corpus ippocratico si legge il termine πινακίδιον (diminutivo di πίναξ). Si ha qui una frattura nel trattato, evidente sul piano stilistico e della organizzazione del discorso. Una decisiva intestazione introduce la serie di osservazioni che ad essa tiene dietro (cf. anche sotto, XXXV). Essa recita: τὰ ἐκ τοῦ σμικροῦ πινακιδίου, "Dalla piccola tavoletta". La formula è confermata dal commento di Galeno (In Hipp. Epid. VI comm. VII: CMG V 10,2,2, p. 441, 18–20, dall'arabo): « „Was von dem kleinen Täfelchen stammt" », che Galeno chiama Überschrift (Intestazione).[12] Il diminutivo πινακίδιον dice la

11 Hipp., Epid. VI 8,7: pp. 166–172 Manetti – Roselli = V 344,17–346,7 L. Di cui facevo cenno in: L. Perilli, Conservazione dei testi e circolazione della conoscenza in Grecia, in: Biblioteche del mondo antico. Dalla tradizione orale alla cultura dell'impero, a cura di A. Andrisano, Roma 2007, p. 65. Sul passo si vedrà almeno K. Bardong, Beiträge zur Hippokrates- und Galenforschung, Nachr. v. d. Akademie d. Wiss. in Göttingen, philol.-hist. Kl. 1942, 7, Göttingen 1942, pp. 577–603; cf. Langholf, Structure, p. 249s.; Manetti e Roselli, in: Ippocrate, pp. 167–169 n. ad loc.

12 Secondo quanto informa Galeno, questo titolo sarebbe da riferire a due interi libri delle Epidemie, che Tessalo avrebbe scritto rielaborando degli appunti ippocratici

dimensione « portatile » del supporto scrittorio, funzionale al medico nei suoi spostamenti. Anche se, come rileva Langholf, con il singolare dei termini per dire la tavoletta poteva intendersi altresì un polittico costituito da più tavolette legate assieme o a volte ruotanti attorno a un perno (il dorso dei nostri libri), una sorta di "quaderno". Se ne hanno sufficienti testimonianze letterarie e archeologiche.[13]

Il testo di Epidemie VI introdotto da questa titolatura differisce chiaramente da quanto precede. Come ci si attende da "appunti" presi dal medico in corso d'opera, esso è costituito da note brevi, eterogenee, prive di una struttura sintattica: una giustapposizione stenografica di dati, verosimilmente ricca di abbreviazioni e sigle, che nelle lingue moderne si tende a "sovratradurre", per darle una forma praticabile. Opportunamente Langholf (Structure, p. 263) sottolinea come questa sezione, piuttosto che coincidere con l'intero prosieguo dell'opera, si possa far concludere con 8,26 (pp. 186/188 Manetti – Roselli = V 354,2 L.), giacché subito dopo ha inizio una nuova serie di casi di singoli pazienti, mutila all'inizio (come conferma il parallelo, non mutilo, di Epid. VII 117: V 462,21–464,2 L.), e molto diversa per forma e contenuto. Non sarà un caso, rileva, che il testo contenuto tra 8,7 e 8,26 equivale a circa 100 versi epici (627 parole), l'unità di misura di riferimento nella sua argomentazione, quella contenuta da una tavoletta standard. Che questa misura sia attendibile, è confermato dalle 14 tavolette di legno recanti i rendiconti delle pritanie di Eleusi del 329–328 a.C. (IG II^2 1672), per le quali è stato calcolato il contenuto per numero approssimativo di lettere – equivalente a circa 2800 caratteri per tavoletta, corrispondenti alla media calcolata da Langholf per i testi medici.[14]

VIII. Le tavolette lignee e la quantità di testo in esse contenuta. Opere mediche prima del CH: Un aspetto decisivo per l'indagine di Langholf riguarda l'originale da cui testi come quelli sopra descritti poterono essere copiati. Se di meccanismi additivi si tratta, i testi copiati spesso conservano le caratteristiche dell'originale: si può pensare che essi fossero anonimi anche per chi li trascriveva. Tutto porta a ritenere, così Langholf, che essi fossero scritti su tavolette, la cui ampiezza era sostanzialmente standard; tavolette

---

registrati su tavolette; cf. Gal., De difficult. respir. II 8: VII 855,1–9 K.: ma questa "estensione" appare problematica. Ho accennato alla difficoltà in: Perilli (n. 11), p. 65.

13 Cf. sotto, XXXIIIss.; Langholf, Structure, p. 261s.; D. Symington, Late bronze age writing-boards and their uses: textual evidence from Anatolia and Syria, Anatolian Studies 41, 1991, pp. 111–123; Les tablettes à écrire de l'antiquité à l'époque moderne, Actes du Colloque internationale du CNRS, 10–11 octobre 1990, a cura di E. Lalou, Turnhout 1992; P. Degni, Usi delle tavolette lignee e cerate nel mondo greco e romano, Messina 1998; Dorandi, Stylet (n. 10).

14 Cf. N. Lewis, L'industrie du papyrus dans l'Égypte gréco-romaine, Paris 1934, p. 61 n. 8; id., Papyrus in classical antiquity, Oxford 1974, p. 73, e Langholf (n. 3), p. 71 n. 39, che cita entrambi.

singole o dittici o polittici ("quaderni"), di cui si ha testimonianza sia archeologica (ritrovamenti in alcuni casi straordinari, come quello di Ulu Burun, sotto, XXXIII) sia artistica (raffigurazioni, come il Vaso di Dario al Museo Archeologico di Napoli). I testi in esse contenuti erano organizzati in blocchi equivalenti all'incirca a 100 linee standard, che per la prosa corrispondevano a 100 versi epici (cioè tra le 600 e le 800 parole, intese queste nel senso moderno) o a multipli di questa quantità: una quantità che in alcune testimonianze superstiti è annotata in margine (una numerazione progressiva di 100 in 100), e sarà servita a quantificare anche il compenso destinato agli scribi. Questa era la lunghezza media dei testi contenuti in una tavoletta nel corso dell'antichità, come in età classica. Sezioni di testo separate per contenuto, struttura, stile, posizione nell'opera (in appendice), rispondono con regolarità, sebbene non sempre, a questi numeri.

Le unità testuali nel loro stadio originario non erano fisicamente congiunte, come dimostra il loro ricorrere in testi diversi, bensì disposte su supporti scrittorii separati, di dimensioni ridotte, che potevano assumere di volta in volta una nuova collocazione. Di fatto, si deve ritenere che nel momento in cui gli scritti attribuiti a "Ippocrate" vengono redatti, circolava una vasta messe di materiali considerati proprietà comune, e soggetti a rimaneggiamenti e ampliamenti da parte di medici, itineranti o stanziali, che lavorano isolatamente o insieme ad altri.[15] È il Corpus stesso a darne conferma, ad esempio nell'esordio del De diaeta – è il passo di riferimento sul tema –, dove l'estensore dichiara di rifarsi a scritti precedenti (οἱ πρότερον συγγράψαντες), che hanno meriti e torti: ma laddove siano in errore, si passeranno sotto silenzio (ἐλέγχειν μὲν οὖν τὰ μὴ ὀρθῶς εἰρημένα οὐ παρεσκεύασμαι), mentre quanto hanno scritto correttamente non si potrà che riportarlo tal quale: ὅσα μὲν γὰρ ὀρθῶς ὑπὸ τῶν πρότερον εἴρηται, οὐχ οἷόν τε ἄλλως πως ἐμὲ συγγράψαντα ὀρθῶς συγγράψαι (Hipp., De diaeta I 1,1s.: CMG I 2,4, p. 122,3–13).

IX. Il sapere medico precedente "Ippocrate": Del resto, che i testi raccolti nel Corpus facessero riferimento a un sapere precedente, è cosa acquisita. La seconda sezione di De morbis II (capp. 1–64 [12–75]: pp. 142–214 Jouanna = VII 18–114 L.) sembra particolarmente antica o conservatrice.[16] L'esempio più comune di testi non- e pre-ippocratici è in generale quello delle cosiddette Sentenze Cnidie: alcuni testi nosologici e ginecologici del Corpus (De morbis II e III, De affectionibus, De affectionibus internis, De mulierum affectibus, De muliebri natura tra gli altri) sono stati detti "cnidi" per il

15 Così anche Ph. van der Eijk, Towards a rethoric of ancient scientific discourse. Some formal characteristics of Greek medical and philosophical texts (Hippocratic Corpus, Aristotle), in: Grammar as Interpretation. Greek Literature in its Linguistic Contexts, a cura di E. J. Bakker, Leida, New York, Colonia 1997 (Mnemosyne Suppl. 171), pp. 77–129, e Craik (n. 7), p. 340.

16 Cf. Langholf, Medical Theories, pp. 25; 52s., con bibliografia.

loro possibile nesso con quell'opera (o opere), la quale però sarebbe nata a sua volta come riproposizione di materiali preesistenti, di un sapere medico tradizionale, a cui viene data forma di testo continuato: continuato, se non per sintassi e contenuto, almeno per la struttura. Tanto caotico è un assemblaggio come quello di De muliebri natura, che non è facile vedere l'utilità dell'aver messo per iscritto e unito insieme quei materiali: Langholf (Structure, p. 253) ne ipotizza lo scopo nell'apprendimento mnemonico, una soluzione poco convincente. Meglio pensare a un repertorio per la consultazione, o al trasferimento di materiali disomogenei su un diverso supporto scrittorio, come il papiro, al fine della archiviazione.

È il Corpus ippocratico a dare conferma della posizione della scrittura nella quotidianità operativa del medico: così, in uno dei libri letterariamente più compiuti delle Epidemie, il terzo (III 16: I 232,7–10 Kw. = III 100, 7–102,2 L.), l'autore dichiara il ruolo essenziale riservato in medicina alla indagine di quanto è stato scritto, e soprattutto all'uso di materiali guida: Μέγα δὲ μέρος ἡγεῦμαι τῆς τέχνης εἶναι τὸ δύνασθαι σκοπεῖν καὶ περὶ τῶν γεγραμμένων ὀρθῶς. ὁ γὰρ γνοὺς καὶ χρεώμενος τούτοις οὐκ ἄν μοι δοκεῖ μέγα σφάλλεσθαι ἐν τῇ τέχνῃ. L'uso del verbo χρεώμενος richiama il ricorso da parte del medico a materiali scritti (τὰ γεγραμμένα) nella attività quotidiana: quegli scritti che indicandogli la via da percorrere lo garantiranno dall'errore – assillo questo tipicamente "ippocratico". Così altrove nel Corpus, laddove si afferma che vi sono rilevazioni ἄξιον γραφῆς, che richiedono di essere messe per iscritto (cf. Hipp., De artic. 10: II 127,3 Kw. = IV 104,8 L.; De diaeta acut. 7 [3] e 59 [16]: I 112,6; 140,2 Kw. = III 238,13; 354,6 L.).[17]

17 Al tema della scrittura nelle opere mediche sono stati dedicati non pochi interventi. Segnalo qui solo alcuni dei contributi, soprattutto recenti, consultati nella stesura di questo scritto, riguardanti la medicina ma non solo: L. H. Jeffery, The Local Scripts of Archaic Greece. A Study of the Origin of the Greek Alphabet and its Development from the Eighth to the Fifth Centuries BC, rev. ed., Oxford 1990 (1ª ed., 1961); Langholf, Syntaktische Untersuchungen; I. M. Lonie, Literacy and the development of Hippocratic medicine, in: Formes de pensée, pp. 145–161; R. Hellweg, Stilistische Untersuchungen zu den Krankengeschichten der Epidemienbücher I und III des Corpus Hippocraticum, Bonn 1985 (Habelts Dissertationsdrucke, Reihe Klassische Philologie 35); J. Pigeaud, Le style d'Hippocrate ou l'écriture fondatrice de la médecine, in: Les savoirs de l'écriture. En Grèce ancienne, sous la dir. de M. Detienne, Lille 1988, pp. 305–329; W. V. Harris, Ancient Literacy, Harvard 1989; H. Ioannidi, La pratique de l'écriture chez les médecins auteurs des Epidémies (Livres I et III; II, IV, VI), in: Die hippokratischen Epidemien, pp. 159–165; W. Rösler, Trasmissione culturale tra oralità e scrittura, in: I Greci. Storia Cultura Arte Società, a cura di S. Settis, vol. II 2, Torino 1997, pp. 707–723; M. L. Lazzarini, La scrittura nella città: iscrizioni, archivi e alfabetizzazione, in: I Greci, loc. cit., pp. 725–750; Müller, Zur Textgeschichte, pp. 203–221 = Müller, Kleine Schriften, pp. 327–347; Althoff, pp. 37–63; A. Roselli, Tra pratica medica e filologia ippocratica: il caso della περὶ ἄρθρων πραγματεία di Apollonio di Cizio, in: Sciences exactes et sciences appli-

X. Il destinatario: il medico esperto: Quale fosse il destinatario, il fruitore della maggior parte degli scritti medici, in particolare di carattere tecnico, è presto detto: il medico. Il medico esperto. È difficile pensare a un uso didattico per molti dei testi a noi pervenuti, e in particolare è da escluderne un uso a fini di autoapprendimento: potevano certo essere utilizzati come supporto nell'insegnamento, ma loro funzione primaria era quella di guida e riscontro per il medico nella sua attività, secondo quanto dichiarato nel passo citato di Epidemie III (sopra, IX). Conferma fornisce Aristotele nell'Etica a Nicomaco (X 10: 1181 b 2–6), dove si afferma che la scrittura è essenziale per la pratica della medicina, ma solo per chi sappia integrarla con l'esperienza sul campo e abbia le competenze necessarie per applicarla (τοῖς μὲν ἐμπείροις ὠφέλιμα εἶναι δοκεῖ): non si diventa medici, dice Aristotele, sulla sola base dei libri di medicina (οὐ γὰρ φαίνονται οὐδ' ἰατρικοὶ ἐκ τῶν συγγραμμάτων γίνεσθαι); essi, in particolare, non sono di alcun giovamento per chi già non sappia (τοῖς δ' ἀνεπιστήμοσιν ἀχρεῖα).[18] Lo stesso si attribuisce a Diocle di Caristo (fr. 6: I, p. 8 van der Eijk), il quale, stando a una raccolta di apoftegmi di vari autori e varia natura conservati nel codice Marciano greco 608 (fol. 323^r), avrebbe sostenuto che τὰ βιβλία τῶν μεμαθηκότων ὑπομνήματά εἰσι, τῶν δὲ ἀμαθῶν μνήματα, dunque "aiuti per la memoria" di chi sa, e invece "pietre tombali" per chi non sa.[19] Rilevante è

quées à Alexandrie (IIIe siècle av. J.-C. – Ier siècle ap. J.-C.), Actes du Colloque International de Saint-Etienne (6–8 juin 1996), a cura di G. Argoud e J.-Y. Guillaumin, Saint-Etiennes 1998 (Centre Jean Palerne, Mémoires 16), pp. 217–231; T. J. Morgan, Literate education in classical Athens, The Classical Quarterly 49, 1999, pp. 46–61; Epea and Grammata. Oral and Written Communication in Ancient Greece, a cura di I. Worthington e J. M. Foley, Leida, Boston, Colonia 2002 (Mnemosyne, Suppl. 230); L. Dean-Jones, Literacy and the charlatan in ancient Greek medicine, in: Written Texts and the Rise of Literate Culture in Ancient Greece, a cura di H. Yunis, Cambridge e New York 2003, pp. 97–121; M.-H. Marganne, Le livre médical dans le monde gréco-romain, Liegi 2004 (Cahiers du CeDoPaL 3). Di interesse sono diversi dei saggi contenuti in: Vermittlung und Tradierung von Wissen in der griechischen Kultur, a cura di W. Kullmann e J. Althoff, Tubinga 1993 (ScriptOralia 61), nonché, per altri aspetti, D. Ohlenroth, Das Abaton des lykäischen Zeus und der Hain der Elaia. Zum Diskos von Phaistos und zur frühen griechischen Schriftkultur, Tubinga 1996. Da segnalare i contributi di A. Roselli, Il medico nelle città ellenistiche. Le iscrizioni onorarie per i medici e i trattati deontologici ippocratici, e di M.-H. Marganne, La terminologie de la librairie dans la Collection Hippocratique, entrambi in: La science médicale antique, pp. 353–371 e 315–337.

18 Il passo è citato, insieme a quello di Diocle che segue, anche in van der Eijk (n. 15), p. 96.

19 Lo stesso dirà Galeno (cf. van der Eijk, in: Diocles, II, p. 11s., comm. ad fr. 6): De alim. fac. I 1,47: CMG V 4,2, p. 216,22–24: (i libri) ὑπομνήματα γάρ ἐστι . . . τῶν προμεμαθηκότων καὶ προεγνωκότων, οὐ διδασκαλία τελεία τῶν ἀγνοούντων, concepiti per gli esperti, ma insufficienti per chi, profano, volesse usarli per imparare l'arte medica. Galeno notoriamente abbonda di informazioni sulla propria attività scrittoria. Nel trattato Περὶ ἀλυπίας recentemente scoperto nel codice Vlatadon 14 da A. Pietrobelli, ne aggiunge di ulteriori, alcune finora ignote, segnalando il per-

che Aristotele nell'Etica stia parlando non già di scritti teorici o generali, né di sofisticheggianti perorazioni dell'arte medica, ma di scritti tecnici che comprendono trattamenti (τὰ θεραπεύματα) e modalità di applicazione e cura riferite al singolo paziente (ὡς ἰαθεῖεν ἂν καὶ ὡς δεῖ θεραπεύειν ἑκάστους), di cui viene specificata la costituzione fisica (διελόμενοι τὰς ἕξεις). Manuali operativi. Risultato a loro volta della operatività dei medici, delle schede cliniche da loro redatte e poi da loro stessi o da altri assemblate, talvolta sottoposte a revisioni successive, una o più.

XI. Una distinzione tra libri, testi, schede: È necessario, in realtà, distinguere tra "libri" e "testi". O tra "opere" e "testi". La prima classe risponde alle categorie tradizionali dell'analisi letteraria, presuppone una compiutezza complessiva, un piano iniziale, una conclusione qualchessia (o, ove manchi, l'ipotesi di una sua accidentale assenza), un certo grado di coerenza interna, uno stile identificabile. Un autore, in genere. Niente di tutto questo si applica alla quotidianità della scrittura del medico. Questa ha come risultato non il libro, ma il "testo": meglio, la "scheda". Tuttavia, non solo la scheda clinica redatta per ciascun paziente sottoposto ad osservazione: momento fondamentale fu quando da questo tipo di materiali "individuali" si cominciarono a trarre generalizzazioni, passando da testi che riportavano nome e provenienza del paziente nell'esordio della cartella clinica, a testi in cui invece la singola sezione procede dalla identificazione della patologia, del problema (e. g., "Rimedi per le difficoltà nel parto"), seguita da una serie di schede, a volte esplicitamente contrassegnate come tali (in cui ad esempio il caso successivo è introdotto dalla dicitura: "Un altro rimedio"). Alcuni dei trattati tecnici del Corpus ippocratico non sono libri, ma testi giustapposti senza essere fusi insieme.

L'antichità vide il coesistere di libri e testi di vario genere.[20] Per "testo" si può intendere qualsiasi comunicazione verbale, anche non scritta, laddove "libro" è invece un organico testo scritto, o una raccolta di testi scritti coerenti, identificati da un titolo e aventi come supporto il papiro o la pergamena. Rotoli e codici ebbero funzione di bacino di raccolta di "testi", la cui sopravvivenza largamente dipese dalla durevolezza dei supporti ai quali erano affidati. I libri dipendevano dai testi molto più di quanto i testi dipendessero dai libri. Testi brevi erano per solito scritti su materiali inadatti per il libro, come pietra, legno, metallo, terracotta.

---

sonale impegno nel copiare di propria mano opere degli antichi, nel predisporre per sé stesso una edizione di alcune opere stabilendone un esemplare di riferimento, della diversa destinazione dei suoi scritti, della intensa attività glossografica: cf. §§ 13–37 in V. Boudon-Millot, Un traité perdu de Galien miraculeusement retrouvé, le Sur l'inutilité de se chagriner: texte grec et traduction française, in: La science médicale antique, pp. 72–123.

20 Seguo qui la falsariga proposta a proposito dei "libri sacri" da A. Henrichs, "Hieroi logoi" and "Hierai bibloi": the unwritten margins of the sacred in ancient Greece, Harvard Studies in Classical Philology 101, 2003, pp. 207–266.

XII. Diversi supporti scrittorii e passaggio dall'uno all'altro: Crederei a una prassi consolidata del passaggio da un supporto scrittorio ad un altro dovuta a varie ragioni. Tra queste, la differenza tra supporti destinati all'archiviazione e supporti destinati all'uso, nonché la necessità di recuperare all'uso le tavolette, cancellando lo scritto o sostituendo il rivestimento (in genere di cera). Si potevano quindi avere almeno due livelli di registrazione scritta: un primo, su tavolette di legno, più raramente di altro materiale (designate come πίναξ, πινάκιον, γραμματεῖον, δέλτος, σανίς, etc.); e un secondo livello, in cui si faceva ricorso al papiro. Questi diversi supporti avevano anche funzioni diverse.[21] Il papiro, inoltre, poteva risultare materiale costoso e non sempre facilmente disponibile, diversamente dalle tavolette.

Esplicito è il caso del computo delle spese relative alla costruzione dell'Eretteo ad Atene, attestato per via epigrafica (408 a.C.: IG I^3 476, 188ss., 289ss.): registrate inizialmente su tavolette (σανίδες δύο), queste (τὰ ἀντίγραφα) vengono in un secondo tempo riportate su papiro (χάρται).[22] Le quotidiane registrazioni su tavolette vengono riversate periodicamente su un supporto destinato all'archiviazione. Nota quanto problematica è la notizia fornita da Diogene Laerzio (De clar. philos. vitis III 37), secondo la quale l'allievo di Platone Filippo di Opunte avrebbe trascritto il testo delle Leggi "dalle tavolette di cera" (μετέγραψεν ὄντας ἐν κηρῷ): la notizia è stata variamente interpretata, persino metaforicamente, già da Wilamowitz.[23] Data l'estensione notevolissima dell'opera, rimane difficile pensarla nella sua interezza su un corrispondente numero di tavolette; più verosimile appare una trascrizione eseguita dall'allievo via via che Platone procedeva nella composizione. L'uso delle tavolette da parte di Platone è ribadito da Dionigi d'Alicarnasso, che tramanda la notizia secondo cui alla morte del filosofo fu ritrovata una tavoletta (δέλτος) recante varie redazioni dell'inizio della Repubblica.[24]

---

21 Analogo è il caso dell'Anatolia dell'età del bronzo, dove documenti dapprima trascritti su tavolette di legno erano poi destinati a tavolette di terracotta: « The garments are noted on a writing-board, thus (says) the queen: 'when I put (them) into the seal-house, they shall make it into a tablet (of clay)' ». Cf. Symington (n. 13), p. 118. È stato suggerito, per altri casi, anche il percorso inverso, da terracotta a legno (ibid.).

22 Su questo cf. Perilli (n. 11), p. 66s.; L. Boffo, Per una storia dell'archiviazione pubblica nel mondo greco, Dike 6, 2003, p. 16, nonché in generale sul tema l'ampio F. Reiche, Grammateis und Mnamones. Schreiber und Rechtsbewahrer in archaischer und frühklassischer Zeit, Münster 2006.

23 U. v. Wilamowitz-Moellendorff, Platon, 2ª ed., Berlino 1920, vol. 1, p. 655 n. 1 (« im Konzept »). Cf. W. K. C. Guthrie, A History of Greek Philosophy, vol. V, Cambridge 1978, p. 321 n. 3. Metaforicamente intende anche Dorandi, Stylet (n. 10), p. 21s. (Filippo avrebbe messo in circolazione, "pubblicato", le Leggi, che erano ancora « à l'état de brouillon », un significato non attestato altrove).

24 Dion. Halic., De comp. verb. 25,33. Cf. Dorandi, Stylet (n. 10), p. 19s. Cf. le « cerae Platonis » in Quintiliano (Instit. orat. VIII 6,64), nonché Diog. Laert., De clar. philos. vitis III 37.

XIII. Artemidoro di Daldi e l'uso di copiare dai libri altrui. La medicina dei santuari: Testimone d'eccezione della circolazione e del riuso di materiale scritto è Artemidoro di Daldi, lo specialista di sogni autore nel II secolo d.C. degli Onirocritica. Fin dal Proemio del primo libro, egli rileva come il sapere riguardante i sogni fosse disponibile in forma scritta dai tempi più antichi, e venisse riutilizzato e passato di generazione in generazione dai vari autori, i quali potevano liberamente copiare dai libri dei predecessori. Sembra di sentire il contemporaneo Galeno che parla dei libri di medicina: dice Artemidoro, che gli autori più recenti hanno cercato di ottenere fama trascrivendo le opere gli uni degli altri (ἀντίγραφα ἀλλήλων πεποίηνται), male interpretando quanto ben scritto dagli antichi (τὰ καλῶς εἰρημένα ὑπὸ τῶν παλαιῶν κακῶς ἐξηγησάμενοι), per incompetenza e inesperienza. Alcuni disponevano di tutti i libri antichi (οἱ μὲν πᾶσιν ἐντυχόντες τοῖς τῶν παλαιῶν βιβλίοις), altri non avevano avuto accesso a quelli più rari ormai scomparsi a causa della loro antichità (ἔνια γὰρ αὐτοὺς δι' ἀρχαιότητα σπάνια ὄντα καὶ διεφθαρμένα διέλαθεν). Quanto a lui, Artemidoro dichiara di essersi procurato tutto l'esistente: ἐγὼ δὲ τοῦτο μὲν οὐκ ἔστιν ὅ τι βιβλίον οὐκ ἐκτησάμην ὀνειροκριτικόν.[25] Questo sapere scritto, aggiunge, aveva potuto integrarlo viaggiando per piazze e mercati, dalla Grecia all'Asia all'Italia, ascoltando i sogni che lì venivano raccontati.

Siamo di fronte a un sapere collettivo. Disponibile in forma scritta, chiunque poteva appropriarsene: « oratio publicata res libera est ».[26] E tuttavia affidato anche a una diffusa circolazione orale. Un sapere dalle modalità non troppo diverse da quelle della medicina, fondata sull'uso e il riuso di testi di varia origine ma privi di autore identificabile, poi raccolti in repertori (questo sono alcune opere tecniche del Corpus Hippocraticum), perché largamente integrabili gli uni con gli altri, destinati a chi la medicina concretamente esercitava.

Proprio un particolare tipo di medicina è preso in attenta considerazione da Artemidoro, quella praticata nei santuari. Egli informa, che le prescrizioni e le cure date al paziente dal dio venivano trascritte e quindi copiate, non solo all'interno del santuario, ma anche da autori le cui opere avevano altra e più vasta circolazione, tra cui, tra il quarto e il terzo secolo a.C., Demetrio Falereo:[27] πολλοὺς ὀνείρους ἀναγραψαμένων (sc. Demetrio, Artemone di

25 Analogamente ad Artemidoro, la strada della sistematica raccolta di testi, soprattutto tecnici, era stata nel quinto secolo seguita dall'allievo di Socrate Eutidemo (stando a quanto dettagliatamente riferisce Senofonte in Memor. IV 2,8), cf. Perilli (n. 11), p. 37s.

26 Così Simmaco, Epist. I 31,2.

27 L'opera qui ricordata da Artemidoro non è rinvenibile nel catalogo delle opere di Demetrio fornito da Diogene Laerzio (De clar. philos. vitis V 80). Dell'autenticità è lecito dubitare, ma ciò che qui interessa non è se Demetrio abbia o meno scritto un'opera di questo tipo, ma il fatto che opere del genere esistevano ed erano considerate normali.

Mileto e Gemino di Tiro) καὶ μάλιστα συνταγὰς καὶ θεραπείας τὰς ὑπὸ Σαράπιδος δοθείσας (Onir. II 44). Testi che circolavano dunque, così come circolava la storia della malata Aristagora di Trezene, narrata su una delle quattro stele contenenti le guarigioni miracolose del dio Asclepio a Epidauro, e passata da una presumibile originaria redazione su tavoletta alle stele dei miracoli da un lato, e all'opera di Ippi di Reggio e poi di Eliano dall'altro (v. sotto, XXI).

XIV. L'identificazione del paziente nelle schede cliniche. Il regolamento del santuario di Oropo: L'inizio delle schede cliniche redatte dai medici prevedeva generalmente la preliminare identificazione del paziente. Si trattava di una procedura espressamente codificata: essa era d'obbligo nei santuari del dio della medicina. Esistevano lì degli appositi registri, nei quali nome e provenienza di ciascun pellegrino-paziente doveva essere annotata da persona addetta, sotto la supervisione del responsabile del santuario.[28] Ne informa in modo illuminante il regolamento del santuario di Anfiarao a Oropo. Era questo un santuario non lontano da Atene, a circa 37 chilometri a nord, frequentato anche da ateniesi. Aristofane vi ambienta la *pièce* omonima. La fondazione del santuario si ipotizza tra il 431 e il 414; è stato proposto di restringere l'intervallo al 420–414,[29] il periodo cioè della introduzione del culto di Asclepio ad Atene. Il dio Anfiarao, collega di Asclepio, come lui effettuava cure con il metodo dell'incubazione, secondo l'uso dei santuari nelle diverse regioni. Delle pratiche nei suoi santuari informa Pausania (Graeciae descr. I 34,4s.).[30]

Due preziose iscrizioni risalenti all'inizio del quarto secolo (poco dopo la fondazione) conservano il regolamento del santuario. La seconda, di qualche anno più recente e più ampia, ricomprende anche una versione aggiornata della prima. La quale recita:

Leonardos, ArchEph 1925–26, 43, nr. 155 = LSCG Suppl. 35 = Petropoulou (n. 28), p. 40 (con bibliografia), da cui attingo:

---

28 L'operazione era effettuata per poter accedere alla incubazione, rivolgersi cioè al dio in caso di malattia; non invece per potere genericamente "consultare l'oracolo", come si legge in A. Petropoulou, The Eparche documents and the early oracle at Oropus, Greek, Roman and Byzantine Studies 22, 1981, e. g. pp. 39 e 57.

29 Cf. Petropoulou (n. 28), p. 57s.

30 Cf. anche F. Sokolowski, Lois sacrées des cités grecques (= LSCG), Parigi 1969 (École française d'Athènes. Travaux et mémoires des anciens membres étrangers de l'École et de divers savants 18), pp. 25–36; inoltre pp. 20–22; 36–43, e Lois sacrées des cités grecques : Supplément, Paris 1962 (École française d'Athènes. Travaux et mémoires des anciens membres étrangers de l'École et de divers savants 11), p. 3s. Ora P. Sineux, Amphiaraos. Guerrier, devin et guérisseur, Parigi 2007 (Vérité des mythes 28); M. E. Gorrini, Eroi salutari della Grecia continentale tra istanze politiche ed universali, Annali di Archeologia e storia antica 9–10, 2002–2003, pp. 163–198. Più in generale sul tema della medicina popolare cf. L. Gil, Therapeia. La medicina popular en el mundo clásico, 2. ed., Madrid 2004 (Colección humanidades médicas 15).

[Θεοί] / [– – –22– – –] ἔλεξε· δεδόχθα[ι] / [τοῖ δήμοι· τοὺς ἀεὶ ἀφικ]ομένους εἰς τὸ ἱερὸ[ν] / [τοῦ Ἀμφιαράου θεραπευομ]ένους ὑπὸ τοῦ θε[οῦ] / [ἐπαρχὴν διδοῦν ἕκαστο]ν ἐμβαλόντα εἰς τὸ[ν] / [θησαυρὸν μὴ ἔλαττον δρα]χμῆς Βοιωτίης, τοῦ / [νεωκόρου παρεόντος ἢ ὅτ]αν ἐν τοῖ ἱ[ερ]οῖ τύχει / [ὢν τοῦ ἱερέως· ἐπιμελεῖσθ]αι τὸν ἱερέα ἀ[να]γρά–/[φειν τὸν νεωκόρον τὸ τ]ε ὄνομα καὶ τὴν πό[λιν] / [τοῦ ἐγκαθεύδοντος – – –]

L'interesse del testo è sul dovere dei frequentatori del santuario, che vi si recano in cerca di cure da parte del dio (θεραπευομένους ὑπὸ τοῦ θεοῦ), di pagare al loro arrivo una dracma (nella seconda iscrizione, ll. 20–22, la formula è ἐπαρχὴν δὲ διδοῦν τὸμ μέλλοντα θεραπεύεσθαι ὑπὸ τοῦ θεοῦ), versandola nella cassetta per le offerte (θησαυρόν) alla presenza dell'addetto (νεωκόρου) o, se capita che si trovi nel santuario, del sacerdote (ἱερέως). Si aggiunge, quindi, che è dovere del sacerdote verificare che il medesimo addetto (νεωκόρον) registri nome e città di provenienza di colui che si sottopone alla incubazione: ἀναγράφειν ... τό τε ὄνομα καὶ τὴν πόλιν τοῦ ἐγκαθεύδοντος. Raro risulta siffatto pagamento anticipato, a fronte dell'abitudine, attestata anche negli *iamata* di Epidauro, di pagare a guarigione avvenuta (ma la scarsità delle fonti ha avuto un ruolo nel condizionare la nostra immagine del funzionamento dei santuari medici): oltremodo significativo è che un addetto sia incaricato di identificare tutti i pazienti. Si aggiunga che, come attesta la seconda iscrizione (ll. 39–43),[31] più completa della prima, nome e provenienza dei pellegrini-pazienti venivano scritti in apposito registro (ἐν πετεύροι), esposto nel santuario (ἐκτιθεῖν ἐν τοῖ ἱεροῖ) affinché fosse di pubblico dominio, accessibile a chi volesse: τὸ ὄνομα τοῦ ἐγκαθεύδοντος ὅταν ἐμβάλλει τὸ ἀργύριον γράφεσθαι τὸν νεωκόρον καὶ αὐτοῦ καὶ τῆς πόλεος καὶ ἐκτιθεῖν ἐν τοῖ ἱεροῖ γράφοντα ἐν πετεύροι σκοπεῖν τοῖ βουλομένοι. Uomini e donne, si aggiunge nelle ultime righe, si coricheranno in reparti separati (καθεύδειν χωρίς), gli uni verso est, le altre verso ovest rispetto all'altare.

XV. Il registro del santuario di Lebena: Si sarà notato, che nell'Anfiarao di Oropo solo gli incubanti, cioè coloro che si recano sul posto in cerca di cure – dunque i pazienti – sono tenuti al pagamento della tariffa stabilita (piuttosto elevata: una dracma nella prima iscrizione, che diventa una dracma e mezza nella seconda, pochi anni dopo), e a vedere registrato in un apposito repertorio il proprio nome e provenienza. Un caso confrontabile si ebbe nell'Egitto tolemaico, dove un decreto regio introdusse l'obbligo di registrarsi presso l'apposito ufficio per chi partecipasse ai riti di Dioniso: stando a PBerl. 11774 (seconda metà del terzo secolo a.C.), era infatti necessario ἀπο-

31 Leonardos, ArchEph 1885, 93–98, nr. 10 (ll. 1–48) = LSCG 69 (n. 30) = Petropoulou (n. 28), p. 44 (con bibliografia); cf. U. v. Wilamowitz-Möllendorff, Oropos und die Graer, Hermes 21, 1886, pp. 91–115 = U. v. Wilamowitz-Moellendorff, Kleine Schriften, vol. V 1: Geschichte, Epigraphik, Archäologie, rist. Berlino, Amsterdam 1971, pp. 1–25.

γράφεσθαι ... ἐς τὸ καταλογεῖον, e inoltre consegnare una copia dei testi sacri (ἱερὸν λόγον) che fosse ἐσφραγισμένον, e recasse il nome del dedicatario.[32] La necessità della identificazione personale era dunque variamente sentita.[33]

Un quadro analogo va forse letto in una iscrizione di Lebena. Dal santuario di Asclepio a Lebena, sull'isola di Creta, proviene un secondo corpus di iscrizioni analogo ma diverso da quello, più famoso, degli *iamata* di Epidauro: analogo perché registra guarigioni effettuate dal dio, diverso sia per ampiezza (è molto più ridotto), sia perché non si fa menzione di sogni e i trattamenti appaiono più liberi dall'elemento miracolistico. In una delle iscrizioni, che apriva la serie (IC I XVII 8,3ss.), si legge [τῶ – – – τῶν ἰαμάτων] / ἀνεγράφη τῶ θιῶ ὁ κατά[λογος – – –] / ạιτε ἐς τᾶν σανίδων ... I cui elementi appaiono tutti pertinenti: gli ἰάματα (se l'integrazione è corretta), l'ἀναγράφειν, il κατάλογος, con l'aggiunta delle σανίδες, le tavolette sulle quali venivano registrati dati considerati rilevanti.

XVI. Le guarigioni miracolose di Epidauro. Caratteri stilistici e strutturali: Nella più ricca serie di iscrizioni a noi pervenute delle cure "miracolose" dei santuari, quella di Epidauro, ricorre costantemente lo schema secondo cui ciascuna guarigione è introdotta dalla identificazione del beneficiato. Spesso nome e provenienza: non sempre. Come non sempre tali dati risultano registrati nelle Epidemie ippocratiche o in schede analoghe. Sono omessi, ad esempio, in quelle cartelle cliniche che sono i "Krankenjournale" di Rufo. Le iscrizioni di Epidauro presentano una evidente continuità, ma anche differenze significative. In genere, esse recano in apertura i dati del malato: nome, provenienza, malattia. Trattandosi di trascrizioni di materiali più antichi, è chiaro che tali dati erano disponibili nella fonte – singole tavolette, verosimilmente.

Gli *iamata* epidaurei devono essere distinti con chiarezza dalle iscrizioni di contenuto propriamente medico. Tuttavia, l'ampiezza del corpus epidaureo permette di ben osservare la pratica di questo tipo di scrittura, il passaggio dei testi da un supporto a un altro e da una destinazione a un'altra, e il lavoro del "personale" del santuario. Una certa somiglianza, soprattutto strutturale e di pratiche scrittorie, con testi a destinazione medica, è indubbia.

Gli *iamata* presentano sostanziale uniformità linguistica e stilistica, che fa pensare all'opera o alla supervisione di un unico redattore. Invece, sia il contenuto delle storie narrate sia il contesto dei singoli casi possono variare in modo significativo da un caso all'altro, e soprattutto da una stele all'altra, tradendo differenze presenti nei diversi "antigrafi", chiamiamoli così, e

32 Cf. Henrichs (n. 20), p. 227.

33 Un esempio è nel testo greco-egizio di P.Ross.Georg. V 57 V, dove una lista di nomi di pazienti, di medici o divinità della medicina, e di rimedi, ha fatto interpretare il testo (tardo: III sec. d.C.) come una lista di pazienti di un "ospedale" accompagnata da una serie di ricette.

soprattutto rivelando che le attività svolte negli antichi santuari del dio della medicina erano articolate e varie.[34]

L'essenziale fase dell'incubazione poteva svolgersi, come atteso, nell'*abaton* del santuario; ma anche in altri santuari, e persino a casa del paziente. La cura poteva aver luogo anche in assenza di incubazione. La modalità preferita per l'intervento divino a Epidauro era il sogno, che poteva avere per oggetto il dio ma anche altro (esseri umani, animali); ma cure potevano essere effettuate anche in assenza di sogno, e anche di sonno – cioè con il paziente in stato di veglia, anche durante il giorno. E cure potevano verificarsi persino senza dormire nell'*abaton* (casi 5, 16, 20, cf. anche 10, 26, 43, 44, 45),[35] dato molto significativo poiché indica che le attività "miracolose" e di cura nei santuari si svolgevano secondo modalità diverse.

Le storie sono articolate secondo schemi ricorrenti, non privi di eccezioni: esordio, narrazione, formula di chiusura. In più di un caso si rilevano analogie strutturali con le descrizioni del Corpus Hippocraticum e con i "Krankenjournale" di Rufo. L'esordio può prevedere la serie nome patria condizione (malattia), o avere carattere narrativo; il corpo centrale delle singole storie vede l'uso di termini ricorrenti, anche tecnicismi, sia inerenti la prassi rituale sia inerenti la pratica medica, da ἐγκαθεύδω o ἐγκατακοιμάομαι per dire la incubazione, ai termini per sogno e visione (ὄψις, ἐνύπνιον, δοκεῖν etc.); tra le formule di chiusura, spiccano quelle che narrano l'arrivo del giorno quando il paziente, guarito, lascia il santuario (e. g. ἁμέρας δὲ γενομένας ὑγιὴς ἐξῆλθε, oppure καὶ ἐκ τούτου ὑγιὴς ἐγένετο). Frequente il ricorrere di tecnicismi medici, come ἀνασχίζειν per l'incisione o συρράπτειν per la sutura. Ricorrenti sono interventi chirurgici con apertura dell'addome, casi di ulcere e di infiammazioni purulente, problemi di natura oculistica, disturbi del linguaggio, e altre malattie.[36]

Lo stile è relativamente uniforme, chiaro e di una certa efficacia, talora con una predilezione per i dettagli cruenti; ricorre il discorso diretto, sia per le parole del dio che parla in sogno al malato, sia attribuito ai diversi personaggi. Frequente è la menzione del dio e dei suoi assistenti.

XVII. Iamata di Epidauro. Affinità e differenze tra le diverse storie e stele: In questa condivisione di tratti comuni, le quattro stele presentano ciascuna

34 Per indagini di tipo strutturale e stilistico degli *iamata* si vedranno già Herzog, Die Wunderheilungen, insieme con il lavoro del suo allievo R. Nehrbass, Sprache und Stil der Iamata von Epidauros. Eine sprachwissenschaftliche Untersuchung, Lipsia 1935 (Philologus, Suppl. 27,4), che ne costituisce la integrazione, nonché M. P. J. Dillon, The didactic nature of the Epidaurian Iamata, ZPE 101, 1994, pp. 239–260, e L. R. LiDonnici, The Epidaurian Miracle Inscriptions, Atlanta 1995 (Texts and Translations 36; Graeco-Roman Religion Series 11), pp. 22ss., da cui soprattutto attingo per la disamina che segue.

35 Cf. Dillon (n. 34), p. 248 n. 58.

36 Si trovano elencate, con l'indicazione degli specifici *iamata*, da Herzog, Die Wunderheilungen.

caratteristiche sue proprie. La prima reca venti storie, delle quali le prime dieci formano un gruppo unitario, che condivide i caratteri stilistici e mostra di avere un messaggio comune circa la figura del dio da trasmettere a chi legga. Questo gruppo si direbbe essere esistito come tale anche prima della trascrizione sulla stele. Le storie 1–2 e 3–4, ad esempio, sembrano formare delle coppie, in cui la seconda storia sviluppa tematicamente la prima.[37] Le storie appaiono raggruppate in base al contenuto, e la seconda in ciascuna delle coppie ha caratteri stilistici diversi da quella che la precede, con la quale condivide il tema, mentre stilisticamente la storia 1 corrisponde alla 3 e la 2 alla 4. La storia 5 della prima stele appare tematicamente isolata, esordisce senza menzionare il nome del pellegrino-paziente (si parla di "un giovane muto"), laddove le storie 6 e 7, che narrano di Pandaro e Echedoro, sono collegate ed erano verosimilmente in origine un'unica storia, in cui l'azione della 7 è diretta conseguenza della 6. La lingua di entrambe è simile, le formule interne anche, e così la dedica finale di un'offerta. La differenza nell'esordio si spiega se la storia 7 non è vista come qualcosa di separato, ma come prosieguo della precedente. La conferma è nel fatto che sulla stele non c'è separazione tra la storia 6 e la 7, mentre di norma si ha almeno uno spazio vuoto. Le storie 1–10 condividono il messaggio di un dio buono e amichevole, che opera cure sovrannaturali miste a elementi di sapere tradizionale e popolare. La presenza del dio è rassicurante, la cura indolore e istantanea.

Altra è la situazione sulla seconda stele. Essa sembra riunire storie in ordine casuale, con l'eccezione delle prime cinque. Per il resto, i materiali originari sembrano essere stati piuttosto autonomi. Alcune storie si fanno cruente, e su questa stele si legge dell'unico caso (nr. 27) in cui l'*abaton* risulta violato nella sua dimensione di purezza: al termine di un intervento eseguito "dal dio" contro la volontà del paziente – evidentemente privo della necessaria fiducia, egli viene tenuto fermo dagli assistenti e poi legato a una porta perché non fugga –, « nell'*abaton* il pavimento era interamente cosparso di sangue »: τὸ δὲ δάπεδον ἐν τῶι ἀβάτωι αἵματος κατάπλεον ἦς. Nel passaggio da una all'altra delle due prime stele interviene una evidente differenza di atteggiamento e gusto letterario, una diversa tecnica compositiva, una diversa personalità del dio: una concretezza nuova, che nella prima stele, soprattutto nelle storie iniziali, veniva accortamente dissimulata, appare vieppiù marcata.

La terza stele, più frammentaria, presenta all'inizio storie prive di riferimento alla incubazione, e ciò indica con ogni verosimiglianza un assemblaggio di schede dalle caratteristiche analoghe, anche di argomento non medico (nella terza storia, ad esempio, si chiede aiuto al dio per la localizzazione di un tesoro – tema tradizionale, se ricorre nel fr. 54 di Antifonte [II, pp. 360,

37 Così LiDonnici (n. 34).

15–363,2 D.-K.]). Anche qui, le storie iniziano spesso con una identificazione del pellegrino-paziente, in genere il nome (la prima reca invece « una giovane »). La quarta stele è pervenuta troppo parzialmente per consentire una analisi attendibile.

Chi scorra le storie, osserverà che più ci si allontana dalle prime, più l'elemento miracoloso delle cure si attenua e lascia emergere la concretezza del quotidiano, i dettagli dell'intervento medico, i tratti più familiari anche nella caratterizzazione dei fedeli, come nel caso citato (nr. 27) del malato che, diffidando di chi vorrebbe curarlo, cerca di fuggire ed è trattenuto a forza.

XVIII. Archivi dei santuari come fonti degli Iamata. Le iscrizioni di Lebena: All'interno degli *iamata* vi sono dunque tipologie differenti di storie, variazioni stilistiche, strutturali e di contenuto, variazioni che risalgono a fonti diverse, tuttavia ampiamente uniformate in modo da rivelare l'intervento di un redattore. Tali fonti dovevano essere conservate negli archivi dei santuari, in appositi repositori, e certo non possono essere ristrette alle offerte votive effettuate nel corso del tempo dai pazienti guariti.

Ma le tipologie di testimonianze sono diverse anche tra un santuario e l'altro. Particolare importanza hanno quelle di Lebena, a Creta, un santuario fondato nel IV sec. a.C. Le iscrizioni sembrano risalire al II sec., ma trascrivono, per consenso degli studiosi, materiali più antichi. Esse presentano caratteristiche eloquenti. Non menzionano il sogno, tipico di Epidauro. Il dio interviene di norma durante il sonno, ma questo difficilmente può essere ritenuto equivalente al sogno di Epidauro, che ha una sua specifica funzione e un potente valore simbolico. Le iscrizioni di Lebena sembrano raggruppate per contenuto, o per metodo, i.e. medicina, chirurgia, etc. Erano scritte non su stele autonome, ma sulle mura del santuario, analogamente a quanto accadeva in Egitto. All'inizio della serie delle iscrizioni (cf. sopra, XV) si fa menzione di un κατάλογος connesso a delle σανίδες, termine con cui si designavano le tavolette di legno, verosimilmente il supporto su cui i diversi casi erano scritti prima di essere riportati sulle mura del santuario. Le storie sono circa 22, che iniziano con la identificazione del malato mediante nome e patronimico, provenienza, malattia (o, più in generale, il problema). Si fa uso di formule e termini ricorrenti, le malattie sono quelle consuete. Una notevole differenza rispetto alle storie epidauree consiste nel fatto che le cure impiegano qui regolarmente rimedi della farmacopea del tempo, soprattutto di origine botanica, e ben poco hanno di miracoloso.

In un caso di sterilità femminile, IC I 17,9,[38] vengono menzionate anche le ventose a coppetta (... ἐς τὸ ἄδυτον ἐπέθηκε τὰν σικ[ύαν ἐ]πὶ τὰγ γαστέρα κτλ.), strumento tipico e persino emblematico del medico, che lo accompagna in numerose raffigurazioni, e ricorre negli inventari dei santuari di Asclepio tra gli strumenti medici. A Lebena esso è indizio di una attività,

38 = WLeb. 2 in Herzog, p. 52, cf. p. 74s.

medica, che si svolge nell'*adyton*. Le ventose non sono invece mai menzionate nelle iscrizioni di Epidauro: rilievo primario ha però il fatto che proprio dalla città di Epidauro esse sono raffigurate sul retro delle monete a partire dal IV sec. a.C., a dire la centralità del ruolo del medico nelle attività di guarigione della città ed evidentemente anche del santuario di Asclepio, che di quelle attività era il centro principale. Che non vengano menzionate nelle stele non sorprende: può trattarsi di omissione casuale, dovuta alla scarsità dei materiali in nostro possesso, o deliberata, nella tendenza a occultare la portata della componente medica.

XIX. Stesura e conservazione delle tavolette mediche nei santuari: Il sapere medico che circolava al tempo della redazione delle prime opere comprese nel Corpus Hippocraticum era da un lato un sapere tradizionale, comune, una farmacopea sperimentata; dall'altro, un sapere tecnico, frutto di esperienza competente, quella del medico, registrata verosimilmente su tavolette conservate in repositori, redatte secondo schemi comuni. I santuari di Asclepio, per i quali sono attestate anche vere e proprie biblioteche, poterono essere il luogo ottimale per la loro conservazione, ma già per la stesura.[39] Nei santuari erano attivi dei medici; le iscrizioni in essi recuperate, soprattutto da località periferiche, attestano trattamenti medici, farmacopea, chirurgia, e persino sotto il denso velo delle iscrizioni epidauree sembrano emergere tratti analoghi; i santuari, in quanto luogo della medicina, ospitavano e rendevano accessibili alla popolazione decreti e onorificenze rivolti a medici pubblici e deliberati dallo stato; essi erano sotto il controllo della città, diventando sempre più spazi di interesse pubblico;[40] offrivano al medico l'opportunità di

39 Cf. L. Perilli, « Il dio ha evidentemente studiato medicina ». Libri di medicina nelle biblioteche antiche: il caso dei santuari di Asclepio, in: Stranieri e non cittadini nei santuari greci, Atti del convegno internazionale, a cura di A. Naso, Firenze 2006 (Studi Udinesi sul Mondo Antico 2), pp. 472–510.

40 Su questo cf. ora M. Melfi, I santuari di Asclepio in Grecia, vol. 1, Roma 2007 (Studia Archaeologica 157), nonché Gorrini (n. 30) e in particolare Sineux (n. 30). Sappiamo che non solo il culto di Anfiarao risponde pienamente a quello di Asclepio dal punto di vista delle pratiche, delle strutture e dell'iconografia, ma con esso condivide il ruolo di culto salutare a carattere non soltanto individuale, ma pubblico e finanche politico. Oltre alla bibliografia ricordata nei miei precedenti interventi sul tema, vale rinviare ancora almeno a J. Jouanna, Il medico tra tempio, città e scuola, in: I Greci (n. 17), vol. II 2, pp. 795–815; King, pp. 99–113 (su Asclepio); E. Aston, Asclepius and the legacy of Thessaly, The Classical Quarterly 54, 2004, pp. 18–32; E. Stafford, 'Without you no one is happy': The cult of health in ancient Greece, in: Health in Antiquity, a cura di H. King, Londra e New York 2005, pp. 120–135; J. Den Boeft, Asclepius' healings made known, in: Wonders Never Cease: The Purpose of Narrating Miracle Stories in the New Testament and its Religious Environment, a cura di M. Labahn e B. J. Lietaert Peerbolte, Londra 2006 (Library of New Testament Studies 288), pp. 20–31; S. M. Oberhelman, The interpretation of prescriptive dreams in ancient Greek medicine, Journal of the History of Medicine 36, 1981, pp. 416–424. Sulle raffigurazioni di Asclepio, U. Hausmann, Kunst und Heiltum. Untersuchungen zu den griechischen Asklepiosreliefs, Potsdam 1948.

affrontare una casistica ampia e varia, quale non si sarebbe potuta trovare altrove; disponevano di spazi adeguati, e di personale specializzato; affidavano a tale personale, tra l'altro, la registrazione delle generalità del paziente secondo un uso che si ritrova negli scritti medici anche ippocratici; erano visti dalla tradizione antica (Plinio il vecchio, Vita di Ippocrate di Pseudo-Sorano, Artemidoro, Strabone, Giamblico, v. sotto, XX) come il luogo dal quale il medico simboleggiato da Ippocrate acquisì il proprio sapere. Questa poté essere una delle realtà in cui la medicina assunse la sua fisionomia, e in cui la scrittura della medicina sviluppò alcuni dei caratteri suoi propri.

XX. Identità tra medicina dei santuari e medicina laica. Artemidoro, Ippocrate: Che tipo di medicina vedevano praticata gli antichi nei luoghi sacri? Artemidoro la identifica con quella che noi diremmo razionale, solo dissimulata sotto un velo per trarre vantaggio dagli inganni perpetrati ai danni dei fedeli-malati. Le prescrizioni degli dèi, dice Artemidoro, rientrano a pieno titolo nel λόγος ἐν ἰατρικῇ, i rimedi da essi consigliati attingono alla farmacopea consueta, e tutto risponde in pieno alla dottrina medica: questa è necessario imparare, anche per intendere le prescrizioni divine. Ciò obbliga le attività dei santuari alla presenza dei medici. Il testo di Artemidoro (Onir. IV 22) merita spazio:

> Περὶ συνταγῶν, ὅτι μὲν θεοὶ ἀνθρώποις συντάσσουσι θεραπείας, μάταιον τὸ ζητεῖν· πολλοὶ γὰρ καὶ ἐν Περγάμῳ καὶ ἐν Ἀλεξανδρείᾳ καὶ ἀλλαχοῦ συνταγαῖς ἐθεραπεύθησαν, εἰσὶ δὲ οἳ καὶ τὴν ἰατρικὴν ἐκ τοιούτων συνταγῶν λέγουσιν εὑρῆσθαι· ... τὰς δὲ συνταγὰς τῶν θεῶν ἤτοι ἁπλᾶς καὶ οὐδὲν ἐχούσας αἴνιγμα εὑρήσεις· χριστὰ γὰρ ἢ ἐπίπλαστα ἢ βρωτὰ ἢ ποτὰ ⟨τοῖς⟩ αὐτοῖς ὀνόμασιν, οἷς καὶ ἡμεῖς καλοῦμεν, συντάσσουσιν οἱ θεοί, ἢ καὶ ὅταν αἰνίσσωνται οἱ θεοί, πάνυ σαφῶς αἰνίσσονται. ... οἵαν δ' ἂν θεραπείαν εὕρῃς, ἐάν τε αὐτὸς κρίνῃς ἐάν τε ἄλλου κρίναντος ἀποβᾶσαν μάθῃς, ἀνερευνῶν εὑρήσεις ἰατρικώτατα ἔχουσαν καὶ οὐκ ἔξω τοῦ ἐν ἰατρικῇ λόγου ... ὅθεν ἔστω σοι κατὰ τὸ ἐνδεχόμενον ἐπιμελές, ὡς πολλάκις σοι παρῄνουν, ἰατρικῶν ἔχεσθαι λόγων.

« Sulle prescrizioni, sul fatto cioè che gli dèi prescrivono cure agli uomini, è vano indagare. Molti infatti, sia a Pergamo sia ad Alessandria e altrove, furono curati con (queste) prescrizioni, e c'è chi dice persino che la medicina abbia avuto origine a partire da prescrizioni di questo tipo ... Le prescrizioni degli dèi sono invece semplici, nulla vi troverai di enigmatico: unguenti, impiastri, cibi, bevande, chiamati con gli stessi nomi che usiamo anche noi, questo prescrivono gli dèi; e quand'anche usano modi enigmatici, questi enigmi sono chiarissimi ... Ogni cura che ti capiti di trovare, sia interpretata da te sia che tu apprenda di come, interpretata da qualcun altro, ha avuto successo, indagando scoprirai che ha carattere in tutto e per tutto medico, e che rientra nell'ambito del sapere della medicina ... Pertanto abbi cura, come molte volte ti ho consigliato, di impossessarti del sapere medico. »

Per Artemidoro, la guarigione effettuata grazie all'intervento del dio va interpretata come ogni e qualsiasi trattamento medico. L'idea, ricordata all'inizio del testo, di un nesso diretto tra le prescrizioni dei santuari e la nascita della medicina, trova riscontri diversi, diventa un topos rintracciabile in Strabone e Giamblico, e anticipato da Varrone e Plinio, che riporta, condividendola, l'opinione varroniana secondo cui Ippocrate si sarebbe avvantaggiato dell'abitudine dei pazienti guariti di scrivere cosa avesse loro giovato, trascrivendo i rimedi conservati nel santuario di Asclepio a Cos (exscripsisse ea traditur, Nat. hist. XXIX 1,4). Plinio dà una precisa ragione dell'abitudine di registrare il trattamento che fosse stato d'aiuto ai malati: essa consisteva nella possibilità di consultare in futuro quella scheda di fronte a un caso analogo (ut postea similitudo proficeret). La formulazione pliniana, pur richiedendo molta cautela, sembra nella sostanza corrispondere al programma del medico ippocratico quale enunciato nel terzo libro di Epidemie (sopra, IX).

Infine, dice Plinio, per rendere esclusivo quel sapere Ippocrate avrebbe incendiato il tempio:[41] notizia riportata anche dalla Vita di Ippocrate dello Pseudo-Sorano (4: CMG IV, p. 175,18), ma riferita al repositorio dei testi del santuario di Asclepio a Cnido, evidentemente allo stesso scopo di cui in Plinio. Qui il termine usato per repositorio, γραμματοφυλακεῖον, è indicativo. Prima di passare a indicare l'archivio, infatti, quel termine designa la cassa, il contenitore delle tavolette, certamente in questo caso le schede cliniche dei malati. Anche stando a Giamblico (De myst. III 3,43), la medicina nacque per diretta filiazione dalle pratiche dei santuari, questa volta però con l'accento posto in particolare sui sogni sacri: οὕτως ἐν Ἀσκληπιοῦ μὲν τὰ νοσήματα τοῖς θείοις ὀνείροις παύεται· διὰ δὲ τὴν τάξιν τῶν νύκτωρ ἐπιφανειῶν ἡ ἰατρικὴ τέχνη συνέστη ἀπὸ τῶν ἱερῶν ὀνειράτων. Analogo era il caso dell'Egitto, già secondo la testimonianza di Isocrate (Or. XI 21s.): fu grazie ai sacerdoti attivi nei santuari, i quali per la loro condizione dispo-

41 Il riferimento all'incendio da Ippocrate appiccato al repositorio dei testi medici, o all'intero edificio, viene da sempre giustamente dismesso. Mi chiedo tuttavia se esso non sia nato, e poi associato ad Ippocrate, da un evento realmente verificatosi. Accade che Cos si trovi in una zona ad alto rischio sismico, e che nel corso della sua storia abbia vissuto il verificarsi di distruttivi terremoti (cf. S. M. Sherwin-White, Ancient Cos. An Historical Study from the Dorian Settlement to the Imperial Period, Gottinga 1978 [Hypomnemata 51], p. 36), ai quali facilmente poterono accompagnarsi incendi. Uno dei terremoti più violenti si verificò nel 412 a.C., all'epoca di Ippocrate, ed è registrato da Tucidide VIII 41,2, che racconta di come gli spartani nel corso di una campagna navale si fermarono a Cos, mettendo a sacco la città appena uscita semidistrutta dal più tremendo dei terremoti. Va detto che l'Asclepieo di Cos di cui noi conosciamo i resti non esisteva ancora in quegli anni, ma si è ipotizzato come « molto probabile » che all'epoca di Ippocrate esistesse un più antico santuario di Asclepio, ubicato nel demo di Isthmos (cf. Guarducci, IC I 147; II 410s.). Le tracce epigrafiche più antiche, per Epidauro, riportano alla fine del VI secolo (cf. IG IV^2 I 136 e 142, LiDonnici [n. 34], p. 7s.). Attestato è il caso dell'incendio del tempio di Era a Argo, anch'esso ricordato da Tucidide (IV 133,2), dovuto alla distrazione di una sacerdotessa, che fa pensare alla facilità con cui un evento del genere poteva verificarsi ovunque nell'antichità. Non sarebbe stato poi difficile, perdutasi la memoria diretta dell'evento, attribuirlo malignamente a qualcuno tanto più se inviso, come poté essere Ippocrate per i suoi avversari.

nevano di εὐπορία, σωφροσύνη, σχολή, che nacque la medicina (ἰατρικὴν ἐξεῦρον ἐπικουρίαν). Ma è Strabone (Geogr. XIV 2,19) ad arricchire il quadro, affermando che Ippocrate avrebbe derivato le sue conoscenze di dietetica – uno dei campi centrali negli interventi dei medici per tutta l'antichità – dalla documentazione disponibile nei santuari: φασὶ δ' Ἱπποκράτην μάλιστα ἐκ τῶν ἐνταῦθα ἀνακειμένων θεραπειῶν γυμνάσασθαι τὰ περὶ τῆς διαίτης. Nessun riferimento a sogni, dèi, incendi, e invece una significativa specificazione dietetica: dettaglio che difficilmente Strabone avrà inventato di sua iniziativa. È facile intendere come il nome di Ippocrate abbia in queste testimonianze valore eminentemente simbolico, a rappresentare il medico *tout court.*

XXI. Doppie tradizioni per gli Iamata e per gli scritti ippocratici: D'altro canto, surreale è la storia di Aristagora di Trezene (Epidauro, nr. 23), che racconta come la paziente, recatasi al santuario per un verme nel ventre, assistesse in sogno all'intervento su di sé dei "figli del dio", il quale non si trovava nel santuario. Costoro, non adeguatamente competenti, le tagliano la testa senza saperla poi ricollocare al suo posto. Fattosi giorno, il sacerdote si avvede dell'accaduto. La notte successiva, la paziente vede in sogno il dio che rimedia all'errore degli aiutanti, rimette sul collo la testa, incide il ventre e, rimosso il verme, la sutura. In seguito a ciò guarisce.

Per noi, il rilievo tutto particolare di questa storia è dato dal fatto che essa è tramandata anche in una versione parallela che nulla ha a che fare con i santuari, testimoniata dal De natura animalium di Eliano (IX 33; II sec. d.C.), il quale dice che la vicenda era raccontata da Ippi di Reggio (V o III sec. a.C.), da cui egli attinge. Tra le due redazioni vi sono variazioni anche significative,[42] ma quel che più conta è che evidentemente quelle storie avevano una circolazione ed erano conservate in modo da essere accessibili e uscire dai confini dei santuari. Inoltre, la stele epidaurea, laddove informa che il sacerdote vede la paziente solo il mattino dopo l'accaduto, nega al sacerdote ogni ruolo nelle cure effettuate nel santuario.

Pur trattandosi di un caso diverso, vale ricordare il parallelismo tra il cap. 11 del De natura hominis attribuito a Ippocrate (CMG I 1,3, pp. 192, 15–196,5), il capitolo 9 di quella compilazione che è il De ossium natura "ippocratico" (IX 174,13–178,2 L.), e il capitolo 3 del terzo libro della Historia animalium (512 b 12–513 a 7) di Aristotele.[43] Il testo offre la

---

42 Cf. Perilli (n. 39), pp. 486; 499s.; id., Asclepio e Ippocrate, una fruttuosa collaborazione, in: Medicina e società nel mondo antico, a cura di A. Marcone, Firenze 2006 (Studi Udinesi sul Mondo Antico 4), p. 49s.

43 Analizzati, in relazione alla costituzione del testo ippocratico, da J. Jouanna nella premessa alla edizione di De nat. hom. (in: CMG I 1,3, pp. 118–124); segnalati da Langholf, Structure, p. 252. Il rapporto tra il De natura ossium e le opere biologiche di Aristotele è indagato da C. M. Oser-Grote, Aristoteles und das Corpus Hippocraticum. Die Anatomie und Physiologie des Menschen, Stoccarda 2004 (Philosophie der Antike 7), pp. 97–131.

descrizione dei vasi sanguigni. Le tre "redazioni" presentano sostanziale affinità. Le prime due sono molto vicine, le divergenze risultano alla stregua di quelle che intercorrono tra due manoscritti di famiglie diverse della stessa opera. La terza, quella di Aristotele, presenta invece più differenze di quanto si sarebbe aspettato chi pensasse a una trascrizione. Egli cita il testo a conclusione di una serie di brani tratti da autori vari sullo stesso tema, quello dei vasi sanguigni, attribuendolo a Polibo; si ferma dieci righe prima della fine del capitolo di De nat. hom. nella sua forma attuale, limitandosi a riportare la sezione che in De nat. hom. è ristretta ai vasi più grandi (παχύταται), e che in Aristotele diventa invece trattazione generalizzata: τὰ δὲ τῶν φλεβῶν τέτταρα ζεύγη ἐστίν, scrive Aristotele, mentre il testo medico esordiva con αἱ παχύταται τῶν φλεβῶν ὧδε πεφύκασι. τέσσερα ζεύγεά ἐστιν ἐν τῷ σώματι.

Copiano uno dall'altro? Come mai proprio e solo quel capitolo, e anzi parte di esso in Aristotele, che dovrebbe allora dirsi manipolarlo? O si deve forse pensare che i due autori posteriori avessero davanti una compilazione, o singole tavolette (o fogli di papiro) contenenti soltanto quella porzione di testo in forma autonoma? Singoli supporti scrittorii che venivano riprodotti al bisogno, e che dunque potevano contenere tutto o parte di un testo precedente, eventualmente tagliato dove si ritenesse opportuno (come qui in Aristotele)? Stabilirlo non è possibile con certezza, ma quest'ultima sembra l'ipotesi più verosimile: confermata dai numerosi casi di parallelismi presenti nel Corpus ippocratico, dal modo che si dovrebbe altrimenti attribuire ad Aristotele di generalizzare considerazioni che nella sua fonte erano più specifiche, infine dalle modalità di redazione, conservazione e circolazione dei testi medici che sono qui oggetto di indagine.[44]

XXII. Corrispondenza tra prescrizioni misteriose e sostanze reali in Artemidoro: Il testo di Artemidoro appena discusso (Onir. IV 22) consente un passo avanti, in direzione dell'Egitto: il confronto con le civiltà circonvicine (Egitto, Mesopotamia, Anatolia) può essere decisivo e comunque chiarificatore. Artemidoro introduce dopo le prime righe una polemica contro quei mistificatori incompetenti che si danno a inventare sogni mai verificatisi, e

44 Altro caso di singolare interesse è il parallelismo di Hipp., Aphor. III 11–14: IV 490, 2–492,6 L., contenente testi di medicina 'meteorologica', con De aere aquis locis 10s.: CMG I 1,2, pp. 46,16–54,3 = pp. 211,12–219,9 Jouanna e [Arist.], Probl. I 8–11; 19s.: 859 b 21–860 b 14; 861 b 1–862 a 3; cf. Langholf, Medical Theories, pp. 172–179. Andrà ricordata inoltre la corrispondenza, ancora nella trattazione delle vene ma in relazione al cervello dell'uomo e alla crescita delle corna negli animali, tra Democrito (A 153: II, p. 126,3–21 D.-K.) e Hipp., De morbo sacro 3,2–5: p. 11, 9–12,9 Jouanna, di cui in L. Perilli, Democritus, zoology and the physicians, in: Democritus: Science, the Arts, and the Care of the Soul, Proceedings of the International Colloquium on Democritus (Paris, 18–20 september 2003), a cura di A. Brancacci e P. M. Morel, Leida e Boston 2007 (Philosophia Antiqua 102), pp. 172–175.

prescrizioni ridicole. Dice che quando si cominciano a usare termini oscuri e misteriosi per definire i rimedi, non si fa altro che sollecitare la credulità dei malati, e il sospetto invece della persona competente. Leggiamo:[45]

> ὅταν γάρ τις λέγῃ Νηρεΐδων ζωμὸν χειμῶνι συνταγὴν δεδόσθαι τισί, δοκεῖ μοι τὰς χείμας τῶν πελωρίδων ἀποκληρώσας βελτίονας ἡγεῖσθαι ** καὶ †πελωρίου† ἐγκέφαλον τὸν ἀλεκτρυόνος, καὶ Ἰνδοὺς δάκνοντας πέπερι, [ὅτι μέλαν ἐστὶ καὶ δάκνει], καὶ παρθένου γάλα καὶ ἄστρων αἷμα δρόσον, καὶ πρόβατον Κρητικὸν μῆλον κυδώνιον καὶ ὅσα τοιαῦτα.

> « Quando uno dice che ad alcuni è stata data una prescrizione che prevede "brodo delle Nereidi" d'inverno, costui mi sembra considerare, per una qualche scelta casuale, "le cheme migliori delle peloridi" ... e "cervello del mostro" (sarebbe) quello del gallo, e "indiani che mordono" il pepe [perché è nero e pizzica], e "latte di vergine" e "sangue delle stelle" la rugiada, e "gregge di Creta" la mela cotogna e via dicendo. »

Il passo è oscuro, la caduta di una parte di testo nella sezione centrale contribuisce alla difficoltà. Le congetture proposte non dissolvono le oscurità.

Che le bizzarre corrispondenze elencate da Artemidoro per mettere in evidenza le assurdità degli avversari siano o no verosimili, non interessa. Quel che più conta, invece, è che si può qui scorgere una citazione di quanto accadeva nei santuari, dove a quanto sembra era d'uso, almeno in qualche caso, mascherare il sapere medico e la farmacopea corrente sotto nomi inconsueti, dal sapore magico e sacrale e dall'aura esoterica.

XXIII. Corrispondenza tra prescrizioni misteriose e sostanze reali nell'Egitto greco. I Papiri magici: Ne abbiamo testimonianza in uno dei testi più intricati relativi alla magia antica, conservato in Papyri Graecae Magicae XII 401–444: le cosiddette "translated interpretations". Siamo in età imperiale, verso il secondo secolo d.C. Alla fine della sezione greca del testo, viene presentata una serie di corrispondenze tra sostanze dal nome improbabile e sostanze di uso comune, soprattutto di natura botanica. Ingredienti di ricette. L'autore del testo dichiara di voler rivelare, offrendone la corretta interpretazione, un sapere tenuto segreto e affidato a testi non accessibili, riservati agli ἱερογραμματεῖς, i custodi ed estensori degli scritti sacri (si intendeva così chi padroneggiasse gli ἱερὰ γράμματα, i geroglifici), figura tipica dei santuari insieme ad altre in parte equivalenti (come gli ἱερομνήμονες greci), e corrispondente nelle raffigurazioni sia egizie che greche a quella degli scribi professionali.

Che questo preambolo del testo magico sia attendibile, è discusso; indiscutibili, a mio avviso, le pratiche a cui si fa riferimento. Condivido con l'ultimo editore, J. Dieleman, che si debba evitare un eccesso di scetticismo sulle informazioni che il testo tramanda,[46] e vedervi l'autentico sapere dei

45 Il testo che segue si colloca al termine del primo paragrafo del brano sopra riportato.
46 J. Dieleman, Priests, Tongues, and Rites: the London-Leiden Magical Manuscripts

sacerdoti egiziani, essendovi "no reason to distrust a literal reading of those recipes and assume an ingredient in disguise" (p. 198). La prima parte del testo è la seguente:

Papyri Graecae Magicae XII 401ss. Preisendanz

Ἑρμηνεύματα ἐκ τῶν ἱερῶν μεθηρμηνευμένα, οἷς ἐχρῶντο οἱ ἱερογραμματεῖς. διὰ τὴν τῶν πολλῶν περιεργίαν τὰς βοτάνας καὶ τὰ ἄλ[λ]α, οἷς ἐχρῶντο, εἰς θεῶν εἴδωλα ἐπέγραψαν, ὅπως μὴ εὐλαβούμενοι περιεργάζωνται μηδὲν διὰ τὴν ἐξακολούθησιν τῆς ἁμαρτίας. ἡμεῖς δὲ τὰς λύσεις ἠγάγομεν ἐκ τῶν πολλῶν ἀντιγράφων καὶ κρυφίμων πάντων. ἔστι δέ·	Interpretazioni tradotte desunte dai testi sacri, utilizzate dagli scribi del tempio. A causa della curiosità della gente, scrissero (i nomi delle) piante e delle altre cose da loro utilizzate sulle statue degli dèi, affinché, priva di cautela com'è, (la gente) non si sforzasse inutilmente ad inseguire l'errore. Noi però abbiamo raccolto le spiegazioni da molte copie scritte, tutte segrete. Sono:
κεφαλὴ [ὄ]φεως· βδέλλα.	testa di serpente: sanguisuga.
ἀγαθὶς ὄ[φ]εως· κηρίτην λέγει.	spire (?) di serpente: vuol dire cerite.
αἷμα ὄφ[ε]ως· αἱματίτης λίθος.	sangue di serpente: ematite, la pietra.
ὀστοῦν ἴ[β]εως· ῥάμνος ἐστίν.	osso di ibis: è il ramno.
αἷμα χοιρ[ο]γρύλλου· ἀληθῶς χοιρογρύλλου.	sangue di irace: effettivamente di irace.
δάκρυα κυ[ν]οκεφάλου· χυλὸς ἀννήθου.	lacrime di cinocefalo: succo di aneto.
ἀφόδευμα κορκοδείλου· Αἰθιοπικὴν [γ]ῆν.	escrementi di coccodrillo: terra etiopica.
αἷμα κυνοκεφάλου· αἷμα καλαβώτου.	sangue di cinocefalo: sangue di geco.
λέοντος γόνος· ἀνθρώπου γόνος.	seme di leone: seme umano.
αἷμα Ἡφαίστου· ἀρτεμισία.	sangue di Efesto: artemisia.
τρίχες κυνοκεφάλου· ἀννήθου σπέρμα.	peli di cinocefalo: seme di aneto.
γόνος Ἑρμοῦ· ἄννηθον.	seme di Ermes: aneto.
(κτλ.)	(etc.)

XXIV. Verosimiglianza della testimonianza dei Papiri magici. Dioscoride: Si parla dunque di testi sacri, riservati all'uso di coloro che nel santuario erano responsabili dei documenti scritti, e ci si riferisce alla abitudine di criptare la terminologia delle prescrizioni. Se la forma criptata era materialmente accessibile a chiunque, essendo iscritta sugli *eidola* degli dèi, la interpretazione invece della bizzarra terminologia era gelosamente custodita in testi tenuti

and Translation in Egyptian Ritual (100–300 CE), Leida e Boston 2005 (Religions in the Graeco-Roman World 153), p. 202.

segreti. Si è dubitato della attendibilità dell'autore di questo scritto, e del fatto che quanto egli riferisce fosse effettivamente tratto da libri segreti. Ma che egli dica di un fenomeno reale inerente alla medicina, e che le informazioni di cui dispone avessero qualche circolazione, confermano, come segnala Dieleman (pp. 196ss.), non solo denominazioni simili nei testi medici e botanici egizi, ma soprattutto Dioscoride, che frequentemente ne riporta di analoghe. C'è in particolare un passo del De materia medica (III 58 RV: II 70,14–16 Wellmann), che riprende due denominazioni che corrispondono a quelle del papiro magico, e sono presentate nella identica successione: ἄνηθον τὸ ἐσθιόμενον· ... προφῆται γόνος κυνοκεφάλου, ὁμοίως τρίχες κυνοκεφάλου, οἱ δὲ γόνος Ἑρμοῦ... L'aneto anche qui corrisponde, nella terminologia criptata, ai "peli di cinocefalo" e al "seme di Ermes", la terminologia è attribuita a quei προφῆται, che nella sinonimica di Dioscoride costituiscono una ricorrente categoria (il gradino immediatamente inferiore all'Alto Sacerdote) alla quale vengono ricondotti termini del genere, spesso associati, come nella nostra lista, con il sangue (e.g. "sangue di Ares" per il κρίνον βασιλικόν, III 102 RV: II 113,11s. Wellmann).[47] La quantità di questi nomi attestata in Dioscoride, confrontata con la lista del papiro magico, fa pensare a un sistema codificato di prescrizioni mediche nei santuari, e conferma la propensione, denunciata già da Artemidoro, a mascherare conoscenze familiari e consuete sotto il velo del mistero.

XXV. Le guarigioni dei santuari e la loro registrazione scritta su tavolette. Un primo bilancio: Quanto viene menzionato in PGM XII 401ss. ha verosimiglianza, risponde a modalità documentate: tavola delle corrispondenze, segretezza del sapere, ruolo dello scriba del tempio, libri sacri ad accesso riservato. Che questo sia o meno storicamente attendibile per il caso del papiro in ispecie, non è per noi di particolare interesse: invece, fare luce sulla pratica della registrazione scritta dei testi medici nei santuari può essere d'aiuto nella interpretazione sia della pratica medica, sia delle caratteristiche di alcuni degli scritti detti ippocratici, quali sopra menzionati.

Ho cercato di argomentare altrove che, così come in Egitto e in Mesopotamia, anche in Grecia, nei santuari di Asclepio e degli dèi della medicina, erano presenti repositori di testi scritti ad uso dei medici. L'uso di registrare guarigioni miracolose rientra nel medesimo schema, pur com'è ovvio con una sua specificità per quanto riguarda l'immagine che di tali interventi si intendeva trasmettere. Tali guarigioni, come i dati identificativi del paziente nell'Anfiarao di Oropo e certamente anche negli altri santuari, venivano ini-

47 Su questo tipo di ingredienti cf. anche L. LiDonnici, Beans, Fleawort, and the blood of a Hamadryas Baboon: recipe ingredients in Greco-Roman magical materials, in: Magic and Ritual in the Ancient World, a cura di P. Mirecki e M. Meyer, Leida e Boston 2002 (Religions in the Graeco-Roman World 141), pp. 359–377, che si sofferma in particolare sulle sostanze più inconsuete menzionate nei PGM, e mette in guardia da facili sostituzioni di sostanze note a sostanze misteriose.

zialmente registrate su tavolette. Queste erano anche di uso quotidiano da parte del medico, e dovevano essere conservate in appositi locali e forse in speciali contenitori (i γραμματοφυλακεῖα). Esse, periodicamente riversate su altro e diverso supporto, davano vita a casistiche ordinate per argomento (come a Lebena), fungendo talvolta da prima base per alcune descrizioni "miracolose", come si evince dai santuari periferici (mentre a Epidauro la componente miracolosa e quella propagandistica avevano maggior peso, soprattutto in alcune delle storie). Non sempre è facile distinguere testi di origine medica, e testi di origine propriamente aretalogica.

Come si evince combinando insieme i dati relativi alle diverse situazioni, dovevano esistere testi accessibili anche agli "esterni" (ne informa Artemidoro, lo presuppongono Plinio, la Vita Hippocratis, Strabone, Ippi di Reggio in Eliano) e testi riservati ai pochi autorizzati – sacerdoti e medici dei santuari –, come in Egitto. Si può ipotizzare che i testi rientranti in quest'ultima tipologia fossero conservati separatamente: verosimilmente nell'*abaton*, come si proverà più avanti ad argomentare (sotto, XXXII).

XXVI. Guarigioni separate dai miracoli. Accessibilità dei testi. Significato di θεός: Che due fossero le tipologie di testi redatti e conservati nei santuari, e non solo i prodigi del dio, è chiaramente attestato in un passo di Strabone sul Serapeo di Canopo che permette di riconsiderare il senso di altre testimonianze relative ai miracoli di Asclepio, a Epidauro e altrove. Su questi ultimi, noi possediamo due notizie principali, una fornita da Pausania, l'altra da Strabone, che vengono riferite alle quattro grandi stele oggi ancora superstiti. Quella di Pausania fu invocata fin dalla scoperta a Epidauro degli *iamata*. Essa recita (Paus., Graeciae descr. II 27,3s.):

> στῆλαι δὲ εἱστήκεσαν ἐντὸς τοῦ περιβόλου τὸ μὲν ἀρχαῖον καὶ πλέονες, ἐπ' ἐμοῦ δὲ ἓξ λοιπαί· ταύταις ἐγγεγραμμένα καὶ ἀνδρῶν καὶ γυναικῶν ἐστιν ὀνόματα ἀκεσθέντων ὑπὸ τοῦ Ἀσκληπιοῦ, προσέτι δὲ καὶ νόσημα ὅ τι ἕκαστος ἐνόσησε καὶ ὅπως ἰάθη· γέγραπται δὲ φωνῇ τῇ Δωρίδι. χωρὶς δὲ ἀπὸ τῶν ἄλλων ἐστὶν ἀρχαία στήλη.

Racconta di sei stele rimaste delle molte un tempo esistenti dentro il recinto sacro, su cui erano iscritti, nell'ordine, i nomi di uomini e donne curati da Asclepio (si ricorderà il regolamento dell'Anfiarao di Oropo), quindi la malattia di ciascuno e il modo in cui fu curato (cf. Lebena): il tutto in dorico. Si fa cenno poi di una ulteriore stele, separata dalle altre (che registrava l'offerta al dio di venti cavalli da parte di Ippolito). Strabone a sua volta descrive Epidauro come città illustre (Geogr. VIII 6,15), e subito sottolinea l'importanza del santuario di Asclepio, del quale ricorda il gran numero dei pazienti e quello dei corrispondenti πίνακες: è questo l'unico aspetto che qui Strabone ricorda a proposito del santuario, dando ad esso un rilievo centrale. Recita il testo:

> οὐκ ἄσημος ἡ πόλις (sc. Ἐπίδαυρος), καὶ μάλιστα διὰ τὴν ἐπιφάνειαν τοῦ Ἀσκληπιοῦ θεραπεύειν νόσους παντοδαπὰς πεπιστευμένου, καὶ τὸ ἱερὸν πλῆρες ἔχοντος ἀεὶ τῶν τε καμνόντων καὶ τῶν ἀνακειμένων πινάκων, ἐν οἷς ἀναγεγραμμέναι τυγχάνουσιν αἱ θεραπεῖαι, καθάπερ ἐν Κῷ τε καὶ Τρίκκῃ.

Nel santuario si curavano dunque malattie d'ogni genere (νόσους παντοδαπάς), ed esso era affollato di malati e, corrispondentemente ad essi (τε καί), di πίνακες su cui erano iscritti i trattamenti (θεραπεῖαι). Corrisponde alla descrizione di Pausania. In entrambe, spicca l'assenza di qualsiasi riferimento a miracoli o prodigi, surrogata dalla sola e prevedibile menzione del nome del dio come responsabile delle cure.

Che queste due descrizioni facciano riferimento alle quattro stele di *iamata* oggi esistenti, non può considerarsi acclarato. Invero, esse sembrano evidenziare l'aspetto medico piuttosto che quello aretalogico. Non senza ragione, come attesta Strabone: il quale precisa altrove che due tipi di registrazioni scritte esistevano nei santuari. Quelle relative alle cure e quelle relative ai miracoli. A me sembra, che le stele oggi superstiti a Epidauro corrispondano prevalentemente a questo secondo genere, mentre le descrizioni sia di Pausania che di Strabone pertengono alle iscrizioni che riportavano i trattamenti medici. Nel passo, riferito al Serapeo di Canopo, in cui Strabone sancisce la distinzione tra i due tipi di registrazioni, si legge che anche uomini istruiti si affidavano fiduciosi alle pratiche incubatorie dei santuari (Geogr. XVII 1,17): τὸ τοῦ Σαράπιδος ἱερὸν πολλῇ ἁγιστείᾳ τιμώμενον καὶ θεραπείας ἐκφέρον, ὥστε καὶ τοὺς ἐλλογιμωτάτους ἄνδρας πιστεύειν καὶ ἐγκοιμᾶσθαι αὐτοὺς ὑπὲρ ἑαυτῶν ἢ ἑτέρους. A cui si aggiunge, che v'era chi metteva per iscritto i trattamenti, e chi invece (ἄλλοι δὲ) i prodigi degli oracoli: συγγράφουσι δέ τινες καὶ τὰς θεραπείας, ἄλλοι δὲ ἀρετὰς τῶν ἐνταῦθα λογίων. Ne risulta, a me sembra, una chiara distinzione tra due specie di documenti: aretalogie da un lato, trattamenti medici dall'altro. Il che spiegherebbe meglio le notevoli differenze esistenti tra le iscrizioni di Epidauro e quelle di Lebena o di altri santuari periferici: la differenza non consiste nell'essere quelle di Epidauro dovute ai redattori del santuario, e quelle di Lebena invece a privati cittadini, quanto nell'avere scopi e oggetti differenti. Le differenze interne alle storie narrate sulle stele epidauree si spiegherebbero, in questa prospettiva, perché dovute a uno o più redattori (γραμματεῖς) che attingono a fonti diverse, sia tavolette recanti la narrazione delle ἀρεταί del dio, sia tavolette recanti i trattamenti medici.

Quest'ultimo era ad esempio, a Lebena, il caso di Publio Granio Rufo (IC I 17,17; I sec. a.C.):

Ἀσκληπιῶ[ι] / Πόπλιος Γράνιος [Ῥοῦφος] / κατ' ἐπιταγήν. / ἐκ διετίας βήσσοντά με ἀδ[ιαλεί]-/πτως, ὥστε σάρκας ἐνπύου[ς καὶ] / ῃμαγμένας δι' ὅλης ἡμέρας ἀ[πο]-/βάλλειν, vacat ὁ θεὸς ἐπεδέξατο θερ[α]-/πεῦσαι. vacat / ἔδωκεν εὔζωμον νήστη τρώγειν, / εἶτα πεπερᾶτον Ἰταλικὸν πείνειν, / πάλιν ἄμυλον διὰ θερμοῦ ὕδατος, / εἶτα κονίαν ἀπὸ τῆς ἱερᾶς σποδοῦ / καὶ τοῦ ἱεροῦ ὕδατος, εἶτα ᾠὸν καὶ / ῥητείνην, πάλιν πίσσαν ὑγράν, / εἶτα εἴρην μετὰ μέλιτος, εἶτα μῆλον / Κυδώ[νιον κ]αὶ πεπ[λ]ίδα συνεψή-/[σαντα τὸ μὲν χύμα πεί]νειν τὸ δὲ μῆλον / [τρώγειν, εἶτα τρώγει]ν σῦκα μετὰ σπο-/[δοῦ ἱερᾶς τῆς ἐκ τοῦ] βομοῦ ὅπου θύ-/[ουσι τῷ θεῷ]. vacat / [– – –] ἀπὸ τῆς ἐν τῷ δε / [– – –]ς πολὺ αἷμα [– –] / [– – –]οῦντα [ἱ]κέ[την – –]

« Ad Asclepio Publio Granio Rufo, per suo ordine. Il dio mi prese in cura dopo che da due anni tossivo continuamente, sì da emettere per tutto il giorno catarro (?) infetto e sanguinolento. Mi dette da mangiare a digiuno della rucola, poi da bere vino pepato italico, quindi farina con acqua calda, poi un impasto di cenere sacra e di acqua sacra, poi un uovo e resina, quindi pece liquida, poi giaggiolo con miele, poi, bollita una mela cotogna con euforbia, da bere il decotto e da mangiare la mela, poi da mangiare fichi con cenere sacra tolta all'altare su cui sacrificano al dio ... dalla ... molto sangue ... supplice ... » (trad. Guarducci, modificata).

Il "dio" accetta di prendere in cura il malato, evidentemente dopo aver fatto le dovute valutazioni. La descrizione della terapia è dettagliata, evidente il soccorso prestato all'estensore da chi nel santuario era addetto alle pratiche mediche. La prescrizione si rifà alla farmacopea contemporanea: i rari elementi di sacralità che la integrano (cenere, acqua sacra) risultano quasi forzati.[48] Molto simili sono anche le due iscrizioni successive, IC I 17,18 (Lebena, ancora Publio Granio Rufo, I a.C.) e I 17,19 (II–I a.C.), né mancano altri riscontri.[49]

48 Cf. M. Guarducci, IC ad l. (p. 158). Sulle prescrizioni date a Granio Rufo cf. anche J. Zingerle, Heil- und Dankinschriften, Commentationes Vindobonenses 3, 1937, pp. 85–96.

49 Leggendo questo tipo di testi, e altri provenienti dalla Grecia come da altre culture, vien fatto di chiedersi se il termine ϑεός fosse per gli antichi, nell'ambito della medicina dei santuari, univoco. Quando "il dio" manda a chiamare il malato (come all'inizio della stele di Apella, IG IV 2,1, nr. 126, ca. 160 d.C.), o accetta di prenderlo in cura (come per Granio Rufo); quando "il dio" prescrive unicamente rimedi della farmacopea dell'epoca, o interviene chirurgicamente usando il bisturi e suturando il taglio dopo l'operazione; quando chiede il pagamento del compenso: "il dio" dimostra notevole concretezza. Nel sincretismo greco-egizio dell'Egitto tolemaico, il sacerdote viene visto come incarnazione di Thot e onorato, dopo la morte, come Thot. Egli è il sacerdote del dio, e ad un tempo il dio stesso. « Die ganze Auffassung erklärt uns, wie die im Kult rezipierten heiligen Bücher, obgleich von bestimmten Priestern verfaßt, doch dem einen Thot oder Hermes zugeschrieben werden ... Es ist gute ägyptische Anschauung, wenn Platon in der berühmten Stelle des Philebos (18 b) nicht weiß, ob er Thot als Mensch oder Gott bezeichnen soll. » (R. Reitzenstein, Poimandres. Studien zur griechisch-ägyptischen und frühchristlichen Literatur, Lipsia 1904, p. 119). Il rinvio a Platone implica che una concezione di questo tipo risale a epoca più antica. In una lettera privata greco-egizia del III a.C. si legge di una richiesta fatta a un amico affinché, durante un viaggio, procuri all'altro del miele attico, perché ne ha bisogno per curare gli occhi secondo la prescrizione ricevuta: colui che prescrive è identificato come ϑεός. Il testo della lettera è conservato integralmente sul recto di P.Cair.Zen. 3,59426: Δρόμων Ζήνωνι χαίρειν. τοῖς ϑεοῖς πᾶσιν χάριν ἔχομεν, εἰ αὐτός τε ὑγιαίνεις καὶ τὰ λοιπά σοι κατὰ λόγον γέγονεν. ἐρρώμεϑα δὲ καὶ αὐτός, καὶ καϑότι μοι ἔγραψας τὴν πᾶσαν ἐπιμέλειαν ποιοῦμαι ὅπως ἂν μηϑεὶς ἐνοχλῆι τοὺς παρὰ σοῦ. ὡς δ' ἂν ἀναπλέηις ὑγιαίνων, σύνταξόν τινι τῶν παρὰ σοῦ ἀγοράσαι μέλιτος Ἀττικοῦ κοτύλην. χρείαν γὰρ ἔχω πρὸς τοὺς ὀφϑαλμοὺς κατὰ πρόσταγμα τοῦ ϑεοῦ. εὐτύχει. È un tipico esempio di lettera privata, in cui la richiesta è: « dà disposizione a qualcuno dei tuoi di procurarmi una *kotylē* di miele attico: ne ho bisogno per gli occhi, secondo la prescrizione del dio ». Che qui sotto la denominazione "dio" sia da vedere un medico, o un sacerdote-

XXVII. Testi diversi nei santuari con diversa accessibilità. Loro consultazione: I testi conservati nei santuari – mesopotamici, egizi, greci – erano iscritti su tavolette utilizzate dai responsabili sia per il rituale che per altre attività, ovvero affidati a supporti diversi: le mura del santuario, in particolare degli ambienti sacri; le statue delle divinità; stele di pietra; papiri. Erano testi di genere vario, tra essi certamente rimedi, ricette, prescrizioni, schede cliniche. Venivano conservati in luoghi diversi, e con diverso grado di accessibilità. Se le iscrizioni sulle pareti erano visibili da chiunque fosse ammesso al santuario, le tavolette conservate nei luoghi riservati non erano invece consultabili se non da chi gestiva le pratiche, religiose e mediche, dei santuari stessi. Questi testi dovevano essere consultati quando ve ne fosse bisogno, dato che non era possibile tenere a memoria tutto quello che occorreva sapere per mettere in atto il rituale, o per curare i pazienti (sotto, XXXIVss.). Ciò si evince da una serie di testimonianze relative alle diverse civiltà. Sebbene fenomeni riguardanti Egitto, Mesopotamia, Grecia e altre civiltà non siano *tout court* sovrapponibili, né le testimonianze relative all'una riferibili senz'altro all'altra, credo tuttavia che rituali religiosi e pratiche mediche per loro natura rivelino esigenze, se non identiche, analoghe. Connesse tra loro, da una parte; fondate su un sapere riservato, dall'altra; intimamente legate, per loro stessa natura, al medium della scrittura.

XXVIII. Rimedi dei santuari nella medicina comune. Galeno e il caso dell'adyton di Menfi: La medicina rientra a pieno titolo tra le discipline il cui nesso con la scrittura è più stretto. Il legame con la religione non fece che consolidarlo. La conservazione dei testi relativi alla medicina nei luoghi sacri era prassi diffusa, Asclepio (identificato con Imhotep) diventa in Egitto il dio della scrittura oltre che dell'architettura, secondo lo storico Manetone (fr. 11, inizio III sec. a.C.: Ἀσκληπιὸς Αἰγυπτίοις κατὰ τὴν ἰατρικὴν νενόμισται, ... ἀλλὰ καὶ γραφῆς ἐπεμελήθη): « Es gab also schon vor Manetho Bücher, die sich auf ihn zurückführten, zunächst medizinische Schriften. »[50] Il legame tra medicina e testi scritti in Egitto è tale che il medico che, nella pratica quotidiana, da quei testi si allontanasse senza fondato motivo, era passibile di pena capitale. Si tratta di testi detti "sacri", che in realtà devono questa denominazione al fatto di essere conservati in luoghi riservati dei santuari, come la Casa della Vita,[51] ed erano redatti invece da medici (pubblici) per

---

medico, a me sembra indubbio; trattandosi dell'Egitto, questo rientra nel quadro tracciato da Reitzenstein. Se un uso cosiffatto del termine θεός possa essere ritrovato in Grecia, non saprei dire con sicurezza: ma più d'una volta questa sembra essere la più funzionale delle interpretazioni. Seguendo questa medesima linea leggerei il passo in cui Marco Aurelio scrive (Ad se ipsum V 8,1): 'Οποῖόν τί ἐστι τὸ λεγόμενον ὅτι 'συνέταξεν ὁ Ἀσκληπιὸς τούτῳ ἱππασίαν ἢ ψυχρολουσίαν ἢ ἀνυποδησίαν'. Dove a prescrivere cavalcate, bagni o passeggiate freddi si direbbe che sia, sotto il nome di ὁ Ἀσκληπιός, il medico.

50 Reitzenstein (n. 49), p. 120.

51 Cf. sotto, XXXII. I passi di Diodoro e di Aristotele sono citati da J. Jouanna, Médecine égyptienne et médecine grecque, in: La médecine grecque antique, p. 11s.

medici: così Diodoro Siculo informa (Bibl. hist. I 82,3), che medici alle dipendenze dello stato (o da esso retribuiti: οἱ γὰρ ἰατροὶ τὰς μὲν τροφὰς ἐκ τοῦ κοινοῦ λαμβάνουσι) seguono piani terapeutici regolati per iscritto, τὰς δὲ θεραπείας προσάγουσι κατὰ νόμον ἔγγραφον, testi dovuti a numerosi quanto illustri medici del passato. Chi si allontani da quanto è prescritto nei testi disponibili è passibile di condanna a morte (ἐὰν δέ τι παρὰ τὰ γεγραμμένα ποιήσωσι, θανάτου κρίσιν ὑπομένουσιν), poiché si ritiene che difficilmente un singolo medico potrà far meglio di un sapere consolidato dal tempo e dovuto ai migliori esperti (θεραπείας ... συντεταγμένης ὑπὸ τῶν ἀρίστων τεχνιτῶν). Medici, dunque, che attingono a testi redatti da medici e conservati nei luoghi sacri. Il fenomeno era già in Aristotele (Pol. III 15: 1286 a 12–14).

Si possono ipotizzare (cf. sopra, XXVI e sotto, XXXI) due livelli di conservazione: uno in luoghi e su supporti accessibili, l'altro con maggiore segretezza e per uso ristretto; e il passaggio dai repositori dei santuari verso l'esterno. Ne dà testimonianza di notevole interesse, sebbene di interpretazione non facile, Galeno. È un lungo passo di una delle grandi opere farmacologiche, De compositione medicamentorum per genera V 2: XIII 774,7–780, 8 K., in particolare 776,16ss.

Si parla di ricette. Fonte di Galeno è Heras di Cappadocia, uno dei suoi farmacologi prediletti, medico (sembra) empirico a cavallo tra il primo secolo a.C. e il primo d.C. Oggetto dell'argomentazione iniziale è l'impiastro chiamato ἶσις Ἐπιγόνου, un rimedio polivalente (πολύχρηστον, ... πρὸς πάντα ἀγαθή). La prima fonte che Galeno cita è appunto Heras, di cui trascrive lungamente le parole a proposito della utilità del medicamento e del modo di prepararlo. Quindi consiglia, dopo aver mescolato gli ingredienti, di ammorbidire il preparato, lavorandolo a lungo con le mani (776,11 K.: οὕτως ἀναμιγνὺς αὐτά, καθάπερ καὶ ὁ Ἥρας φησί). Heras forniva anche le dosi precise (συμμετρία) per il preparato. Aggiunge Galeno (776,16–777,1 K.): προσηγόρευε δὲ αὐτήν, ὡς καὶ ἄλλοι τινές, Ἕρμωνος <u>τοῦ ἱερογραμματέως.</u> ἐν ἑτέροις δ' ἂν εὕροις γεγραμμένην ἐκ <u>τῶν ἀδύτων</u> εἶναι καὶ τήνδε <u>κατὰ τὸ Ἡφαίστειον</u> ἐν Αἰγύπτῳ, καθάπερ καὶ τὴν διὰ τοῦ δικτάμνου.

Dunque Heras chiamava quel preparato « il rimedio di Hermon lo scriba del tempio », quello ἱερογραμματέυς che sappiamo alta carica dei santuari egizi, scriba competente tra le altre cose di geroglifici, le *sacrae litterae*, il quale era responsabile anche della stesura e conservazione dei testi inerenti le pratiche religiose e le specifiche attività del santuario – nel caso dei santuari medici, la medicina. Galeno rinvia anche ad « altre testimonianze » (ἐν ἑτέροις), secondo cui il rimedio proveniva dagli *adyta* del santuario di Efesto in Egitto, « così come la ricetta a base di dittamo (δίκταμνον) », di cui dirà subito dopo. Il rimedio aveva insomma varie denominazioni, ma la ricetta tutti la scrivono allo stesso modo, e con gli stessi dosaggi (777,1–6 K.): τὴν μέντοι συμμετρίαν τῶν συντιθέντων αὐτὴν ἁπλῶν φαρμάκων σχεδὸν ἅπαντες ἴσην γεγράφασιν. Se anche la denominazione è diversa, sono la stessa cosa il farmaco sacro proveniente dagli *adyta*, il rimedio di Hermon lo scriba del tempio e il rimedio di Epigono: ὥστε κἂν ἡ προγραφὴ διάφορος ᾖ, μὴ δόξῃς ἑτέραν εἶναι καὶ ἑτέραν τήν τ' ἐκ τῶν ἀδύτων ἱερὰν καὶ τὴν Ἕρμωνος τοῦ ἱερογραμματέως καὶ τὴν Ἐπιγόνου. ἅπαντα γὰρ ταῦτα (immo ταὐτὰ) προσαγορεύεται.

XXIX. Il testo del secondo rimedio del santuario di Menfi: Ripresa e terminata, di seguito, la spiegazione tecnica relativa al preparato, Galeno passa a illustrare la successiva ricetta, quella a base di dittamo (778,6–11 K.): καὶ τὴν διὰ δικτάμνου σκευαζομένην ἔμπλαστρον, ἱερὰν ὀνομάζουσιν, εὑρῆσθαι λέγοντες καὶ ταύτην τὴν γραφὴν ἐν τῷ κατὰ Μέμφιν Ἡφαιστείῳ. Anche questo rimedio è detto sacro, perché proviene a sua volta, come il precedente, dal santuario di Efesto a Menfi. Anche in questo caso, c'è sostanziale unanimità circa componenti e dosi (καὶ μέμνηνταί γε πάντες αὐτῆς ἐπὶ ταῖς τοιαύταις συμμετρίαις ἢ βραχύ τι διαφερούσαις), e sarà sufficiente *anche in questo caso*, dice Galeno, limitarsi a trascrivere le parole di Heras (ἀρκέσει δὲ καὶ περὶ ταύτης τὴν τοῦ Ἥρᾳ παραγράψαι λέξιν). « Che suonano così » (οὕτως ἔχουσαν, sc. λέξιν):

> ἱερὰ ἡ ἐκ τοῦ ἐν Μέμφει Ἡφαιστείου. ποιεῖ ἐπὶ προσφάτων ἐναίμων, ῥευματικῶν, πρὸς νεύρων διακοπάς, παλαιὰ ἕλκη, ὑπόνομα, θλάσματα, σηπεδόνας, ἄνθρακας, μελανίας, ἕλκη ῥευματικά, δυσκατούλωτα, παρωτίδας, χίμεθλα, ἀποστήματα, χοιράδας, δοθιῆνας, σκληρίας, βέλη ἀνάγει, σκόλοπας, ὀστέα ἐκ τῆς κεφαλῆς (778, 11–16 K.). ἐψυγμένων δ' ἱκανῶς τούτων, καθ' ἓν ἕκαστον λειότατον ἐμπάσεις καὶ κινήσας ἐὰν ᾖ ἀμόλυντος, βαστάσεις. ἐὰν δὲ μή, ἐπὶ κούφου πυρὸς ἑψήσεις. ταῦτα μὲν ὁ Ἥρας ἔγραψε περὶ τῆς ἐμπλάστρου (780,5–8 K.).

XXX. Ancora su Galeno e il rimedio del santuario di Menfi: La citazione da Heras si apre con il titolo che questi aveva dato alla sezione della sua opera: ἱερὰ ἡ ἐκ τοῦ ἐν Μέμφει Ἡφαιστείου, « il rimedio sacro proveniente dal santuario di Efesto a Menfi ». Segue il testo che in quel santuario era conservato: è un lungo testo tecnico, medico, che nulla ha né di magico né di religioso. Il testo di un manuale farmaceutico (per questo ne è qui omessa una traduzione, oltre a tutta la sezione centrale), con informazioni circa quelle che chiameremmo "indicazioni terapeutiche" e circa la composizione, comprese le dosi, e le modalità di preparazione. Era uno dei testi ad accesso riservato, poiché soltanto questi generalmente recavano i dosaggi. A indicare la fine della citazione da Heras, Galeno aggiunge apposita clausola (ταῦτα μὲν ὁ Ἥρας ἔγραψε), alla quale fa seguire sue personali osservazioni sulla preparazione.

Non si ha motivo di dubitare né del fatto che Galeno attinge a Heras, alla cui opera fa continuamente ricorso, né del fatto che Heras riportasse un rimedio derivato da un santuario egizio: sia che lo avesse visitato personalmente, sia che si rifacesse a fonti precedenti. Nella seconda ricetta, quella del dittamo, Galeno menziona la città di Menfi perché la trova nella titolazione data da Heras alla sua trattazione, precisando così la più generica indicazione precedente (« Egitto »), nella quale aveva aggiunto la menzione e il nome dello ἱερογραμματεύς come colui al quale si dovevano quelle conoscenze. Nessuna menzione del dio. Galeno non si stupisce minimamente del fatto che un rimedio effettivamente in uso e descritto in termini puramente tecnici provenisse da un santuario. Questo doveva essere abituale.

Che si trattasse di Menfi, non sorprende: Menfi era sede di un prestigioso santuario medico (Amm. Marc., Res gestae XXII 14,7: Memphim, urbem frequentem praesentiaque numinis Asclepii claram), tanto che lì si diceva fosse sepolto il corpo del dio Imhotep. Il santuario è antico, di fama consolidata già in età ellenistica, quando il culto viene esportato a Tebe e a File. Costanti i rapporti con il mondo greco: già all'epoca di Erodoto, l'area greca di Menfi, così come la città di fondazione greca di Naucrati, avevano dimensioni significative. Anche il nome di Efesto come "titolare" del santuario funziona: Efesto era identificato con il grande Ptah, e quest'ultimo era il padre di Asclepio; ovvero, Imhotep era considerato figlio di Efesto, cf. e.g. l'oroscopo eretto dai sacerdoti di Hermes a Tebe nel primo anno dell'imperatore Antonio, dunque ancora nel II sec. d.C. (Pap. Louvre 19bis, Notices et Extraits XVIII 2, 136) σκεψάμενος ἀπὸ πολλῶν βιβλίων, ... ὥσπερ καὶ αὐτοὶ συνήδρευσαν ἀπὸ τοῦ κυρίου ἡμῶν Ἑρμοῦ καὶ Ἀσκληπιοῦ, ὅ ἐστιν Ἰμούθου υἱὸς Ἡφήστου.[52] Cf. inoltre Stob. Ecl. I 467,2 Wachsm., dove viene detto esplicitamente che Ἀσκληπιὸς ὁ Ἰμούθης è ὁ Ἡφαίστου.[53]

Che l'empirico Heras e Galeno (e forse il cod. Antinori di cui subito) non inventino, è confermato dall'importante ritrovamento di frammenti di testi medici greci del IV–III sec. a.C. di tra i resti del santuario di Menfi, che indicano come « serving as the god's interpreters, priests did not rely on the power of dreams and oracles alone ».[54] Che suona in tutto simile alla formula escogitata da J. Ilberg per la Grecia, « Der Gott hat offenbar Medizin studiert ».[55]

---

52 Il passo è citato da Reitzenstein (n. 49), p. 119.

53 Cf. D. J. Thompson, Memphis under the Ptolemies, Princeton 1988, pp. 208ss. Al passo di Galeno sul rimedio del santuario di Menfi accennano V. Nutton, Galen and Egypt, in: Galen und das hellenistische Erbe, Verh. d. IV. Internationalen Galen-Symposiums, veranstaltet vom Institut für Geschichte der Medizin am Bereich Medizin (Charité) der Humboldt-Universität zu Berlin, 18.–20. September 1989, a cura di J. Kollesch e D. Nickel, Stoccarda 1993 (Sudhoffs Archiv, Beih. 32), p. 23, e Jouanna (n. 51), p. 19; cf. anche id., Hippocrate. Pour une archéologie de l'école de Cnide, Parigi 1974 (Collection d'Etudes Anciennes), p. 508s.

54 Thompson (n. 53), p. 208.

55 Ilberg, Rufus von Ephesos, p. 32. Nuove informazioni Galeno offre nel recentemente scoperto Περὶ ἀλυπίας (cf. sopra, n. 19) circa alcune straordinarie raccolte di ricette venute in suo possesso per vie diverse e poi perdute nel 192 nell'incendio che distrusse le biblioteche del Palatino, compresa la sua: menziona (§ 31) in particolare due raccolte, quali nessun altro possedeva nel mondo romano, l'una donatagli dagli eredi di una persona che ne aveva cercate dappertutto con grande impegno acquistandole anche a caro prezzo; l'altra cedutagli dal condiscepolo Teutra, che era venuto

XXXI. Ancora un rimedio proveniente dall'adyton di Menfi: Un interessante parallelo alla testimonianza galeniana sul rimedio proveniente da Menfi è reperibile nel Codex Antinori 101, manoscritto miscellaneo del XV sec. conservato alla biblioteca Laurenziana,[56] dove si usa analoga espressione per citare un rimedio consigliato al re contro l'artrite e la podagra: (fol. 361ᵛ) ἀντίδοτος ἐκ τῶν Ἡφαίστου ἀδύτων τοῦ ἐν Μεμφίτιδι ..., εὑρέθη δὲ αὕτη ἐν χρυσῇ στήλῃ γράμμασιν Αἰγυπτίοις ἀναγεγραμμένη, ᾗ συνεγέγραπτο φρικώδης ἀρά, μηδενὶ βεβήλῳ τοὺς ἱεροφύλακας τολμᾶν ταύτην μεταδοῦναι· ἐξεδόθη δὲ ἀπὸ Αἰγύπτου ἐνταῦθα ἐπὶ βασιλέως ἀρθρίτιδι καὶ ποδάγρᾳ πικρῶς διοχλουμένου κτλ.[57] La formulazione è analoga a quella di Heras / Galeno, si aggiunge un elemento che vorrebbe riportarla (se è attendibile e non fa, come è probabile, da mera cornice per guadagnare autorevolezza) molto indietro nel tempo, poiché si dice che il rimedio era iscritto su una stele d'oro in "lettere egizie", i.e. geroglifici. Era conservato in luogo inaccessibile ai non addetti: un sapere che non poteva essere trasmesso ai profani, μηδενὶ βεβήλῳ τοὺς ἱεροφύλακας τολμᾶν ταύτην μεταδοῦναι. Concetto condiviso dagli ippocratici, come sappiamo, sorprendentemente affine persino nella formulazione, come nella chiusa del Nomos (Hipp., Lex 5: CMG I 1, p. 8,15–17), dove si legge: τὰ δὲ ἱερὰ ἐόντα πρήγματα ἱεροῖσιν ἀνθρώποισι δείκνυται, βεβήλοισι δὲ οὐ θέμις, πρὶν ἢ τελεσθῶσιν ὀργίοισιν ἐπιστήμης.[58] L'ipotesi di un rapporto tra medici, anche ippocratici, e santuari come luogo di pratica medica e di conservazione del sapere, ne viene, mi pare, rafforzato.

---

in possesso delle pergamene del medico Eumene di Pergamo, il più abile di tutti i medici in questi preparati, che aveva assemblato ricette provenienti dal mondo intero. Il rimedio di Menfi avrà verosimilmente avuto altrettale provenienza.

56 È citato da Reitzenstein (n. 49), p. 121 n. 6. Contenente tra l'altro il trattato Περὶ τῶν ἰοβόλων del cosiddetto Elio Promoto (Der Traktat περὶ τῶν ἰοβόλων θηρίων καὶ δηλητηρίων φαρμάκων des sog. Aelius Promotus. Erstedition mit textkritischem Kommentar, a cura di S. Ihm, Wiesbaden 1995 [Serta Graeca 4]), un breve Lexicon botanicum arabicum, e altro.

57 Trascrivo il testo secondo la lettura che Reitzenstein dà del codice. Apprendo da Alain Touwaide che da una verifica del microfilm del codice in suo possesso il testo risulta in diversi punti diverso da quello di Reitzenstein. A quest'ultimo tuttavia mi attengo in attesa di un controllo sul manoscritto. La menzione del rimedio contro artrite, podagra e nefrite (quest'ultima nel prosieguo del testo, omesso da Reitzenstein e qui non riportato) prescritto al re richiama con una qualche evidenza il caso di Erasistrato quale attestato da Celio Aureliano, Tard. pass. V 50: CML VI 1, p. 884,4–7, la cui segnalazione devo a Ivan Garofalo. Qui, ad Erasistrato si attribuisce un libro De podagra, nel quale egli avrebbe sconsigliato l'uso di *purgativa ... cathartica*, e invece *malagma vero Ptolemaeo regi promittens, cuius scripturam non edidit: quamquam quidam sibi visum Erasistrati nominent medicamen.* Garofalo annota trattarsi verosimilmente di Tolemeo II Filadelfo, sulla base di quanto R. Fuchs osservava (Erasistratea quae in librorum memoria latent congesta enarrantur, diss. Berlino 1892, Lipsia 1892, p. 8s. n. 4) circa la gotta che lo affliggeva. Il rinvio in entrambi i passi al re (quale che fosse), e alla inaccessibilità del testo della prescrizione, segnala una interessante contiguità, forse non casuale.

58 Cf. Perilli, Asclepio e Ippocrate (n. 42), pp. 28ss.; 54.

XXXII. Adyton, abaton, tamieion corrispondente greco della Casa della Vita egizia: Resta da chiarire, della testimonianza galeniana, la menzione dell'*adyton*. Se ne possono ricordare, intanto, ulteriori esempi: quello di Achill. Tat., De Leuc. et Clitoph. amor. III 25,6, che parla di uno ἱερεὺς Αἰγύπτιος βιβλίον ἐξ ἀδύτων φέρων, e la storia del faraone egiziano Amenophis, il quale, stando alla versione greca del cosiddetto "Oracolo del vasaio" (II sec. a.C.), « depositò il libro [che ne conteneva le rivelazioni] nel tesoro del tempio, rendendolo accessibile munificamente a tutti gli uomini »: PRainer G. 19 813 col. II 19s. τὴν δὲ βίβλον καθίδρυσεν ἐν ἱεροῖς ταμείοις αὐτοῦ καὶ πᾶσιν ἀνθρώποις παρέδειξεν ἀφθόνως.[59] Quest'ultimo testo conferma che depositare un testo in un luogo sacro non significava necessariamente renderlo inaccessibile, ma poteva essere un modo per custodirlo e insieme per farne circolare il contenuto.[60]

Indicativo è in particolar modo che il greco ταμ(ι)εῖον dell'ultimo passo, riferito all'Egitto, designava la cosiddetta « Casa della Vita ». Ma lo stesso vale sia per ἄδυτον sia per ἱερόν quando usati nello specifico contesto: quei termini indicano cioè lo scrittorio e archivio dei santuari egizi. Testimonianza significativa è offerta dalla stele di Tanis del Decreto di Canopo, il testo greco-egizio del III sec. a.C. Vi si legge (Urkunden II 151s., § 34), nella traduzione (di Gardiner) dal geroglifico, che uomini e donne dovranno cantare in onore della scomparsa principessa Berenice « the hymns of worship written by the staff of the House of Life and given to the head teacher of the singers, and the like shall be written in the books of the House of Life ». Il corrispondente greco recita: οὓς ἂν ὕμνους οἱ ἱερογραμματεῖς γράψαντες δῶσιν τῷ ᾠδοδιδασκάλῳ ὧν καὶ τὰ ἀντίγραφα καταχωρισθήσεται εἰς τὰς ἱερὰς βύβλους. Come osserva Gardiner (p. 172), spicca il fatto che tanto qui quanto nelle altre occorrenze la versione greca sistematicamente ignora l'esistenza della Casa della Vita, e sostituisce dappertutto a quel grafema (geroglifico) l'aggettivo ἱερός o il sostantivo τὸ ἱερόν.[61] Più generale, e a rischio di ambiguità. Lo stesso dovrà dirsi del passo di Diodoro Siculo già ricordato (sopra, XXVIII).

Non credo che questo fenomeno si debba interpretare nel senso che i greci, non disponendo di una struttura analoga, non sapevano come rendere quel termine: si tratta pur sempre di greci d'Egitto, che dovevano ben conoscere la struttura dei santuari locali. Piuttosto, a me pare che le corrispon-

59 Ed. L. Koenen, Die Prophezeiung des "Töpfers", ZPE 2, 1968, p. 208. Cf. Henrichs (n. 20), p. 226s. n. 62.
60 Cf. su questo Perilli (n. 11).
61 Lo stesso accadeva con la traduzione di Birch (London 1876), che rendeva « a hymn which the Sacred Scribes shall have written and given over to the precentor, and the same shall be inscribed in the sacred writings ». Solo con i lavori di Gardiner è stata gettata adeguata luce sulla Casa della Vita, la cui portata era stata spesso esagerata, o fraintesa.

denze tra le due civiltà per numerosi altri aspetti, insieme con l'esistenza anche in Grecia di scribi del santuario e personale dedito alla registrazione scritta dei dati, debba far pensare che la Casa della Vita era tradotta dai greci con ἱερόν, oppure resa con *adyton*, o anche con *abaton* (i due sembrano da identificare per Epidauro),[62] perché lo *ieron*, l'*abaton*, l'*adyton*, a volte sinonimi, potevano svolgere la medesima funzione. I greci avranno equiparato il sistema egizio al proprio. Quando, in greco, ci si riferisce all'Egitto, per dire "i libri (gli scritti) della Casa della Vita" si usa invece ἱεραὶ βύβλοι, che non sono dunque necessariamente i "libri sacri", ma semplicemente i testi scritti e/o depositati nella Casa della Vita, cioè appunto in quello che i Greci (come in Galeno e Achille Tazio) chiamavano anche *adyton*.[63]

XXXIII. Tavolette lignee. Il reperto di Ulu Burun: Che le tavolette per scrivere in legno, oltre a quelle di terracotta, fossero largamente usate in Mesopotamia nelle attività di templi e palazzi è noto, numerose di queste tavolette sono state rinvenute a Nimrud.[64] Data la deperibilità del materiale, è comprensibile che le tavolette di legno, sebbene largamente usate, non siano generalmente sopravvissute. I rari casi hanno dell'eccezionale, come il dittico in legno dotato di perno tra un "foglio" e l'altro rinvenuto nel 1984 nel relitto di una nave naufragata sulle coste turche di Ulu Burun: due tavolette rettangolari, unite da un perno a mo' di quaderno, risalenti all'età del bronzo e riferibili quindi per la Grecia all'età micenea. La nave sembra provenisse da Oriente recando un carico internazionale (oggetti ciprioti, micenei, egizi, cananei), ed è stata rinvenuta in corrispondenza dell'imbocco del Mar Egeo. Potrebbe aver avuto a che fare con i commerci tra Oriente e Grecia. La tavoletta non reca tracce di scrittura, e ogni ipotesi sul suo contenuto e sulla lingua in cui questo era scritto è interdetta: tuttavia, essa non può non richiamare, e di fatto ha richiamato, una associazione con la tavoletta pieghevole di Bellerofonte nell'Iliade (Z 168s. σήματα λυγρά / γράψας ἐν πίνακι πτυκτῷ), alla quale fornisce inattesa storicità e concretezza. Il caso è di interesse notevolissimo.[65]

---

62 Cf. e.g. E. Laskowska-Kusztal, Elephantine XV. Die Dekorfragmente der ptolemäisch-römischen Tempel von Elephantine, Mainz 1996 (Deutsches Archäologisches Institut, Archäol. Veröffentl. 73) (per un edificio di Tolemeo IV Filopatore), nonché Henrichs (n. 20), p. 227 n. 62. Non si dimentichi che per gli Egizi Ἄβατον era il nome dell'isola di Biga, di fronte a File, dove era situata la tomba di Osiride. L'accesso all'isola era rigorosamente riservato ai sacerdoti.

63 Cf. A. H. Gardiner, The House of Life, The Journal of Egyptian Archaeology 24, 1938, p. 172; Henrichs (n. 20), p. 227 n.

64 Cf. M. E. L. Mallowan, Nimrud and its Remains, Londra 1966, vol. I, pp. 149ss. Sulle tavolette di legno mesopotamiche cf. e.g. H. Hunger, art. "Holztafel", in: Reallexikon der Assyriologie und Vorderasiatischen Archäologie, vol. IV, Berlino e New York 1975, p. 458s. Cf. inoltre Symington (n. 13). A quest'ultimo, interessante lavoro attingo soprattutto.

65 Non è possibile qui approfondire ulteriormente la questione. Cf. almeno R. Payton,

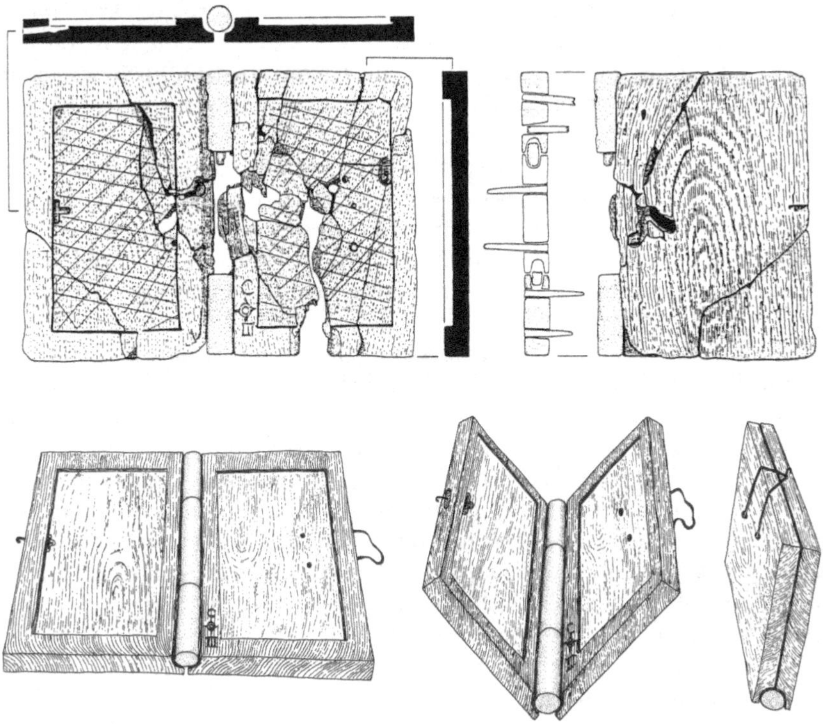

La tavoletta di Ulu Burun. Originale e ricostruzione. Riprodotto per gentile concessione del British Institute di Ankara da R. Payton, The Ulu Burun writing-board set, Anatolian Studies 41, 1991, pp. 99–106 (pp. 102 e 105)

XXXIV. Tavolette d'uso medico. Un esempio letterario: La σανίς, tavoletta di legno, doveva essere un supporto usuale per le prescrizioni farmaceutiche: ne informa Euripide, che nell'Alcesti (965–971) fa riferimento a rimedi reperibili su questo tipo di tavolette e ricondotti a Orfeo, considerato dalla tradizione il fondatore della medicina: κρεῖσσον οὐδὲν Ἀνάγκας / ηὗρον οὐδέ τι φάρμακον / Θρήισσαις ἐν σανίσιν, τὰς / Ὀρφεία κατέγραψεν / γῆρυς, οὐδ' ὅσα Φοῖβος Ἀ/σκληπιάδαις ἔδωκε / φάρμακα πολυπόνοις / ἀντιτεμὼν βροτοῖσιν. Tavolette tracie, dunque, su cui la voce di Orfeo ha scritto i rimedi; in alternativa, quelli (di origine botanica, come si evince dall'ἀντιτεμών del v. 972) affidati da Apollo ai seguaci di Asclepio. Le due tradizioni circa l'origine della medicina sono qui affiancate, entrambe impotenti nel caso in questione.

The Ulu Burun writing-board set, Anatolian Studies 41, 1991, pp. 99–106; Symington (n. 13); I. Mylonas Shear, Bellerophon Tablets from the Mycenaean world? A tale of seven bronze hinges, The Journal of Hellenic Studies 118, 1998, pp. 187–189.

La menzione della Tracia può avere duplice significato: patria di Orfeo, innanzitutto; ma forse anche da ricondurre al fatto che diverse tra le testimonianze più antiche inerenti le tavolette rinviano alle regioni orientali:[66] il famoso passo omerico del πίναξ πτυκτός (Il. Z 169) alla Licia, Erodoto (VII 239: una tavoletta a dittico spedita da Susa a Sparta all'epoca delle guerre persiane) alla Persia, ancora Erodoto (VIII 135) alla Caria. Euripide, dunque, alla Tracia. E ad Oriente bisogna spostarsi per trovare notizie più dettagliate su tali tavolette in età arcaica, e soprattutto esaminarne gli esemplari superstiti, come i due polittici cerati di Nimrud del 710 a.C., recanti tracce di scrittura cuneiforme.[67] Persino il termine che le designa in accadico, *daltu*, propriamente "porta", dà origine al greco δέλτος.[68]

XXXV. Tavolette ittite come esemplari di "biblioteca" da consultare e copiare. Il parallelo di Epidemie: Anatolia: fonti ittite, tarda età del bronzo (epoca micenea in Grecia). I colofoni di alcune tavolette recano la formula: « copiata fedelmente dalla tavoletta di legno » o « copiato da una *antica* tavoletta di legno »,[69] che attesta sia la prassi della trasposizione da un supporto all'altro o della riproduzione di un testo, sia un passaggio da una scrittura (geroglifica) a un'altra (cuneiforme), o forse una traduzione da Luviano a Ittita.[70] Soprattutto, si ha conferma dell'esistenza di tavolette di riferimento, conservate come esemplari "di biblioteca", in particolare per quanto riguarda i testi religiosi. Queste tavolette venivano consultate prima e durante i rituali, ed erano conservate negli archivi per lungo tempo. Pur con i dovuti distinguo, questo, almeno dal punto di vista della prassi scrittoria, non può non ricordare da vicino il τὰ ἐκ τοῦ σμικροῦ πινακιδίου del sesto libro delle Epidemie ippocratiche (sopra, VII), che, dichiarato Überschrift da Galeno nel commento *ad locum* (tràdito in arabo), può essere visto a sua volta come una sorta di colofone, e rinviare a una tradizione più antica. L'impressione ricavata dal confronto tra le pratiche scrittorie delle diverse civiltà e dalle testimonianze superstiti, è che la formula di Epidemie VI non debba necessaria-

66 Cf. Langhof, Structure, p. 261s.

67 B. André Salvini, Les tablettes du monde cunéiforme, in: Les tablettes (n. 13), pp. 15–33; Langholf, Structure, p. 263.

68 Cf. P. Chantraine, Dictionnaire étymologique de la langue grecque. Histoire des mots, vol. 1, Parigi 1968, p. 260, s. v. δέλτος; Symington (n. 13), p. 113s.; M. Stol, Einige kurze Wortstudien, in: Festschrift für Rykle Borger zu seinem 65. Geburtstag am 24. Mai 1994. Tikip santakki mala bašmu . . ., a cura di S. M. Maul, Groningen 1998 (Cuneiform Monographs 10), p. 343 (*daltu* = « Holztafelblatt »); Langholf, Structure, p. 261s.

69 Cf. Keilschrifturkunden aus Boghazköj (KUB) XXXVIII 19+, Istanbul Arkeoloji Müzelerinde Bulunan Bogazköj Tableteri (IBoT) II 102 rev. 4s., « copiato dall'antica tavoletta *kurta* » (cf. J. Tischler, Hethitisches Etymologisches Glossar [HEG], Innsbruck 1997, p. 661, cit. ap. Symington [n. 13], p. 116).

70 Cf. I. Singer, The Hittite KI.LAM Festival, Part I, Wiesbaden 1983 (Studien zu den Boghazköj-Texten 27), p. 41s.; Symington (n. 13), p. 115s.

mente riferirsi alla trascrizione *post mortem* dei materiali lasciati da "Ippocrate", e tantomeno valere come intestazione di due interi libri delle Epidemie come sembra doversi interpretare la testimonianza di Galeno (sopra, VII): Galeno sembra aver saputo, in merito, non molto più di noi, e procedere per via congetturale alla attribuzione al figlio di Ippocrate di una trascrizione dei materiali del padre. Non mi sembra improbabile, invece, l'esistenza di tavolette separate, di varia provenienza, riunite insieme da un redattore-compilatore, che in questo caso non ha voluto o potuto affinare il testo; o potrebbe essersi trattato di una aggiunta posteriore alla collezione già costituita, non a caso posta verso la fine del "trattato" e seguita da una nuova serie di schede cliniche, mutila all'inizio e diversa per forma e contenuto, aggiunta ulteriore e posteriore anch'essa.

XXXVI. Consultazione di tavolette lignee nel mondo ittita: Si diceva dell'esistenza, nella civiltà ittita, di copie di testi scritti su tavolette "antiche" e conservate negli archivi-biblioteche. Esse venivano consultate dai responsabili dei luoghi sacri. I rituali potevano essere effettuati seguendo le istruzioni « scritte sull'antica tavoletta di legno »,[71] tavoletta che poteva essere "sigillata" per ridurre il rischio di falsificazioni, tema questo molto sentito nell'antichità.[72] In un rituale per la ascesa al trono, si fa riferimento alla consultazione di tavolette da parte degli scribi: « how the king pours libation daily, the scribes-on-wood hold a wooden tablet ».[73] Il ricorso a testi scritti era d'aiuto per la complessità dei rituali, che i responsabili non erano in grado di ricordare a memoria: sebbene la memoria fosse per gli antichi strumento straordinario, non tutto poteva essere ritenuto soltanto per quella via, data anche la complessità delle pratiche. Viene dichiarato esplicitamente in un rituale da praticare alla nascita di un figlio, la "Festa del Ventre": « how they perform the festival, it is made on a wooden *kurta* tablet and it is (from) Kizzuwatna and I do not know the festival orally, by heart ».[74]

---

71 Keilschrifttexte aus Boghazköj (KBo) IV 2 IV 42s.; Symington (n. 13), p. 117.

72 Per il mondo ittita cf. H. G. Güterbock, Das Siegeln bei den Hethitern, in: Symbolae ad iura Orientis Antiqui pertinentes P. Koschaker dedicatae, quas adiuvante Th. Folkers ediderunt J. Friedrich, J. G. Lautner, J. Miles, Leida 1939 (Studia et Documenta ad iura orientis antiqui pertinentia 2), pp. 26ss; cenni in Symington (n. 13), pp. 117; 120; per il mondo greco-romano, indicativo è quanto osserva Galeno in De antid. I 5: XIV 31,15–18 K. sulle prescrizioni falsificate, in particolare alterando i simboli che indicano i dosaggi. Lo stesso fenomeno è attestato per la Cina dell'epoca Sung (X–XIII sec. d.C.), cf. Yeh Te-hui, Shu-lin yü-hua (1928), in: Shu-lin ch'ing-hua, Shu-lin tsa-hua, a cura di Li Mi e Nagasawa Kikuya, Taipei 1970, 1.7, e S. Cherniack, Book culture and textual transmission in Sung China, Harvard Journal of Asiatic Studies 54, 1994, p. 5s.

73 H. M. Kümmel, Ersatzrituale für den hethitischen König, Wiesbaden 1967 (Studien zu den Boghazköj-Texten 3), p. 36; Symington (n. 13), p. 117.

74 Keilschrifttexte aus Boghazköj (KBo) XVII 65+ rev. 45–46; Symington (n. 13), p. 117.

XXXVII. Consultazione di testi dei santuari in Egitto. Un esempio: Egitto, "Stele della Carestia", dovuta, si pensa, ai sacerdoti di Sehel (di età tolemaica, il testo della stele rivendica grande antichità; ciò è falso, ma forse si fa effettivamente riferimento a fatti più antichi): in essa il re Djoser, della Terza Dinastia (r. 2630–2611 ca.), chiede a Imhotep, il sacerdote-scriba dio della medicina corrispondente ad Asclepio, notizie circa le sorgenti del Nilo e il dio che ne deteneva il controllo. Imhotep non è in grado, senza una verifica dei testi, di dare una risposta, e chiede dunque il permesso « di entrare nella Magione della Vita, per aprire i rotoli e cercare in essi la guida ».[75] I testi a cui il sacerdote ricorre sono scritti su un supporto adatto all'archiviazione, e conservati nel luogo dei templi egizi riservato alla scrittura. Questi rotoli vengono consultati in caso di necessità. Ve ne erano in grande quantità, libri "sacri" in biblioteche "sacre", anche in Grecia:[76] ἱεραὶ θῆκαι βίβλων ἱερῶν ἀπείρους ἀριθμοὺς ἔχουσιν, scrive Elio Aristide (Or. XLV 29: II 361,2s. Keil) riferendosi alle raccolte dei miracoli di Serapide custodite nelle biblioteche dei suoi santuari, nelle quali, come sappiamo e come si evince dal prosieguo del passo, esistevano dettagliati cataloghi.[77]

XXXVIII. Un caso greco: gli Uccelli di Aristofane: Grecia, quinto secolo a.C. Nel dibattito tra Pisetero e il chresmologos negli Uccelli di Aristofane (960ss.), il ricorrente λαβὲ τὸ βυβλίον (vv. 974, 976, 980, 986, 989) che i due si rinfacciano a vicenda funge da garanzia di autenticità degli oracoli, che vengono letti da un testo scritto, e sembra rinviare a pratiche d'uso comune, connesse alla consultazione di un testo di riferimento. Pratiche che si direbbero in questo senso non diverse da quelle documentate per l'Egitto e il Vicino Oriente.

XXXIX. Elementi magico-sacrali nella medicina orientale e amuleti nel CH. Nesso con i santuari: Nelle civiltà contigue a quella greca, come si è detto, medicina e pratiche magico-religiose erano strettamente associate, e strettamente legate al testo scritto. Le tavolette mesopotamiche di Assur, dapprima suddivise dagli studiosi in pertinenti all'esorcista e pertinenti al medico, sono state infine unificate e giudicate appartenere a una sola persona, che svolgeva le due funzioni;[78] il trattato egiziano di ofiologia proveniente a quanto sem-

---

75 Cf. A. H. Gardiner, The Mansion of Life and the master of the king's largess, The Journal of Egyptian Archaeology 24, 1938, p. 83. Gardiner identifica qui Magione della Vita e Casa della Vita, pur rispondendo le due nozioni a due segni grafici parzialmente diversi nei testi originali.

76 Sul valore di ἱερός in riferimento a libri e luoghi, cf. anche sopra, XXXII.

77 Cf. su questo O. Weinreich, Ausgewählte Schriften I: 1907–1921, a cura di G. Wille, Amsterdam 1969, pp. 421–424; Henrichs (n. 20), p. 225s. Il concetto di "libro sacro" è assai complesso e articolato: il saggio di Henrichs è illuminante.

78 Cf. Perilli, Asclepio e Ippocrate (n. 42), p. 45, e soprattutto S. Maul, Die 'Lösung vom Bann': Überlegungen zu altorientalischen Konzeptionen von Krankheit und Heilkunst, in: Magic and Rationality, pp. 79–95; nonché J. Scurlock e B. R. Andersen, Diagnoses in Assyrian and Babylonian Medicine. Ancient Sources, Translations,

bra dal tempio di Eliopoli mostra un autore competente di zoologia, di medicina, e di pratiche religiose,[79] e nei più famosi testi egizi di medicina ricorrono, ora con maggiore ora con minore frequenza, invocazioni e formule religiose. Anche in Grecia indovini e medici sono associati così come in Oriente, come Walter Burkert ha più d'una volta mostrato, e forse per contatto diretto;[80] se dal Corpus Hippocraticum l'elemento magico sembra scomparire, a differenza di quanto accade nei testi egizi e mesopotamici, al di fuori del Corpus (giacché non poco dové esservi) le pratiche mediche delle diverse civiltà si sovrappongono, i santuari greci presentano tracce evidenti della presenza orientale, e non è troppo avventuroso immaginare che il loro funzionamento e le loro strutture presentassero significative analogie nelle diverse civiltà.

Eppure, è proprio il Corpus ippocratico a fornire la prova più evidente che non soltanto alcuni dei trattati in esso contenuti, come quelli elencati sopra (II), derivano da "schede" che in origine erano separate, ma che tali schede avevano talvolta il medesimo carattere medico-magico che si presenta più spesso nelle altre civiltà. Il caso è unico nel Corpus, nel quale questo tipo di materiali non sono ammessi, ma tanto più significativo.[81] Si tratta di un passo di De mulierum affectibus (I 77: VIII 172,2–4 L.), l'unico caso in cui si fa menzione di un amuleto nel Corpus.

Lo schema del passo, lo stesso di alcuni testi orientali, è tipico dei trattati tecnici a cui si è accennato. Si procede per schede giustapposte. Il passo appartiene a epoca piuttosto antica, secondo le conclusioni di H. Grensemann. Il caso è quello di difficoltà nel parto e di rimedi per facilitarlo e velocizzarlo (ὠκυτόκια δυστοκεύσῃ), ordinati in serie sotto forma di successione di brevi ricette. Una di queste prevede il ricorso a un amuleto. Si aggiunge il rimedio con la consueta formula: Ἕτερον ὠκυτόκιον· τοῦ σικύου τοῦ ἀγρίου, ὅστις ἂν ἤδη λευκὸς ᾖ, τὸν καρπὸν ἐμπλάσας κηρῷ, εἶτα <u>εἰρίῳ</u> ἐνελίξας <u>φοινικέῳ,</u> περιάψον περὶ τὴν ὀσφύν. Si prescrive quindi

---

and Modern Medical Analyses, Urbana 2005, pp. 6ss., et passim. Per il Vicino Oriente antico si veda anche H. Avalos, Illness and Health Care in the Ancient Near East. The Role of the Temple in Greece, Mesopotamia, and Israel, Atlanta 1995 (Harvard Semitic Museum Monographs 54), attento alle dinamiche socioreligiose connesse alla concezione e al trattamento della malattia.

79 Cf. S. Sauneron, Un traité égyptien d'ophiologie: papyrus du Brooklyn Museum n. 47.218.48 et 85, Cairo 1989 (Bibliothèque générale. Institut Français d'Archéologie Orientale du Caire 11).

80 W. Burkert, The Orientalizing Revolution. Near Eastern Influence on Greek Culture in the Early Archaic Age, trad. di M. E. Pinder e W. Burkert, Cambridge, Mass. e Londra 1992 (Revealing Antiquity 5), pp. 41ss. (« 'A seer or a healer'. Magic and medicine from East to West »).

81 Cf. Perilli, Asclepio e Ippocrate (n. 42), p. 52s., nonché L. Gemelli, Hippokratische Therapien bei Frauenkrankheiten. Populäre Medizin oder Wissenschaft?, Gesnerus 56, 1999, p. 14s.

il ricorso al frutto di un cetriolo selvatico, dopo che è diventato bianco, e si raccomanda di ricoprirlo di cera, arrotolarlo in lana rossa, e fissarlo al fianco. La prescrizione è ben diversa da quelle consuete in "Ippocrate". È chiaro che la fonte da cui essa è trascritta comprendeva oltre a quelli propriamente medici anche rimedi di tipo magico.

Illuminante quanto univoco da interpretare è il riferimento alla "lana rossa" (φοινίκεος): questa, assente nelle opere ippocratiche, è un elemento proveniente da una cultura estranea, quella babilonese. Lì, non solo esso è attestato per la preparazione di amuleti e altri analoghi rimedi, ma ne è la componente più importante.[82] Possibilità di comunicazione non mancavano, come attestato ad esempio dalle statuette babilonesi nel santuario di Era a Samo (cf. n. 85): ciò rende il raffronto tra le diverse culture più pertinente, e convincente. Si può forse ipotizzare qualcosa di più sulla fonte.

Bene informato sugli Egizi per esperienza diretta, Ecateo di Abdera alla fine del quarto secolo a.C. racconta quanto segue (FGrHist 264 F 25 = Diod., Bibl. hist. I 87,8): τινὲς δέ φασιν ἐν τοῖς ἀρχαίοις χρόνοις ἱέρακα βιβλίον ἐνεγκεῖν εἰς Θήβας τοῖς ἱερεῦσι φοινικῷ ῥάμματι περιειλημένον, ἔχον γεγραμμένας τὰς τῶν θεῶν θεραπείας τε καὶ τιμάς· διὸ καὶ τοὺς ἱερογραμματεῖς φορεῖν φοινικοῦν ῥάμμα καὶ πτερὸν ἱέρακος ἐπὶ τῆς κεφαλῆς. Un libro, recante insieme le cure effettuate (o prescritte) dagli dèi e gli onori loro accordati, viene affidato da un falco ai sacerdoti legato con un laccio rosso (φοινικῷ), da cui nacque l'uso per gli scribi dei templi di portare un laccio rosso e una penna di falco sulla testa. Stando a Clemente Alessandrino (Strom. VII 4,26), invece, proprio la lana rossa (ἔρια πυρρά) fa parte dello strumentario del mago (γόης).[83] Ma è un passo letterario a fornire la chiave interpretativa, quel Pluto di Aristofane che proprio nel santuario di Asclepio mette in scena parte della vicenda rappresentata. Quando, ai vv. 727–729, Carione racconta alla moglie di come il dio Pluto, cieco, sia stato sottoposto a trattamento nel santuario, narra di Panacea, che procedeva al seguito del dio, la quale prima appoggia una mano sulla testa di Pluto, poi gli passa un panno pulito sulle palpebre (πρῶτα μὲν δὴ τῆς κεφαλῆς ἐφήψατο, / ἔπειτα καθαρὸν ἡμιτύβιον λαβὼν / τὰ βλέφαρα περιέψησεν). Quindi (vv. 730–732), ἡ Πανάκεια δὲ / κατεπέτασ' αὐτοῦ τὴν κεφαλὴν φοινικίδι / καὶ πᾶν τὸ πρόσωπον: sulla testa e sul volto viene steso un panno rosso (φοινικίς), gesto che prelude all'intervento del dio. Subito dopo, il panno rosso è nuovamente menzionato, sotto di esso infatti scivolano i due serpenti chiamati dal dio a leccare le palpebre del "malato": τούτω δ' ὑπὸ τὴν φοινικίδ' ὑποδύνθ' / ἡσυχῇ (v. 735s.).

82 Cf. D. Goltz, Studien zur altorientalischen und griechischen Heilkunde. Therapie – Arzneibereitung – Rezeptstruktur, Wiesbaden 1974 (Sudhoffs Archiv, Beih. 16), pp. 242; 246s.

83 Cf. Gemelli (n. 81), p. 14s.

Il ricorrere del termine φοινικίς, φοινίκεος, l'analogia con il πυρρός di Clemente, si devono ritenere né casuali né immotivati: essi ricollegano l'amuleto dello scritto "ippocratico" alle pratiche del santuario di Asclepio secondo Aristofane, agli usi simbolici dei santuari egizi secondo Ecateo, alla dimensione magica secondo Clemente, alle concezioni orientali in genere, e legano tra loro le pratiche dell'Asclepieo con quelle egizie: ci dicono, in sostanza, che all'autore ippocratico quel rimedio è giunto dalla dimensione magica, religiosa, sacrale nata in Oriente, per il verosimile tramite dei santuari: forse trascrivendo un rimedio lì in uso e debitamente registrato.[84] I rapporti tra Mesopotamia e Grecia circa gli dèi della medicina sono del resto acclarati.[85]

XL. Analogie tra Egitto e Grecia nell'uso di testi scritti su supporti separati e raccolti insieme: Dalla Mesopotamia all'Egitto. Le prime due pagine dell'articolo di Langholf (n. 3), riportano materiali e considerazioni più che convincenti circa la similarità delle pratiche scrittorie della medicina in Egitto e Grecia. Egli trovava a sua volta nella descrizione dei papiri medici egizi fatta dall'illustre egittologo Hermann Grapow una affinità tale con il caso ippocratico da essere sconcertante (« so verblüffend ähnlich », p. 64). In particolare, si conferma che per la Grecia come per l'Egitto i testi, alcuni testi, si trovavano da principio scritti separatamente l'uno dall'altro e quindi raggruppati insieme, dando anche origine a redazioni parallele di due, tre, quattro testi nella stessa sequenza in papiri diversi (così come nel caso dei parallelismi in Epidemie V e VII e altrove), che risalgono dunque a fonti comuni, a una raccolta, un "großes Reservoir" (Grapow), dal quale i redattori dei testi medici attingevano su incarico di coloro per i quali scrivevano. Questa raccolta dové essere una vasta collezione di testi medici, non un'opera unitaria e conseguente, ma un insieme costituito da « Blättern, Papyruszetteln, auf denen die Rezepte einzeln oder in . . . kleinen Gruppen

---

84 La componente "divina" affiora qui e là nel Corpus (e mai gli autori mostrano difficoltà, a differenza dei moderni editori): sia nell'attenzione rivolta ai santuari all'inizio del pur razionalistico De morbo sacro, sia nella conclusione del Nomos (cf. sopra, XXXI), sia nel Giuramento (che richiama l'iscrizione posta all'ingresso del santuario di Asclepio, cf. Porphyr., De abstin. II 19; Clem. Alex., Strom. V 1,13, e Perilli, Asclepio e Ippocrate (n. 42), pp. 29s.; 54); e sia anche all'inizio del De muliebri natura (e poi non più nell'opera) o all'inizio del Prognostico (e poi non più): dove ha portato (intendo, nel secondo caso) a espunzioni convinte quanto immotivate.

85 Un significativo esempio addotto da Burkert ([n. 80], pp. 75ss.) sui contatti tra popolazioni mesopotamiche e santuari greci è quello delle tre statuette babilonesi provenienti dal santuario di Era a Samo, scavate da livelli del santuario risalenti al settimo secolo (« it is more likely that Hera is being approached as a goddess of healing, too »), e rilevante è il tentativo di spiegare un epiteto di Apollo (*Asgelatas*, attestato nelle Cicladi) attraverso quello accadico della dea della medicina Gula, *azgallatu*, "grande medico", e il nome Asklapios / Asclepius (privo di etimologia greca): Apollo Asgelatas indicherebbe Apollo "grande medico", rivelando un'origine accadica. Cf. Burkert (n. 80), pp. 77ss. Sulle presenze orientali nei santuari greci cf. Perilli (n. 39).

aufgeschrieben waren ».[86] Integrato con le ulteriori considerazioni di W. Westendorf, già collaboratore di Grapow anch'egli citato da Langholf,[87] il quadro è completo: si può considerare sicuro, si dice, che i manoscritti miscellanei (Sammelhandschriften) egizi derivano dalla compilazione di una serie di antigrafi, i quali erano conservati nelle "biblioteche" dei templi, le Case della Vita, dove questi materiali, queste schede, dovevano essere catalogate e individuabili al bisogno. « Da wir wissen, daß unter veränderten Fragestellungen neue Zusammenstellungen erfolgten, erdenke ich mir also *einen Arzt bzw. einen von ihm Beauftragten, der in der Bibliothek nach Texten sucht,* die für sein Gebiet "Schwellungen am Kopf" ergiebig sind. Hier nun, meine ich, treten die Papyrusblätter in Aktion, indem sie als Zwischenträger und Vorlage für das neu zu erstellende Buch dienten » (Westendorf ap. Langholf [n. 3], p. 65). È esattamente il quadro che si può immaginare per la Grecia.

XLI. Dario e la ricostruzione della sezione medica della Casa della Vita in Egitto: Che la Casa della Vita, la sua importanza e le sue funzioni, nonché il suo specifico ruolo nel campo della medicina fossero cose note in Grecia già nell'età più antica, è quanto si evince dalla iscrizione su una statua naophoros conservata in Vaticano attestante la ricostruzione e restauro della Casa della Vita per ordine di Dario all'epoca della prima dominazione persiana in Egitto, nel quinto secolo, avendo in vista in particolare la sua funzione per le attività mediche.[88] La statua è quella del "medico capo" Udjeharresnet. Il testo recita:

> « His Majesty King Darius commanded me to return to Egypt ... in order to restore the department(s) of the House(s) of Life ... after (they had fallen into) decay. (...) I did as His Majesty had commanded me; I furnished them with all their staffs consisting of persons of rank, not a poor man's son among them. I placed them in charge of every learned man [in order to teach them?] all their crafts. His Majesty commanded them to be given all (manner of) good things in order that they might exercise all their craft(s). I equipped them with all their ability and all their apparatus which was on record in accordance with their former condition. This His Majesty did because he knew the virtue of this art to revive all that are sick and to commemorate for ever the name(s) of all the gods, their temples, their offerings and the conduct of their festivals ».

Secondo l'interpretazione di Gardiner, la missione di Udjeharresnet fu quella di restaurare i "medical departments" dappertutto in Egitto (e non solo a Sais come hanno inteso altri interpreti), e forse non le sole sezioni mediche, esplicitamente menzionate ed evidenziate dal fatto che l'incarico è affidato a un

86 H. Grapow, Grundriß der Medizin der alten Ägypter, vol. II, Berlino 1955, p. 97s. Attingo da Langholf (n. 3), p. 65s.
87 Corrispondenza privata.
88 Il testo con commento è disponibile nella edizione di G. Posener, La première domination perse en Egypte, Cairo 1936, pp. 1ss. Seguo qui Gardiner (n. 63), pp. 157ss., che considera questo testo « the most important reference of all ».

medico, ma l'intera struttura della Casa della Vita, compresa la sezione destinata alla religione, come l'ultima frase farebbe pensare. Del resto, come si è visto, non è necessario presupporre una decisa separazione tra i due ambiti, ma piuttosto una integrazione a vari livelli.

XLII. Ruolo della scrittura nelle diverse civiltà. Documenti e personale specializzato: Molte sono le affinità con la Grecia. Una differenza fondamentale consiste, come Burkert e altri rilevano, nel fatto che le civiltà mesopotamica ed egizia sono civiltà in cui la scrittura, per la intrinseca difficoltà dell'apprendimento, richiedeva un lungo apprendistato e strutture in larga misura autonome (la "Casa della Vita" in Egitto, la "Casa delle tavolette" in Mesopotamia),[89] dove essa veniva insegnata, praticata, i testi scritti conservati. La Grecia invece, grazie alla scrittura alfabetica, di tali strutture non ha altrettanto bisogno, l'apprendimento di quel sapere era alla portata, se non di tutti, di chiunque avesse la possibilità e i mezzi per applicarvisi. La cultura e il sapere non sono più necessariamente congiunti alle istituzioni dominanti e al potere, ma largamente affidati al singolo.[90]

Tuttavia, lasciando da parte quel che riguarda Omero e la scrittura dell'epica, se è vero che la scrittura ha in Grecia un ruolo diverso, essa ha purtuttavia un ruolo e spesso più rilevante di quanto si sia portati a pensare, in particolare per quel che riguarda i saperi tecnici. I santuari vedevano all'opera personale specializzato (γραμματεῖς, ἱερομνήμονες) a cui veniva affidata la redazione scritta dei documenti inerenti le attività, ivi compresi inventari e rendiconti finanziari e, come si è visto per l'Anfiarao di Oropo, vi erano degli addetti (in quel caso il νεοκώρος) con il compito della registrazione scritta dei dati dei pazienti. Altrove, come a Creta, già nel VI secolo è attestata la figura del ποινικαστάς, il « redattore », che veniva regolarmente retribuito, riceveva il suo incarico a vita e lo avrebbe poi trasmesso ai suoi discendenti. Costui godeva di privilegi, il suo ruolo è chiaramente descritto: ὤς κα πόλι τὰ δαμόσια τά τε ϑιήια καὶ τἀνϑρώπινα ποινικάζεν τε καὶ μναμονευϝην (SEG XXVII 631, A 1s., B 1), registrare e assicurare alla memoria i documenti sacri e quelli profani di pubblico interesse.[91]

Né solo di argomento religioso e medico erano i testi conservati negli archivi dei santuari. Vi era dell'altro: per esempio i documenti relativi a popolazioni e città, fonti degli storici. Ciò accadeva già prima della guerra del Peloponneso, se bisogna prestar fede, e non v'è motivo apparente per non farlo, a Dionigi di Alicarnasso (De Thuc. 5,6ss., soprattutto 24ss.), quando informa che gli storici che precedettero Tucidide poterono attingere alle

89 Identico fenomeno si registrò nella Cina antica, e si registra tuttora in quella civiltà, dove la scrittura ha un ruolo affatto peculiare.

90 W. Burkert, Da Omero ai Magi. La tradizione orientale nella cultura greca, trad. di C. Antonetti, Venezia 1999, p. 41s.

91 Cf. Perilli (n. 11), con ulteriori indicazioni; particolari in Boffo (n. 22). Un dettagliato studio è quello di Reiche (n. 22).

"memorie" (μνῆμαι) locali (κατὰ ἔθνη τε καὶ κατὰ πόλεις). Queste avevano una collocazione obbligata, εἴ τ' ἐν ἱεροῖς εἴ τ' ἐν βεβήλοις ἀποκείμεναι γραφαί. Testi scritti (documenti, γραφαί, non "libri") conservati sia nei luoghi sacri che in spazi non sacri, a cui dare più ampia diffusione (ταύτας εἰς τὴν κοινὴν ἁπάντων γνῶσιν ἐξενεγκεῖν). Nei templi, confermava Aristotele (De re publ. Athen. 44,1), sono conservati τὰ χρήματ(α) . . . καὶ ⟨τὰ⟩ γράμματα τῇ πόλει καὶ τὴν δημοσίαν σφραγῖδα.

XLIII. Conclusione: fare storia: Molte opere mediche, in Grecia, già dal quinto secolo, mostrano peculiarità strutturali che si lasciano ricondurre alle modalità della scrittura della medicina e alle caratteristiche dei luoghi dove questa veniva praticata e dove i materiali scritti venivano conservati. Tali peculiarità comportano disorganicità, struttura cumulativa, fonti eterogenee, assemblaggi a cui solo a posteriori viene data sistematicità, e solo in alcuni casi. Sono queste opere, gli aridi scritti tecnici, più dei ben rifiniti trattati, a permettere di gettare uno sguardo oltre il muro di cinta del Corpus Hippocraticum e di tentare di smembrarne una unitarietà solo apparente, a collegarlo ai luoghi della pratica medica e alle peculiari modalità della registrazione scritta: per cercare uno spiraglio che consenta di fare un passo verso il quotidiano, di vedere il nesso intimo tra medicina e scrittura, di superare la contrapposizione tra le diverse opportunità di esperienza medica, di dare a ciascuna delle diverse civiltà antiche un posto in un quadro largamente condiviso. Se non per i contenuti della disciplina, certo per le modalità con cui essa trovava attuazione.

Die parallelen Texte in den hippokratischen Schriften De humoribus und Aphorismen

Oliver Overwien

Einige der griechischen Ärzte des 5.–4. Jahrhunderts v. Chr. waren Mediziner und Schriftsteller in einem. Sie haben uns mehrere Traktate hinterlassen, die der Konvention halber Hippokrates zugeschrieben werden. Dazu gehören monographieartige Schriften wie Über die heilige Krankheit, in der es darum geht nachzuweisen, dass die Epilepsie keineswegs einen göttlichen Ursprung hat, sondern sich ganz im Gegenteil auf medizinisch-wissenschaftlicher Grundlage erklären lässt. Betrachten wir sie als Aufklärungsschrift. Der kurze Traktat Über die Kunst ist dagegen nach den Regeln der epideiktischen Rede stilisiert und war wohl für den öffentlichen Vortrag bestimmt. Des Weiteren sind uns die sogenannten Epidemien erhalten, umfangreiche Auflistungen von Krankengeschichten anonymer oder auch namentlich genannter Personen, bei denen es sich wahrscheinlich um die postum zusammengestellten persönlichen Unterlagen der Verfasser handelt. Als letztes Beispiel seien die Aphorismen genannt, eine sieben Bücher umfassende Sammlung von über 400 kurzen Texteinheiten zu ganz verschiedenen medizinischen Bereichen. Da sie Fachkenntnisse voraussetzen, werden sie mitunter als Lehr- oder Handbuch für Ärzte angesehen, vielleicht hatte der Verfasser aber auch literarische Ziele im Blick.[1] Was mit diesem kurzen Überblick angedeutet werden soll: wir befinden uns hier am Anfang der medizinischen Fachprosa, Gattungsgesetze scheinen noch nicht ausgeprägt oder verbreitet gewesen zu sein, vielmehr weisen die Schriften zu dieser Zeit hinsichtlich Form, Inhalt und Intention eine große Bandbreite auf.[2]

---

1 Zu den verschiedenen literarischen Formen s. neben anderen Langholf, Syntaktische Untersuchungen, S. 19; J. Jouanna, Rhétorique et médecine dans la Collection hippocratique. Contribution à l'histoire de la rhétorique au Ve siècle, Revue des Etudes Grecques 97, 1984, S. 26–44; J. Kollesch, Darstellungsformen der medizinischen Literatur im 5. und 4. Jahrhundert v. Chr., Philologus 135, 1991, S. 179f.; dies., Zur Mündlichkeit hippokratischer Schriften, in: Tratados hipocráticos (Estudios acerca de su contenido, forma e influencia), Actas del VIIe Colloque international hippocratique (Madrid, 24–29 de Septiembre de 1990), hrsg. v. J. A. López Férez, Madrid 1992, S. 335–337, und Althoff, S. 63.

2 Siehe dazu Kollesch, Darstellungsformen (Anm. 1), S. 177–183, und R. Wittern, Gattungen im Corpus Hippocraticum, in: Gattungen wissenschaftlicher Literatur in der Antike, hrsg. v. W. Kullmann, J. Althoff u. M. Asper, Tübingen 1998 (Script-Oralia 95: Reihe A, Altertumwissenschaftliche Reihe 22), S. 17–36.

Vor diesem Hintergrund muss der kurze Traktat De humoribus gesehen werden, der nicht nur als Beispiel für die literarische Vielfalt der frühen Schriften des Corpus Hippocraticum dienen kann, sondern bei dem noch nicht einmal klar ist, in welches literarische Schema er sich überhaupt fügen lässt: weder herrscht in der Forschung Einigkeit darüber, zu welchem Zweck er verfasst wurde,[3] noch konnte bisher ein überzeugender Grund für den Titel Über die Säfte gefunden werden.[4] Denn De humoribus stellt keineswegs eine stringente Abhandlung zu dem im Titel angegebenen Thema dar. Man erhält z. B. keine Antwort auf die Frage, welche Körpersäfte es überhaupt gibt,[5] und es wird auch nicht systematisch dargelegt, welche Bedeutung ihnen für die Konstitution des Körpers bzw. für die Gesundheit und Krankheit des Menschen zukommt.[6] Vielmehr haben wir es hier mit einer

---

3 Als Zusammenstellung persönlicher Notizen betrachten die Schrift K. Deichgräber, Hippokrates' De humoribus in der Geschichte der griechischen Medizin, Akademie d. Wiss. u. d. Lit., Abh. d. geistes- u. sozialwiss. Kl. 1972, 14, Wiesbaden 1972, S. 7f., und J. Jouanna, Hippocrate, Paris 1992, S. 541. Zur aphoristischen Literatur zählen die Schrift dagegen H. Diller, Die Spruchsammlungen im Corpus Hippocraticum, in: Acta Philologica Aenipontana 1, 1962, S. 45; Althoff (Anm. 1), S. 37, und C. Magdelaine, La littérature médicale aphoristique : paradoxes et limites d'un genre, in: Colloque La médecine grecque antique, S. 77.

4 Hinsichtlich des Titels behilft man sich mit der Vermutung, dass er aus dem Beginn der Schrift τὸ μὲν χρῶμα τῶν χυμῶν hervorgegangen ist; s. dazu Deichgräber (Anm. 3), S. 6. Dass er sich aber durchaus auch aus dem Inhalt bzw. aus dem Aufbau der Schrift erklären lässt, soll an anderer Stelle ausgeführt werden. Im vorliegenden Beitrag wurde mangels Alternative die Edition von Littré (Bd. V, Paris 1846) als Textgrundlage gewählt. Die Lesarten der beiden Haupthandschriften A (Par. Gr. 2253), M (Marc. Gr. 269) sowie der arabischen Übersetzung (s. dazu unten Anm. 39) wurden nur dann angegeben, wenn sie von besonderer Relevanz sind.

5 Genannt werden Blut (De hum. 20: V 502,1. 2 L.: αἷμα; vgl. auch De hum. 14: V 496,12 L.: ἔναιμον) und Galle (De hum. 20: V 502,4 L.: χολή; vgl. De hum. 13: V 494,5 L.: χολῶδες; De hum. 14: V 496,12 L.: χολοποιόν). In De hum. 4: V 480,16 L. heißt es weiterhin: „salzige Haut, Speichel, Nase, Träne oder ein andersartiger Saft": χρὼς ἁλμυρός, ἢ πτύαλον, ἢ ῥίς, ἢ δάκρυον, ἢ ἀλλοῖος χυμός (ἀλλοῖος χυμός A, Ar. [ein anderer Saft: *ḫilṭun āḫaru*]: ἄλλοι χυμοί M); vgl. auch De hum. 5: V 482, 14 L.: πτύαλα, κατὰ ῥῖνας, ὄμματα, ἱδρώς. Der Autor betrachtet demnach auch salzige Haut, also Schweiß, Nasenfluss und Tränen als Säfte und kennt sogar noch weitere, ohne diese aber näher zu bestimmen. Folglich hing er keinem festgelegten Säfteschema an, wie es für einige andere hippokratische Autoren belegt ist; vgl. dazu E. Schöner, Das Viererschema in der antiken Humoralpathologie (Sudhoffs Archiv, Beih. 4), Wiesbaden 1964, S. 15–54. Dass seine konkreten Vorstellungen von Säften zu dieser Zeit durchaus weiter verbreitet waren, zeigt Epid. IV 35: V 178,11f. L. (s. auch Langholf [Anm. 1], S. 158f.): ἁλμῶδες ἐκ τῶν ὀφθαλμῶν ... δάκρυον, καὶ κατὰ ῥῖνα καὶ κατὰ φάρυγγα καὶ οὖς ἀριστερόν: „Salziger ... Tränenfluss aus den Augen, salziger Fluss aus der Nase, aus dem Rachen und dem linken Ohr"; vgl. dazu auch Langholf, Medical Theories, S. 136 mit Anm. 6.

6 Wie es z. B. bei dem Galen zugeschriebenen Traktat De humoribus der Fall ist, in dem derartige Aspekte behandelt werden; s. dazu A. Schmidt, Ps.-Galeni liber de humoribus critice editus, adnotationibus instructus, Diss. Göttingen 1964, S. 30.

oft notizenartigen Anordnung von ganz unterschiedlichen medizinischen Sachverhalten zu tun, die nicht einmal in jedem Fall unmittelbar auf die Körpersäfte Bezug zu nehmen scheinen.

Zwar beginnt die Schrift vielversprechend mit dem Ausdruck „Die Farbe der Säfte" (De hum. 1: V 476,1 L.: Τὸ μὲν χρῶμα τῶν χυμῶν), und im weiteren Verlauf des Kapitels ist dann von der Verlagerung der Säfte innerhalb des Körpers zur Erlangung von Gesundheit die Rede. Doch bereits in den Kapiteln 2–4 ändert sich die Perspektive. Hier begegnet uns eine umfangreiche Aufzählung ganz verschiedener Begriffe, von denen die Körpersäfte nur einen kleinen Bestandteil bilden. Wie unstrukturiert bzw. notizenhaft die Säfteschrift ist, zeigt in diesem Zusammenhang der Umstand, dass diese Begriffe zum Teil mit dem lapidaren Satz „dies ist zu beachten" eingeleitet werden[7] und man erst zu Beginn von Kap. 5 erfährt, dass es hierbei wohl um den Zustand der Krankheit geht (De hum. 5: V 482,10 L.: Κατάστασιν δὲ τῆς νούσου). Nun ist zwar in den folgenden drei Kapiteln 6–8 durchaus wieder von Säften die Rede, so z. B. von ihrer Abführung, doch bereits in Kap. 9 werden erneut Begriffe aufgezählt, die allgemein mit der Seele zu tun haben:

> Ψυχῆς, ἀκρασίη ποτῶν καὶ βρωμάτων, ὕπνου, ἐγρηγόρσιος (V 488,15f. L.)
>
> „Zum Bereich der Seele gehört fehlende Enthaltsamkeit beim Trinken und beim Essen, beim Schlaf, beim Wachsein."

Dieser Passus ist zunächst einmal durchaus aus sich selbst heraus verständlich. Vielleicht spiegeln sich hier zeitgenössische popularphilosophische Vorstellungen wieder; für Pythagoras oder Sokrates sind z. B. Äußerungen zur Enthaltsamkeit in den genannten Bereichen belegt.[8] Nun heißt es allerdings in demselben Kapitel kurz darauf:

> ... αἱ μεταβολαὶ ἐξ οἵων ἐς οἷα. Ἐκ τῶν ἠθέων, φιλοπονίη ψυχῆς, ἢ ζητέων, ἢ μελετέων, ἢ ὁρέων, ἢ λέγων, ἢ εἴ τι ἄλλο, οἷον λῦπαι, δυσοργησίαι, ἐπιθυμίαι (V 488,17–490,1 L.)
>
> „... Woraus Veränderungen entstehen, wohin sie sich richten. Aus dem Charakter heraus, große Anstrengungen der Seele entweder beim Forschen, bei Übungen, beim Sehen, beim Reden oder wenn irgendetwas anderes gegeben ist, wie Zustände der Besorgnis, Ausbrüche von Jähzorn, Begierden."

---

7 De hum. 2: V 478,6 L.: Σκεπτέα ταῦτα; De hum. 3: καὶ ταῦτα σκεπτέα (A, Ar.: om. M); vgl. V 478,14 (krit. App.) L. Entsprechende Formen von σκέπτομαι sind auch in den Epidemien häufig anzutreffen. Mit ihrer Hilfe weisen die Autoren – wie in den beiden oben genannten Fällen aus der Säfteschrift – auf konkrete medizinische Sachverhalte hin, die der Arzt auf der Grundlage anerkannter Theorien in den Blick nehmen soll; s. dazu Langholf, Medical Theories, S. 193f.

8 Siehe z. B. Xenophon, Memor. I 2,1; 5,1; 6,8 u.ö.; Pythagoras, Dicta aurea 10f.

Hier zeigt sich, dass dieser Abschnitt nicht unmittelbar auf Säfte Bezug nimmt, vielmehr scheinen diese Begriffe den Bereich „Seele" bestimmen zu sollen. Sprachlich betrachtet, liegt uns hier eine notizenartige Aneinanderreihung von zum Teil schwer verständlichen (und auch schwer übersetzbaren) Ausdrücken vor, und es ist zumindest auf den ersten Blick nicht ersichtlich, wie sie im Einzelnen miteinander zusammenhängen. Zwar hat es den Anschein, dass fehlende Selbstbeherrschung bzw. fehlendes Maß der gemeinsame Nenner dieser Ausführungen ist, doch wo ist z. B. das inhaltliche Band zwischen dem Akt des „Redens" (λέγων) und den „Zuständen der Besorgnis" (λῦπαι)? Es ist in gewisser Weise tröstlich zu wissen, dass schon antike Hippokrateskommentatoren wie Glaukias von Tarent (3.–2. Jh. v. Chr.)[9] ihre Schwierigkeiten mit dieser Passage hatten: so soll er darauf hingewiesen haben, dass φιλοπονίη überhaupt nichts mit Medizin zu tun hat (s. [Gal.], In Hipp. De hum. comm. II 30: XVI 324,11–325,1 K.: ἄλλοι δὲ ἐξηγηταί, ἐν οἷς ἐστιν ὁ Γλαυκίας, ἄλλως τὴν ῥῆσιν ταύτην ἐξηγοῦνται. φασὶ γὰρ τὴν φιλοπονίαν καὶ μισοπονίαν ἐκ τῶν ἠθῶν γινώσκεσθαι ... καὶ τουτὶ μὴ ἰατρικὸν εἶναι παράγγελμα). Des Weiteren sah er sich gezwungen, den Partizipien ζητέων, ἢ μελετέων usw. Negationen hinzuzufügen, weil sie seiner Meinung nach nur dann einen Sinn ergeben und erklärbar sind, wofür er wiederum von einem anderen Hippokrateskommentator, Zeuxis, getadelt wurde (s. ebd.: 327,14–328,6 K.: οὗτος (sc. Ζεῦξις) γὰρ ὡς κακῶς ἐξηγησαμένου τοῦ Γλαυκίου τὴν προκειμένην ῥῆσιν ... ὅτι δὲ προσέθηκε τὴν ἀπόφασιν τοῖς εἰρημένοις μέμφεται. φησὶ γὰρ ἀπορούμενον αὐτὸν καὶ μὴ δύνασθαι (lies: δυνάμενον) ἐξηγήσασθαι τὴν προκειμένην ῥῆσιν, τὴν ἀπόφασιν προστεθεικέναι, ὡς εἰ καὶ οὕτως ἔγραψεν ὁ Ἱπποκράτης· ἐκ τῶν ἠθέων ἢ φιλοπονίη ψυχῆς μὴ ζητέων ἢ μελετέων καὶ τὰ λοιπά).[10]

Dieser kleine Exkurs sollte dazu dienen zu zeigen, aus welchem Grund De humoribus in der Forschung bisher nur am Rande Beachtung gefunden

---

9 Zu Glaukias von Tarent s. H. v. Staden, Interpreting 'Hippocrates' in the 3rd and 2nd centuries BC, in: Ärzte und ihre Interpreten, S. 40–46.

10 Wir haben es hier mit bisher kaum beachteten Resten aus antiken De humoribus-Kommentaren zu tun. Sie finden sich, wie angegeben, in dem Galen zugeschriebenen Kommentar aus dem 16. Band der Kühnausgabe, der bekanntermaßen ein im 16. Jahrhundert verfasstes Cento aus Werken Galens und anderer antiker Mediziner darstellt; s. dazu zusammenfassend P. Demont, Εὐλάβεια ἀπειρίη δυσπειρίη. Observations sur la thérapeutique selon le début du traité des Humeurs, in: Aspetti della terapia nel Corpus Hippocraticum, Atti del IXe Colloque International Hippocratique, Pisa, 25–29 settembre 1996, hrsg. v. I. Garofalo, A. Lami, D. Manetti u. A. Roselli, Florenz 1999 (Accademia Toscana di Scienze e Lettere « La Colombaria », Studi 183), S. 185 mit Anm. 8. Gleichwohl spricht nichts dagegen, dass diese Fälschung auch Passagen aus dem verlorenen echten De humoribus-Kommentar Galens enthält, zu denen zumindest die hier genannten Stellen zu gehören scheinen, da die Anführung und Diskussion der Interpretationen früherer De humoribus-Kommentatoren mit Zitierung einzelner Passagen aus dem Hippokratestext nur in dem echten Galenkommentar einen Sinn ergibt.

hat. Wir stehen heutzutage schlichtweg vor dem Problem, mit dieser notizenartigen Zusammenstellung von Angaben zu unterschiedlichen medizinischen Sachverhalten umgehen zu müssen, d. h., zu versuchen, eine Struktur in dieses Konglomerat zu bringen und dabei möglichst auch noch einen Bezug zum Titel herzustellen. Und dies erscheint als ein recht mühsames Unterfangen, was dann auch erklärt, dass die einzige umfassendere Behandlung dieser Schrift von Karl Deichgräber (s. oben, Anm. 3) mittlerweile auch schon mehr als drei Jahrzehnte alt ist.

Nun wurde allerdings vor einiger Zeit die Beobachtung gemacht,[11] dass sich auf der Mikroebene, also innerhalb einzelner Kapitel, durchaus eine gedankliche Struktur erkennen lässt, wenn man den medizinischen Hintergrund eines jeden Wortes bzw. einer jeden Aussage herausarbeitet und zu den umstehenden Begriffen und Sätzen in Beziehung setzt. Es liegt auf der Hand, dass hier umfassende Kenntnisse der zeitgenössischen antiken Medizin vonnöten sind. Doch das Ergebnis erscheint durchaus erfolgversprechend, da deutlich gemacht werden konnte, dass bei Anwendung dieser Methode die Notizen zumindest in Bezug auf das einzelne Kapitel durchaus einer kohärenten medizinischen Lehre folgen.

Im vorliegenden Beitrag soll an dieses Verfahren angeknüpft werden, allerdings bezogen auf die literarische Seite der Schrift. Es wird darum gehen, die literarische Struktur auf der Mikroebene, also innerhalb einzelner Kapitel zu betrachten. Dazu sollen Passagen dienen, die nahezu wörtlich auch in den Hippokrates zugeschriebenen Aphorismen vorkommen, von denen eingangs schon kurz gesprochen wurde. In der Forschung bezeichnet man derartige Passagen auch als „parallele Texte".[12]

„Parallele Texte" sind innerhalb des Corpus Hippocraticum ein verbreitetes Phänomen. Ursache dafür ist die Arbeitsweise der frühen medizinischen Autoren, die alles niederschrieben, was sie für richtig und nützlich hielten, wobei sie auf Bewährtes zurückgriffen und selbstverständlich auch älteres Material verwendeten, ein Copyright gab es schließlich noch nicht.[13]

---

11 Siehe J. Pigeaud, La maladie de l'âme. Étude sur la relation de l'âme et du corps dans la tradition médico-philosophique antique, Paris 1981, S. 42–44; Demont (Anm. 10), S. 183–202, und dens., La terre, le ventre, les vases et l'image du filtre. Remarques sur le chapitre 11 du traité hippocratique De humoribus, in: Synodia. Studia humanitatis Antonio Garzya septuagenario ab amicis atque discipulis dicata, hrsg. v. U. Criscuolo u. R. Maisano, Neapel 1997, S. 255–263.

12 Die Parallelen zu De humoribus in den Aphorismen sind schon seit langem bekannt, bereits E. Littré fügt die entsprechenden Angaben seiner Übersetzung von De humoribus im Rahmen seiner Hippokratesausgabe von 1846 hinzu. Eine übersichtliche Auflistung dieser Parallelen bietet Magdelaine, Bd. 1, S. 33.

13 Siehe dazu Langholf, Die parallelen Texte, S. 264–274; A. Roselli, Epidemics and Aphorisms: Notes on the history of early transmission of Epidemics, in: Die hippokratischen Epidemien, S. 182–190, und Langholf, Structure, S. 251–254.

Für unseren Fall bedeutet dies wiederum, dass die Säfteschrift und die Aphorismen in irgendeinem Bezug zueinander stehen: entweder hat einer der beiden Autoren vom anderen abgeschrieben oder beide gehen auf dieselbe Vorlage zurück.[14] In der Forschung ist dieses Problem durchaus diskutiert worden,[15] doch es soll ausdrücklich betont werden, dass es an dieser Stelle nicht um die Bezüge der beiden Schriften zueinander geht. Vielmehr werden die parallelen Texte aus den Aphorismen als Vergleichsmaterial herangezogen, damit Aussagen über die literarische Seite der Säfteschrift bzw. über die literarische Arbeitsweise ihres Verfassers getroffen werden können.

Im Folgenden werden insgesamt drei Beispiele genannt, die, wie sich zeigen wird, jeweils einen anderen Aspekt der literarischen Seite von De humoribus beleuchten. Beginnen wir mit De humoribus 12:

1. Οἱ τρόποι τῶν νούσων, τὰ μὲν συγγενικά ἐστιν εἰδέναι πυθόμενον, καὶ τὰ ἀπὸ τῆς χώρης (οἰκέονται γὰρ οἱ πολλοί, διὸ πλέονες ἴσασι), τὰ δὲ ἐκ τοῦ σώματος, καὶ τῶν διαιτημάτων, καὶ καταστάσιος τῆς νούσου, ἢ ἀπὸ ὡρέων.

2. Αἱ δὲ χῶραι πρὸς τὰς ὥρας κακῶς κείμεναι τοιαῦτα τίκτουσι νουσήματα, ὁκοίη ἂν ἡ ὥρη, ταύτῃ ὁμοίως, οἷον ἀνώμαλον θάλπος ἢ ψῦχος τῆς αὐτῆς ἡμέρης, ὅταν τοιαῦτα ποιέῃ, φθινοπωρινὰ ἐν τῇ χώρῃ τὰ νουσήματα· καὶ ἐν τῇσιν ἄλλῃσιν ὥρῃσι κατὰ λόγον. (vgl. Aphor. III 4)

3. Τὰ μὲν ἀπὸ ὀδμέων βορβορωδέων ἢ ἑλωδέων, τὰ δὲ ἀπὸ ὑδάτων, λιθιῶντα, σπληνώδεα, τὰ τοιαῦτα δ' ἀπὸ πνευμάτων χρηστῶν τε καὶ κακῶν. (V 492,7–16 L.)

1. „Die Arten der Krankheiten: die angeborenen kann man durch Nachforschung in Erfahrung bringen, wie auch die, die durch die Gegend bedingt sind – denn die Mehrheit hat einen festen Wohnsitz, weswegen viele darüber Kenntnisse haben –, andere sind durch den Körper, die Lebensweise, den Zustand der Krankheit oder durch die Jahreszeiten bedingt."

2. „Die Gegenden, die im Hinblick auf die Jahreszeiten eine schlechte Lage haben, bringen Krankheiten von der Art hervor, wie die Jahreszeit ist, ihr entsprechend; wie z. B. eine ungleichmäßige Wärme oder Kälte an demselben Tag, wenn sie (sc. die Jahreszeit) Derartiges bewirkt, werden die Krankheiten in der Gegend herbstlich; und in den anderen Jahreszeiten entsprechend." (vgl. Aphor. III 4)

3. „Die einen Krankheiten entstehen aus dem Geruch von Schlamm und Sumpf, die anderen aus dem Wasser; Steinleiden und Milzkrankheiten, Derartiges resultiert auch aus guten und schlechten Winden."

14 Bei deutlich erkennbaren wörtlichen Gemeinsamkeiten, die unter Umständen bis ins Detail reichen, müssen wir von einer literarischen Verwandtschaft ausgehen, da es nahezu ausgeschlossen ist, dass sie auf denselben medizinischen Hintergrund der Autoren oder auf Gedächtnisleistungen zurückzuführen sind, vor allem, wenn die Parallelen in größerer Zahl auftreten; vgl. dazu auch Langholf, Structure, S. 251f., und Roselli (Anm. 13), S. 185: „I shall not discuss here the cases in which the same topic but not the same form occours (sic): as a matter of fact those aren't exactly parallel passages".

15 Siehe Deichgräber (Anm. 3), S. 15–19.

Eingeleitet wird das ganze Kapitel mit dem Ausdruck „Die Arten der Krankheiten" (Οἱ τρόποι τῶν νούσων), der vermutlich als eine Art Überschrift fungieren soll. Klassifiziert werden die Krankheiten dann nach ihren verschiedenen Ursachen, wobei der Autor zwei Untergruppen unterscheidet: Zunächst nennt er Krankheiten, die man durch Nachforschung in Erfahrung bringen kann. Dazu rechnet er sowohl die angeborenen Krankheiten als auch diejenigen, die durch die Gegend, d.h. durch die Ortslage, bedingt sind. Danach listet er andere Krankheiten ohne weitere Bestimmung auf. Geradezu modern klingt in diesem Fall der Zusammenhang, den der Autor zwischen, wir würden sagen, Umweltfaktoren wie Jahreszeit, Wasserbeschaffenheit oder Winden auf der einen und dem körperlichen Befinden der Menschen auf der anderen Seite herstellt. Damit steht er jedoch durchaus im Kontext früher medizinischer Betrachtungsweisen. Es sei hier nur an die hippokratische Schrift Über die Umwelt erinnert, nach der die Kenntnis derartiger Faktoren Voraussetzung für die erfolgreiche Behandlung von Krankheiten durch den Arzt ist.[16]

Doch wenden wir uns dem Aufbau von De humoribus 12 zu. Es fällt zunächst auf, dass fast alle Ursachen stilistisch einheitlich jeweils in der Abfolge Artikel – Präposition – Substantiv präsentiert werden (τὰ ἀπὸ τῆς χώρης, τὰ δὲ ἐκ τοῦ σώματος usw.). Der oben als „2." gekennzeichnete Abschnitt fällt dagegen aus diesem Rahmen. Die Erklärung ist naheliegend: Hier liegt keine Auflistung von Krankheitsursachen vor, sondern es wird eine von ihnen, die „Jahreszeit" (ὥρα), etwas näher ausgeführt. Dabei geht es darum, inwiefern sie für Krankheiten verantwortlich ist. Danach fährt der Autor mit der Auflistung weiterer Krankheitsursachen in der gewohnten Struktur Artikel – Präposition – Substantiv bis zum Ende fort, wobei er dieses Mal Steinleiden und Milzerkrankungen als konkrete Ausformungen von Krankheiten nennt. Auf den modernen Betrachter macht diese Erläuterung zur Ursache „Jahreszeit" den Eindruck eines Einschubes, und die Tatsache, dass sich diese, und zwar nur diese Passage in einer Kurzform auch in den Aphorismen wiederfindet,[17] unterstreicht die Beobachtung, dass wir

16 Angeraten wird in De aere aquis locis 1: CMG I 1,2, S. 24,3–26,4 = S. 186,1–188,5 Jouanna u.a. die Kenntnis der Jahreszeiten (τὰς ὥρας τοῦ ἔτεος), der Winde (τὰ πνεύματα), der Gewässer (τὰ ὕδατα) und der Lebensweise (τὴν δίαιταν). Zu weiteren inhaltlichen Übereinstimmungen zwischen De humoribus und De aere aquis locis s. H. Diller, Die Überlieferung der hippokratischen Schrift Περὶ ἀέρων ὑδάτων τόπων (Philologus, Suppl. 23,3), Leipzig 1932, S. 139f.; K. Deichgräber, Die Epidemien und das Corpus Hippocraticum. Voruntersuchungen zu einer Geschichte der koischen Ärzteschule, Abh. d. Preuß. Akademie d. Wiss. 1933, phil.-hist. Kl. 3, Berlin 1933, S. 125f., und Jouanna, in: Hippocrate, Airs, eaux, lieux, S. 75–77.

17 Hipp., Aphor. III 4: S. 399,8f. Magdelaine = IV 486,11–13 L.: Ἐν τῇσιν ὥρῃσιν ὅταν τῆς αὐτῆς ἡμέρης ὁτὲ μὲν θάλπος, ὁτὲ δὲ ψῦχος ποιῇ, φθινοπωρινὰ τὰ νοσήματα προσδέχεσθαι χρή.

es hier mit einem isolierten Textstück bzw. mit einem isolierten Gedanken zu tun haben. Nun ist ein derartiger Einschub weniger ungewöhnlich, als er auf den ersten Blick scheinen mag. Denn auch in den hippokratischen Epidemien macht der jeweilige Autor des Öfteren an einem bestimmten Punkt seiner Ausführungen Halt und fügt eine Erklärung ein, die strenggenommen die Struktur des Abschnittes unterbricht.[18] Aus welchen Gründen der Autor von De humoribus nur den Punkt „Jahreszeit“ aufgreift, bleibt allerdings unklar.

Nur kurz behandelt werden soll Kap. 6 aus De humoribus, das zweite Beispiel der vorliegenden Untersuchung. Fünf Aphorismen (Aphor. I 19–23) kehren in nahezu identischer Reihenfolge in der ersten Hälfte des sechsten Kapitels von De humoribus wieder. Thema dieses Abschnittes ist das Abführen der Säfte. Nach antiker Anschauung sollten Säfte mit den geeigneten Mitteln abgeführt werden, wenn sie z. B. im Überfluss vorhanden waren oder sich in irgendeinem Körperteil zum Schaden des Patienten festgesetzt hatten. Im vorliegenden Kapitel bespricht der Autor verschiedene Aspekte zu diesem Thema: Zeitpunkt, Richtung, Menge, Ort der Abführung. Unmittelbar danach, also auch nach den Parallelen zwischen De humoribus und den Aphorismen, heißt es dann jedoch „durch die folgenden Punkte wird es bezeugt“ (De hum. 6: V 486,2 L.: τούτοισι τεκμαίρεσθαι). Wir haben es hier demnach mit einem gedanklichen Einschnitt zu tun, da von nun an Zeichen für das unmittelbar zuvor Gesagte angeführt werden. Dieser Einschnitt wird auch auf der literarischen Ebene deutlich. De humoribus 6 wird von diesem Punkt an bis zum Ende durch Partikel strukturiert. Der ungefähr gleich lange Text davor, der sich, wie gesagt, auch in den Aphorismen findet, weist dagegen lediglich zwei Partikeln auf.[19] Berücksichtigt man, dass auch viele andere Kapitel von De humoribus einen uneinheitlichen Gebrauch der Partikeln offenbaren, ist es wenig wahrscheinlich, dass der Verfasser für ihre Verwendung verantwortlich ist. Vielmehr müssen wir davon ausgehen, dass er seine Vorlagen in der Weise übernommen hat, wie er sie vorfand, und keinerlei Interesse an einer stilistischen Vereinheitlichung hatte. Im Ergebnis scheint De humoribus 6 aus mindestens zwei Quellen zusammengesetzt zu sein. Eine von ihnen beschäftigte sich mit verschiedenen Aspekten des Abführens von Säften und ist als thematischer Block auch in den Aphorismen belegt, die andere listet bestimmte Anzeichen dafür auf.[20]

---

18 Siehe A. A. Nikitas, Untersuchungen zu den Epidemienbüchern II IV VI des Corpus Hippocraticum, Diss. Hamburg 1968, S. 120–122.

19 De hum. 6: V 484,17. 19 L.: τὰ δὲ πολλὰ ... ὅκου δὲ δεῖ ...

20 Verschiedentlich wird auch der letzte Satz von De hum. 6: V 486,14f. L.: δεῖ δὲ ὀλιγάκις ἐν ὀξέσι πολλὰ ἄγειν mit Aphor. I 24: S. 385,5f. Magdelaine = IV 470,4f. L.: Ἐν τοῖσιν ὀξέσι πάθεσιν ὀλιγάκις καὶ ἐν ἀρχῇσι τῇσι φαρμακείῃσι χρῆσθαι, καὶ τοῦτο προεξευκρινήσαντας ποιεῖν in Verbindung gebracht. Da der Aphorismus jedoch deutlich mehr Text enthält und in ihm auch keine Partikel vorkommt, dürfte es wahrscheinlicher sein, dass hier verschiedene Quellen benutzt wurden.

Einen letzten Aspekt soll schließlich Kapitel 7 der Säfteschrift veranschaulichen:

1. Τοῖσι κοπώδεσι τὸ σύμπαν, ἐν τοῖσι πυρετοῖσιν ἐς ἄρθρα καὶ παρὰ γνάθους μάλιστα ἀποστάσιες γίνονται (= Aphor. IV 31), ἐγγύς τι τῶν πόνων ἑκάστου, ἐπὶ τὸ ἄνω μᾶλλον καὶ τὸ σύμπαν·

2. ἢν ἀργὸς ἡ νοῦσος ἔῃ καὶ κατάρροπος, κάτω καὶ αἱ ἀποστάσιες· μάλιστα δὲ πόδες θερμοὶ κάτω σημαίνουσι, ψυχροὶ δὲ ἄνω.

3. Οἷσι δὲ ἀνισταμένοισιν ἐκ τῶν νούσων, αὐτίκα δὲ χερσὶν ἢ ποσὶ πονήσασιν, ἐν τούτοισιν ἀφίστανται· ἀτὰρ καὶ ἤν τι προπεπονηκὸς ἔῃ, πρὶν ἢ νοσέειν, ἐς ταῦτα ἀποστηρίζεται (vgl. Aphor. IV 32f.),

4. οἷον καὶ τοῖσιν ἐν Περίνθῳ βηχώδεσι καὶ κυναγχικοῖσιν· ποιέουσι γὰρ καὶ αἱ βῆχες ἀποστάσιας, ὥσπερ οἱ πυρετοί· (V 486,16–488,6 L.)

1. „Bei erschöpften Personen erfolgen im Allgemeinen bei Fieberanfällen Apostasen ganz besonders in die Gelenke hinein und zu den Kiefern hin, und zwar jeweils in der Nähe der schmerzenden Körperteile, eher und im Allgemeinen aber nach oben;"

2. „wenn die Krankheit träge ist und nach unten neigt, dann erfolgen auch die Apostasen nach unten; ganz besonders zeigen warme Füße die Richtung nach unten an, kalte aber die nach oben."

3. „Bei denjenigen, die sich von den Krankheiten erholen, aber sofort in Händen oder Füßen Schmerzen spüren, bei denen treten Apostasen auf; aber auch wenn irgendein Körperteil zuvor Schmerzen gespürt hat, bevor er krank ist, setz sich die Krankheitsmaterie dort fest;"

4. „dies war z. B. der Fall bei denen in Perinth, die Husten und entzündliche Schwellungen im Hals hatten; denn auch häufiges Husten bewirkt Apostasen ebenso wie Fieberanfälle."

In diesem Passus geht es um Apostasen, also um die Verlagerung von Krankheitsstoffen innerhalb des Körpers. Apostasen galten in der Antike als eine Art Reinigungsvorgang, da die schädlichen Substanzen nach der Verlagerung innerhalb des Körpers im Idealfall keinen Schaden mehr anrichteten oder unter Umständen von dort nach außen abgeführt werden konnten.[21] Nun fällt auf, dass uns alle diese Aspekte, die hier in De humoribus 7 in gebündelter Form genannt werden, in den Epidemien in Form einzelner Krankheitsbeschreibungen begegnen, in denen wahlweise der Zusammenhang von Apostasen mit Schmerzen, mit Körperteilen, mit Erschöpfung oder mit Fieber thematisiert wird.[22] In diesen Krankheitsbeschreibungen ist allerdings in

21 Siehe H. Dönt, Die Terminologie von Geschwür, Geschwulst und Anschwellung im Corpus Hippocraticum, Wien 1968 (Dissertationen der Universität Wien 5), S. 6–13, und Langholf, Medical Theories, S. 79–92.

22 Siehe z. B. Hipp., Epid. II 5,9: V 130,8f. L.; IV 27: V 172,1–5 L. (s. auch Langholf, Syntaktische Untersuchungen, S. 153f.); VI 1,9: S. 10 Manetti – Roselli = V 270,6–8 L.; VI 7,7: S. 158 Manetti – Roselli = V 340,13–16 L.

der Regel auch vom Husten die Rede, was erklärt, dass der Autor von De humoribus am Ende des Kapitels auf die an Husten Erkrankten in Perinth verweist (Nr. 4) und ausdrücklich hinzufügt, dass häufiges Husten Apostasen bewirkt (ποιέουσι γὰρ καὶ αἱ βῆχες ἀποστάσιας). Insofern lässt sich die Funktion dieses letzten Abschnittes aus De humoribus leicht bestimmen: es handelt sich um ein Beispiel für das unmittelbar zuvor Gesagte, die Hustenepidemie in Perinth, die zu dieser Zeit Aufsehen erregt haben muss, da sie ebenfalls in den Epidemien erwähnt wird.[23] Dass dieses Beispiel wiederum nicht in den Aphorismen enthalten ist, liegt daran, dass Krankheitsfallbeschreibungen generell keinen Eingang in dieses Werk gefunden haben.[24]

Doch wie erklärt sich der Aufbau des übrigen Kapitels aus De humoribus (Nr. 1–3)? Eine gewisse Hilfestellung können uns auch hier die parallelen Texte aus den Aphorismen bieten. Wirft man zunächst einen Blick auf diejenigen Abschnitte, die sich auch in den Aphorismen finden (Nr. 1; 3), so zeigt sich, dass in jedem von ihnen die Kombination von Apostase (ἀποστάσιες[25], ἀφίστανται, ἀποστηρίζεται) und Schmerzen (πόνων, πονήσασιν, προπεπονηκός) durch ähnlich lautende Begriffe illustriert wird,[26] wobei drei unterschiedliche Szenarien den Hintergrund bilden: während einer Krankheit, d. h. bei Fieber und Erschöpfung (Τοῖσι κοπώδεσι ... ἐν τοῖσι πυρετοῖσιν), nach und vor einer Krankheit (ἀνισταμένοισιν ἐκ τῶν νούσων ... πρὶν ἢ νοσέειν).[27]

Aber wie passt dann der Passus Nr. 2 (ἦν ἀργὸς ἡ νοῦσος ...) in diese Struktur? Auch hier geht es um Apostasen, und außerdem ist auch hier von Füßen die Rede, die im darauffolgenden Abschnitt vorkommen. Inhaltlich fügt sich dieser Passus demnach durchaus in den Gedankengang, und doch

---

23 Hipp., Epid. IV 50: V 190,11–15 L. (s. auch Langholf, Syntaktische Untersuchungen, S. 168); VI 7,1. 10: S. 140–150; S. 160–162 Manetti – Roselli = V 330,12–336, 11; 342,5f. L.; s. dazu auch Nikitas (Anm. 18), S. 135–141; 238f., und M. D. Grmek, La description hippocratique de la « toux épidémique » de Périnthe, in: Hippocratica, Actes du Colloque hippocratique de Paris (4–9 septembre 1978), hrsg. v. M. D. Grmek, Paris 1980 (Colloques Internationaux du Centre National de la Recherche Scientifique 583), S. 199–221, bes. S. 211–220.

24 Siehe dazu Magdelaine, La littérature médicale (Anm. 3), S. 88f.

25 Die Wendung ἀποστάσιες γίνονται findet sich nur in der Handschrift M, nicht aber im Kodex A, und auch der arabische Übersetzer las sie nicht in seiner Vorlage (vgl. dazu auch Anm. 4). Unabhängig von der Frage, welche Lesart an dieser Stelle vorzuziehen ist, legt jedoch zumindest der Kontext nahe, dass es hier um Apostasen gehen muss.

26 Schmerzen wurden von antiken Ärzten als äußerlich erkennbares Zeichen der Apostase gewertet; s. dazu Hipp., Progn. 18: S. 218,7–10 Alexanderson = II 160,10–13 L., und Dönt (Anm. 21), S. 7.

27 Die thematische Einheit dieser drei Passagen bzw. Aphorismen hat schon Galen in seinem Aphorismenkommentar beobachtet: φαίνεται γὰρ ὁ μὲν πρῶτος ἀφορισμὸς ... περὶ τῶν ἐν ταῖς νόσοις κόπων διαλεγόμενος, ὁ δὲ νῦν προκείμενος ὑπὲρ τῶν ἐν ταῖς ἀναλήψεσιν, ὁ δ' ἑξῆς ὑπὲρ τῶν προηγησαμένων τῆς νόσου (Gal., In Hipp. Aphor. comm. IV 32: XVII B 700,16–701,3 K.).

fällt auf, dass in ihm nicht von Schmerzen, sondern von Richtungen der Apostasen (nach unten, nach oben) die Rede ist. Auslöser dafür dürfte die Schlussbemerkung in dem Abschnitt zuvor (Nr. 1) gewesen sein, in dem von einer Verlagerung nach oben (ἐπὶ τὸ ἄνω) die Rede ist. Wir stoßen hier also auf dasselbe assoziative Verfahren des Autors, das wir schon oben bei der Behandlung von De humoribus 12 beobachten konnten: ein einzelner Begriff dient als Anknüpfungspunkt für weitere Ausführungen, erst danach wird der ursprüngliche Gedankengang – in diesem Fall die Verbindung von Apostasen und Schmerzen – wieder aufgenommen.[28]

Die Frage ist nur, ob diese Interpretation der Intention des Verfassers der Säfteschrift gerecht wird. In der Forschung geht man nämlich allgemein davon aus, dass die parallelen Texte in den Aphorismen auf den entsprechenden Passagen in De humoribus beruhen.[29] Dies würde bedeuten, dass sich der Verfasser der Aphorismen von De humoribus bei seiner Benutzung dieses Textes diejenigen Abschnitte herausgesucht hätte, die er für interessant bzw. zusammengehörig hielt, was im Weiteren zur Konsequenz hätte, dass die semantische Struktur Apostasen – Schmerzen seine Sicht des Kapitels widerspiegelt. Denn der assoziativ eingeschobene Abschnitt zu den Richtungen der Apostasen (Nr. 2) sowie das Beispiel der Hustenepidemie in Perinth (Nr. 4), die strenggenommen nicht in diese Struktur passen, kommen in den Aphorismen gerade nicht vor. Ich persönlich halte die Frage nach den Bezügen jedoch keineswegs für eindeutig geklärt, da die Sachlage etwas komplizierter ist, als bisher angenommen. Um nur einen wichtigen Aspekt zu nennen: Die Untersuchungen zu den Bezügen der beiden Schriften zueinander beruhen im Wesentlichen auf einem Vergleich des Wortlautes. Nun zeigt ein Blick in die beiden Haupthandschriften von De humoribus, A und M, dass sie zum Teil deutlich voneinander abweichen, und in den Parallelen zu den Aphorismen ist darüber hinaus sogar das Phänomen erkennbar, dass bei derartigen Abweichungen der Kodex M oftmals mit dem Text der Aphorismen übereinstimmt:[30]

De hum. 6 (V 484,12f. L.):

πρὸ τῶν κρισίων M Aphor. I 19 (S. 384,3 Magdelaine = IV 468,6f. L.): om. A

De hum. 6 (V 484,13f. L.):

τὰ κρινόμενα καὶ τὰ κεκριμένα ἀρτίως μὴ κινέειν, μήτε νεωτεροποιέειν μήτε φαρμακίῃσι μήτε ἄλλοισιν ἐρεθισμοῖσιν M Aphor. I 20 (S. 384,4f. Magdelaine = IV 468,8–10 L.): τὰ κρινόμενα ἀπάρτι μὴ κινέειν, μήτε φαρμακείῃσι μήτε ἄλλοισιν ἐρεθισμοῖσιν, μηδὲ νεωτεροποιέειν A

28 Auf das assoziative Verfahren des Verfassers von De humoribus hat bereits Deichgräber (Anm. 16), S. 76, und ders. (Anm. 3), S. 16, hingewiesen.

29 Deichgräber (Anm. 3), S. 16–19; Roselli (Anm. 13), S. 184 mit Anm. 11, und Magdelaine, Bd. 1, S. 33f.

30 Die Angaben zu den Handschriften A und M der hippokratischen Schrift De humoribus beruhen auf Einsicht in Mikrofilmaufnahmen.

De hum. 6 (V 484,15f. L.):
πέπονα φαρμακεύειν καὶ κινέειν, μὴ ὠμά M Aphor. I 22 (S. 384,8 Magdelaine = IV 468,13 L.): πέπονα φαρμακεύειν· καὶ μὴ κινέειν ὠμά A
De hum. 14 (V 496,1f. L.):
νότοι ... νωθροί, διαλυτικοί M Aphor. III 5 (S. 400,1 Magdelaine = IV 488,1f. L.): νότος ... διαλυτικόν, νωθρόν A
De hum. 14 (V 496,4f. L.):
δυσουρίαι ... ὀδύναι M Aphor. III 5 (S. 400,3f. Magdelaine = IV 488, 4 L.): δυσουρότεροι ... ὀδυνώδεες A
De hum. 7 (V 486,16f. L.):
ἐν τοῖσι πυρετοῖσιν ἐς ἄρθρα καὶ παρὰ (τὰς) γνάθους μάλιστα ἀποστάσιες γίνονται M Aphor. IV 31 (S. 416,6f. Magdelaine = IV 512,11f. L.): ἐν τοῖσι πυρετώδεσιν καὶ ἐς ἄρθρα καὶ παρὰ γνάθους A

Ganz offensichtlich hat sich der Kopist des Marcianus (oder auch der seiner Vorlage) seine Kenntnis von parallelen Texten zunutze gemacht, um den ihm vorliegenden De humoribus-Text entsprechend zu überarbeiten,[31] wobei sich zwangsläufig die Frage stellt, ob dieser Umstand nicht zu einer Neubewertung der Beziehungen dieser beiden Schriften führen muss. Denn wenn sich tatsächlich herausstellen sollte, dass die Handschrift A wenigstens an einigen Stellen die ursprüngliche Lesart bietet, ergäbe sich daraus zwangsläufig, dass die Parallelen zwischen De humoribus und den Aphorismen letztlich weniger deutlich sind, als bisher angenommen.

Allerdings dürfte dieser Punkt für die vorliegende Fragestellung letztlich auch gar nicht entscheidend sein. Denn selbst wenn uns hier die Sichtweise des Verfassers der Aphorismen entgegentreten sollte: Tatsache ist, dass die skizzierte Struktur „Apostasen – Schmerzen“ De humoribus 7 bestimmt und hier auch semantisch zum Ausdruck kommt. Ihre Bewertung soll dagegen weiterführenden Untersuchungen vorbehalten bleiben.

Mit Hilfe der parallelen Texte wurden am Beispiel von De humoribus 12, 6 und 7 Aussagen zu Einschüben, zur Quellenbenutzung und zu inhaltlich-semantischen Strukturen gemacht, also zu Aspekten, die die literarische Arbeitsweise des Verfassers von De humoribus betreffen. Somit hätte man zumindest drei Phänomene zur Hand, nach denen man auch in den übrigen 17 Kapiteln suchen könnte. Damit soll natürlich nicht gesagt sein, dass es nicht noch weitere Herangehensweisen für eine Betrachtung der literarischen Seite der Schrift gibt. Beispielsweise dürften sich auch terminologische Untersuchungen als sinnvoll erweisen,[32] vieles Weitere wäre denkbar. Zusam-

31 Es wurde schon anderweitig die Beobachtung gemacht, dass der Kopist des Kodex M Eingriffe im griechischen Text vorgenommen hat; s. dazu Langholf, Medical Theories, S. 140f.

32 So fällt auf, dass in De humoribus für „Farbe“ zwei (De hum. 19: V 500,3. 6. 7 L.: χρώματα, χροιῶν, χροιῇ), für „Regen“ drei (De hum. 14: V 496,7 L.: ὄμβροισιν; De hum. 17. 18: V 498,8. 10. 19. 20. 22 L.: ὕδατα, ὑδάτων, ὕδωρ, ὕδασιν; De

mengenommen dürften sie dabei helfen, das literarische Konzept von De humoribus schärfer zu fassen und eines Tages möglicherweise auch die Frage zu klären, zu welchem Zweck die Schrift verfasst wurde.

Doch verlassen wir jetzt den Autor von De humoribus und begeben uns in das Bagdad des 9. Jahrhunderts. Denn auch im arabisch-islamischen Mittelalter spielten die parallelen Texte in De humoribus und den Aphorismen eine gewisse Rolle.

Einige der arabischen Ärzte des 9. Jahrhunderts waren Mediziner und Schriftsteller in einem, und auch Übersetzer. Zu ihnen gehörte Ḥunayn ibn Isḥāq (ca. 808–873/877), der es bis zum Hofarzt mehrerer Kalifen brachte. Seine Muttersprache war Arabisch, als nestorianischer Christ beherrschte er das Syrische, die Liturgiesprache in dieser Region. Im Laufe seines Lebens eignete er sich zudem exzellente Griechischkenntnisse an, sogar griechische Epen konnte er übersetzen, seine Grenzen hatte er nach eigenen Angaben erst beim Komödiendichter Aristophanes erreicht.[33] Diese Griechischkenntnisse machte er sich zu Nutze, indem er sozusagen eine Marktlücke füllte. Zu seiner Zeit herrschte im Kalifatstaat ein verstärktes Interesse an Übersetzungen griechisch-antiker Texte. Zahlreiche Schriften vor allem aus dem philosophisch-naturwissenschaftlichen Bereich wurden aus dem Griechischen übertragen. Wir haben es hier keineswegs mit einem systematisch durchgeführten Prozess zu tun. Zwar erfolgte eine Förderung sogar von höchster politischer Instanz aus, doch es hat ganz den Anschein, dass es letztlich einzelne, ganz unterschiedliche Gruppierungen gab, die sich je nach Bedürfnis und Interessenlage bestimmten antiken Schriften zuwandten. Zweifellos war jedoch das geistige Klima gegenüber den „Alten und Weisen der Griechen“ günstig, und entsprechend seinem eigenen beruflichen Hintergrund nahm sich Ḥunayn ihrer medizinischen Texte an. Es existierten zwar bereits vor allem syrische Übersetzungen, doch waren diese entweder schon einige Jahrhunderte alt, oder sie wiesen gewisse sprachliche oder inhaltliche Mängel auf. Ḥunayn selbst legt in einem längeren Brief an ʿAlī ibn Yaḥyā al-Munaǧǧim detailliert dar, welche medizinischen Werke er und sein kleiner Mitarbeiter-

---

hum. 18: V 498,12 L.: ὑσμάτων) unterschiedliche Begriffe verwendet werden, zum Teil sogar in ein und demselben Kapitel. Der Verfasser zielte demnach nicht auf eine terminologische Einheitlichkeit ab. Mit einzelnen Begriffen hat sich auch P. Demont, Sur quelques mots rares du traité hippocratique des Humeurs, in: De Cyrène à Catherine : trois mille ans de Libyennes : études grecques et latines offertes à Catherine Dobias-Lalou, hrsg. v. F. Poli u. G. Vottéro, Nancy 2005 (Etudes Anciennes 30), S. 87–98, beschäftigt.

33 Siehe dazu G. Strohmaier, Homer in Bagdad, Byzantinoslavica 41, 1980, S. 196–200 (Nachdr. in: G. Strohmaier, Von Demokrit bis Dante. Die Bewahrung antiken Erbes in der arabischen Kultur, Hildesheim, Zürich, New York 1996 [Olms Studien 43], S. 222–226), und The Arabic version of the Nicomachean Ethics, ed. by A. A. Akasoy and A. Fidora, with an introd. and annot. transl. by D. M. Dunlop (Aristoteles Semitico-Latinus 17), Leiden u. Boston 2005, S. 99–104.

kreis ins Syrische bzw. Arabische übersetzt hatten, und merkt nicht ohne eine gewisse Arroganz an, dass die Vorgängerversionen in den meisten Fällen stark verbesserungswürdig waren.[34] Nicht zuletzt aufgrund seiner philologisch-medizinischen Doppelkompetenz war er in der Lage, zusammen mit seinen Mitarbeitern syrische und arabische Übersetzungen zu erstellen, die nahezu alle früheren Versionen ersetzten und zum Standard für die nachfolgenden Jahrhunderte wurden.[35] Zwar arbeiteten sie auch für interessierte, vermögende Privatleute, doch mehr noch schufen sie textliche Grundlagen für den medizinischen Unterricht bzw. für die medizinische Praxis. Ḥunayn selbst kommentierte zudem die übersetzten Texte oder verfasste auf ihrer Grundlage eigene medizinische Schriften. Wir haben es hier also tatsächlich mit angewandter Wissenschaft zu tun.[36]

Ḥunayn und seine Mitarbeiter konzentrierten sich hinsichtlich der medizinischen Werke vor allem auf die Schriften des Arztes Galen von Pergamon, zu denen auch dessen Kommentar zu der hippokratischen Schrift De humoribus gehörte. Dazu sagt Ḥunayn in seinem schon erwähnten Brief: „Sein Kommentar zum Buch der Säfte: Galen sagt, dass er seinen Kommentar in drei Teile eingeteilt hat. Ich konnte ihn in der Vergangenheit auf Griechisch (zunächst) nicht finden. Später fand ich ihn dann doch und übersetzte ihn ins Syrische zusammen mit den Worten des Hippokrates. Ins Arabische übersetzte ihn ʿĪsā ibn Yaḥyā für Abū l-Ḥasan Aḥmad ibn Mūsā."[37] Dieser Galenkommentar ist im Griechischen verlorengegangen und hat sich auch im Arabischen nur in Resten erhalten.[38] Gleichwohl lassen sich für unseren Zusammenhang auch aus diesen arabischen Resten einige Erkenntnisse gewinnen.

---

34 Eine Edition des Briefes findet sich in: Ḥunain ibn Isḥāq, Über die syrischen und arabischen Galen-Übersetzungen, hrsg. u. übers. v. G. Bergsträßer, Leipzig 1925 (Abh. f. d. Kunde d. Morgendlandes 17,2).

35 Zu den bekanntesten Mitarbeitern des Ḥunayn gehören sein Neffe Ḥubayš ibn al-Ḥasan al-Aʿsam, sein Sohn Isḥāq ibn Ḥunayn und ein gewisser ʿĪsā ibn Yaḥyā, von dem noch die Rede sein wird; doch sind uns darüber hinaus noch weitere Mitarbeiter bekannt; s. M. Meyerhof, New light on Ḥunain Ibn Isḥāq and his period, Isis 8, 1926, S. 706–710 (Nachdr. in: Galen in the Arabic Tradition. Texts and Studies III, hrsg. v. F. Sezgin, Frankfurt a. M. 1996 [Publications of the Institute for the History of Arabic-Islamic Science, Islamic Medicine 20], S. 22–26).

36 Siehe hierzu Sezgin, S. 13–17; 247–256; G. Strohmaier, Der syrische und der arabische Galen, in: ANRW II 37,2, 1994, S. 1987–2017, und zur Übersetzungsliteratur im Allgemeinen D. Gutas, Greek Thought, Arabic Culture. The Graeco-Arabic Translation Movement in Baghdad and Early ʿAbbāsid Society (2nd–4th / 8th–10th centuries), London u. New York 1998.

37 Ḥunain ibn Isḥāq (Anm. 34), S. 42,20–23 (arab.), Nr. 96. Aḥmad ibn Mūsā gab wie sein Bruder Abū Ǧaʿfar Muḥammad ibn Mūsā zahlreiche Übersetzungen von Galenschriften bei den Übersetzern um Ḥunayn in Auftrag, wofür sie diese geradezu fürstlich entlohnten. Das Anfertigen von Übersetzungen griechischer Texte war zu dieser Zeit generell ein einträgliches Geschäft; s. dazu Gutas (Anm. 36), S. 133f.; 138.

38 Vergleiche dazu auch oben Anm. 10. Prof. Ivan Garofalo bereitet derzeit eine Sammlung der griechischen und vor allem der arabischen Fragmente vor.

Galen ist in seinen Hippokrateskommentaren immer nach demselben Muster vorgegangen: zunächst zitiert er einen Passus aus der entsprechenden Hippokratesschrift, das sogenannte Lemma, dann kommentiert er den betreffenden Passus mit eigenen Worten. Im Galenkommentar ist also auch der Hippokratestext, soweit er zitiert wurde, enthalten und kann entsprechend aus dieser Schrift exzerpiert werden, was in der arabischen Überlieferung auch geschehen auch ist. Denn die uns erhaltene arabische Übersetzung der hippokratischen Säfteschrift ist nichts anderes als eine Zusammenstellung der einzelnen Hippokrateslemmata aus dem Galenkommentar.[39] In anderen Worten: die uns erhaltene arabische Übersetzung der Säfteschrift ist nicht auf der Grundlage eines griechischen Hippokratesmanuskriptes erstellt worden.

Für die Bewertung dieser Übersetzung ist das Wissen um ihre Herkunft sehr wichtig. Denn die Übersetzer aus dem Kreis um Ḥunayn bemühten sich zwar um wortgetreue Wiedergaben, ihr Zielpublikum waren jedoch, wie schon oben erwähnt, Ärzte oder Intellektuelle.[40] Und diese waren an einem authentischen, gleichwohl verständlichen Text interessiert. Insofern mussten die Übersetzer bei ihrer Arbeit jegliche Hilfe in Anspruch nehmen, die sich ihnen bot. Folglich übertrugen sie die Hippokratespassagen innerhalb des Galenkommentars immer unter Berücksichtigung des dazugehörigen Kommentars, mit dessen Hilfe unklare Passagen, die sich in De humoribus bekanntlich in großer Zahl finden, aus- oder umformuliert werden konnten. Dies manifestiert sich mitunter in erklärenden Zusätzen in der Übersetzung des Hippokratestextes, die sich bei genauerer Betrachtung nicht als eigenständige Bemerkungen des Übersetzers herausstellen, sondern als Erläuterungen aus dem Galenkommentar.[41]

Allerdings berücksichtigten die Übersetzer bei ihrer täglichen Arbeit nicht nur den Galenkommentar, sondern auch parallele Texte. Betrachten wir dafür noch einmal die Kapitel 6 und 7 von De humoribus, dieses Mal jedoch ihre arabischen Übersetzungen, und stellen sie den entsprechenden arabischen Parallelen aus den Aphorismen gegenüber. Dieser Vergleich bietet sich auch in der orientalischen Überlieferung an, da die hippokratischen Aphorismen nicht nur ebenfalls von dem Kreis um Ḥunayn übersetzt wur-

39 Siehe hierzu O. Overwien, Zur Herkunft der arabischen Übersetzung von Hippokrates' De humoribus, Galenos 1, 2007, S. 211–216. Die arabische Übersetzung des Hippokratestextes ist auf der Basis des Kodex Aya Sofya 3632 ediert in: Kitāb Buqrāṭ fi'l-akhlāṭ (Hippocrates: On Humours) and Kitāb al-ghidhā' li-Buqrāṭ (Hippocrates: On Nutriment), hrsg., übers. u. erl. v. J. N. Mattock (Arabic Technical and Scientific Texts 6), Cambridge 1971.

40 So sagt Ḥunayn (Ḥunain ibn Isḥāq [Anm. 34], S. 24,18f. [arab.], Nr. 38; S. 30, 22–31,1 [arab.], Nr. 56), dass er gewöhnlich so wörtlich wie möglich übersetzt, dass sich seine Übersetzung aber auch nach dem Grad der Intelligenz des Auftraggebers richtet.

41 Siehe dazu Overwien (Anm. 39), S. 215.

den, sondern zudem auch aus den Lemmata des entsprechenden Galenkommentars zusammengestellt worden waren.[42]

Beginnen wir mit einem Vergleich der parallelen Texte De humoribus 6 und Aphorismen I 19–23. Eine Gegenüberstellung der arabischen Übersetzungen dieser Passagen zeigt, dass die wenigen Abweichungen im Griechischen zwar berücksichtigt wurden, sich ansonsten aber die Wiedergaben bis ins Detail gleichen. Dass das Fachvokabular identisch ist, muss zunächst nicht überraschen. Wir wissen, dass Ḥunayn mit verschiedenen Hilfsmitteln und Lexika arbeitete. Doch darüber hinaus stimmt auch die Syntax und sogar der Partikelgebrauch überein, und an einigen Stellen wurden bestimmte Formulierungen in beiden Übersetzungen in einer Weise modifiziert, die die griechische Vorlage in keiner Weise hergibt.[43] Als wie auffällig dieser Befund zu bewerten ist, zeigt der Vergleich der parallelen Texte De humoribus 7 und Aphorismen IV 31–33. Hier differiert nicht nur die arabische Syntax, vereinzelt wurde sogar eine andere Fachterminologie gewählt.[44] Es ist unstreitig, dass in beiden Fällen derselbe Übersetzer oder

---

42 Die arabische Übersetzung der Aphorismen ist ediert in: The Aphorisms of Hippocrates transl. into Arabic by Honain Ben Ishak, Physician to the Caliph Motawakkul, hrsg. v. J. Tytler, Calcutta 1832. Zur Herkunft der arabischen Fassung der Aphorismen aus dem Galenkommentar s. R. Degen, Zur syrischen Übersetzung der Aphorismen des Hippokrates, Oriens Christianus 62, 1978, S. 44f.

43 Um nur einige Details zu nennen: Ein Vergleich der arabischen Übersetzung von De hum. 6: V 484,15f.: Πέπονα φαρμακεύειν καὶ κινέειν, μὴ ὠμά, μηδὲ ἐν ἀρχῇσιν, εἰ μὴ ὀργᾷ, mit der Wiedergabe des entsprechenden Aphorismus I 22: S. 384,8–385,1 Magdelaine = IV 468,13f. L.) zeigt, dass beide arabischen Fassungen nahezu wörtlich übereinstimmen. Besonders auffällig ist dabei, dass beide Abschnitte mit der Partikel *innamā* (S. 13,1 Mattock = S. 8,7 Tytler) beginnen, dass das Adjektiv ὠμά jeweils mit „solange es roh ist" *(mā dāmu niyyan)* umschrieben wird (S. 13,3 Mattock = S. 8,8 Tytler) und dass μὴ ὀργᾷ beide Male durch „kaum" *(laysa yakādu)* modifiziert wird, ohne dass ein unmittelbarer Grund ersichtlich wäre (S. 13,4 Mattock = S. 8,9f. Tytler). Zu beachten ist des Weiteren die Übersetzung von διὰ τῶν ... χωρίων (De hum. 6: V 484,17f. L.; Aphor. I 21: S. 384,6f. Magdelaine = IV 468,11f. L.) mit „durch die Glieder" (*bi-l-aʿḍāʾi*; S. 13,7 Mattock = S. 8,6 Tytler). Hier scheint ein Passus aus dem Aphorismenkommentars Galens berücksichtigt worden zu sein, in dem es zur Stelle heisst: διὰ τίνος ἐκκενοῦν χρὴ μορίου διδάσκει (Gal., In Hipp. Aphor. comm. I 21: XVII B 439,7f. K.) und aus dem über einen Abgleich der Stellen das Wort μόριον Eingang in die Säfteschrift gefunden hat. Zwar kann χωρίον auch die Bedeutung „Glied" haben, doch scheint dieses Wissen nicht bei jedem Übersetzer ausgeprägt gewesen zu sein, wie die syrische Übersetzung der Aphorismen zeigt, in der διὰ τῶν ... χωρίων wortgetreu mit „durch die Orte" übersetzt worden ist; s. Une version Syriaque des Aphorismes d'Hippocrate, hrsg. u. übers. v. H. Pognon, Leipzig 1903, Bd. I, S. 5,16 (syr.). Folglich können wir vermuten, dass die Bemerkung aus Galens Aphorismenkommentar dem arabischen Übersetzer zumindest eine Hilfestellung gegeben hat.

44 Instruktiv ist ein Vergleich der arabischen Übersetzung von De hum. 7: V 488,2–4 L.: Οἷσι δὲ ἀνισταμένοισιν ἐκ τῶν νούσων, αὐτίκα δὲ χερσὶν ἢ ποσὶ πονήσασιν, ἐν τούτοισιν ἀφίστανται mit der Wiedergabe des parallelen Textes Aphor. IV 32:

zumindest dieselbe Übersetzerschule am Werke war.[45] Im ersten Fall müssen die Übersetzungen aber einander angeglichen worden sein, während De humoribus 7 und Aphorismen IV 31–33 offensichtlich unabhängig voneinander übersetzt wurden. Zwangsläufig stellt sich die Frage, wie es zu dieser Diskrepanz kommen konnte. Die Lösung bietet der Galenkommentar zu den hippokratischen Aphorismen. Denn in seinen Erläuterungen zu Aphor. I 19–23 weist Galen auf die Parallelen zu De humoribus gleich zweimal hin (In Hipp. Aphor. comm. I 20: XVII B 437,5f. K.: τοῦτο δ' ἔλεγε κἀν τῷ περὶ χυμῶν κατὰ τήνδε τὴν λέξιν; I 22: XVII B 443,2–4 K.: χρὴ γινώσκειν ὅτι ἔν τισι τῶν ἀντιγράφων ὁ ἀφορισμὸς οὗτος οὐ γέγραπται, κατὰ μέντοι τὸ περὶ χυμῶν ἐν ἅπασι γέγραπται), nicht aber in seinem Kommentar zu Aphor. IV 31–33. Hier hätten wir demnach einen weiteren Beweis für die Vorgehensweise der Übersetzer, immer auch den Galenkommentar bei der Wiedergabe der Hippokrateslemmata zu beachten, wobei sie diesen, wie die gerade skizzierten Textproben zeigen, jedoch nicht nur für inhaltliche Erläuterungen in Anspruch nahmen, sondern auch dessen Hinweise auf parallele Texte verwerteten.[46]

S. 416,7f. Magdelaine = IV 512,13f. L. So wird ἀνισταμένοισιν ἐκ τῶν νούσων in De humoribus mit „bei ihrem Heraustreten aus ihren Krankheiten" (*ʿinda ḫurūǧihim min amrāḍihim*; S. 17,4 Mattock), in den Aphorismen dagegen mit „wer herausgezogen wird aus einer Krankheit" (*man yuntašalu min maraḍin*; S. 33,7 Tytler) übersetzt. Des Weiteren wird die entsprechende Form von πονεῖν in De humoribus mit einem Verb des Stammes *t-ʿ-b*, in den Aphorismen dagegen mit einem Verb des Stammes *k-l* übersetzt. Zudem wird das παρὰ in παρὰ (τὰς) γνάθους (De hum. 7: V 486,17 L.; Aphor. IV 31: S. 416,5f. Magdelaine = IV 512,12 L.) in der arabischen Übersetzung von De humoribus mit „von ... weg" (*ʿan*; S. 15,17 Mattock) übersetzt, während es in der Übertragung der Aphorismen ganz im Gegenteil „zu ... hin" (*ilā*; S. 33,6 Tytler) heißt.

45 Wir wissen von Ḥunayn, dass er selbst für die arabische Fassung des Aphorismenkommentars, aus dessen Lemmata bekanntlich der arabische Hippokratestext resultiert, verantwortlich zeichnete (Ḥunain ibn Isḥāq [Anm. 34], S. 40,10–14 [arab.], Nr. 88), während ʿĪsā ibn Yaḥyā, der, wie oben erwähnt (Anm. 35), zu seinem Übersetzerkreis gehörte, Galens De humoribus-Kommentar einschließlich des Hippokratestextes ins Arabische übersetzt hat (Ḥunain ibn Isḥāq [Anm. 34], S. 42,22f. [arab.], Nr. 96).

46 Wie sehr der Rückgriff auf parallele Texte zum Handwerkszeug der Übersetzer gehörte, zeigt auch folgende Beobachtung: Galen zitiert in De locis affectis den hippokratischen Aphorismus II 3: ὕπνος καὶ ἀγρυπνίη ἀμφότερα μᾶλλον τοῦ μετρίου γινόμενα, μοχθηρόν (De locis affectis III 6: VIII 162,13f. K.; vgl. Hipp., Aphor. II 3: S. 386,4f. Magdelaine = IV 470,12f. L.). Sowohl Wortwahl als auch Satzstruktur stimmen in beiden arabischen Übersetzungen überein (S. 10,7f. Tytler; der Text von De locis affectis findet sich in: M. Ullmann, Wörterbuch zu den griechisch-arabischen Übersetzungen des 9. Jahrhunderts, Suppl. I: A–O, Wiesbaden 2006, S. 703f.). Nun hat Galen selbst in seiner Schrift De locis affectis auf diese Parallele aufmerksam gemacht, allerdings in der sehr allgemein gehaltenen Formulierung εἴρηται πρὸς Ἱπποκράτους (De locis affectis III 6: VIII 162,13 K.), woraus wir wiederum folgern müssen, dass der Übersetzer von De locis affectis – nach Ḥunayn war es sein Neffe

Vielleicht sollte man noch anmerken, dass dieses Verfahren auch Nachteile hatte. Mitunter lässt sich nämlich beobachten, dass Übersetzer auf bereits übersetzte Passagen aus parallelen Texten zurückgriffen, dabei jedoch vergaßen, darauf zu achten, ob diese Passagen auch zur Übersetzung des jeweils vorliegenden Textes passen, so dass im Ergebnis ein im Arabischen grammatikalisch falscher Satz herauskam.[47]

Es bliebe abschließend zu überlegen, was die Übersetzer dazu veranlasst haben könnte, parallele Texte einander anzugleichen: Zum einen werden mit Sicherheit ökonomische Gründe ausschlaggebend gewesen sein, schließlich wurden die Übersetzer für ihre Arbeit bezahlt, und während die Nachfrage nach Galen- und Hippokratestexten gerade im 9. Jahrhundert groß gewesen sein muss, sagt der Übersetzer Ḥunayn ibn Isḥāq in dem schon erwähnten Brief selbst, dass er aus verschiedenen Gründen mitunter nicht zum Übersetzen gekommen sei.[48] Zum anderen spielte aber wohl auch das Berufsethos eine Rolle, denn Ḥunayn zielte durchaus auf philologische Genauigkeit und Einheitlichkeit in den Übersetzungen ab. Auch hierzu gibt er uns Auskunft, wenn er sagt, dass er eigene Übersetzungen zum Teil überarbeitete und Versionen, die in unterschiedlichem Wortlaut im Umlauf waren, meinte rechtfertigen zu müssen.[49]

Ḥubayš (Ḥunain ibn Isḥāq [Anm. 34], S. 13,6f. [arab.], Nr. 15) – entweder ein gutes Gedächtnis besaß oder dass der Übersetzerkreis des Ḥunayn über eine Art Zettelkasten verfügte.

47 Dies zeigt ein Vergleich von De hum. 20: V 500,12f. L.: ὅσα δέ, ἐφ' οἷσι γενόμενα ῥύεται, τούτων προγενόμενα κωλύματα mit dem parallelen Text Epid. VI 3,23: CMG V 10,2,2, S. 184,3f.: σκῆψις μὲν ἐφ' οἷσι γενόμενα ῥύεται, τούτων προγενόμενα κωλύει. Die arabische Übersetzung der Epidemienstelle lautet nach Kodex Scor. Arab. 805 (fol. 69ʳ4f.) folgendermaßen: „Das Bauchgrimmen (?), das nach (lies *baʿda* statt *fīhi*) den Krankheiten eintritt und so Erleichterung davon bringt, verhindert das Eintreten der Krankheiten, wenn es vorher auftritt." Die arabische Übersetzung kann an dieser Stelle nur sinngemäß wiedergegeben werden, da ab „und so Erleichterung ..." die Prädikate und rückbezüglichen Pronominaformen im Femininum stehen, das einleitende Subjekt „Bauchgrimmen" (*al-maġaṣu?*) jedoch Maskulinformen erfordert. Folgendes Szenario dürfte die Erklärung für diese grammatikalische Inkongruenz liefern: Der Übersetzer der Epidemien hat aus dem Galenkommentar erfahren, dass diese Passage als paralleler Text auch in De humoribus zu finden ist (s. z. B. Gal., In Hipp. Epid. VI comm. III 45: CMG V 10,2,2, S. 185, 11–13). Entsprechend hat er für seine Übersetzung auf diese Parallele zurückgegriffen, wobei er das Subjekt (ὅσα versus σκῆψις) zwar angeglichen, den Rest des Ausdruckes jedoch von ἐφ' οἷσι an aus der arabischen Fassung von De humoribus wortwörtlich übernommen hat. Dabei hat er aber übersehen, dass ὅσα bzw. die entsprechende arabische Wiedergabe „die Sachen" *(al-ašyāʾu)* in De humoribus Femininformen in den folgenden Formulierungen nach sich zogen, die in den Epidemien bei einem maskulinen Subjekt „Bauchgrimmen" (*al-maġaṣu?* = σκῆψις) zu Beginn jedoch einen grammatikalisch falschen Satz ergeben. Es sei angemerkt, dass Mattock (Anm. 39), S. Vf., zu denselben Ergebnissen gekommen ist.

48 Ḥunain ibn Isḥāq (Anm. 34), S. 25,11 (arab.), Nr. 40; S. 25,19f. (arab.), Nr. 42; S. 30,13f. (arab.), Nr. 54.

49 Überarbeitungen: Ḥunain ibn Isḥāq (Anm. 34), S. 11,5–7 (arab.), Nr. 13; S. 15,18f. (arab.), Nr. 17; verschiedene Versionen: S. 24,22f. (arab.), Nr. 38.

Es wurde darzulegen versucht, dass mit Hilfe von parallelen Texten aus den Aphorismen ganz unterschiedliche Einblicke in die Säfteschrift gewonnen werden können: auf der Ebene des antiken Verfassers lassen sich Einschübe im griechischen Text erkennen, Quellenwechsel herausarbeiten und auch Einsichten in semantische Strukturen gewinnen. Für die arabische Überlieferung konnte des Weiteren deutlich gemacht werden, dass dem Übersetzer die parallelen Texte als Hilfe dienten, um in effektiver Weise einen einheitlichen, dem Griechischen wie dem Arabischen angemessenen Text herzustellen. Der gemeinsame Nenner all dieser Aspekte ist die literarische Ebene von De humoribus: ganz offensichtlich kann selbst eine Schrift, die auf den ersten Blick so unliterarisch erscheint, Einblicke in die Schreibwerkstätten sowohl des antiken griechischen Verfassers als auch des mittelalterlichen arabischen Übersetzers geben.

Gesundheitsforschung bei Galen[1]

Christian Brockmann

Die Ärzte verfügen heute mit den modernen Medikamenten, Operationsmethoden und Technologien über großartige, für frühere Generationen ungeahnte Möglichkeiten zur Therapie von Krankheiten. Durch die Forschung wird diese medizinische Leistungsfähigkeit ständig verbessert und erweitert. Doch neben allem Fortschritt kommt der Prävention höchste Priorität zu. So heißt es etwa in einem neueren Gesundheitsforschungs-Programm der Bundesregierung mit Blick auf die Herz-Kreislauf-Forschung: „Andererseits gilt nach wie vor, dass eine Medizin, die erst nach den ersten Krankheitssymptomen beginnt, sehr viel mühsamer und aufwendiger ist als die Prävention ...“[2] Die alte lapidare Erkenntnis, dass die individuelle Lebensweise für die Erhaltung von Gesundheit und die Abwehr und Therapie von Krankheit von entscheidender Bedeutung ist, bleibt also weiter aktuell. Gerade angesichts der steigenden Kosten im Gesundheitswesen wird verstärkt an die persönliche Verantwortung des Einzelnen appelliert. So ist denn auch in dem erwähnten Programm zur Gesundheitsforschung der pädagogische Impetus nicht zu übersehen. Das Programm soll dazu beitragen „die Zusammenhänge zwischen Lebensweise und Gesundheit bzw. Krankheit aufzudecken und dem Bürger zu vermitteln. Es soll ihm damit helfen, ein selbstbestimmtes und gesundheitsbewusstes Verhalten zu entwickeln.“[3] Eine große Zahl von Menschen zu einer Änderung ihrer Lebensweise zu bewegen, ist als eine wesentliche Voraussetzung für den Erfolg benannt.

Niemand geht heutzutage so weit wie die Spartaner im antiken Griechenland, die mangelnde sportliche Fitness per Gesetz mit Strafe belegten. Die jungen spartanischen Männer mussten sich alle zehn Tage von den Ephoren begutachten lassen, und nur, wenn ihr Körperbau dank fleißigen Trainings so klare Konturen zeigte, als sei er mit dem Meißel gearbeitet und fein ziseliert, fanden sie Anerkennung. Doch schon bei dem geringsten Fettansatz drohten Prügel als Strafe.[4]

---

1 Ein leicht gekürzter Mitschnitt dieses Vortrags wurde im Kulturtermin des RBB Kulturradios am 6. Juli 2007 gesendet.

2 Gesundheitsforschung: Forschung für den Menschen. Programm der Bundesregierung, hrsg. vom Bundesministerium für Bildung und Forschung (BMBF), Stand 2001, S. 21 (〈http://www.bmbf.de/pub/gesundheitsforschung.pdf〉).

3 Gesundheitsforschung (Anm. 2), S. 19.

4 Aelianus, Varia hist. XIV 7: Λακεδαιμόνιος οὗτος ὁ νόμος· ὁ δὲ νόμος ἐκεῖνα λέγει

Die Druckmittel, an die man heute denkt, sind weniger drastisch. Die Sportmedizin etwa sieht sich als Ratgeber für staatliche Institutionen und Versicherungen. Denn nur diese Disziplin sei in der Lage – so heißt es – „bundesweit und flächendeckend z. B. einheitliche Leistungs- und Fitnesstests für Unternehmen oder Sozialversicherungsträger anzubieten“.[5] Dies sei eine Grundvoraussetzung für die Schaffung von Belohnungssystemen, die das individuelle Gesundheitsverhalten verbessern sollen.

Vor diesem Hintergrund scheint es lohnenswert, eines der bedeutendsten erhaltenen Werke der Antike zu diesem Themenkomplex in den Blick zu nehmen, nämlich Galens großes Werk zur Gesundheitslehre in 6 Büchern, De sanitate tuenda, das im Corpus Medicorum Graecorum 1923 von Konrad Koch ediert worden ist. Diese Edition ist inzwischen auf der Homepage des CMG online zugänglich gemacht worden. Denn Galens Gesundheitsschrift hat paradigmatischen Charakter, weil hier ein großer Praktiker und Theoretiker der Medizin in einem ganzheitlichen Ansatz zahlreiche Aspekte der Lebensweise berücksichtigt: individuelle Konstitutionen, Gewohnheiten, Ernährung, Arbeit, Umwelt, Temperatur, Wohnung, Sexualität, Altersstufen, körperliche Aktivität und Sport, die Formen der Massage, wie sie zur Vorbereitung körperlicher Betätigung dienen oder zur Entmüdung der Muskulatur nach getaner Arbeit – alle diese Faktoren werden auf hohem Reflexionsniveau ausführlich erörtert.

Im Folgenden soll Galens Gesundheitsschrift in einigen wesentlichen Aspekten vorgestellt werden.[6]

μηδένα Λακεδαιμονίων ἀνανδρότερον ὁρᾶσθαι τὴν χρόαν ἢ τὸν ὄγκον τοῦ σώματος ἔχειν ὑπὲρ τὰ γυμνάσια· ἐδόκει γὰρ τὸ μὲν ἀργίαν ὁμολογεῖν, τὸ δὲ οὐχ ὁμολογεῖν ἄνδρα. προσεγέγραπτο δὲ τῷ νόμῳ διὰ δέκα ἡμερῶν πάντως τοῖς ἐφόροις τοὺς ἐφήβους παρίστασθαι γυμνοὺς δημοσίᾳ. καὶ εἰ μὲν ἦσαν εὐπαγεῖς καὶ ἐρρωμένοι καὶ ἐκ τῶν γυμνασίων οἱονεὶ διαγλυφέντες καὶ διατορευθέντες, ἐπῃνοῦντο· εἰ δέ τι χαῦνον ἦν αὐτοῖς τῶν μελῶν ἢ ὑγρότερον, ὑποιδούσης καὶ ὑπαναφυομένης διὰ τὴν ῥᾳθυμίαν πιμελῆς, ἀλλ' ἐνταῦθα μὲν ἐπαίοντο καὶ ἐδικαιοῦντο.

5 K.-M. Braumann, Editorial: Sport- und Bewegungsmedizin 2005, Deutsche Zeitschrift für Sportmedizin 56, 2005, S. 183.

6 Kürzlich hat Sabrina Grimaudo eine ausführliche Studie zu Galens Gesundheitsschrift vorgelegt: Difendere la salute. Igiene e disciplina del soggetto nel De sanitate tuenda di Galeno, Neapel 2008 (Elenchos 49). Ich danke der Autorin für die freundliche Zusendung ihrer Untersuchung, auf die in einigen Anmerkungen noch verwiesen werden konnte. Siehe außerdem besonders: L. Edelstein, Antike Diätetik, Die Antike 7, 1931, S. 255–270 (engl. Fassung: The dietetics of antiquity, in: Ancient Medicine. Selected Papers of Ludwig Edelstein, hrsg. v. O. Temkin u. C. L. Temkin, Baltimore 1967, S. 303–316); H. E. Sigerist, Galens Hygiene, in: ders., Landmarks in the History of Hygiene, London u. a. 1956 (Heath Clark Lectures 1952), S. 1–19; G. Harig u. J. Kollesch, Gesellschaftliche Aspekte der antiken Diätetik, NTM 8, 1971, 2, S. 14–23; G. Wöhrle, Studien zur Theorie der antiken Gesundheitslehre, Stuttgart 1990 (Hermes Einzelschriften 56); F. Steger, Antike Diätetik – Lebensweise und Medizin, NTM N. S. 12, 2004, S. 146–160, und K. Luchner, Philiatroi. Studien zum Thema der Krankheit in der griechischen Literatur der Kaiserzeit, Göttingen 2004 (Hypomnemata 156), S. 52–77.

Jede Gesundheitslehre hat mit einer grundsätzlichen, geradezu banalen Schwierigkeit zu kämpfen: Niemand hat Zeit. Die Verpflichtungen erlauben es niemandem, krank zu sein, geschweige denn, gesund zu leben.[7] Doch gerade wer in der bestmöglichen Weise gesund leben will, muss sehr viel Zeit haben.

Galen geht noch einen Schritt weiter. Er geht von der schlechthin besten, der idealen Gesundheitspflege und Körperfürsorge aus. Mag sie auch nur in der Theorie existieren, Galen hat sie erforscht und beschreibt sie detailreich in ihrer ganzen Komplexität. Wer nach den Erkenntnissen dieser Gesundheitsforschung leben will, muss vollkommen frei sein, muss sich von jedem Zwang zur Arbeit verabschiedet und allein für den Körper Zeit haben.[8] „Nur wer dank des Schicksals oder auch aus freiem Willen über wirkliche Freiheit verfügt, dem kann Rat erteilt werden, wie er am besten gesund bleiben, am wenigsten krank und am besten alt werden könne."[9]

Es ist das besondere Kennzeichen der Galenischen Gesundheitslehre, dass sie von einem Idealfall ausgeht und die Bedingungen beschreibt, die erfüllt sein müssen, um dieses Ideal zu verwirklichen.[10] Galen schafft sich also ein Modell, eine Richtschnur (De san. tuenda II 1,10: CMG V 4,2, S. 38,29: καθάπερ τις κανών), an der er das gesamte Gebiet der Gesundheitslehre ausrichtet. Konsequenterweise ist auch der Mensch selbst, den Galen in langen Partien seines Werkes vollkommen frei über seine Zeit verfügen lässt, ein Modell oder Ideal, das in der Wirklichkeit nicht anzutreffen ist: ein Mensch, der von Geburt an über die bestmögliche natürliche Konstitution und Gesundheit verfügt, vom ersten Tag seines Lebens an unter gesundheitswissenschaftlicher Aufsicht steht und keinen oder möglichst wenigen gesundheitsschädigenden Einflüssen ausgesetzt wird.[11]

---

7 Vgl. Plat., Resp. III: 406 c–e. Siehe auch Gal., De san. tuenda II 1,8: CMG V 4,2, S. 38,20–23: ἐμοὶ δὲ δοκοῦσι καὶ ὅσοι διὰ φιλοτιμίαν ἢ δι' ἐπιθυμίαν ἡντιναοῦν εἵλοντο βίον ἐν περιστάσεσι πραγμάτων, ὡς ὀλίγιστα δύνασθαι σχολάζειν τῇ τοῦ σώματος ἐπιμελείᾳ, καὶ οὗτοι δουλεύειν ἑκόντες οὐκ ἀγαθαῖς δεσποίναις. Wöhrle (Anm. 6), S. 244f. mit Anm. 75, verweist auf Lukian, Nigrinus 22, wo der Gedanke ebenfalls ausgesprochen wird: ἔνιοι μὲν γάρ, τὸ καινότατον, οὐδὲ νοσεῖν σχολάζουσιν.

8 Gal., De san. tuenda I 12,10: CMG V 4,2, S. 29,13–15: χρὴ δ', οἶμαι, τὸν τοιοῦτον βίον ἁπάσης ἀναγκαίας πράξεως ἀποκεχωρηκέναι, μόνῳ σχολάζοντα τῷ σώματι.

9 Gal., De san. tuenda II 1,9: CMG V 4,2, S. 38,24–26: ὅστις δὲ ἀκριβῶς ἐλεύθερος ὑπάρχει καὶ τύχῃ καὶ προαιρέσει, δυνατὸν ὑποθέσθαι τῷδε, ὡς ἂν ὑγιαίνοι τε μάλιστα καὶ ἥκιστα νοσήσειε καὶ γηράσειεν ἄριστα.

10 Vgl. Grimaudo (Anm. 6), S. 189–204.

11 Vgl. Gal., De san. tuenda I 7,1–3: CMG V 4,2, S. 16,1–13: Περὶ δὲ τῆς ἀρίστης ἤδη λέγωμεν, ἧς ἕκαστον μόριον ἄμεμπτον ἔχει τὴν σύμπασαν οὐσίαν. ὁ δὴ τοιοῦτος ἄνθρωπος ὑπὸ τὴν ὑγιεινὴν ἀγόμενος τέχνην εὐτυχὴς μὲν ἂν εἴη, εἰ μετὰ τὴν πρώτην ἀποκύησιν ἐπιστατοῖτο πρὸς αὐτῆς· οὕτω γὰρ ἄν τι καὶ εἰς τὴν ψυχὴν ὀνίναιτο, τῆς χρηστῆς διαίτης ἤθη χρηστὰ παρασκευαζούσης· οὐ μὴν ἀλλὰ καὶ εἰ κατά τινα τῶν ἑξῆς ἡλικιῶν εἰς χρείαν τῆς τέχνης ἀφίκοιτο, καὶ οὕτως ὀνήσεται τὰ μέγιστα. εἰρήσεται δὲ πρῶτον μέν, ὡς ἄν τις ἐξ ἀρχῆς παραλαβὼν ἄνθρωπον τοιοῦτον ὑγιαίνοντα διὰ παντὸς ἀποδείξειε τοῦ βίου, πλὴν εἴ τι τῶν ἔξωθεν αὐτῷ

Es darf nun nicht der Eindruck entstehen, Galen habe eine rein theoretische Studie verfasst. Das Gegenteil ist der Fall. Es ist sein erklärtes Ziel, mit diesem Werk allen Menschen Ratschläge für ihre Gesundheit zu erteilen, und zwar sowohl spezifische für den Einzelnen als auch allgemeine Ratschläge.[12] Um diesem eigentlich unerreichbaren Ziel nahezukommen, verfährt er nach der angedeuteten Methode. Das Einfache und Untadelige, das vollkommen Gute – im Bereich der Körper sei dies der am besten ausgebildete Körper, im Bereich der Lebensformen das uneingeschränkt freie Leben – müsse die Grundlage bilden, auf der die komplexeren Fälle erörtert werden können: Erst wenn beschrieben ist, wie das Leben wäre, wenn diese beiden Faktoren zusammenkommen, können die Parameter verändert und andere Lebensweisen angemessen behandelt werden, also etwa ein Leben in Freiheit bei schlechter körperlicher Verfassung (Bücher II–V) oder umgekehrt ein Leben in Abhängigkeit oder Sklaverei bei bester körperlicher Konstitution (Buch VI 5–8) und schließlich auch Fälle, in denen schlechte körperliche Konstitution mit fehlerhafter Lebensführung verbunden sind.[13] Aus dieser Konzeption ergibt sich eine grobe Strukturierung der Schrift, ein weiteres Gliederungsprinzip geben die Lebensalter ab, vom Kleinkind im ersten Buch bis zum Greisenalter im sechsten.[14]

Das Ideal nimmt zwar in Galens Darstellung breiten Raum ein, doch der Autor versteht es, den Bezug zur Lebenswirklichkeit immer präsent zu halten und deutlich zu machen, dass es ihm letztlich um die Gesundheit des Einzelnen geht. Er drängt auf die Veränderung falscher Lebensstile (und ist mit diesem pädagogischen Impetus also ganz modern): Hier ein Beispiel vom Anfang des zweiten Buches, wo er das grundsätzliche Dilemma mit drastischen Worten umreißt: „Denn das Leben der Mehrzahl der Menschen ist

---

συμπίπτει βίαιον (οὐδὲν γὰρ τοῦτό γε πρὸς τὸν τῆς ὑγιεινῆς τέχνης ἐπιστήμονα), δεύτερον δέ, ὅπως ἂν τις, εἰ καὶ μὴ νεογενὲς εἴη τὸ παιδίον, ἀλλ' ἤδη παιδεύεσθαι δυνάμενον, ἐπιστατήσειεν αὐτοῦ· καὶ οὕτω καθ' ἑκάστην τῶν ἄλλων ἡλικιῶν. Vgl. dazu Grimaudo (Anm. 6), S. 169f.

12 Gal., De san. tuenda I 12,9: CMG V 4,2, S. 29,8–11: τῆς μὲν γὰρ ὑγιεινῆς τέχνης ἐπάγγελμά ἐστιν ἅπασιν ἀνθρώποις ὑποθήκας διδόναι πρὸς ὑγείαν, ἤτοι καθ' ἕκαστον ἰδίας ἢ κοινῇ σύμπασιν ἁρμοττούσας ἢ τὰς μέν τινας ἰδίας αὐτῶν, τὰς δὲ κοινάς. Vgl. Wöhrle (Anm. 6), S. 227, und Grimaudo (Anm. 6), S. 192ff.

13 Gal., De san. tuenda II 1,10–12: CMG V 4,2, S. 38,28–39,6: τὸ γὰρ ἁπλοῦν καὶ ἄμεμπτον ἐν ἑκάστῳ γένει, καθάπερ τις κανών, ἁπάντων ἐθέλει προτετάχθαι τῶν οὐχ ἁπλῶν οὐδ' ἀμέμπτων. ἁπλοῦν δὲ καὶ ἄμεμπτον ἐν μὲν τοῖς σώμασι τὸ κατεσκευασμένον ἄριστά ἐστιν, ἐν δὲ τοῖς βίοις τὸ ἀκριβῶς ἐλεύθερον. ταῦτ' οὖν ἄμφω πρῶτα συζευγνύσθω κατὰ τόνδε τὸν λόγον· εἶθ' ἑξῆς ἑκάστῃ κατασκευῇ σώματος μοχθηρᾷ βίος ἐλεύθερος μιγνύσθω· κἄπειθ' ἑξῆς ἀρίστῃ κατασκευῇ σώματος ἕκαστος τῶν ἐν δουλείᾳ τινὶ βίων· ἐπὶ δὲ τοῖσδε τὰς μοχθηρὰς τῶν σωμάτων κατασκευὰς ἐπαλλάξωμεν τοῖς μοχθηροῖς βίοις, εἰ μέλλει τέλειος ἡμῖν ὁ λόγος ἔσεσθαι. Vgl. Edelstein (Anm. 6), S. 263f. (engl. Fassung S. 310f.), und Grimaudo (Anm. 6), S. 195ff.

14 Harig u. Kollesch (Anm. 6), S. 22.

durch die gegebenen Verhältnisse geprägt. Dass sie Schaden nehmen, ist eine unvermeidliche Folge ihrer Tätigkeit, sie aufzugeben, ist ihnen aber unmöglich.“[15] Die Gründe, die Galen für diese Abhängigkeiten benennt, sind vielfältig:[16] Armut, das Leben als Sklave, sei es von Geburt an oder durch Kriegsgefangenschaft. Der Begriff des sklavischen Lebens ist aber nach Galen weiter zu fassen, als die meisten meinen, und auch auf frei gewählte Lebensformen zu übertragen, denn auch sie können in Versklavung übergehen: Wer sich ganz dem Ehrgeiz oder einem ausschweifenden Lebensstil unterwirft, so dass ihm nur wenig Zeit für die Pflege des Körpers bleibt, macht sich freiwillig zum Sklaven ebendieser Bestrebungen. Der Wissenschaftler Galen, der die Bedingungen für Gesundheit und ihre Erhaltung erforscht, wird für Augenblicke zum Moralisten, wenn er Zügellosigkeit und Ignoranz als die Grundübel anprangert, die auch Menschen mit einer von Natur aus hervorragenden gesundheitlichen Disposition in schwere Krankheiten stürzen, weil sie sie daran hindern, so zu leben, wie es nötig wäre.[17] Ein groteskes Beispiel geben Ärzte ab, die Gesundheitsbücher schreiben und Ratschläge erteilen, aber nicht in der Lage seien, sich selbst gesund zu erhalten. Sie brauchen für den Spott nicht zu sorgen. Ihre Kritiker begegneten ihnen aber offenbar weniger mit harschen Kraftausdrücken als mit feinsinniger literarischer Anspielung, denn auf wen ließe sich folgender Vers aus einer verlorenen Tragödie des Euripides besser anwenden:

„Der anderen Arzt (will er sein und ist doch) selbst von Geschwüren entstellt“?

Schlimmer noch als der Vorwurf, den man gegen diese Ärzte erheben muss, sind für Galen die Gründe, die sie zu ihrer Verteidigung vorbringen,

---

15 Gal., De san. tuenda II 1,6: CMG V 4,2, S. 38,14–16: πολλοῖς γὰρ τῶν ἀνθρώπων μετὰ περιστάσεως πραγμάτων ὁ βίος ἐστί. καὶ βλάπτεσθαι μὲν ἀναγκαῖόν ἐστιν αὐτοῖς ἐξ ὧν πράττουσιν, ἀποστῆναι δ' ἀδύνατον.

16 Gal., De san. tuenda II 1,7f.: CMG V 4,2, S. 38,17–23: ἔνιοι μὲν γὰρ ὑπὸ πτωχείας εἰς τοὺς τοιούτους ἐμπίπτουσι βίους, ἔνιοι δ' ὑπὸ δουλείας, ἤτοι πατρόθεν εἰς αὐτοὺς καθηκούσης ἢ αἰχμαλώτοις ληφθεῖσιν ἢ ἁρπαχθεῖσιν, ἅσπερ καὶ μόνας δουλείας ὀνομάζουσιν οἱ πολλοὶ τῶν ἀνθρώπων. ἐμοὶ δὲ δοκοῦσι καὶ ὅσοι διὰ φιλοτιμίαν ἢ δι' ἐπιθυμίαν ἡντιναοῦν εἵλοντο βίον ἐν περιστάσεσι πραγμάτων, ὡς ὀλίγιστα δύνασθαι σχολάζειν τῇ τοῦ σώματος ἐπιμελείᾳ, καὶ οὗτοι δουλεύειν ἑκόντες οὐκ ἀγαθαῖς δεσποίναις. Vgl. Wöhrle (Anm. 6), S. 243.

17 Gal., De san. tuenda V 1,24–28: CMG V 4,2, S. 137,21–138,5. Vgl. O. Temkin, Some moral implications of the concept of disease, in: ders., “On Second Thought” and Other Essays in the History of Medicine and Science, Baltimore u. London 2002, S. 52f., und Luchner (Anm. 6), S. 68ff. In der Schrift De bonis malisque sucis (4,39: CMG V 4,2, S. 407,4–8) werden Willensschwäche, Mangel an Zeit und Ignoranz als die drei Faktoren benannt, die einen richtigen Lebensstil verhindern: τοῦ δ' ὑγιαίνειν δέονται μὲν ἅπαντες ἄνθρωποι, δύνανται δ' οὐ πάντες, ὡς χρή, διαιτᾶσθαι ἢ δι' ἀκρασίαν ἢ δι' ἀσχολίαν ἢ δι' ἄγνοιαν ὧν χρὴ ποιεῖν. ἀλλ' ὅσοι καὶ γνῶναι δύνανται δίαιταν ὑγιεινὴν καὶ ζῆν κατ' αὐτὴν προῄρηνται, τούτοις τόδε τὸ γράμμα σύγκειται. Vgl. Wöhrle (Anm. 6), S. 245.

wenn sie Mangel an Zeit oder Mangel an Willenskraft geltend machen und damit zugeben, dass sie sich nicht von ihren Erkenntnissen leiten lassen.[18]

Ein besseres Vorbild etwa ist Kaiser Marc Aurel, von dem Galen ausdrücklich sagt, dass er sich von allen Herrschern, die er kannte, am intensivsten um die Ausbildung seines Körpers bemüht habe. Er ließ es sich nicht nehmen, an jedem Tag spät nachmittags in die Palaistra zu gehen und zu trainieren. Und es war keinesfalls so, dass er seinen Hofstaat inzwischen weiterarbeiten und die Geschäfte erledigen ließ, nein – wenn der Kaiser aufbrach, war das Tagwerk beendet, und alle seine Untergebenen erhielten die Gelegenheit zu sportlichem Ausgleich.[19] Mit dieser Form der Fürsorge für seine Mitarbeiter dürfte Marc Aurel auch heute noch Standards setzen.

Ein Vorbild ist auch Galen selbst, da er sich, wie er schreibt, mit 28 Jahren entschieden hat, sein Leben nach den gesundheitswissenschaftlichen Erkenntnissen auszurichten.[20] Von der Natur sei er nicht mit guter Konstitution ausgestattet und er führe auch kein uneingeschränkt freies Leben, im Gegenteil, er arbeite hart im Dienst der Freunde, Verwandten und Bürger, meistens auch nachts, um Kranken zu helfen oder um in der Wissenschaft voranzukommen. Aber wegen seiner gesundheitsbewussten Lebensweise habe er seit Jahren keine schweren Krankheiten mehr gehabt, keine Krankheiten, die, wie er sagt, „aus dem Körper kommen“[21], Krankheiten also, die im Körper ihren Ursprung haben; gemeint sind innere Krankheiten, die ohne erkennbare Einwirkung von außen entstehen.

Galen ist folglich mit seinem persönlichen Lebensstil ein Garant dafür, dass die gesundheitswissenschaftlichen Erkenntnisse, die die griechische Medizin lehrt, richtig sind. Ein weiterer Beleg für ihre Richtigkeit sind die zahlreichen Heilungserfolge, die er als praktizierender Arzt erzielt hat. Ein

---

18 Gal., De san. tuenda V 1,9f.: CMG V 4,2, S. 136,2–10: ἔνιοι δὲ τῶν ὑγιεινὰ συγγράμματα γραφόντων ἢ καὶ χωρὶς γραμμάτων ὑποθήκας διδόντων οὐδὲ σφᾶς αὐτοὺς ἀνόσους ἠδυνήθησαν φυλάξαι, κἄπειθ' ὅταν ἐπισκώπτωνται πρός τινων ἄλλα τέ τινα λεγόντων πρὸς αὐτοὺς καὶ προφερομένων ἐκεῖνο τὸ ἔπος ἄλλων ἰατρὸς αὐτὸς ἕλκεσι βρύων, οἱ μὲν εἰς ἀσχολίας δή τινας ἀναφέρουσι τὴν αἰτίαν, οἱ δὲ καὶ δι' ἀκολασίαν ὁμολογοῦσι νοσεῖν. ἀλλὰ τούτοις μὲν ἡ ἀπολογία πολὺ χείρων ἐστὶ τῆς κατηγορίας, ἐμοὶ γοῦν κριτῇ. Der Euripides-Vers erscheint als Fragment 1086 in den Tragicorum Graecorum Fragmenta (TrGF), vol. 5, Bd. II: Euripides, hrsg. v. R. Kannicht, Göttingen 2004, S. 1012.

19 Gal., De san. tuenda VI 5,12: CMG V 4,2, S. 178,29–34: ὁ γοῦν ὧν ἴσμεν αὐτοκρατόρων ἑτοιμότατα πρὸς τὴν τοῦ σώματος ἐπιμέλειαν ἀφικόμενος Ἀντωνῖνος ἐν μὲν ταῖς μικραῖς ἡμέραις ἡλίου δύνοντος εἰς τὴν παλαίστραν παρεγίνετο, κατὰ δὲ τὰς μεγίστας ἐνάτης ὥρας ἢ τὸ πλεῖστον δεκάτης, ὡς ἐξεῖναι τοῖς παραμένουσιν αὐτῷ κατὰ τὰς ἡμερησίας πράξεις ἀπαλλαγεῖσι προνοήσασθαι τοῦ σώματος ἐν τῷ λοιπῷ μέρει τῆς ἡμέρας ... Vgl. Wöhrle (Anm. 6), S. 244.

20 Siehe dazu den Abschnitt in Gal., De san. tuenda V 1,12–17: CMG V 4,2, S. 136, 14–32. Vgl. zu diesem Passus auch Grimaudo (Anm. 6), S. 199f.

21 Gal., De san. tuenda V 1,15: CMG V 4,2, S. 136,25: οὐδὲν νόσημα τῶν ἐκ τοῦ σώματος ὁρμωμένων.

eindrucksvolles Beispiel aus seiner Tätigkeit als Sportarzt sei zu diesem Zweck näher betrachtet. Interessant sind zunächst einmal Galens grundsätzliche Bemerkungen dazu, was man von ihm als einem Sportarzt erwarten darf (De san. tuenda II 11,27–29: CMG V 4,2, S. 67,31–68,4): Er muss die Wirkungen oder die Wirkkräfte aller Bewegungen kennen, er muss diese Bewegungen nicht selbst ausführen können, aber er muss ihre Wirkungen auf das Körperganze und auf seine Teile verstehen. Galen fährt wörtlich fort:

> „Wenn mich jemand aufforderte, die Bewegungen eines Waffenkämpfers entweder einem anderen beizubringen oder sie selbst gut und in fließendem Rhythmus zu präsentieren, wäre ich nicht in der Lage, auch nur eine von ihnen gut auszuführen. Wenn ich aber beim Training eines Waffenkämpfers zugegen wäre, wüsste ich besser als jeder von ihnen, welche Wirkung eine jede Bewegung hat und welcher Körperteil am meisten angestrengt wird.“[22]

Diese Kenntnisse kommen der Therapie bei Verletzungen zugute. Galen sagt, er habe unzählige Menschen, und er spricht hier offenbar von Leistungssportlern, die unter einer chronischen Schwäche und Verletzungsanfälligkeit an bestimmten Körperteilen litten, allein durch gymnastische Übungen geheilt. Die richtige Therapie habe er in folgender Weise gefunden: Er habe sich von den Patienten, sei es ein Tänzer, ein Waffenkämpfer, ein Pankrationkämpfer, ein Ringer oder sonst ein Sportler gewesen, alle Bewegungsabläufe in der jeweiligen Sport- oder Kampfart vorführen lassen, aus ihnen die am besten geeigneten ausgewählt und dem Patienten aufgetragen, diese zur richtigen Zeit und im richtigen Maß auszuführen.[23]

Auch bei Erkrankungen, die seelische Ursachen haben, ist Bewegungstherapie hilfreich. Wieder kann Galen auf seine Heilungserfolge verweisen: Er habe nicht wenige Menschen, die Jahre lang wegen des Charakters ihrer Seele krank waren, geheilt, indem er ein Zuviel oder ein Zuwenig ihrer Bewegungen korrigierte.[24] In einem neueren sportmedizinischen Artikel über

---

22 Gal., De san. tuenda II 11,29: CMG V 4,2, S. 67,36–68,4: εἰ γοῦν τίς μοι κελεύσειεν ὁπλομαχικὰς κινήσεις ἢ ἕτερον διδάσκειν ἢ αὐτὸν εὐρύθμως κινεῖσθαι, οὐκ ἂν δυναίμην καλῶς ἐνεργῆσαι μίαν ἐξ αὐτῶν τὴν ἐπιτυχοῦσαν· εἰ μέντοι παρείην τινὶ τῶν ὁπλομαχικῶν ἐνεργοῦντι, καὶ τίνα δύναμιν ἑκάστη τῶν ἐνεργειῶν ἔχει καὶ τί μάλιστα μόριον ἐκπονεῖ, πάντων ἂν ἐκείνων ἀκριβέστερον εἰδείην. Vgl. Wöhrle (Anm. 6), S. 232.

23 Gal., De san. tuenda II 12,6: CMG V 4,2, S. 69,33–70,3: μυρίους γοῦν ἡμεῖς ἀσθενέστερά τινα μέρη τοῦ σώματος ἔχοντας, ὡς συνεχέστατα τοῖς κατ' αὐτὰ νοσήμασιν ἁλίσκεσθαι, διὰ μόνης γυμναστικῆς ἀνερρώσαμεν οὐκ ἀπαγαγόντες ἀπὸ τῶν οἰκείων γυμνασίων, ἀλλ', εἴτ' ὀρχηστικὸς ἦν ὁ ἄνθρωπος εἴθ' ὁπλομαχικὸς εἴτε παγκρατιαστικὸς εἴτε παλαιστρικὸς εἴθ' ὁτιοῦν ἄλλο, τὰς ἐν ἐκείνῃ τῇ τέχνῃ κινήσεις ἁπάσας αὐτὸν ἐπιτάξαντες ἡμῶν παρόντων κινηθῆναι κἀξ αὐτῶν ἐκλεξάμενοι τὰς ἐπιτηδειοτάτας ἅμα καιρῷ τε καὶ μέτρῳ προσετάττομεν ταύταις χρῆσθαι.

24 Gal., De san. tuenda I 8,19: CMG V 4,2, S. 20,11–13: καὶ οὐκ ὀλίγους ἡμεῖς ἀνθρώπους νοσοῦντας ὅσα ἔτη διὰ τὸ τῆς ψυχῆς ἦθος ὑγιεινοὺς ἀπεδείξαμεν, ἐπανορθωσάμενοι τὴν ἀμετρίαν τῶν κινήσεων.

„Psychische Sportwirkungen" heißt es einleitend: „Bei depressiven Erkrankungen, Angststörungen und beginnenden dementiven Erkrankungen gibt es zunehmend empirische Belege dafür, dass die Symptomatik über ausreichend intensive körperliche Aktivität signifikant beeinflusst werden kann."[25] Mit der grundsätzlichen Erkenntnis, dass sportliche Bewegung und Anstrengung eine positive Wirkung auf die psychischen Kräfte ausüben, waren bereits antike Ärzte bestens vertraut.

Bestimmte seelische Veranlagungen, etwa ein übermäßiges Ausleben der Emotionen, Jähzorn, quälende Angst und ständige unmäßige Sorge oder auch das Gegenteil, emotionale Stumpfheit, geistige Unlust, vollkommene Passivität und Feigheit, haben nach Galen einerseits ihre Ursache in einer falschen Mischung der Grundbestandteile des Körpers, also der vier Säfte Blut, gelber Galle, schwarzer Galle, Schleim und der dazugehörigen bestimmenden Qualitäten Warm, Kalt, Feucht, Trocken. Andererseits beeinflussen zu starke oder zu schwache seelische Regungen die Konstitution auch ihrerseits negativ und können so schwere Krankheiten hervorrufen.[26] Richtige Bewegungen – und hier meint Galen in einem umfassenden Sinn Bewegungen und Aktivitäten des Geistes und des Körpers – können als Korrektiv wirken, indem sie die schlechte Körpermischung verbessern. Ein Mensch aber, der seinem Zorn ständig freien Lauf lässt, erhöht die eingeborene Wärme, die alle physiologischen Vorgänge reguliert. Die Folgen sind z. B. ein erhöhter Ausschuss von Galle und eine zu sehr beschleunigte Nahrungsaufnahme. Die Nahrung kann dann nicht richtig umgewandelt oder assimiliert werden, bestimmte Stoffwechselprodukte geraten unverdaut oder nur halb verarbeitet ins Blut und richten Schaden an.[27] Es ist also, wie Galen betont, von entscheidender Bedeutung, die angeborene Wärme in den gesunden Grenzen zu bewahren.[28] Durch gleichmäßige, genau angemessene Übungen nicht nur des Körpers, sondern auch der Seele werde dieses Ziel erreicht. Galen sagt allgemein, dass Begierden, geistige Anstrengung und affektive Reaktionen, die das richtige Maß verfehlen, ein Lebewesen schädigen. Wenn sie im Übermaß auftreten, gerät das Lebewesen stärker unter den Einfluss der Galle, wenn sie dagegen zu schwach sind, wird das Lebewesen phlegmatischer und kühler. Es folgen dann die entsprechenden Krankheiten.[29]

---

25 A. Broocks u. M. Sommer, Psychische Sportwirkungen, Deutsche Zeitschrift für Sportmedizin 56, 2005, S. 393.

26 Gal., De san. tuenda I 8,16: CMG V 4,2, S. 19,31–20,1: καὶ γὰρ θυμὸς καὶ κλαυθμὸς καὶ ὀργὴ καὶ λύπη καὶ πλεῖον τοῦ δέοντος φροντὶς ἀγρυπνία τε πολλὴ ἐπ' αὐτοῖς γενομένη πυρετοὺς ἀνάπτουι καὶ νοημάτων μεγάλων ἀρχαὶ καθίστανται, ὥσπερ καὶ τοὐναντίον ἀργὴ διάνοια καὶ ἄνοια καὶ ψυχὴ παντάπασιν ἄθυμος ἀχροίας καὶ ἀτροφίας ἐργάζεται πολλάκις ἀρρωστίᾳ τῆς ἐμφύτου θερμότητος.

27 Vgl. Gal., De san. tuenda II 2,15–19: CMG V 4,2, S. 40,20–41,11.

28 Gal., De san. tuenda I 8,17: CMG V 4,2, S. 20,1–3: χρὴ μὲν γὰρ φυλάττειν ἅπαντος μᾶλλον ἐν ὅροις ὑγιεινοῖς τὴν σύμφυτον ἡμῖν θερμότητα. Vgl. Wöhrle (Anm. 6), S. 226.

29 Gal., De san. tuenda I 8,17f.: CMG V 4,2, S. 20,3–11: φυλάττεται δὲ ὑπὸ τῶν

Es ist bekannt, dass Galen in seiner Theorie von der engen Verbindung zwischen seelischen Kräften oder seelischen Vermögen und den Mischungsverhältnissen des Körpers stark von Platon geprägt ist. Galen verweist in diesem Kapitel seiner Gesundheitsschrift auch kurz auf sein Werk Über die Lehrmeinungen des Hippokrates und des Platon, wo er dieses Thema ausführlich behandelt hat.[30] Wenn er anschließend betont, dass es nicht nur die Aufgabe des Philosophen sei, die Seele zu formen und ihren Charakter auszubilden, sondern dass eine gute seelische Verfassung auch ein Ziel ärztlicher Bemühung sein müsse, da seelische Störungen schwere Krankheiten verursachen könnten,[31] so ist auch hier der Bezug auf Platon deutlich. Schlagwortartig zählt Galen die Gefährdungen für die Seele auf. Es sind allgemein gesprochen schlechte Gewohnheiten, und zwar speziell eine falsche Wahl bei Speisen und Getränken, schädigende körperliche Übungen und schädigende Einflüsse durch falsche Arten von Schauspielen und Hördarbietungen und überhaupt durch falsche musisch-künstlerische Ausbildung und Betätigung.[32] Sind also der Arzt und der Philosoph gleichermaßen berufen, sich um die charakterlich-seelische Bildung der Menschen zu kümmern, so tun sie es doch in unterschiedlicher Absicht, der Philosoph „wegen eines höheren Ziels, nämlich der Gesundheit der Seele selbst, der Arzt, damit der Körper nicht leicht und unbemerkt in Krankheiten hineingerät".[33]

Hier scheint ein Blick auf Platon angebracht: Wenn Platon in der Politeia von der großen Bedeutung, die Gymnastik und Musik für die Ausbildung der Jugend haben, spricht, stellt er fest, dass die verbreitete Meinung, durch Gymnastik werde der Körper und durch Musik die Seele ausgebildet, irrig sei. Denn auch der Sport müsse in erster Linie wegen der Seele betrieben werden. Die sportliche Anstrengung sei weniger als Krafttraining zu verstehen, sie solle

---

συμμέτρων γυμνασίων οὐ κατὰ τὸ σῶμα μόνον, ἀλλὰ κατὰ τὴν ψυχὴν γινομένων. αἱ δ' ἄμετροι κινήσεις ἐν ἐπιθυμίαις τε καὶ διαλογισμοῖς καὶ θυμοῖς, αἱ μὲν ὑπερβάλλουσαι χολωδέστερον ἀποφαίνουσι τὸ ζῷον, αἱ δ' ἐλλείπουσαι φλεγματικώτερον καὶ ψυχρότερον. καὶ δὴ καὶ ταῖς μὲν προτέραις ἕξεσιν οἵ τε πυρετοὶ καὶ ὅσα θερμότερα πάθη, ταῖς δ' ἑτέραις ἐμφράξεις καθ' ἧπάρ τε καὶ σπλάγχνα, ἐπιληψίαι τε καὶ ἀποπληξίαι ἤ τι τοιοῦτον ἄλλο, καὶ συνελόντα φάναι, τὰ καταρροϊκά τε καὶ ῥευματικὰ νοσήματα συμπίπτει πάντα.

30 Gal., De san. tuenda I 8,12: CMG V 4,2, S. 19,19f.: γέγραπται δ' ὑπὲρ αὐτῶν ἐπὶ πλέον ἐν τοῖς Περὶ τῶν Ἱπποκράτους καὶ Πλάτωνος δογμάτων ὑπομνήμασιν.

31 Gal., De san. tuenda I 8,15: CMG V 4,2, S. 19,26–30: τούτων τοίνυν ἁπάντων ἔμπειρον εἶναι χρὴ τὸν τὴν ὑγιεινὴν τέχνην μετιόντα καὶ μὴ νομίζειν, ὡς φιλοσόφῳ μόνῳ προσήκει πλάττειν ἦθος ψυχῆς· ἐκείνῳ μὲν γὰρ δι' ἕτερόν τι μεῖζον τὴν τῆς ψυχῆς αὐτῆς ὑγείαν, ἰατρῷ δὲ ὑπὲρ τοῦ μὴ ῥᾳδίως εἰς νόσους ὑπομεταφέρεσθαι τὸ σῶμα. Vgl. Grimaudo (Anm. 6), S. 169–173.

32 Gal., De san. tuenda I 8,14: CMG V 4,2, S. 19,24–26: διαφθείρεται δὲ τὸ τῆς ψυχῆς ἦθος ὑπὸ μοχθηρῶν ἐθισμῶν ἐν ἐδέσμασί τε καὶ πόμασι καὶ γυμνασίοις καὶ θεάμασι καὶ ἀκούσμασι καὶ τῇ συμπάσῃ μουσικῇ. Vgl. Wöhrle (Anm. 6), S. 225.

33 Gal., De san. tuenda I 8,15: CMG V 4,2, S. 19,29f.: ἐκείνῳ μὲν γὰρ δι' ἕτερόν τι μεῖζον τὴν τῆς ψυχῆς αὐτῆς ὑγείαν, ἰατρῷ δὲ ὑπὲρ τοῦ μὴ ῥᾳδίως εἰς νόσους ὑπομεταφέρεσθαι τὸ σῶμα. Vgl. Grimaudo (Anm. 6), S. 169–173.

vielmehr den Seelenteil, der für den Mut und die Leidenschaft verantwortlich ist, aufwecken oder anstacheln. Dass dieses Anstacheln und Anspannen nicht zu übermäßiger Wildheit und Härte führt, das müsse die gleichzeitige musische Aktivität gewährleisten, die, allein für sich betrieben, den Menschen zu weich und nachgiebig machen würde (Resp. III: 410 b–e). Verkürzt gesagt: Platon empfiehlt körperliche Aktivität zur Ausbildung guter seelischer Disposition. Galen entwickelt diesen Gedanken aus der Sicht des Mediziners in pointierter Weise weiter: Eine gute seelische Disposition ist wegen der Gesundheit des Körpers anzustreben. Wir müssen uns richtig ernähren und uns in der richtigen Weise sowohl sportlich als auch geistig, literarisch-musisch betätigen, damit die Seele gesund bleibt und unseren Körper nicht krank macht.

Welche Bewegungsarten und Aktivitäten hat Galen nun verordnet, um psychische Störungen zu beheben? Auffälligerweise beruft sich der Arzt an diesem Punkt auf seinen Heimatgott Asklepios, also auf die therapeutischen Maßnahmen, die im Asklepios-Heiligtum von Pergamon angewendet wurden, und gibt damit zu erkennen, dass er selbst nicht anders verfahren ist. Es überrascht, dass die Verordnungen der wissenschaftlichen und der Tempelmedizin hier identisch sind und dass auch die religiöse Heilkunde von einer Seelenlehre ausgeht, die platonisch geprägt ist. Die Verordnungen betreffen zwei verschiedene Gruppen von Patienten mit affektiven Störungen. Bei den einen waren die Aktivitäten des muthaften Seelenteils zu stark, d. h., sie waren ständig gereizt, wütend, reagierten maßlos und bewirkten damit, dass der Anteil der Wärme in ihrer Körpermischung, in ihrem Temperament, unverhältnismäßig anstieg; bei den anderen war dieser Seelenteil geschwächt, sie waren also mutlos, passiv und ohne Antrieb. Der ersten Gruppe verordnete Asklepios besondere geistig-musische Betätigungen: Sie sollten Gesangsstücke schreiben, witzige Schauspiele oder Lieder verfassen.[34] Bei der anderen Gruppe standen Jagen, Reiten oder Waffenkampf auf dem Programm. Dabei setzte er genau fest, welche Form der Jagd oder welche Form des Kampfes sie betreiben sollten. Denn er wollte ihre geschwächte seelische Aktivität in genau dem richtigen Maß aufwecken oder anstacheln. Jede Form der Jagd und jede Form des Kampfes stimulieren die Aktivität dieses Seelenteiles. Doch die Intensität kann, so führt Galen aus, variieren, je nach dem, ob man wilde Eber, Bären und Stiere oder Hasen, Gazellen und andere Fluchttiere jagt oder ob man in leichter Bewaffnung oder unter schweren Waffen Kampfsport betreibt.[35]

---

34 Gal., De san. tuenda I 8,20: CMG V 4,2, S: 20,14f.: ᾠδάς τε γράφεσθαι καὶ μίμους γελοίων καὶ μέλη τινὰ ποιεῖν ἐπιτάξας. Vgl. zu dieser Anweisung Aelius Aristides, Or. XLII 11: II 337,17–19 Keil: μαθήματα δὲ ἡμῖν γε καὶ μέλη καὶ λόγων ὑποθέσεις καὶ πρὸς τούτοις ἐννοήματα αὐτὰ καὶ τὴν λέξιν, ὥσπερ οἱ τοῖς παισὶ τὰ γράμματα; zitiert als T 317,11 in: E. J. Edelstein u. L. Edelstein, Asclepius. Collection and Interpretation of the Testimonies, 2 Bde., Baltimore u. London 1998 (Nachdr. d. Ausgabe 1945), Bd. I, S. 158.

35 Gal., De san. tuenda I 8,19–22: CMG V 4,2, S. 20,11–27. Zu diesem Passus vgl. O.

Mit seinen therapeutischen Erfolgen präsentiert sich Galen als der am besten geeignete Autor auf dem Gebiet der Gesundheit. Er beruft sich auf Platon, auf Asklepios und natürlich auf Hippokrates, den er am besten zu verstehen und zu interpretieren meint. Auch sein Konzept der idealen Gesundheit und des besten Körpers, des ἄριστον σῶμα, verankert er in der Tradition des Klassischen Griechenlands.

Von Hippokrates zitiert Galen in seiner Gesundheitslehre nur kurze aphoristische Lehrsätze, also etwa:

> „Anstrengungen, Essen, Trinken, Schlafen, Sex – alles im richtigen Maß."[36]

oder:

> „Massage kann lösen und binden, Muskelfleisch bilden und verringern: Die harte Massage bindet, die weiche löst, die lang andauernde verringert, die im richtigen Maß ausgeführte bildet Muskelfleisch".[37]

Galen meint, dass Hippokrates in diesen kurzen Worten wesentliche Grundsätze der Gesundheitswissenschaft niedergelegt habe und dass es seine, Galens, Aufgabe sei, genau und ausführlich auszuarbeiten, was in diesen Worten angelegt ist. Denn nur jemand, der die alten hippokratischen Schriften von Kindheit an bei Lehrern studiert hat – also nur jemand wie er selbst –, ist nach seinem Urteil in der Lage, die Kürze und gedankliche Schnelligkeit hippokratischer Ausdrucksform auszulegen und damit dem Hippokrates seinen verdienten Platz in der Geschichte der Gesundheitsforschung zuzuweisen.[38]

Aus dieser elitären Perspektive ist es für Galen unerträglich, wenn Sportschriftsteller als ihre ureigenen Erkenntnisse verkaufen, was Hippokrates längst wusste, und obendrein Hippokrates schlecht machen. Dabei verweist

---

Weinreich, Antike Heilungswunder. Untersuchungen zum Wunderglauben der Griechen und Römer, Gießen 1909 (Religionsgeschichtliche Untersuchungen und Vorarbeiten 8,1), S. 91; Herzog, S. 109; Edelstein u. Edelstein (Anm. 34), Bd. I, S. 208, T 413; P. Cox Miller, Dreams in Late Antiquity. Studies in the Imagination of a Culture, Princeton 1994, S. 108; Chr. Walde, Antike Traumdeutung und moderne Traumforschung, Düsseldorf u. Zürich 2001, S. 100f.; H. Schlange-Schöningen, Die römische Gesellschaft bei Galen. Biographie und Sozialgeschichte, Berlin u. New York 2003 (Untersuchungen zur antiken Literatur und Geschichte 65), S. 227f., und v. Staden, Galen's daimon, S. 27.

36 Gal., De san. tuenda II 2,2: CMG V 4,2, S. 39,13: πόνοι, σῖτα, ποτά, ὕπνοι, ἀφροδίσια, πάντα μέτρια. Das Zitat stammt aus den Epidemien VI 6,2: S. 124 Manetti – Roselli = V 324,1 L.

37 Gal., De san. tuenda II 3,8: CMG V 4,2, S. 43,9–11: ἀνάτριψις δύναται λῦσαι, δῆσαι, σαρκῶσαι, μινυθῆσαι· ἡ σκληρὰ δῆσαι, ἡ μαλακὴ λῦσαι, ἡ πολλὴ μινυθῆσαι, ἡ μετρίη σαρκῶσαι. Das Zitat stammt aus De off. med. 17: II 41,14–16 Kw. = III 322,4–6 L.

38 Gal., De san. tuenda II 4,28; 38–40; V 1,21: CMG V 4,2, S. 50,11–17; 51,23–32; 137,9–13.

Galen namentlich auf Theon von Alexandria, den er ausschließlich als sportlichen Praktiker charakterisiert. Theon habe von sich selbst gesagt, dass er zunächst Athlet gewesen sei und erst nach seiner aktiven Laufbahn angefangen habe, Schriften über Gymnastik zu verfassen.[39] Galens Fazit ist: Dieser Autor konnte Hippokrates nicht verstehen, da ihm die literarische Ausbildung fehlte. Galen lässt es sich dennoch nicht nehmen, Theons Ansichten über Massage, da er ihn als Experten mit praktischer Erfahrung offenbar durchaus ernst nahm, umständlich zu widerlegen und selbst lange und minutiöse Ausführungen über dieses Thema anzuschließen. Die Ausführungen sind fachspezifisch und detailreich und so sehr auf die Massagepraxis bezogen, dass es geboten erscheint, moderne sportwissenschaftliche und physiotherapeutische Fachkenntnis zuzuziehen, um sie angemessen zu würdigen.

Der ideale Körper, der als heuristisches Prinzip in Galens Untersuchung dient, ist – pointiert gesagt – eine Erfindung des Klassischen Griechenlands, denn Galen bezieht sein Konzept ausdrücklich auf den Bildhauer Polyklet. Der beste Körper, so sagt er, ist wie der Kanon des Polyklet,[40] also wie das berühmte Werk, in dem Polyklet das Ideal von Schönheit und vollkommener Proportion zur Anschauung brachte. Diese Körperidee – so muss man Galen hier interpretieren – konnte allein in Griechenland entstehen. Selbst wenn ein Mensch mit einer optimalen Konstitution, also einer vollkommenen Mischung aller Lebenselemente in einem nördlicheren oder einem südlicheren Land zur Welt käme, so hätte er sofort mit deutlich schlechteren klimatischen Bedingungen zu kämpfen. Es klingt snobistisch, aber genau so drückt sich Galen hier aus: Nur in Griechenland mit seinem gut gemischten, wohltemperierten Klima sehe man viele ähnliche Körper, also Menschen, die so aussehen wie die Statuen Polyklets.[41]

Nun ist Griechenland nicht so klein, dass es nicht innerhalb dieses klimatisch besten Landes noch eine beste Mitte gäbe.[42] Und zu diesem zentralen Bereich ist nun pointierterweise auch Hippokrates' Heimatinsel Kos zu rechnen. Da Galen der ideale Körper als gesundheitswissenschaftliche

39 Gal., De san. tuenda II 4,39: CMG V 4,2, S. 51,25–28: οὐ γὰρ ἀνέγνω τὰ συγγράμματα τοῦ παλαιοῦ παρὰ διδακάλοις εὐθὺς ἐκ παίδων ὁρμώμενος. ὁμολογεῖ γοῦν αὐτὸς ἀθλητὴς γενέσθαι τὰ πρῶτα, καταλύσας δὲ τὴν ἄσκησιν ἐπὶ τὴν γυμναστικὴν ἀφικέσθαι τέχνην.

40 Gal., De san. tuenda II 7,10: CMG V 4,2, S. 56,28f.: τὸ δ' ἄριστον σῶμα, περὶ οὗ νῦν ὁ λόγος, ὥσπερ ὁ Πολυκλείτου κανών ἐστιν.

41 Gal., De san. tuenda II 7,10: CMG V 4,2, S. 56,29–31: ᾧ κατὰ μὲν τὴν ἡμετέραν χώραν, ὡς ἂν εὔκρατον ὑπάρχουαν, ὦπται πολλῶν πολλὰ παραπλήσια σώματα.

42 Den Gedanken, dass Griechenland eine Mittellage einnehme, äußert auch Aristoteles, Pol. VII 7: 1327 b 29f.: τὸ δὲ τῶν Ἑλλήνων γένος, ὥσπερ μεσεύει κατὰ τοὺς τόπους, οὕτως ἀμφοῖν μετέχει. In seinem Kommentar zur Stelle verweist Schütrumpf auf weitere Parallelen, in: Aristoteles, Politik Buch VII und VIII, übers. u. erl., in: Aristoteles, Werke in deutscher Übersetzung, Bd. 9, IV, Berlin 2005, S. 336.

Arbeitshypothese dient und er beobachten will, wie dieses Modell auf Training und Massage reagiert, ist es nur folgerichtig, wenn er ihn zunächst unter optimalen äußeren Bedingungen beobachtet, d. h. konkret, wenn er ihn auf die Insel Kos oder an einen gleichartigen anderen Ort versetzt. Auf Kos – und Gleiches gilt damit für die anderen griechischen Orte in Mittellage – herrscht nach Galen zwar das ganze Jahr über ein ausgeglichenes Klima, doch im Frühling und im Herbst werden diese generell guten klimatischen Bedingungen noch vorzüglicher.[43] Innerhalb dieser optimalen Jahresphasen ist offenbar der Tag der klimatisch beste, der genau die Mitte markiert. Jedenfalls bestimmt Galen die Insel Kos oder einen klimatisch vergleichbaren Ort zu genau der mittleren Stunde desjenigen Tages, der in des Frühlings Mitte liegt, als das ideale Ambiente, um mit den Beobachtungen zu beginnen, denn die natürliche Kraft der Körpermischung werde an diesem Tag in keiner Weise durch die Atmosphäre beeinträchtigt.[44] Hier zeigt sich zum einen die Konsequenz, mit der Galen seinen wissenschaftlichen Ansatz verfolgt. Anderseits wirft der Text Licht auf Galens Selbstdarstellung und sein Hippokratesbild. Hippokrates ist schon allein auf Grund seiner Herkunft mit der bestmöglichen Gesundheit vertraut gewesen und konnte auf Kos die grundlegenden Erkenntnisse gewinnen, aus denen sich alle anderen ableiten lassen. Der Bildhauer Polyklet ist ein weiterer Zeuge für die Möglichkeiten, die sich in Griechenland boten, den menschlichen Körper zu erforschen und zu verstehen. Zwischen dem Bildhauer und dem Arzt besteht nach Galen eine Geistesverwandtschaft. Denn die Suche nach dem ideal proportionierten Körper und die Suche nach idealer Gesundheit bewegen sich auf demselben Forschungsgebiet.[45] Gäbe es den Doryphoros des Polyklet als Menschen aus Fleisch und Blut, so müsste sich zeigen, dass in seinem Körper eine perfekte Mischung der vier Säfte und der vier Qualitäten Warm, Kalt, Feucht, Trocken herrscht. Denn – so sagt Galen in der Schrift Über die

43 Gal., De san. tuenda II 7,11: CMG V 4,2, S. 56,32–36: καὶ αὐτῆς δὲ τῆς ἡμετέρας χώρας ἱκανὸν ἐχούσης πλάτος, εὐκρατότατόν ἐστι τὸ μεσαίτατον, οἷόνπερ ὑπάρχει τὸ κατὰ τὴν Ἱπποκράτους πατρίδα· καὶ γὰρ χειμῶνος αὕτη καὶ θέρους ἐστὶν εὔκρατος, ἔτι δὲ δὴ μᾶλλον ἦρός τε καὶ φθινοπώρου.

44 Gal., De san. tuenda II 7,12: CMG V 4,2, S. 56,36–57,4: τοιαύτην οὖν τινα χώραν ὑποθέμενοι τῷ προκειμένῳ σώματι, τὴν ὥραν τοῦ ἔτους αὐτῷ προσυποθώμεθα τὸ μεσαίτατον τοῦ ἦρος. ἔστω δὲ καὶ τῆς ἡμέρας ἐκείνης, ἐν ᾗ μέλλει πρὸς ἡμῶν γυμνάζεσθαι τὸ πρῶτον, ὡς οἷόν τε τὸ μεσαίτατον, ἵνα κατὰ μηδένα τρόπον ὑπὸ τοῦ περιέχοντος ἐξαλλαχθῇ πως ἡ φυσικὴ δύναμις τῆς κράσεως αὐτοῦ.

45 Zu Polyklet s. A. H. Borbein, Polyklet, in: Göttingische Gelehrte Anzeigen 234, 1982, S. 184–241, und dens., Polykleitos, in: Personal Styles in Greek Sculpture, hrsg. v. O. Palagia u. J. J. Pollitt, Cambridge 1996 (Yale Classical Studies 30), S. 66–90. Zu Polyklet und Hippokrates s. G. V. Leftwich, Polykleitos and Hippokratic medicine, in: Polykleitos, the Doryphoros, and Tradition, hrsg. v. W. G. Moon, Madison, Wisconsin 1995, S. 38–51, und Chr. Brockmann, Die hippokratischen Schriften De fracturis und De articulis im kulturellen Kontext des 5. Jahrhunderts, in: La science médicale antique, S. 125–143.

Mischungen – die vollkommene Proportion im äußeren Erscheinungsbild ist ein Ergebnis der Eukrasie, ein Ergebnis also der vollkommenen Mischung der Grundbestandteile des lebendigen Körpers.[46]

Mit Hippokrates und Polyklet sind die Exponenten der griechischen Erforschung von Körper und Gesundheit benannt. Galen sieht sich als ihr Erbe und als Vermittler dieser großen Tradition im Rom seiner Zeit. Dank seiner systematischen Arbeit kann nun jeder gründliche Kenntnis auf diesem Wissensgebiet erwerben. Das könnten sogar die barbarischen Völker am Rand des römischen Weltreichs. Sie müssten sich nur entschließen, Galens Buch zur Hand zu nehmen und zu lesen. Damit sind wir bei der Textstelle, die immer wieder zitiert wird, weil Galen hier die Germanen mit wilden Tieren vergleicht:

> „Bei den Germanen werden die Kinder nicht gut aufgezogen. Aber ich schreibe dies jetzt weder für Germanen noch für andere wilde oder barbarische Menschen, ebenso wenig wie für Bären, Löwen, wilde Eber oder andere wilde Tiere, sondern für Hellenen und alle, die zwar ihrer Abstammung nach Barbaren sind, aber nach hellenischer Kultur streben."[47]

Dass Germanen seine Gesundheitsschrift tatsächlich würden lesen wollen, daran hat Galen sicher nicht einmal im Traum gedacht. Er spricht also mit rhetorischer Emphase, um seinen Lesern unmissverständlich klar zu machen, dass Fehler in der Pflege der Kleinkinder gravierende Folgen haben. Das richtige Wissen ist aber nicht auf exklusive Zirkel beschränkt, es liegt offen zutage, jedenfalls für die an Medizin interessierten Leser. Wer es aber nicht zur Kenntnis nimmt, läuft Gefahr, so zu leben wie Germanen und wilde Tiere.

---

46 Gal., De temp. I 9: S. 36,16–37,1 Helmr. = I 566,12–567,9 K.: καί πού τις ἀνδριὰς ἐπαινεῖται Πολυκλείτου κανὼν ὀνομαζόμενος, ἐκ τοῦ πάντων τῶν μορίων ἀκριβῆ τὴν πρὸς ἄλληλα συμμετρίαν ἔχειν ὀνόματος τοιούτου τυχών. ἐστὶ μὲν οὖν ἐπὶ πλέον, ὃν νῦν ἡμεῖς ζητοῦμεν, ἢ ὁ κανὼν οὗτος. οὐ μόνον γὰρ ὑγρότητός τε καὶ ξηρότητος ἐν τῷ μέσῳ καθέστηκεν ὁ οὕτως εὔσαρκος ἄνθρωπος, ἀλλὰ καὶ διαπλάσεως ἀρίστης τετύχηκεν, ἴσως μὲν ἑπομένης τῇ τῶν τεττάρων στοιχείων εὐκρασίᾳ, τάχα δὲ τινα θειοτέραν ἀρχὴν ἑτέραν ἐχούσης ἄνωθεν. ἀλλὰ τό γε πάντως εὔκρατον εἶναι τὸν τοιοῦτον ἐξ ἀνάγκης ὑπάρχει· τὸ γὰρ ἐν εὐσαρκίᾳ σύμμετρον εὐκρασίας ἐστὶν ἔκγονον. εὐθὺς δ' ὑπάρχει τῷ τοιούτῳ σώματι καὶ ταῖς ἐνεργείαις ἄριστα διακεῖσθαι καὶ σκληρότητός τε καὶ μαλακότητος ἔχειν μετρίως θερμότητός τε καὶ ψυχρότητος.

47 Gal., De san. tuenda I 10,17: CMG V 4,2, S. 24,21–25: παρὰ μέν γε τοῖς Γερμανοῖς οὐ καλῶς τρέφεται τὰ παιδία. ἀλλ' ἡμεῖς γε νῦν οὔτε Γερμανοῖς οὔτε ἄλλοις τισὶν ἀγρίοις ἢ βαρβάροις ἀνθρώποις ταῦτα γράφομεν, οὐ μᾶλλον ἢ ἄρκτοις ἢ λέουσιν ἢ κάπροις ἤ τισι τῶν ἄλλων θηρίων, ἀλλ' Ἕλλησι καὶ ὅσοι τῷ γένει μὲν ἔφυσαν βάρβαροι, ζηλοῦσι δὲ τὰ τῶν Ἑλλήνων ἐπιτηδεύματα.

Socratism in Galen's psychological works

Ralph M. Rosen

It is well known that Galen took considerable pride in his philosophical eclecticism – he was famously suspicious of medical sectarianism, and such suspicions held for philosophy as well: his wide learning in the long philosophical tradition that preceded him and his concentrated work habits account for the intellectual stew that adds so much to Galen's charm, even if it can frustrate those who might prefer greater philosophical consistency. The works that deal specifically with ethical and psychological issues are no exception. The overall cast of these treatises is largely Platonic, but a Platonism mediated by the subsequent history of Greek philosophy up to his own time – some Aristotle, considerable Stoicism, a little Pyrrhonian skepticism, and so on. As scholars often remind us, even when Galen explicitly names his sources and influences, he sometimes seems to have an amalgamation of ideas and authors in mind. I would like to make a case in this study for a different sort of philosophical influence – one that has as much to do with narrative and self-presentation as it does with ideas or doctrine.

The broad question I will explore in what follows is how Socrates – as distinct from Plato – and "Socratism" – as distinct from Platonism – informed Galen's ethico-psychological works, especially his Passions and Errors of the Soul, which will be my primary focus. Galen himself never goes out of his way to make strong doctrinal claims for Socrates, and he never singles out Socrates as a distinct influence on his own thinking independent of Plato;[1] yet I would like to suggest that his deep reading of, and intellectual affinity for Plato led Galen to assimilate from that philosopher[2] not only a variety of

1 Socrates is mentioned a total of fifty-six times in the extant corpus of Galen, in a variety of contexts across fifteen works, although he is never himself the subject of an extended philosophical disquisition. Indeed, many of the references to Socrates are fleeting and of little consequence in themselves (as, for example, the many times he is adduced in the Institutio logica as an exemplum in a logical argument; cf., e. g., Inst. log. 6,2; 16,10–11: pp. 13,24–14,1; 40,24–41,13 Kalbfleisch). Merely collecting occurrences of Socrates' name in Galen is not, therefore, especially illuminating. "Socratism" may seem an anachronistic alternative (it was not a term Galen himself used, in any case), but, as I suggest in what follows, it does seem to capture a specific philosophical attitude that Galen had internalized from a lifetime of engagement with Socrates through his close reading of Plato.

2 Galen was also familiar with the Socratic works of Xenophon, but he cited them only relatively few times. He mentions Xenophon a total of only fourteen times, ten of

idiosyncratically Socratic ideas, but also a number of Socrates' personal qualities and protreptic strategies in the presentation of his own autobiography and moral character. Of all Galen's intellectual heroes, Socrates may well have had the most fully developed, historically credible biography; Plato certainly made him dramatically compelling, and as such, Socrates was an easy character to personalize and even emulate if one was sympathetic to his ideas and comportment.[3]

A few preliminary words are in order about the term "Socratism". This is not the place to enter into the longstanding debate about how to separate Socrates from Plato or others who deploy him as a character, and in fact some of the work of defining Socratism has been done for us by the contemporary philosophical traditions that influenced Galen – Stoics, Cynics and others who fashioned themselves in various ways as heirs to Socrates. A generation before Galen, for example, the Stoic Epictetus advocated a form of Socratic psychotherapy that evidently interested Galen, as we may infer from the fact that he wrote a treatise about him (On Epictetus, against Favorinus; cf. De libris propr. 14,21 (12): p. 168,11–12 Boudon-Millot = XIX 44,8–9 K.).[4] For the Stoics, of course, as it was for Galen, Socrates was all about ethics, the repudiation of fruitless natural science, and the realization that the first step of a philosophical life is to recognize the limitations of one's own knowledge. Moderation in all one's activities, control of bodily

---

which concern Socrates. Cf., e. g., De plac. Hipp. et Plat. IX 7,15: CMG V 4,1,2, p. 588,27–29; De usu part. I 9: I 18,7–9 Helmr. = III 25,4–7 K.; In Hipp. De artic. comm. I prooem.: XVIII A 301,4–11 K. The Xenophontic portrait of Socrates, however, was highly influential for the Stoics (see J. G. DeFilippo and Ph. T. Mitsis, Socrates and Stoic natural law, in: The Socratic Movement, ed. by P. A. Vander Waerdt, Ithaca, New York, and London 1994, pp. 252–271, who focus especially on Xenoph., Memor. I 4; also D. N. Sedley, Creationism and its Critics in Antiquity, Berkeley, Los Angeles, London 2007 [Sather Classical Lectures 66], pp. 212–225), so it is easy to suppose that Galen, in light of his own engagement with Stoicism, would have inherited a Stoic-inflected Socrates with roots in Xenophon. In particular, DeFilippo and Mitsis note that Xenophon's Socrates made it easier for the Stoics to ascribe to Socrates a genuine interest in natural philosophy. On this point, see below, pp. 166–167.

3 It may seem odd to think of Galen appropriating Socrates as a role model, given what appear to be rather stark differences in their respective temperaments. Indeed, Plato's portrait of Socrates as unrufflable, even serene, seems antithetical to the volatile character that emerges from Galen's own self-description in his writings. See further R. M. Rosen, Galen and the compulsion to instruct, in: Proceedings of the XIIth Colloquium Hippocraticum (forthcoming Leiden 2009). But whether or not Galen was, in his personal life, able to live up to the kind of ideals Socrates traditionally came to embody, there is no reason not to think that his admiration for Socrates was genuine, and that he found in Socrates a particularly effective antecedent for the moralizing stance that he adopted in his ethical treatises.

4 See also Galen's treatise Against Favorinus' attacks on Socrates (also mentioned in De libris propr. 15,1 [13]: p. 169,16–17 Boudon-Millot = XIX 45,12–13 K.). The work has not survived, but the title testifies well enough to Galen's special affection for Socrates as a thinker in his own right, able to be conceptualized apart from Plato.

pleasures and a disdain for excessive material goods were also retained as hallmarks of Socratism.[5] Galen alluded to or openly embraced all of these at one point or another, but there are other Socratic qualities as well that interested him, largely of a more personal kind. These constitute aspects of Socrates' personality and temperament that emerge from the autobiography Plato constructs for him in his dialogues, and constitute a paradigm for what a philosophical life might actually look like. In Socrates' case, this is an unpretentious, homespun sort of life, measured, calm, reflective and self-critical, even philanthropic. Galen was obviously attracted to philosophy as a technical discipline, but he was also interested in the packaging; and the packaging he wanted to claim for himself, I would like to suggest, was pervasively Socratic.

It is interesting, in fact, to see the company Socrates keeps in Galen, where he ranks high, sometimes highest, in Galen's pantheon of virtuous men. In his Exhortation for the study of the arts, ch. 5 (Protr. 5,1–2: CMG V 1,1, pp. 118,22–120,10), Galen contrasts the followers of Tyche with those of Hermes, and places the most virtuous men in the latter group. These are the most "decorous" (κόσμιοι) of all, the men who practice the arts (τεχνῶν ἐργάται). Galen further subdivides this large band of men into three sub-groups: the first, consisting of geometricians, arithmeticians, philosophers, doctors, astronomers and scholars, stand physically closest to the god and form a circle around him; the second sub-group includes painters, sculptors, language teachers, builders, architects and stone-carvers; all the remaining arts are included in a third sub-group. But almost as an afterthought, Galen imagines a fourth group – τετάρτην δή τινα τάξιν ἀπὸ τῶν ἄλλων ἔκκριτον:

> τοῦτον οἶμαι τὸν χορὸν νοήσας ὁποῖός ἐστιν οὐ μόνον ζηλώσεις, ἀλλὰ καὶ προσκυνήσεις· Σωκράτης ⟨γάρ⟩ ἐστιν ἐν αὐτῷ καὶ Ὅμηρος καὶ Ἱπποκράτης καὶ Πλάτων καὶ οἱ τούτων ἐρασταί, οὓς ἴσα καὶ τοὺς θεοὺς σέβομεν, οἷον ὕπαρχοί τινες καὶ ὑπηρέται τοῦ θεοῦ.
>
> "When you consider what this group is like, you will, I think, not only emulate it but also revere it. For Socrates is in that group, and Homer, Hippocrates, Plato and all their lovers, whom we revere as equal to the gods, in that they are the god's deputies and servants."

5 See V. T. McKirahan, The Socratic origins of the Cynics and Cyrenaics, in: The Socratic Movement (n. 2), p. 369, who lists what she refers to as the "rather uncontroversial features of the historical Socrates ... Socratic intellectualism; exclusive interest in ethics [a claim nuanced, however, in DeFilippo and Mitsis, see above, n. 2 – R. M. Rosen]; the sufficiency of virtue for happiness; moderation and self-mastery with respect to bodily pleasures and material goods, in private as well as in public life; criticism of politicians and political institutions but commitment to obeying the laws." On the drastically inconsistent ancient portrayals of Socrates (and the implicit difficulty in establishing anything like a stable conception of him to satisfy modern criteria), especially as mediated by philosophers of the Hellenistic period, see A. A. Long, Stoic Studies, Cambridge 1996, pp. 1–34.

The very diffidence with which he introduces this group ("a sort of fourth grouping, distinct from the others") suggests how important it was for him to identify an even more élite subset of an already virtuous group of men. The first three sub-groups of men who worked in the arts may have been reasonably comprehensive, but they still did not represent the absolute crème de la crème. For this, Galen had to devise a fourth group, the one reserved for Socrates, Homer, Hippocrates, Plato and, as he puts it, their "lovers" (ἐρασταί). All the members of this group are favored by the god, but Galen regards these alone as worthy to be esteemed as gods.[6] Galen's language in this passage – he mentions how we should emulate (ζηλοῦν) this group of exalted men, and become their lovers – is reminiscent of Diotima's language to Socrates in her famous speech in Plato's Symposium on ascending to the good. At Symposium 209 c 7–d 4, for example, Diotima describes to Socrates how those aspiring to the highest good advance from the love of human children to a love of the incorporeal offspring of "Homer, Hesiod and the other poets," and she mentions specifically how we admire or emulate (again, ζηλοῦν) such poetic ἔκγονα:

> καὶ πᾶς ἂν δέξαιτο ἑαυτῷ τοιούτους παῖδας μᾶλλον γεγονέναι ἢ τοὺς ἀνθρωπίνους, καὶ εἰς Ὅμηρον ἀποβλέψας καὶ Ἡσίοδον καὶ τοὺς ἄλλους ποιητὰς τοὺς ἀγαθοὺς ζηλῶν, οἷα ἔκγονα ἑαυτῶν καταλείπουσιν, ἃ ἐκείνοις ἀθάνατον κλέος καὶ μνήμην παρέχεται αὐτὰ τοιαῦτα ὄντα ...
>
> "And everyone would prefer to have children of this sort rather than human ones, and would look to Homer and Hesiod and the other good poets in emulation of the kind of offspring they left behind, offspring which, since they are immortal themselves, provide for them immortal fame and remembrance."

It is impossible, of course, to know whether or not Galen was alluding to Diotima's speech in the passage from the Exhortation quoted above, but it is interesting how he refers there almost instinctively to Socrates as the fore-

---

6 In fact, the text shows some signs of haste, almost as if we can hear Galen thinking out loud as he works out this fourth category of special men. With the phrase τοῦτον οἶμαι τὸν χορὸν νοήσας, it is not entirely clear whether he is referring to the fourth χορός specifically, or to the large grouping of men who follow Hermes (as opposed to Tyche), which Galen had also introduced as a χορός (Protr. 5,1: CMG V 1,1, p. 118, 22). E. Wenkebach, Galens Protreptikosfragment, Quellen u. Studien z. Gesch. d. Naturwiss. u. d. Med. 4, 1935, p. 94, sensed this ambiguity and proposed the addition of μὲν οὖν ὅλον after τοῦτον, I assume in order to make χορός refer to the larger, inclusive, group. But this seems unnecessary, and likely incorrect: immediately preceding that line Galen says of the fourth subgroup that the god "honors and cultivates them above the others, and keeps them around him" (Protr. 5,2: CMG V 1,1, p. 120,6: τιμᾷ τε καὶ πρὸ τῶν ἄλλων ἄγει, περὶ αὑτὸν ἔχων ἀεί). It is *this* band of men, the fourth, that Galen suggests we should contemplate, emulate and revere in the next sentence. With this in mind, Wenkebach's addition of γάρ in the next sentence (Σωκράτης ⟨γάρ⟩ ἐστιν ἐν αὐτῷ) makes sense, with αὐτῷ referring to the fourth χορός, not the larger band that included all the followers of Hermes.

most representative of a life that should inspire within us an almost erotic passion for philosophical emulation – the kind of philosophical eros that Diotima has in mind in her speech in the Symposium.

The passage from the Exhortation serves to introduce a general attitude towards Socrates that Galen fills out more systematically in his Passions and Errors of the Soul.[7] In what follows, in fact, I would like to suggest that this treatise was informed by Plato's Socratic dialogues not only in substance, but also in its narrative form. In particular, as if taking his own advice from the passage in the Exhortation just cited, Galen seems to be attempting to emulate Socrates in openly identifiable ways, adopting a number of idiosyncratically Socratic stances and rhetorical strategies in the service of his here highly Socratic agenda. Galen naturally frames the questions he addresses in Passions in a manner that reflects the grand sweep of philosophical debate up to his own day – in the first chapter alone, for example, he alludes to Plato, Aristotle, Chrysippus, and Epicureanism[8] – yet the fundamental moral approach he takes here, and the particular voice he adopts in its service, seem suffused both with Socrates imagined as a historical figure, and Socratism as a way of life.

Very early in Passions, in fact, Galen alludes to a well-known scene from Plato's Apology when he recalls how his own thinking developed in his youth on the question of self-knowledge and wisdom. When he was young, Galen says, he thought that people made too much of the Pythian oracle's injunction to "know oneself", since (he thought) it was not such a difficult task. Eventually, however, as he says, he realized that only the wisest man can know himself fully, and since wisdom of this sort is hard to come by in anyone, there will be great variation in the amount of self-knowledge men will display:

---

7 A single work in two volumes, the first concerning the "passions" (πάθη), the second "errors" (ἁμαρτήματα). See Galen, De libris propr. 15,1 (13): p. 169,15–16 Boudon-Millot = XIX 45,11–12 K., where he alludes to the work as On the diagnosis of an individual's passions and errors. On the title, see I. Magnaldi, in: Claudii Galeni Pergameni Περὶ ψυχῆς παθῶν καὶ ἁμαρτημάτων, hrsg., Rome 1999 (Scriptores Graeci et Latini consilio Academiae Lynceorum editi), p. VII n. 1.

8 In the opening sentence of the work, Galen announces that Passions and Errors of the Soul is a written version of an oral disquisition he had once given to his (anonymous) addressee about a treatise by one "Antonius the Epicurean". At the end of the same paragraph Galen acknowledges the long Greek philosophical tradition of θεραπευτικὰ γράμματα τῶν τῆς ψυχῆς παθῶν (De propr. animi cuiusl. affect. dign. et cur. 1,4: CMG V 4,1,1, p. 4,8–11). Galen makes no particular claims to striking originality, and defers to his great predecessors ("it would have been better to learn these things from them, as I did": καὶ ἦν μὲν βέλτιον ἐξ ἐκείνων μανθάνειν αὐτά, ὥσπερ κἀγώ; p. 4,11–12), but he forges ahead on the principle, one assumes, that he can be a useful synthesizer of issues that have an urgency for everyone.

ὥσθ' ὅπερ ᾤμην, ὅτε μειράκιον ἦν, ἐπαινεῖσθαι μάτην (τοῦτο δ' ἦν τὸ Πύθιον γνῶναι κελεῦον ἑαυτόν· οὐ γὰρ εἶναι μέγα τὸ πρόσταγμα), τοῦθ' εὗρον ὕστερον δικαίως ἐπαινούμενον. ἀκριβῶς μὲν γὰρ ὁ σοφώτατος μόνος ἂν ἑαυτὸν γνοίη, τῶν δ' ἄλλων ἁπάντων ἀκριβῶς μὲν οὐδείς, ἧττον δὲ καὶ μᾶλλον ἕτερος ἑτέρου. (De propr. animi cuiusl. affect. dign. et cur. 2,2–3: CMG V 4,1,1, pp. 4,25–5,5)

"So the thing that I used to think was overrated when I was a young man (namely the Pythian order to 'know oneself'; I mean, I really didn't think it was such a tall order) this I later found in fact to be justly praised. For it's only the wisest of men who could precisely know himself; when it comes to everyone else, no one precisely knows himself, though one person might know himself better or worse than another."

Socrates is not named here, but the allusion to Apology 20 e 8–22 e 6 is difficult to miss. This is the famous passage where Socrates recounts how Chaerephon went to Delphi to ask the Pythian priestess whether anyone was wiser than Socrates. When the priestess answered that there was not, Socrates proceeded to test this claim by questioning prominent Athenians who had a reputation for being wise. In the end he famously found plenty of people who *thought* they were wise, but little in them he could call *sophia*, and he concluded that for all his own ignorance, he himself must be the wiser for it, and certainly wiser than those whom everyone else considered wise. With a hint of self-mockery, Galen alludes to a period of youthful brashness when he scoffed at a famous *dictum* that was always difficult to separate from Socrates, despite the fact that it had become something of a popular cliché by Galen's time.[9] Perhaps it was an early sign of Galen's taste for independent thinking, but it is interesting that in this case, Galen eventually acceded to the pull of a basic Socratic tenet.

There are several noteworthy aspects of the Galenic excerpt. First, Galen adopts here (as he does throughout this work) an autobiographical narrative that parallels Socrates' own in Phaedo 96 a 5–c 3, where Socrates recounts his youthful interest in natural science as a means of understanding being and becoming, and his subsequent disillusionment with such an approach; and it is a narrative that gets Galen to the point where he essentially identifies with the famously paradoxical Socratic position of self-knowledge and ignorance. Like Socrates, Galen concludes that much of his knowledge really consists in an awareness of his own ignorance: only the "wisest man" can have true self-knowledge, and everyone else must concede varying degrees of self-ignorance (De propr. animi cuiusl. affect. dign. et cur. 2,3: CMG V 4,

9 Galen would certainly have encountered the Pythian injunction through any number of his philosophical studies, but the fact that in the passage quoted above he mentions it in the context of "the wisest" of men, suggests that he does, in fact, have the Socrates of the Apology on his mind here. See also Galen's Exhortation, where he mentions several famous examples where the Pythian god addressed men, and begins his list with Socrates: "This was the god who told Socrates that he was the wisest of all men (Protr. 9,3: CMG V 1,1, p. 132,22–23: ἀνδρῶν ἁπάντων σοφώτατον)."

1,1, p. 5,4–5: τῶν δ' ἄλλων ἁπάντων ἀκριβῶς μὲν οὐδείς, ἧττον δὲ καὶ μᾶλλον ἕτερος ἑτέρου). Further, in the larger context of Galen's work, knowledge that the soul's passions need diagnosis and treatment puts one already a step ahead of those who claim to have wisdom but deny that they suffer from *pathē*. For, as he says at Passions, ch. 3, "... all men make thousands of errors every day, and act under the influence of the passions, though they don't quite realize it." (De propr. animi cuiusl. affect. dign. et cur. 3,6: CMG V 4,1,1, p. 8,18–20: ... ἅπαντας ἀνθρώπους καθ' ἑκάστην ἡμέραν μυρία μὲν ἁμαρτάνοντας καὶ κατὰ πάθος[10] πράττοντας, οὐ μὴν αὐτούς γε παρακολουθοῦντας). As he proceeds to argue in the same passage, taking a leaf from the Stoics: only the wise man is completely perfect, and such god-like perfection is exceedingly rare, if not impossible.[11] Galen, like Socrates, freely admits his shortcomings, but by doing so openly and (most importantly) striving to do something about them, portrays himself as far wiser than most others.

Both Socrates and Galen thus face a logistical problem: if one is going to profess ignorance about oneself, how can one acquire self-knowledge, correct one's flaws and so live a better life? As Galen puts it at Passions 3,2, how can one go about purging oneself of one's passions if one is unaware of having them to begin with (De propr. animi cuiusl. affect. dign. et cur. 3,2: CMG V 4,1,1, p. 7,7: πῶς οὖν ἄν τις ἐκκόψειε ταῦτα μὴ γνοὺς πρότερον ἔχων αὐτά;)? The entire pedagogical thrust of Galen's Passions in fact addresses this problem, and offers a method which, while it is unquestionably Stoic (perhaps even specifically Epictetan)[12] in its self-help orientation, wears its

10 The transmitted genitive παθῶν is difficult here with κατά; de Boer prints Marquardt's emendation. Others have changed the preposition, or the case of πάθος (see Claudii Galeni Pergameni Περὶ ψυχῆς παθῶν καὶ ἁμαρτημάτων (n. 7), p. 13 apparatus ad loc.; Magnaldi prints κατά ⟨τι τῶν⟩ παθῶν), though the sense is clear enough.

11 Cf. De propr. animi cuiusl. affect. dign. et cur. 3,7–8: CMG V 4,1,1, p. 9,7–12. Galen's complicated relationship with Stoicism is frequently discussed. On points of detail, he can be vitriolic in his disagreements, e. g. in his famous attacks in De placitis Hippocratis et Platonis II–V, though elsewhere he can appear to align himself intellectually with Stoic thinkers. See now C. Gill, Galen and the Stoics: mortal enemies or blood brothers?, Phronesis 52, 2007, pp. 88–120, esp. pp. 90–98, which offers an excellent, nuanced discussion, with further bibliography, of Galen's fraught relationship with Stoicism. Much of Galen's disagreement with Stoics concerned the nature of the soul (see, in addition to Gill, R. J. Hankinson, Galen's anatomy of the soul, Phronesis 36, 1991, pp. 197–233, T. Tieleman, Galen and Chrysippus on the soul: argument and refutation in the De Placitis books II–III. Leiden, New York, Köln 1996 [Philosophia Antiqua 68], pp. 264–273, and idem, Galen's psychology, in: Galien et la Philosophie, ed. by J. Barnes and J. Jouanna, Vandœuvres – Geneva 2003 [Entretiens sur l'Antiquité Classique 49], pp. 131–161), but the question of the identity of a "wise man" was likely less controversial and allowed Galen to synthesize both Platonic and Stoic attitudes.

12 See A. A. Long, Epictetus. A Stoic and Socratic guide to life, Oxford 2002,

connection to Socrates rather transparently. Socrates routinely claimed that he was unsuited to dispense substantive knowledge, but instead was happy to interact with individuals, asking pointed questions, making observations, and putting to the test the things his interlocutors would say. Galen's prescription is similarly interpersonal, individualized and elenctic.[13] Galen would encourage everyone to find someone who could perform what amounts to a Socratic elenchus on them, not only to point out their debilitating passions, but also to engage them in a discussion about these passions, to cross-examine and counter-argue, especially if they refused to believe the criticisms leveled against them:

> ... ἀλλά σοι τοῦτο πρῶτον φιλοσόφημα τὸ καρτερεῖν ἐπηρεαζόμενον. ὕστερον δέ ποτε κατεσταλμένων ἱκανῶς ⟨τῶν⟩ σαυτοῦ παθῶν αἰσθόμενος ἐπιχειρήσεις ἀπολογεῖσθαι τοῖς ἐπηρεάζουσι μηδέποτε πικρῶς μηδ' ἐλεγκτικῶς μηδέ τοι φιλονείκως ἐμφαίνων [μηδὲ] καταβάλλειν ἐθέλειν ἐκεῖνον, ἀλλ' ὠφελείας ἕνεκα τῆς σῆς, ἵνα τι καὶ πρὸς τὴν ἀντιλογίαν ἀντειπόντος αὐτοῦ πιθανὸν ἤτοι πεισθῇς ἐκεῖνον ἄμεινον γιγνώσκειν ἢ μετὰ πλείονος ἐξετάσεως εὕρῃς αὐτὸν ἔξω τῶν ἐγκλημάτων ⟨ὄντα⟩. (De propr. animi cuiusl. affect. dign. et cur. 3,10: CMG V 4,1,1, p. 10,7–14)

> "... this is the first rudiment of philosophy, to put up with unfair criticism. Later, as you observe a reasonable decline in your affections, you will try to justify yourself against malicious attacks – but never in a harsh or argumentative way, never from a competitive spirit or a desire to do him down. You will do it for your own benefit: If his reply to your self-justification is plausible, you will either be convinced of his superior awareness or on further examination, find that his accounts are unfounded." (transl. Singer, p. 105)

Galen's method is explicitly mediated by the Stoic Zeno,[14] but the procedure is essentially Socratic, and there are other indications in the work to suggest

---

pp. 67–96, on what he refers to as Epictetus' "Socratic paradigm". As Long concludes, "... Epictetus had an acute understanding of the positive methodology and goals of the Socratic *elenchus*. His main departure from it was in training his students to engage in dialogue with their individual selves and to use this as their principal instrument of moral progress."

13 On Stoic conceptions and use of the elenchus, see L. Repici, The Stoics and the elenchos, in: Dialektiker und Stoiker. Zur Logik der Stoa und ihrer Vorläufer, Symposium zur Logik der Stoiker und ihrer Vorläufer, Bamberg 1.–7.09.1991, hrsg. v. K. Döring, Th. Ebert, Stuttgart 1993 (Philosophie der Antike 1), pp. 253–270, and F. Alesse, La Stoa e la tradizione socratica, Naples 2000 (Elenchos 30), pp. 281–286, with further bibliography. It is worth noting, as Repici points out, that the Stoic elenchus came to look quite different from the Socratic elenchus, especially that of the early Platonic dialogues. Galen's prescription for moral self-improvement seems to involve a little of both methods; that is, he has an assured sense of what constitutes good and bad behavior, but seems to believe, like Socrates, that dialectic is the most persuasive way for individuals to find their way to the good.

14 He continues in the next sentence: "This was the formula approved by Zeno to ensure good conduct: that in all we do we should imagine that we shall shortly after have to justify our actions to our teachers. That was what he called the mass of people who are ready to offer unsolicited criticism of their fellows" (transl. Singer, p. 105,

that Galen wanted the figure of Socrates vividly in the minds of his readers. One such indication occurs near the beginning of the work, where Galen adduces one of Aesop's fables as emblematic of his theme. Here he mentions the fable of the two knapsacks that Zeus has strapped around the necks of humans[15] – the one in front contains things belonging to others, the one behind us, our own affairs: ... τῶν μὲν ἀλλοτρίων τὴν πρόσω, τῶν ἰδίων δὲ τὴν ὀπίσω, καὶ διὰ τοῦτο τὰ μὲν ἀλλότρια βλέπομεν ἀεί, τῶν δ' οἰκείων ἀθέατοι καθεστήκαμεν (De propr. animi cuiusl. affect. dign. et cur. 2,7: CMG V 4,1,1, p. 6,5–7). The point of the fable, of course, is that we can see the misdeeds of others in the knapsacks we carry in front of us, but not our own, which we carry in the knapsack on our backs. Here, I suggest, lies another allusion to Plato's Phaedo (60 c 8–61 b 7), specifically the scene early in that dialogue, where Socrates explains why he has decided to versify Aesopic fables while awaiting his execution. Socrates' explanation there has a bantering quality about it, but it is far from frivolous: he notes that he never composed poetry before, but since a recurrent dream would often tell him to "cultivate *mousikē*", and since it was possible that by *mousikē* the dream actually meant *poetry* instead of the philosophy he had practiced his whole life, he thought he should try his hand at poetry before he left the world. Poets, he says, must work with *mythoi* rather than *logoi*, which is why he settles on Aesopic fables – he already knew these *mythoi*, and so could easily put them into verse. Socratic irony is operative even to the end: he chose a form that was unelevated, prosaic, and, insofar as it was fictional (*mythoi*, not *logoi*), at least superficially non-philosophical, yet he was well aware of the didactic, moralizing strains associated with Aesop. Socrates was the one, after all, who, at Phaedo 60 b 1ff., brought up the subject of Aesop to begin with, after he was freed from his chains, sat up and was moved to note (since his legs now felt so much better) how odd it was that a person cannot experience pleasure and pain at the same time. Socrates had long been interested in the philosophical problem of opposites, so it is revealing that this inspires him to muse on how Aesop might have dealt with the same question. As he says, if Aesop had himself noted that pleasure and pain were fundamentally inseparable from one another, he would have composed a fable in which god created a creature with two heads joined together (Phaedo 60 c 1–5). Aesop

---

modified; De propr. animi cuiusl. affect. dign. et cur. 3,11: CMG V 4,1,1, p. 10, 14–18: οὕτω γοῦν καὶ Ζήνων ἠξίου πάντα πράττειν ἡμᾶς ἀσφαλῶς, ὡς ἀπολογησαμένους ὀλίγον ⟨ὕστερον τοῖς παιδαγωγοῖς⟩. ὠνόμαζε γὰρ οὕτως ἐκεῖνος ὁ ἀνὴρ τοὺς πολλοὺς τῶν ἀνθρώπων ἑτοίμους ὄντας τοῖς πέλας ἐπιτιμᾶν, κἂν μηδεὶς αὐτοὺς παρακαλῇ.).

15 Cf. F. R. Adrados, History of the Graeco-Latin Fable, transl. by L. A. Ray and F. Rojas del Canto, suppl. and ed. by F. R. Adrados and G.-J. van Dijk, vol. III, Leiden and Köln 2003 (Mnemosyne, Suppl. 236), pp. 290–292, who collects the ancient testimonia to this popular "Cynic, moralistic" fable.

may have been a purveyor of *mythoi*, but for Socrates these *mythoi* could have as much philosophical import as those he famously tells in other Platonic dialogues. It is often noted that the Aesopic tradition was appropriated in the Hellenistic period by Cynics and other thinkers with Socratic inclinations,[16] so it is possible that Galen's allusion to Aesop's fable of the two wallets is more directly mediated by contemporary writers of that sort. But it is also curious that Galen proceeds to explain the meaning of Aesop by quoting a passage from Plato's Laws, a passage on a theme identical to one in Galen's Passions, self-love, even if Socrates is no longer an actor in the narrative. Plato's Athenian here states that the greatest of evils for men is an "excessive love of oneself", which blinds the lover to the errors (ἁμαρτήματα) of his beloved, i.e., the self, and leads him to esteem his own subjectivity over the truth:

> τοῦτο δ' ἔστιν ὃ λέγουσιν ὡς φίλος αὑτῷ πᾶς ἄνθρωπος φύσει τέ ἐστιν καὶ ὀρθῶς ἔχει τὸ δεῖν εἶναι τοιοῦτον. τὸ δὲ ἀληθείᾳ γε πάντων ἁμαρτημάτων διὰ τὴν σφόδρα ἑαυτοῦ φιλίαν αἴτιον ἑκάστῳ γίγνεται ἑκάστοτε. τυφλοῦται γὰρ περὶ τὸ φιλούμενον ὁ φιλῶν, ὥστε τὰ δίκαια καὶ τὰ ἀγαθὰ καὶ τὰ καλὰ κακῶς κρίνει, τὸ αὑτοῦ πρὸ τοῦ ἀληθοῦς ἀεὶ τιμᾶν δεῖν ἡγούμενος· οὔτε γὰρ ἑαυτὸν οὔτε τὰ ἑαυτοῦ χρὴ τόν γε μέγαν ἄνδρα ἐσόμενον στέργειν, ἀλλὰ τὰ δίκαια, ἐάντε παρ' αὑτῷ ἐάντε παρ' ἄλλῳ μᾶλλον πραττόμενα τυγχάνῃ. (Plato, Leges V: 731 e 1–732 a 4)

> "And this is what they mean when they say that every man is by nature a friend to himself and that it's appropriate for him to have to be like this. But in truth, at any rate, the cause of all errors (ἁμαρτήματα) for an individual on every occasion can be traced to the excessive love of oneself. For the lover is blind when it comes to the object of his love, so he's a poor judge of what's just, good and beautiful, thinking he should always honor his own self rather than the truth. For someone who aspires to be a great man does not need to love himself nor anything pertaining to himself, but rather just things, whether they happen to be done by himself or – even more so – by another."

For Galen, the dilemma can only be resolved, as we have seen, by offering ourselves up to an elenchus by others, those who can see what is in those wallets strapped over our backs. It is interesting, then, that Galen draws out the moral of the Aesopic fable by way of Plato: "For it seems that Aesop's *fable* and Plato's *account* show that discovering our own errors is really quite hopeless" (transl. Singer, p. 102, modified; De propr. animi cuiusl. affect. dign. et cur. 2,8: CMG V 4,1,1, p. 6,12–14: πολλῷ γὰρ ἔοικεν ὅ τε τοῦ Αἰσώπου μῦθος καὶ ὁ τοῦ Πλάτωνος λόγος ἀνελπιστοτέραν ἡμῖν τὴν τῶν ἰδίων ἁμαρτημάτων εὕρεσιν ἀποφαίνειν). Like Socrates in the Phaedo passage, Galen here draws a distinction between the *mythos* of Aesop and the *logos* of philosophy, but in the end the two work together, both in the

16 For a detailed discussion of this appropriation, see Adrados (n. 15), vol. I, Leiden and Köln 1999 (Mnemosyne, Suppl. 201), pp. 604–644.

Phaedo and in Galen's Passions, to serve a didactic purpose. Galen seems very much, therefore, to have bypassed explicit reference to any contemporary sources for this passage, and instead wants his reader to think back to its Classical origins in Plato. This is not the only place in Passions where Galen seems to have the opening scene of the Phaedo on his mind, and where he seems quite self-consciously to be modeling himself on the Platonic Socrates. At the beginning of Passions 8, in a passage that has become well known even outside of Galenic studies, Galen once again shifts into autobiographical mode, describing how he came to develop his attitudes about anger and other dangerous emotions. The language is Socratic, with its reference to the Delphic motto about self-knowledge, and the analogy Galen draws between his own parents and the married couple Socrates and Xanthippe most revealing:

> Ἐγὼ τοίνυν, ὅπως μὲν τὴν φύσιν εἶχον, οὐκ ἔχω φάναι (τὸ γὰρ ἑαυτὸν γνῶναι χαλεπόν ἐστι καὶ τοῖς τελείοις ἀνδράσι, μή τί γε δὴ τοῖς παισίν), εὐτύχησα δὲ μεγάλην εὐτυχίαν, ἀοργητότατον μὲν καὶ δικαιότατον καὶ χρηστότατον καὶ φιλανθρωπότατον ἔχων πατέρα, μητέρα δ' ὀργιλωτάτην, ὡς δάκνειν μὲν ἐνίοτε τὰς θεραπαίνας, ἀεὶ δὲ κεκραγέναι τε καὶ μάχεσθαι τῷ πατρὶ μᾶλλον ἢ Ξανθίππη Σωκράτει. παράλληλά τε ὁρῶντί μοι τὰ καλὰ τῶν τοῦ πατρὸς ἔργων τοῖς αἰσχροῖς πάθεσι τῆς μητρὸς ἐπῄει τὰ μὲν ἀσπάζεσθαί τε καὶ φιλεῖν, τὰ δὲ φεύγειν καὶ μισεῖν. (De propr. animi cuiusl. affect. dign. et cur. 8,1–2: CMG V 4,1,1, pp. 27, 20–28,4)

> "I can't really say how I came to have my nature – for knowing oneself is difficult enough for grownups, let alone for children. But I had the great fortune to have a father who was the least prone to anger, extremely just, good and kind to others. My mother, though, was so irascible that she sometimes bit her maidservants, and she was constantly shouting and fighting with my father more than Xanthippe did with Socrates. I was thus enabled to make a direct comparison between the fine qualities of my father's deeds and the wretched affections to which my mother was subject; and this awoke in me the feelings of warmth and love for the former, and hatred and avoidance of the latter." (transl. Singer, p. 119 [modified])

Despite a conspicuous, even infamous, anecdotal tradition about Xanthippe after Plato, her only explicit appearance in Plato is the opening of the Phaedo (60 a 9–b 1), where Socrates ordered her removed because of her emotional behavior: "Some of Crito's people led her away lamenting and beating (βοῶσάν τε καὶ κοπτομένην) her breast." The lines of comparison are clear: Galen's father is to Socrates as his mother is to Xanthippe; Galen observed his parents closely, and in comparing the two tried always to imitate his father's example, and avoid his mother's. Insofar as Galen lived his life in imitation of his father, then, his alignment with Socrates is all but explicit here. The rest of this passage confirms that Galen idealized his father, whether consciously or not, as a figure with a good number of decidedly Socratic qualities:[17] he never grieved (λυπεῖσθαι) at misfortune, he was philosophic-

17 Galen may well have had Epictetus' portrait of Socrates as fundamentally unruffle-

ally curious and eclectic, but always wary of committing to any one sect, and he urged on his son the pursuit of the canonical virtues that obsessed Socrates as well, *dikaiosyne, sōphrosyne*, and *andreia*, as well as *phronēsis*.[18] As Galen sums up a few paragraphs later, in a passage that puts the finishing touch on the portrait of his father as a Socrates figure, "my father accustomed me to disdain reputation and honor, and to respect only truth" (De propr. animi cuiusl. affect. dign. et cur. VIII 8: CMG V 4,1,1, p. 29,18–19: δόξης τε καὶ τιμῆς ὁ πατὴρ εἴθισέ με καταφρονεῖν ἀλήθειαν μόνην τιμῶντα.) To be sure, we would probably call at least part of his father's background "Platonic" or "Aristotelian", rather than "Socratic" – Galen notes, for example, at De propr. animi cuiusl. affect. dign. et cur. 8,5: CMG V 4,1,1, p. 28,19–20, his father's training in geometry, arithmetic, architecture and astronomy, and this hardly sounds particularly Socratic; or at least not Plato's Socrates.[19] This training, passed on as it was to Galen, informs especially the second half of this work, Errors, and accords well with his notorious commitment to empirical argument and logical demonstration. But even Galen's concerns in Errors are not incompatible with the Socratic emphasis on knowledge – even *technical* knowledge derived from natural philosophy – that advances human virtue and goodness. Recent scholarship has emphasized, for example, that the mature Socrates seems to have embraced even some aspects of natural philosophy, provided it was directed towards the good of humans, and avoided the fruitless questions he complains about in the autobiographical section of Phaedo.[20] At the end of

---

able in mind here as well; cf. Epict., II 12,14: τὸ πρῶτον δὲ τοῦτο καὶ μάλιστα ἴδιον Σωκράτους μηδέποτε παροξυνθῆναι ἐν λόγῳ, μηδέποτε λοίδορον προενέγκασθαι μηδέν, μηδέποθ' ὑβριστικόν, ἀλλὰ τῶν λοιδορούντων ἀνέχεσθαι καὶ παύειν μάχην ("This was the first, most idiosyncratic thing about Socrates, that he never lost his cool in conversation, never offered anything abusive or violent, but put up with others when they were being abusive, and ended [conversational] warfare").

18 De propr. animi cuiusl. affect. dign. et cur. 8,2. 6: CMG V 4,1,1, pp. 28,4–6. 25–30, 6. It may not be mere coincidence, in a passage that may already allude to the Phaedo (118 a 15–17), that Galen here sounds as if he has the last sentence of that work in mind, where Plato refers to Socrates as the "best, wisest and most just man he ever met": Ἥδε ἡ τελευτή, ὦ Ἐχέκρατες, τοῦ ἑταίρου ἡμῖν ἐγένετο, ἀνδρός, ὡς ἡμεῖς φαῖμεν ἄν, τῶν τότε ὧν ἐπειράθημεν ἀρίστου καὶ ἄλλως φρονιμωτάτου καὶ δικαιοτάτου.

19 See above, n. 2, on the Stoic portrait (which amalgamates both Xenophon and Plato) of a Socrates who acknowledged a philosophical role for natural philosophy in ethical inquiry; and see next note.

20 See, e. g., P. A. Vander Waerdt, Socrates in the Clouds, in: The Socratic Movement (n. 2), pp. 84f. in discussing Xenophon's account of Socrates' fraught attitude towards natural philosophy: "This account [Xenoph., Memor. IV 7,4–5] of the mature Socrates' attitude toward natural philosophy makes it clear that study even of its more technical disciplines should be pursued insofar as the knowledge in question confers some practical benefit upon its possessor, though knowledge is not to be pursued for its own sake ..., there can be no doubt that he relies on a very definite

Errors, in fact, there may just be a hint of the Socrates from Phaedo, when Galen tells the story of the two philosophers arguing the question of whether wood was heavier than water. They call on an architect (perhaps not coincidentally, Galen's father's profession) who, exasperated at their empty philosophical speculations, chastises them for wasting time on things beyond the cosmos that cannot be known, while remaining clueless about practical matters that could be successfully explained even to a bystander (De animi cuiusl. pecc. dign. et cur. 7,5: CMG V 4,1,1, p. 66,16–19: τὰ μὲν ἔξω τοῦ κόσμου γιγνώσκειν οἰόμενοι, περὶ ὧν εἰκάσαι μέν ἐστιν ἐνδεχόμενον, γνῶναι δ' ἐπιστημονικῶς οὐκ ἐγχωρεῖ, τὰ δὲ τοιαῦτα καὶ τοῖς τυχοῦσιν ἐνίοτε γιγνωσκόμενα παντάπασιν ἀγνοοῦντες). What aligns the two treatises combined as Passions and Errors, then, is the fundamentally Socratic idea that one's beliefs – whether those opinions we have about ourselves and our behavior, or about the material world around us – should be testable by some mechanism that will bring us closer to the truth. Galen probably came to his promotion of the elenctic method through recent Stoics, who looked to Socrates and Socratic method with similar admiration. Long, for example, has recently discussed Epictetus' debt to the Socratic elenchus, especially as it was formulated in the Gorgias, where so many classic Socratic positions are articulated.[21] Galen's emphasis on finding suitable people to test one's character and beliefs can be found also in the Discourses (cf. Epict. II 26; Long, Epictetus [n. 12], pp. 74–75); and it is likely enough that Epictetus' particular interest in the Gorgias directed Galen to that dialogue as well. There are many links between Galen's overall moral project in Passions and Plato's Gorgias, such as Galen's emphasis on the importance of regulating bodily appetites through *sōphrosyne* (De propr. animi cuiusl. affect. dign. et cur. 6, 11–16: CMG V 4,1,1, pp. 21,11–22,24),[22] and the futility and shame of

conception of the cosmos and mankind's place in it in formulating his own substantive moral doctrines." See also DeFilippo and Mitsis (n. 2), pp. 252–271, who discuss how the Stoics reconciled their interests in natural philosophy with a Socratic foundation that might at first glance seem incompatible with them.

21 See Long, Epictetus (n. 12), pp. 67–86; on the Gorgias, in particular, pp. 70–74. On Epictetus and Socrates more generally, see K. Döring, Exemplum Socratis, Wiesbaden 1979 (Hermes-Einzelschriften 42), pp. 43–79, esp. p. 44: "Von allen Philosophen, die wir hier zu behandeln haben, ist Epiktet ohne Zweifel derjenige, auf den die Gestalt des Sokrates den stärksten und nachhaltigsten Eindruck gemacht hat."

22 See, for example, the exchange between Callicles and Socrates at Plato, Gorg. 491 d–495 b, where Socrates claims that the kind of life advocated by Callicles – unlimited gratification of the bodily pleasures – looks more like that of the *charadrios* bird, which immediately excretes whatever it ingests, or the "frightfully shameful and miserable" life of the insatiable catamite (494 e 4–5). Galen too, in his persistent advocacy of *sōphrosyne*, remains fixated on food and excessive consumption in general: "For it is not sufficient to lead a life free of anger; one must purge oneself also of luxuriousness and lasciviousness, of drunkenness, idleness, and envy" (transl. Singer, p. 114; De propr. animi cuiusl. affect. dign. et cur. 6,11: CMG V 4,1,1, p. 21,11–12:

succumbing to bodily addictions (ibid. 7,2–5: CMG V 4,1,1, pp. 24,10–25, 11); even Galen's special concern in this work for managing emotions, which owes much to the Stoic background, has Socratic roots traceable to the Gorgias.[23] But there is one aspect of Passions that suggests a very specific connection with the Socrates of Gorgias, namely Socrates' counterintuitive prescription for self-improvement in this work. By "counterintuitive", I mean that when Galen says that everyone, himself included, should actively seek out someone who will assess and criticize one's own faults, it is doubtful (and he knew it) that most people would find this an appealing course of action. But adopting counterintuitive positions is a famously Socratic strategy in general (we need only think of him recommending in the Apology, 36 d, that his "punishment" be free meals in the Prytaneum), and a running motif in particular in the Gorgias. At 480 b 7ff., for example, Socrates reaches the climax of his conversation with Polus by concluding that if we are to use rhetoric for anything at all, it should be used to indict ourselves when we commit injustice. And what seems even more absurd to his interlocutors, people should admit their wrongdoing and voluntarily seek punishment so their soul can be healed of its sickness. From the start, Socrates recurs to the language of medicine: it is important to treat the psychic disorder sooner rather than later, lest it eventually become incurable: ὅπως μὴ ἐγχρονισθὲν τὸ νόσημα τῆς ἀδικίας ὕπουλον τὴν ψυχὴν ποιήσει καὶ ἀνίατον (Plato, Gorg. 480 b 1–2). Socrates waxes increasingly eloquent in his next speech urging the unjust person to "grit his teeth and present himself with grace and courage as to a doctor for cauterization and surgery, pursuing what's good and admirable without taking account of the pain" (transl. Zeyl, p. 825; Plato, Gorg. 480 c 6–8: παρέχειν μύσαντα εὖ καὶ ἀνδρείως ὥσπερ τέμνειν καὶ κάειν ἰατρῷ, τὸ ἀγαθὸν καὶ καλὸν διώκοντα, μὴ ὑπολογιζόμενον τὸ ἀλγεινόν). In a final flourish Socrates makes his famous pronouncement that "... if his unjust behavior merits flogging, he should pres-

οὐ γὰρ ἀρκεῖ μόνον ἀοργησίαν ἀσκεῖν, ἀλλὰ καὶ λιχνείας καὶ λαγνείας οἰνοφλυγίας τε καὶ περιεργίας καὶ φθόνου καθαρεύειν), he says at the beginning of an extended protreptic against over-indulgence. He reprises the theme at ch. 9, which begins, "Our enquiry will begin with the insatiable appetite for food." (transl. Singer, p. 121; De propr. animi cuiusl. affect. dign. et cur. 9,1: CMG V 4,1,1, p. 31,1–2: τὴν δ' ἀρχὴν τῆς σκέψεως ἡ περὶ τὰς τροφὰς ἀπληστία παρέξει.), and proceeds to argue that insatiability is ultimately at the root of all grief, and is the "most wretched *pathos* of the soul" (De propr. animi cuiusl. affect. dign. et cur. 9,18: CMG V 4,1,1, p. 34, 17: πάθος εἶναι ψυχῆς μοχθηρότατον). See also Plato's Gorgias, where Socrates laments that the city of Athens "swells and festers" (Gorg. 518 e 4: οἰδεῖ καὶ ὕπουλός ἐστιν, a medical metaphor) from overindulgence.

23 Socrates' rhetoric at Gorgias 507 a–508 c has a particularly Galenic ring to it, but the entire dialogue is suffused with the central themes of Galen's Passions and Errors – the importance of submitting oneself to elenchus, of controlling the appetites and checking anger through vigilant *sōphrosyne*, to name the most conspicuous.

ent himself to be whipped; if it merits imprisonment, to be imprisoned, if a fine, to pay it; if exile to be exiled; and if death, to be killed" (transl. Zeyl, modified, p. 825; Plato, Gorg. 480 c 8–d 3: ἐὰν μέν γε πληγῶν ἄξια ἠδικηκὼς ᾖ, τύπτειν παρέχοντα, ἐὰν δὲ δεσμοῦ, δεῖν, ἐὰν δὲ ζημίας, ἀποτίνοντα, ἐὰν δὲ φυγῆς, φεύγοντα, ἐὰν δὲ θανάτου, ἀποθνῄσκοντα). Polus replies that the whole thing seems "absurd" (Plato, Gorg. 480 e 1: ἄτοπα), even as he feels compelled to agree that their discussion has led them to this conclusion.

Galen for his part likewise recommends self-indictment at Passions 7,4, just after he has suggested that we find an older person to point out our vices. Although Galen here focuses on afflictions with fewer public consequences for the individual than those imagined by Socrates in the Gorgias, his phrasing is strikingly similar to Socrates':

> ..., πρῶτον αὐτῷ χάριν μὲν γνῶναι παραυτίκα, χωρισθέντας δὲ διασκέπτεσθαι κατὰ μόνας ἑαυτοῖς ἐπιτιμῶντας ἐκκόπτειν τε πειρωμένους τὸ πάθος, οὐκ ἄχρι τοῦ μὴ φαίνεσθαι τοῖς ἄλλοις μόνον, ἀλλ' ὥστε μηδὲ ῥίζαν ἐγκαταλιπεῖν αὐτοῦ τῇ ψυχῇ· ἔτι γὰρ ἀναφύεται τῇ τῶν συζώντων ἀρδόμενον πονηρίᾳ. ... ἐκκοπτέον γὰρ αὐτὸ φυόμενον ἔτι, πρὶν αὐξηθὲν ἀνίατον γενέσθαι. (De propr. animi cuiusl. affect. dign. et cur. 7,4–5: CMG V 4,1,1, p. 25,4–11)

> "..., we must first of all thank him [sc. our senior advisor who has assessed our faults] immediately, and later, contemplate in solitude, applying criticism to ourselves and attempting to excise the affection – not merely to the point where it is no longer apparent to others, but in such a way that its actual root is removed from the soul. For it may grow back, nourished by the evils of those around us. ... It should be cut out in the early stages of growth, before it has grown so large as to be incurable." (transl. Singer, p. 117)

Galen has no Polus at hand to comment on whether or not such a prescription is absurd, but in an earlier passage, he offers an amusing anecdote that may, in fact, allude to Socrates' notion of giving oneself over to voluntary punishment for unjust behavior. At Passions 4,9–12, Galen tells the story of a friend of his from Crete who nearly killed two of his slaves in a fit of rage over some lost luggage. Galen saved the slaves, he says, but his friend was so ashamed of his behavior that he "took me by the hand, led me into a house somewhere, offered me a strap, stripped off his clothes, and ordered me to beat him for what he had done under the influence of – in his own words – his accursed anger" (transl. Singer, p. 108 [modified]; De propr. animi cuiusl. affect. dign. et cur. 4,12: CMG V 4,1,1, p. 14,19–22: ὁ δὲ φίλος ὁ Κρὴς ἑαυτοῦ καταγνοὺς μεγάλως εἰσάγει με λαβόμενος τῆς χειρὸς εἰς οἶκόν τινα, καὶ προσδοὺς ἱμάντα καὶ ἀποδυσάμενος ἐκέλευσε μαστιγοῦν αὐτὸν ἐφ' οἷς ἔπραξεν ὑπὸ τοῦ καταράτου θυμοῦ βιασθείς). This begins to sound much like what Socrates was after in the Gorgias passage discussed above. It is curious, however, that Galen was amused by the whole scene; he told his friend as much, but the friend was adamant and kept begging him to whip him. As Galen says, "the more earnest his entreaties to be flogged, the more he made me laugh" (transl. Singer, p. 108; De propr. animi cuiusl. affect. dign. et cur. 4,12: CMG V 4,1,1, p. 14,24–25: μᾶλλον ἐποίει με γελᾶν, ὅσῳ μᾶλλον ἐνέκειτο μαστιγωθῆναι δεόμενος).

Could it be that this is Galen's own response to Socrates' iconoclastic position in the Gorgias passage that people who have committed injustice should voluntarily offer themselves up for punishment? In that passage, not long after Polus said that he found Socrates' position absurd, Callicles too had to ask Chaerephon whether or not Socrates was simply joking (481 b 6–7). There is, in the end, something amusing and counterintuitive about Socrates' position, and when confronted with an actual example of it, Galen corroborates this response. But Galen does not leave it at this: he does not want to dismiss completely the idea that people should seek to correct their flaws. Rather, it seems, he ends up offering a more practical, realistic spin on Socrates' advice – a spin that he derives ultimately from Socrates himself. For the story of his Cretan friend ends with Galen getting him to agree that his punishment should not be the whip, but *logoi*, and the *logoi* he proceeds to offer him concern the regulation of one's anger by *words,* rather than whips. Whereas it may be unreasonable, and even a little silly, to think that people will routinely submit themselves voluntarily to physical punishment for their bad behavior as Socrates advocates in the Gorgias, Galen points out here that it is hardly unreasonable, and far more practical, to imagine that a kind of punitive *logos* (indicating here both rational argument and just plain conversation) can actually have a therapeutic effect on an individual's soul. This, of course, is a decidedly Socratic recommendation as we often find in other Platonic contexts. It certainly worked for Galen's Cretan friend, who, Galen says, became much improved after a year of careful attention to his behavior: ἐκεῖνος μὲν οὖν ⟨ἐν⟩ ἐνιαυτῷ προνοησάμενος ἑαυτοῦ πολὺ βελτίων ἐγένετο (De propr. animi cuiusl. affect. dign. et cur. 4,14: CMG V 4,1,1, p. 15,6–7).

Galen's goal in writing Passions and Errors, was, as he states early in the work, modest and almost self-effacing. He notes near the end of ch. 1 that many philosophers have written on the subject before, and he mentions Chrysippus, Aristotle and Plato by name. He then tells the person who requested the work from him that "it would have been better to learn these things from them, as I did" (De propr. animi cuiusl. affect. dign. et cur. 1,4: CMG V 4,1,1, p. 4,11–12: καὶ ἦν μὲν βέλτιον ἐξ ἐκείνων μανθάνειν αὐτά, ὥσπερ κἀγώ), which I take to mean, among other things, that he made no special claims to originality in this treatise. So we are certainly prepared from the start for the mix of Stoicism, Aristotelianism and Platonism that we end up with in the work. But Galen's philosophical allegiances were, of course, closest to Plato, and in his ethical works, at any rate, the Platonic Socrates often seems a looming, if not always explicit, presence. It may always be difficult to unpick completely the jumble of philosophical threads that make up Passions and Errors, but I hope to have made a plausible case that Galen looked to the figure of Socrates in particular – whether directly through Plato or mediated by Stoic appropriations – not only as a spiritual and intellectual forebear, but also as a paradigm for shaping an autobiographical voice and narrative of his own.

Gleichheit der Geschlechter? Aspekte der Zweisamentheorie im Corpus Hippocraticum und ihrer Rezeption

Wolfram Brunschön

Wenn wir dem 546. Hadithen im 55. Buch des 4. Bandes der gesunden Sammlung (al-Ǧāmiʿ as-ṣaḥīḥ) al-Buḫārīs (810–870) Glauben schenken dürfen – und wir machen dies mit der gebotenen Vorsicht, obschon die islamische Hadithwissenschaft die Sammlung al-Buḫārīs in Hinblick auf Inhalt und Qualität als *ṣaḥīḥ* („gesund, authentisch") einstuft – dann ging ʿAbdullah bin Salam, als er von der Ankunft des Propheten in Medina erfuhr, zu diesem und sagte (al-Buḫārī Nr. 546 [usc] = Nr. 3329 [arab.]):[1]

> „Ich werde dich über drei Dinge befragen, die niemand kennt außer ein Prophet: Was ist das erste Vorzeichen der Stunde? Was wird die erste Mahlzeit sein, die die Bewohner des Paradieses einnehmen werden? Warum ähnelt ein Kind seinem Vater, und warum ähnelt es seinem mütterlichen Onkel?"

Die (gekürzte) Antwort Mohammeds lautet:

> „... Was die Ähnlichkeit in dem Kind betrifft: Wenn der Mann Verkehr mit der Frau hat und sein Sperma (*mā'*) ihr vorausgeht (*sabaqa*), so hat es (das Kind) Ähnlichkeit mit ihm, und wenn ihre Flüssigkeit (*mā'*) vorausgeht, so hat es Ähnlichkeit mit ihr."

---

1 Unter Hadith versteht man die außerkoranischen autoritativen Äußerungen des Propheten Mohammed. Zur Hadithkritik und allgemein zur Hadithliteratur s. (Literaturangaben in Auswahl): I. Goldziher, Über die Entwicklung des Hadith, in: Muhammedanische Studien, Bd. II, Halle 1890 (2. Nachdr. Hildesheim, Zürich, New York 2004); F. Sezgin, Geschichte des arabischen Schrifttums, Bd. I: Qur'ānwissenschaften, Ḥadīṯ, Geschichte, Fiqh, Dogmatik, Mystik bis ca. 430 H., S. 53–233, Leiden 1967 (Nachdr. 1996); J. Burton, An Introduction to the Ḥadīth, Edinburgh 1994 (Nachdr. 2001). – Ich zitiere nach der Zählung des Compendium of Muslim Texts der Muslime Students Association der University of Southern California (usc-msa): ⟨http://www.msawest.net/islam/⟩ (= [usc]) (18.03.2009), ferner nach Abū ʿAbd Allāh Muḥammad Ibn Ismāʿīl al-Buḫārī, Kitāb Ǧāmiʿ aṣ-Ṣaḥīḥ, hrsg. v. L. Krehl [Th. W. Juynboll], 4 Bde., Leiden 1862–1908 (= [arab.]). Eine englische Übersetzung findet sich unter ⟨http://www.msawest.net/islam/fundamentals/hadithsunnah/bukhari/055.sbt.html⟩ (18.03.2009), eine deutsche Übertragung unter ⟨http://islamische-datenbank.de/option,com_buchari/action,viewhadith/chapterno,54/⟩ (18.03.2009) (vgl. unten, Anm. 18).

Als Prophetenwissen wird hier die Auffassung apostrophiert, dass im Rahmen von Zeugung und Vererbung neben dem Mann auch die Frau eine Samenflüssigkeit – das arabische Wort *mā'* kann sowohl „Wasser", „Flüssigkeit" als auch „Sperma" bedeuten – emittiert und dass beider Samen eine aktive Rolle im Vererbungsgeschehen spielt.

Da das im Arabischen verwendete Wort für Kind sowohl allgemein „das Erzeugte" als auch speziell „Sohn" bedeuten kann, ist es für das Verständnis dieser Passage nicht unerheblich, ob die Frage ʿAbdullah bin Salams auf die Vererbung nur somatischer Merkmale bzw. nur des Geschlechts oder auf eine Kombination von beiden abzielt. Die „männliche" Perspektive des Fragenden (Ähnlichkeit mit Vater oder mütterlichem Onkel) könnte darauf hindeuten, dass von einem Sohn gesprochen wird. Die äußeren Geschlechtsmerkmale stehen in diesem Fall bereits fest und die Frage zielt auf die Vererbung somatischer Merkmale väter- und mütterlicherseits ab. Im anderen Fall stellt sich außerdem die Frage nach der Vererbung des (männlichen) Geschlechts.

Die Antwort Mohammeds ist nun in zweierlei Hinsicht aufschlussreich. Zum einen zielt sie auf die Ähnlichkeit mit Vater *und* Mutter ab; die Aspektverschiebung von „mütterlichem Onkel" zu „Mutter" weist darauf hin, dass die Geschlechtsdetermination nicht als gegeben vorausgesetzt wird; die Ähnlichkeit mit der Mutter kann also durchaus auch in Bezug auf die Geschlechtsmerkmale gedeutet werden. Zum zweiten ergibt sich, dass für die Vererbung offenbar der Geschwindigkeitsfaktor der Samenabsonderung relevant ist: wenn das Kind der Mutter ähneln soll, muss die Frau nicht nur Samenflüssigkeit beisteuern, sondern dies auch vor der Samenabsonderung des männlichen Geschlechtspartners tun.

Das Verb „vorausgehen" (*sabaqa*) in der arabischen Quelle hat neben der zeitlichen auch eine örtliche Bedeutung und wird oftmals im militärischen Kontext in agonistischem Sinne von „(in einer Auseinandersetzung) einen Ort vor jemand anderem einnehmen" verwendet. Der Gedanke dürfte hier demnach sein, dass diejenige Samenflüssigkeit, die als erste abgesondert wird, die zeitlich-örtliche Epikratie (im Uterus) erlangt.

In ihrer Darstellung des Vererbungsmechanismus erinnert die Antwort des Propheten an atomistisches Gedankengut: So überliefert der römische Grammatiker Censorin in seiner Schrift De die natali aus dem Jahre 238 n. Chr. von Demokrit:

> „Welches elterliche Prinzip früher seinen Platz besetzt hat, dessen Wesen (sc. dem Geschlechte nach) verwirkliche sich, sagte Demokrit." (Übersetzung von Lesky, S. 74)[2]

2 Democr., A 143: II, S. 123,40–124,1 D.-K.: utrius vero parentis principium sedem prius occupaverit, eius reddi naturam D. rettulit.

In diesem Zusammenhang ist auch Aristoteles, De generat. anim. IV 1: 764 a 6f. zu nennen:

> „Demokrit aus Abdera lehrt, dass die Geschlechtsunterscheidung in der Mutter vor sich gehe; aber nicht durch Wärme und Kälte entwickle sich das eine weiblich, das andere männlich, sondern (bestimmend sei), von welchem Elternteil der Samenanteil, der von den Geschlechtsorganen eines jeden der beiden Geschlechter seinen Ursprung nimmt, die Epikratie erreiche." (Übersetzung von Lesky, S. 73)[3]

Wie Ursula Weisser[4] für die Zeit bis zum 13. Jahrhundert und Julia Bummel[5] für die „Medizin des Propheten"[6] dargelegt haben, war die paritätische Zweisamentheorie, nach der sowohl der Mann als auch die Frau einen Samen[7] produzieren und gleichwertig zur Zeugung beitragen, ein konstitutives Element der islamischen Zeugungs- und Vererbungslehre.

Diese ist das Ergebnis einer intensiven Auseinandersetzung mit und Aneignung von antiken Theorien zur Zeugungsleistung beider Geschlechter,[8] wie sie uns im griechischen Kulturkreis in der voraristotelischen Naturwissenschaft für Alkmaion (Alcm., A 14: I, S. 213,41f. D.-K.), Parmenides (Parmen., Fr. B 18: I, S. 245,10–12 D.-K.), Empedokles (Empedocl., Fr. B 63: I, S. 336,1–4 D.-K.) und Demokrit (Democr., A 141f.: II, S. 123,31–35

---

3 Democr., A 143: II, S. 123,36–40 D.-K.: Δ. δὲ ὁ Ἀβδηρίτης ἐν μὲν τῇ μητρὶ γίνεσθαί φησι τὴν διαφορὰν τοῦ θήλεος καὶ τοῦ ἄρρενος, οὐ μέντοι διὰ θερμότητά γε καὶ ψυχρότητα τὸ μὲν γίγνεσθαι θῆλυ τὸ δ' ἄρρεν, ἀλλ' ὁποτέρου ἂν κρατήσῃ τὸ σπέρμα τὸ ἀπὸ τοῦ μορίου ἐλθόν, ᾧ διαφέρουσιν ἀλλήλων τὸ θῆλυ καὶ τὸ ἄρρεν. Zur Diskussion beider Stellen s. Lesky, S. 73f.

4 U. Weisser, Zeugung, Vererbung und pränatale Entwicklung in der Medizin des arabisch-islamischen Mittelalters, Erlangen 1983, bes. S. 117–144.

5 J. Bummel, Zeugung und pränatale Entwicklung des Menschen nach Schriften mittelalterlicher muslimischer Religionsgelehrter über die „Medizin des Propheten", Hamburg 1999 ⟨http://www.sub.uni-hamburg.de/opus/volltexte/1999/244/urn:nbn:de:gbv:18-2446⟩.

6 Ṭibb an-nabīy: Die aus dem Koran und der Tradition entnommenen Aussagen des Propheten zu medizinisch-hygienischen Fragen werden mit den aus der wissenschaftlichen Medizin abgeleiteten volkstümlichen Lehren verbunden; vgl. Bummel (Anm. 5), S. 19–21.

7 „Ambispermatische Hypothese" nach U. Weisser, Die Harmonisierung antiker Zeugungstheorien im islamischen Kulturkreis und ihr Nachwirken im europäischen Mittelalter, in: Orientalische Kultur und europäisches Mittelalter, hrsg. v. A. Zimmermann u. I. Craemer-Ruegenberg, Berlin u. New York 1985 (Miscellanea Mediaevalia, Bd. 17), S. 317 in Präzisierung des von P. M. M. Geurts, De erfelijkheid in de oudere griekse wetenschap, Diss. Nijmegen-Utrecht 1941 (Studia Graeca Noviomagensia, Bd. 3), S. 17 geprägten Terminus „ambospermatisch".

8 Die grundlegende Gesamtdarstellung für die griechisch-römische Antike findet sich nach wie vor bei Lesky, Die Zeugungs- und Vererbungslehren der Antike. Für die Zweisamenlehre sei auf die Literatur bei Sier, Weiblich und Männlich, unten, S. 192 Anm. 5, sowie auf den Überblick bei W. Gerlach, Das Problem des ‚weiblichen Samens' in der antiken und mittelalterlichen Medizin, Arch. Gesch. Med. 30, 1937/38, S. 177–193 hingewiesen.

D.-K.) bezeugt sind. Unter dem Einfluss Demokrits[9] fand die Zweisamentheorie in Form der von Charles Darwin so benannten „Pangenesis-Lehre" Eingang in das Corpus Hippocraticum, wo sie sich, z.T. in Verbindung mit der enkephalo-myelogenen Samenlehre,[10] als seinerzeit einflussreichstes Modell zur Erklärung der Zeugungs- und Vererbungsvorgänge durchsetzte. Die Theorie eines zweigeschlechtlichen Samens ist außer in De diaeta[11] vor allem in dem unter dem Titel Περὶ γονῆς überlieferten Teil der Schrift De natura pueri (De genitura) greifbar, insbesondere in den Kapiteln 6–8.[12] Die Ausführungen zu Zeugung und Vererbung in den ersten 11 Kapiteln von De natura pueri (De genitura) waren so wirkungsmächtig, dass sie mehr als 500 Jahre nach ihrer Abfassung einer sorgfältigen Redaktion unterzogen und spätestens seit dem 2. Jh. n. Chr. als selbständige Schrift geführt wurden, die bis in unsere Zeit nichts von ihrem literarischen Reiz verloren hat.[13]

Was nun die Rezeption der Zweisamenlehre außerhalb des griechischrömischens Kulturkreises betrifft, so kommt dem griechischen Arzt und Philosophen Galen von Pergamon aus dem 2. Jahrhundert n. Chr. eine herausragende Bedeutung zu. „Hippokrates" als prominentester Vertreter der Zweisamenlehre auf der einen und Aristoteles in seiner heftigen Ablehnung[14]

9 Siehe M. Wellmann, Spuren Demokrits von Abdera im Corpus Hippocraticum, Archeion 11, 1929, S. 297–330; Müller, Zur Textgeschichte, S. 216f. = Müller, Kleine Schriften, S. 341f. Vgl. die Ausführungen von Sier, Weiblich und Männlich, unten, S. 193f.

10 Dieser Sachverhalt tritt deutlich zu Tage in der Schrift De nat. pueri (De genit.) 2,2: S. 148,21–150,1 Giorgianni = VII 472,13–15 L.; s. Müller, Zur Textgeschichte, S. 218f. mit Anm. 78 = Müller, Kleine Schriften, S. 343.

11 Hipp., De diaeta I 26–29: CMG I 2,4, S. 142,18–146,16.

12 Hipp., De nat. pueri (De genit.) 6–8: S. 154,22–160,5 Giorgianni = VII 478,1–482, 2 L.

13 Zur Zusammengehörigkeit von Περὶ γονῆς und Περὶ φύσιος παιδίου s. Müller, Zur Textgeschichte, S. 204; 214f. = Müller, Kleine Schriften, S. 328; 339f., sowie Giorgianni, S. 1–5. Die sprachlich-stilistische Überarbeitung, die die ersten 11 Kapitel erfahren haben und die sich z. B. in der Verwendung der Form εἰρέαται statt εἴρηται zeigt, ist augenfällig; vgl. Müller, Zur Textgeschichte, S. 215 mit Anm. 54 und 56 = Müller, Kleine Schriften, S. 339. Diese Redaktion aufgrund des „archaisierenden Klassizismus" im 2. Jh. n. Chr. anzusetzen, hat Müller, Zur Textgeschichte, S. 215 mit Anm. 57 = Müller, Kleine Schriften, S. 339f., plausibel gemacht. Zu weiteren, insbesondere überlieferungsgeschichtlichen Aspekten, die auf eine getrennte Überlieferung von De genit. und De nat. pueri hindeuten, s. Giorgianni, S. 2f. und S. 75f.

14 So Arist., De generat. anim. I 20: 727 b 36–728 a 2: οὐκ ἔστιν ἡ ὑγρασία αὕτη σπερματική ἀλλὰ τοῦ τόπου ἴδιος ἑκάσταις. ἔστι γὰρ τῶν ὑστερῶν ἔκκρισις, καὶ ταῖς μὲν γίγνεται ταῖς δ' οὔ. – „Nicht ist diese Flüssigkeit eine zeugungsfähige, sondern eine dem Ort spezifische bei jeglichen (Frauen). Denn sie ist eine Absonderung des Uterus; bei den einen tritt sie auf, bei den andern aber nicht." (Übersetzung von Lesky, S. 24) Zur Auseinandersetzung mit der Zweisamentheorie durch Aristoteles s. Sier, Weiblich und Männlich, unten, S. 195–197. Aus der reichhaltigen Literatur sei erwähnt M. Boylan, The Galenic and Hippocratic challenges to Aristotle's conception theory, Journal of the History of Biology 17, 1984, S. 83–112, der auf „important modern concepts" in der aristotelischen Zeugungstheorie hinweist.

auf der anderen Seite konstituieren die beiden Eckpfeiler innerhalb der galenischen Zeugungs- und Vererbungstheorie.[15]

Und so ist die Lehre vom weiblichen Samen denn auch in der arabischen Medizin vor allem mit den Namen Hippokrates, Aristoteles und Galen in Verbindung gebracht worden. Dabei waren die anatomischen Fakten, die Galen zugunsten einer Samenproduktion der Frau aufführte, offenbar so eindeutig, dass die Ärzte des islamischen Kulturkreises in seltener Einmütigkeit die Existenz des weiblichen Samens bejahten.[16] Gleiches gilt für die Verfasser der Schriften über die „Medizin des Propheten", mit deren religiösen Vorstellungen über die gleichartigen Zeugungsbeiträge von Mann und Frau nur die Zweisamenlehre vereinbar war.[17]

Die islamischen Ärzte nahmen allerdings bei der Beurteilung der Funktion des weiblichen Samens im Rahmen des Generationsgeschehens unterschiedliche Positionen ein, die von der hippokratischen Paritätshypothese bis hin zu einem extrem dualistischen Standpunkt mit der Leugnung jeglichen Nutzens der weiblichen Samenflüssigkeit reichen.[18]

Verschiedene Schichten dieses Rezeptionsprozesses spiegeln sich auch in dem oben besprochenen Hadithen wider: während der Prophet die (geschlechtliche) Ähnlichkeit des Kindes mit Vater und Mutter durch die atomistische Epikrateia-Theorie zu beantworten sucht, impliziert die Frage nach der (somatischen) Ähnlichkeit des Kindes mit Vater und mütterlichem Onkel ein Bewusstsein von gekreuzt-geschlechtlichen Vererbungsvorgängen, deren Diskussion uns in den Schriften des Corpus Hippocraticum erstmals greifbar wird.

---

15 Siehe Lesky, S. 98f.; von der jüngeren Literatur sei erwähnt A. Preus, Galen's criticism of Aristotle's conception theory, Journal of the History of Biology 10, 1977, S. 65–85.

16 Weisser (Anm. 4), S. 118f.

17 Vgl. z. B. die Darlegungen im Kapitel über „Die ambispermatische Deutung des koranischen Begriffspaares *ṣulb* und *tarā'ib*" bei Bummel (Anm. 5), S. 76–92.

18 Vgl. Weisser (Anm. 4), S. 117–144. – Interessanterweise wird in einschlägigen Islam-Internetforen nicht nur von wissenschaftlichen Laien z.T. heftig bestritten, dass die Zweisamenlehre ein konstitutives Element der arabischen Zeugungslehre gewesen sei; s. z. B. ⟨http://www.nur-koran.de/forum/bbs/viewtopic.php?t=877⟩ (08.06.2007); ⟨http://www.quranicstudies.com/article76.html⟩ (08.06.2007). Einen Widerhall mag man in der im Internet abrufbaren deutschen Übersetzung (Anm. 1) des oben besprochenen Hadithen Nr. 546 (usc) = Nr. 3329 (arab.) al-Buḫārīs sehen: „Wenn der Mann mit der Frau Geschlechtsverkehr hat, und er mit seinem *Höhepunkt* ihr zuvorkommt, dann ist die ähnlichkeit nach ihm wenn aber ihr *Höhepunkt* zuerst da ist, dann ist die ähnlichkeit nach ihr" (Kursivsetzungen vom Verfasser). Wie oben dargelegt, steht im arabischen Text *mā'* („Wasser", „Flüssigkeit", „Sperma"); „Höhepunkt" scheint mir den eigentlichen Sachverhalt zu verschleiern. Siehe dagegen die englische Übersetzung (Anm. 1): „As for the resemblance of the child to its parents: If a man has sexual intercourse with his wife and *gets discharge* first, the child will resemble the father, and if the woman *gets discharge* first, the child will resemble her" (Kursivsetzungen vom Verfasser).

Im Corpus Hippocraticum wird sowohl in den gynäkologischen Schriften als auch in De diaeta I und De morbis IV dem weiblichen Zeugungspartner ein eigenständiger Zeugungsbeitrag zugeschrieben. Dieser wird – entsprechend dem männlichen – teilweise explizit als γόνος oder γονή bzw. σπέρμα,[19] teilweise unspezifisch als τὸ bzw. τὰ ἀπὸ τῆς γυναικός bezeichnet.

Für den männlichen Zeugungsbeitrag wird im Corpus Hippocraticum indes eher die explizite Bezeichnung und seltener das unspezifische τὸ bzw. τὰ ἀπὸ τοῦ ἀνδρός verwendet. Sabine Föllinger,[20] die im Kontext von „Differenz und Gleichheit“ der Frage nachgegegangen ist, „ob und in welcher Weise die Hippokratiker im Bereich der Physiologie, Zeugung und Geschlechtsentwicklung spezifische Unterschiede zwischen Mann und Frau gegeben sahen“, kommt zu dem Ergebnis, dass „ein gewisser Unterschied zwischen männlichem und weiblichem Samen gesehen wurde“. Als diesen „gewissen Unterschied“ könne man mit Aristoteles das Vaginalsekret ansprechen, dessen „wässerigere“ Konsistenz gegenüber dem männlichen Samen die eindeutige Bezeichnung „Samen“ nicht selbstverständlich mache.[21]

Für den männlichen Samen findet sich die oben genannte Umschreibung im ersten Buch der Frauenkrankheiten. Dort werden die Zeugungsbeiträge beider Geschlechtspartner unspezifisch bezeichnet, wenn sie zusammen genannt werden, so z. B. in Kapitel 17, das Ratschläge zur besseren Konzeption gibt:

> „Und wenn das, was vom Mann beigesteuert wird, abgeht und beim Ankommen zeitgleich mit dem zusammentrifft, was von der Frau beigesteuert wird, wird sie schwanger werden.“[22]

Ein weiteres Beispiel finden wir im ersten Buch der Schrift De diaeta, die vor allem durch die Fortführung des Gedankens der „bisexuellen“ Natur des Samens die größte Ähnlichkeit mit dem ersten Teil von De natura pueri (De genitura) aufweist:[23]

---

19 Die Unterscheidung zwischen γόνος bzw. γονή und σπέρμα ist nach den pseudogalenischen Definitionen (1. Jh. n. Chr.) die folgende: „Es unterscheidet sich das Sperma vom Gonos darin, dass das Sperma das ist, was in den Samenleitern ist, Gonos aber das bereits Ausgeschiedene“. [Gal.], Def. med. 441: XIX 450,17f. K.: Διαφέρει σπέρμα γόνου ὅτι σπέρμα μέν ἐστι τὸ ἐν σπερματικοῖς πόροις ὄν, γόνος δὲ τὸ ἤδη ἐκκριθέν.

20 Föllinger, S. 34–36.

21 Arist., De generat. anim. I 20: 727 b 36–728 a 2 (vgl. Anm. 14); zur Stelle s. Föllinger, S. 145 und 150.

22 Hipp., De mul. affect. I 17: VIII 56,21f. L.: καὶ ἢν τὰ ἀπὸ τοῦ ἀνδρὸς ἀπιόντα ὁμορροθῇ κατ' ἴξιν τῷ ἀπὸ τῆς γυναικός, κυήσει. Vgl. Hipp., De mul. affect. I 11: VIII 46,13f. L.: ἢν τὰ ἀπὸ τοῦ ἀνδρὸς μὴ δῆλά οἱ ᾖ; I 11: VIII 46,20f. L.: ἢν μὴ ἀπίῃ τὰ ἀπὸ τοῦ ἀνδρὸς ὅταν ξυγγένηται; I 12: VIII 48,9f. L.: τὰ τοῦ ἀνδρὸς ῥεόμενα; I 13: VIII 50,13f. L.: διαρρέει τὰ ἀπὸ τοῦ ἀνδρὸς; I 16: VIII 54,1f. L.: τὰ ἀπὸ τοῦ ἀνδρὸς κατασηπόμενα χωρέει.

23 Vgl. Giorgianni, S. 58f. Im Unterschied zur Schrift De nat. pueri (De genit.) spricht

„Denn nicht nur das, was vom Mann abgesondert wird, trägt zum Wachstum bei, sondern auch das, was von der Frau abgeht".[24]

An einer Stelle im 1. Buch der Frauenkrankheiten wird wiederum der Samen beider Geschlechtspartner in der expliziten Form genannt.[25] So wird im 8. Kapitel die Qualität des Menstruationsblutes als beeinflussender Faktor für die Keimesentwicklung angeführt. Denn eine gallenartige Beschaffenheit des Monatsflusses mache den Samen beider Zeugungspartner kraftlos (ὁ γόνος ἀμαλδύνεται ἀμφοῖν).[26]

Die Schrift De sterilibus unterscheidet dagegen sprachlich zwischen weiblichem (τὸ ἀπὸ τῆς γυναικός) und männlichem (γονή) Zeugungsbeitrag. Wenn der Gebärmuttermund zu weit geöffnet ist, führt die größere Menge und feuchtere Konsistenz des Menstruationsblutes dazu, „dass das, was von der Frau kommt, nicht für die Zeugung verwertet und dass der dazukommende Samen des Mannes zerstört wird".[27]

De morbis IV schließlich sieht den Zeugungsvorgang als ein Festwerden der Spermata beider Zeugungspartner in der Gebärmutter an:

„Zur Entstehung des Menschen kommt von allen Körperteilen – sowohl vom Mann als auch von der Frau – das Sperma (τὸ σπέρμα); es fällt in die Gebärmutter der Frau und wird fest".[28]

Hauptquelle der für die hippokratischen Schriften charakteristischen Zweisamenlehre und früheste erhaltene wissenschaftliche Gesamtdarstellung der Zeugungs- und Vererbungsvorgänge sind die ersten 11 Kapitel der Schrift De natura pueri (De genitura).

In exponierter Mittelstellung wird im 6. Kapitel die Zweisamenlehre mit dem Gedanken kombiniert, dass sowohl der Mann als auch die Frau jeweils männlichen und weiblichen Samen zur Zeugung beisteuern:[29]

---

allerdings aus den Kapiteln 28 und 29 von De diaeta I, in denen 6 verschiedene Arten von Menschentypen (γενέσιες), je 3 für männlich und für weiblich geprägte Menschen, aus den möglichen Mischungen des Spermas konstruiert werden, ein ausgeprägter Hang zum theoretischen Systematisieren; vgl. Föllinger, S. 44.

24 Hipp., De diaeta I 27,1: CMG I 2,4, S. 144,4f.: οὐ γὰρ τὸ ἀπὸ τοῦ ἀνδρὸς μόνον ἀποκριθὲν αὔξιμόν ἐστιν, ἀλλὰ καὶ τὸ ἀπὸ τῆς γυναικός.

25 Vgl. P. Manuli, Fisiologia e patologia del femminile negli scritti ippocratici dell' antica ginecologia greca, in: Hippocratica, Actes du Colloque hippocratique de Paris (4–9 septembre 1978), hrsg. v. M. D. Grmek, Paris 1980 (Colloques Internationaux du Centre National de la Recherche Scientifique 583), S. 405.

26 Hipp., De mul. affect. I 8: S. 104,1f. Grensemann = VIII 34,9f. L.: καὶ ὁ γόνος ἀμαλδύνεται ἀμφοῖν, τοῦ τε ἄρσενος καὶ τοῦ θήλεος, ...

27 Hipp., De steril. 241: VIII 454,8–10 L.: ὥστε τὸ ἀπὸ τῆς γυναικὸς μὴ ξυλλαμβάνεσθαι πρὸς τὴν τέκνωσιν, τήν τε τοῦ ἀνδρὸς γονὴν ἐπιοῦσαν διαφθείρεσθαι.

28 Hipp., De morbis IV 32,1: S. 84,1–3 Joly = VII 542,3–5 L.: Τοῦ ἀνθρώπου ἐς τὴν γένεσιν ἀπὸ πάντων τῶν μελέων τοῦ ἀνδρὸς καὶ τῆς γυναικὸς ἐλθὸν τὸ σπέρμα καὶ ἐς τὰς μήτρας τῆς γυναικὸς πεσὸν ἐπάγη.

29 Dass der Urheber dieses Gedankens kaum der Autor dieser Schrift sein kann, verrät

> „Bald ist stärker, was von der Frau ejakuliert wird, bald aber schwächer, und für das vom Mann (Ejakulierte) gilt dasselbe. Und es gibt im Mann sowohl das weibliche Sperma als auch das männliche, und in der Frau ebenso“.[30]

Die hier vom Autor als unumstößliche Tatsache deutlich ausgesprochene Vorstellung von einer auf Frau und Mann gleichwertig verteilten bisexuellen Potenz des menschlichen Samens ist kulturgeschichtlich bemerkenswert.[31]

Im Folgenden möchte ich untersuchen, ob und wie diese axiomatische „Gleichheit der Geschlechter“ literarisch abgebildet wird.

Kapitel 1 der Schrift setzt mit der Behandlung des männlichen Samens ein: „Der Samen des Mannes kommt aus dem gesamten im Körper befindlichen Flüssigen als Absonderung des Stärksten“. Als empirischer Beweis dafür, dass in den männlichen Samen die stärksten Teile abgesondert werden, dient die Beobachtung, „dass *wir* nach der Vereinigung, auch wenn wir nur einen so geringen Teil emittiert haben, schwach werden“.[32]

Hier spricht offensichtlich ein Mann zu uns, der seine Ausführungen an ein männliches Publikum richtet; die 1. Person Plural impliziert, dass Sprecher und Adressat die gleiche Erfahrung teilen.[33]

Mit ἔχει δὲ οὕτω wird darauf die anatomische Beschreibung der Samenwege eingeleitet (Hipp., De nat. pueri [De genit.] 1,1–2: S. 146,7–25 Giorgianni = VII 470,7–22 L.), die damit anhebt: „Adern und Sehnen vom ganzen Körper erstrecken sich zum Geschlechtsteil ...“[34]

Vor der Folie der in diesem Kapitel zusammengeführten pangenetischen und enkephalo-myelogenen Samentheorie[35] ist mit der Darstellung der Samenbahnen, die einem anatomischen Periplus gleicht, die Beschreibung

---

sich in dem zweifelhaften „other woman argument“ von Kapitel 7 (I. M. Lonie, The Hippocratic Treatises “On Generation”, “On the Nature of the Child”, “Diseases IV”: A Commentary, Ars Medica II 7, Berlin u. New York 1981, S. 136), welches fälschlicherweise nur die Zweisamentheorie als einzige Erklärung zulässt; vgl. Müller, Zur Textgeschichte, S. 218 = Müller, Kleine Schriften, S. 342f.

30 Hipp., De nat. pueri (De genit.) 6,1: S. 154,22–156,2 Giorgianni = VII 478,1–4 L.: ὁτὲ μὲν ἰσχυρότερόν ἐστι τὸ μεθιέμενον ἀπὸ τῆς γυναικός, ὁτὲ δὲ ἀσθενέστερον, καὶ τὸ ἀπὸ τοῦ ἀνδρὸς ὡσαύτως· καὶ ἔστι καὶ ἐν τῷ ἀνδρὶ τὸ θῆλυ σπέρμα καὶ τὸ ἄρσεν, καὶ ἐν τῇ γυναικὶ ὁμοίως.

31 Vgl. zum sozialen Umfeld des Autors die Ausführungen bei Giorgianni, S. 67f., und King, S. 11, zur Stellung der Frau in der hippokratischen Medizin.

32 Hipp., De nat. pueri (De genit.) 1,1: S. 146,3–7 Giorgianni = VII 470,4–7 L.: ... ἡ δὲ γονὴ τοῦ ἀνδρὸς ἔρχεται ἀπὸ παντὸς τοῦ ὑγροῦ τοῦ ἐν τῷ σώματι ἐόντος, τὸ ἰσχυρότατον ἀποκριθέν· τούτου δὲ ἱστόριον τόδε, ὅτι ἀποκρίνεται τὸ ἰσχυρότατον, ὅτι ἐπὴν λαγνεύσωμεν σμικρὸν οὕτω μεθέντες, ἀσθενέες γινόμεθα.

33 Vgl. Lloyd, S. 63: „... there ist nothing to suggest that any of the authors responsible for either the gynaecological or any other of the extant Hippocratic treatises were a woman.“

34 Hipp., De nat. pueri (De genit.) 1,1: S. 146,7–9 Giorgianni = VII 470,7–9 L.: ἔχει δὲ οὕτω· φλέβες καὶ νεῦρα ἀπὸ παντὸς τοῦ σώματος τείνουσιν ἐς τὸ αἰδοῖον, ...

35 Siehe Lonie (Anm. 29), S. 99–103, und den textkritischen Kommentar bei Giorgianni, S. 230–232.

des sich entwickelnden und steigernden Lustgefühls verwoben. Die Samenbahnen beschreiben in einem dreidimensionalen Raum verschiedene Bewegungsrichtungen: vom ganzen Körper zum Genitale hin, vom ganzen Körper zum Rückenmark hin, vom Gehirn zu den Lenden und in den ganzen Körper und ins Rückenmark. Der Samen vollzieht darauf eine sich zum Rückenmark hin konzentrierende Bewegung, die sich quasi pulsierend von dort wieder entfernt. Bemerkenswert ist hier die Verwendung der allgemeinen, geschlechtsunspezifischen Begriffe αἰδοῖον[36] und ἄνϑρωπος.[37]

Dieser allgemein gehaltene Mittelteil wird quasi umrahmt von der explizit auf den Mann bezogenen Beschreibung des Ursprungs des Samens am Anfang des Kapitels und seines Ausgangs über die Nieren mitten durch die Hoden zum Genitale am Ende von Paragraph 2.[38]

Kapitel 2 führt Faktoren für Impotenz und Sterilität auf. Es folgt die Erklärung, warum Knaben keinen Samen absondern können und Mädchen keine Menstruation bekommen und warum dies erst beim geschlechtsreifen Menschen eintreten kann: Beiden Geschlechtern gemein ist die jeweils gleiche Ursache – verstopfte bzw. durchlässige Adern. Dieser auf beide Geschlechter zutreffende physiologische Sachverhalt wird in der Darstellung der sich entwickelnden Geschlechtsreife von Jungen und Mädchen durch einen Doppelchiasmus literarisch untermalt, der aber bereits in einem relativ frühen Stadium der Überlieferung entstellt und von den Herausgebern des Textes lange Zeit übersehen wurde:

> „Wenn Mädchen und Junge heranwachsen, werden die Adern, die in den Penis beim Jungen und die beim Mädchen in die Gebärmutter führen, ... durchlässig infolge des Wachstums ...“[39]
>
> (Mädchen – Junge X Junge – Mädchen | Penis – Junge X Mädchen – Gebärmutter)

Während die Haupthandschriften und ihre Deszendenten entweder eine Auslassung aufweisen oder ein störendes καὶ bieten, gibt erst das bei Theophilos überlieferte αἱ (καὶ M: *om.* V) der Stelle die syntaktische und ästhetische Balance zurück.[40] Dass hier nur das Einmünden der Adern in das jeweilige Geschlechtsteil erwähnt zu werden braucht, liegt in der anschaulichen Darstellung der Samenbahnen des vorherigen Kapitels begründet. Nicht ohne Grund wurde dort das Wort ἄνϑρωπος verwendet. Im Kontext

---

36 Hipp., De nat. pueri (De genit.) 1,1: S. 146,12 Giorgianni = VII 470,11 L.

37 Hipp., De nat. pueri (De genit.) 1,1–2: S. 146,12; 16 Giorgianni = VII 470,11f. 14 L.

38 Hipp., De nat. pueri (De genit.) 1,2: S. 146,25–148,2 Giorgianni = VII 470,22–24 L.

39 Hipp., De nat. pueri (De genit.) 2,3: S. 150,7–10 Giorgianni = VII 472,20–22 L.: ἐπὴν δὲ αὔξωνται καὶ παρϑένος καὶ παῖς, αἱ φλέβες αἱ ἐς τὸ αἰδοῖον τείνουσαι τοῦ παιδὸς καὶ τῆς παρϑένου *αἱ* ἐπὶ τὰς μήτρας εὔροαι γίνονται ὑπὸ τῆς αὔξης καὶ στομοῦνται, ...

40 Theoph., De corp. hum. fabr. 35,8: S. 257,2 Greenhill. Siehe zur Stelle auch den kritischen Apparat bei Giorgianni.

der Darstellung des männlichen Samens durchaus als „Mann" aufzufassen, wird nun deutlich, dass der Autor im ersten Kapitel seiner Zeugungslehre eine allgemeine Physiologie der Samenbahnen entwickelt hat, die sowohl auf den Mann als auch auf die Frau angewendet werden kann.

Dass das 2. Kapitel mit der Erwähnung der Menses (καταμήνια) der Frau endet, mag einen Hinweis auf das jetzige 4. Kapitel, vielleicht sogar die ursprüngliche Überleitung zu diesem Abschnitt darstellen. Für diese Überlegung sei ein kompositorischer Aspekt angeführt: die Ausführungen über Knaben und Mädchen wären dann in die Darstellung der männlichen und der weiblichen Zeugungsphysiologie (Kapitel 1 und 4) quasi eingebettet.[41]

Mit der eindeutigen Erwähnung eines weiblichen Samens rekapituliert das 4. Kapitel das erste: hier wie dort erzeugt die Reibung des Genitales (bzw. der in das Genitale einmündenden Adern und Sehnen) Lust, hier wie dort wird aus dem Körper der Samen emittiert.[42] Dasselbe Verb wird hier wie dort für die Samenemission verwendet: μεθιέναι. Dadurch wird deutlich, dass der für den Mann anatomisch selbstverständliche Vorgang – bezeichnenderweise wird er dort in einer Partizipialkonstruktion quasi beiläufig erwähnt – ausdrücklich auch für die Frau postuliert wird: μεθίει δὲ καὶ ἡ γυνὴ ⟨γονήν⟩.[43] Die Verwendung des finiten Verbs im Präsens verleiht dieser Aussage Allgemeingültigkeit.

Es folgt eine ausführliche Darstellung der von Mann und Frau empfundenen Lust. Der Frau wird eine in Bezug auf die Intensität geringere, dafür aber länger andauernde Lust zugeschrieben, dem Mann dagegen eine kürzere, aber heftigere, was auf die plötzliche Samenabsonderung aufgrund einer stärkeren Erschütterung zurückgeführt wird.

Der Aspekt der Stärke verknüpft die Kapitel 1 und 4; dort wurde der Samen des Mannes als Absonderung des Stärksten definiert, hier empfindet

---

41 Ich belasse es bei dieser Andeutung, da eine dringend gebotene ausführliche Auseinandersetzung den Rahmen dieses Beitrags sprengen würde und besser in einem philologischen Kommentar aufgehoben ist. Gegen die überzeugende Argumentation von Müller, Zur Textgeschichte = Müller, Kleine Schriften, S. 327–346, zu den problematischen Kapiteln 3 und 11 hat Giorgianni, bes. S. 23–30 und S. 36–44, interessante Gegenargumente vorgebracht. Es ist unstrittig, dass die Kapitel 3 und 11 nur im Kontext der gesamten Schrift untersucht werden können – hier macht sich m. E. das Fehlen eines philologischen Kommentars für das Verständnis vieler Kapitel sehr nachteilig bemerkbar.

42 Hipp., De nat. pueri (De genit.) 4,1: S. 152,3–5 Giorgianni = VII 474,14f. L.: τριβομένου τοῦ αἰδοίου ... ὥσπερ κνησμὸν ἐμπίπτειν; Hipp., De nat. pueri (De genit.) 1,1: S. 146,8–10 Giorgianni = VII 470,8–10 L.: φλέβες καὶ νεῦρα ... τείνουσιν ἐς τὸ αἰδοῖον, οἷσιν ὑποτριβομένοισι ... ὥσπερ κνησμὸς ἐμπίπτει. Hipp., De nat. pueri (De genit.) 4,1: S. 152,6 Giorgianni = VII 474,16f. L.: μεθίει δὲ καὶ ἡ γυνὴ ⟨γονὴν⟩ ἀπὸ τοῦ σώματος ⟨παντὸς⟩ (γονὴν et παντὸς add. Müller, Zur Textgeschichte, S. 220 Anm. 86 = Müller, Kleine Schriften, S. 345); Hipp., De nat. pueri (De genit.) 1,1: S. 146,7 Giorgianni = VII 470,7 L.: μεθέντες.

43 Hipp., De nat. pueri (De genit.) 4,1: S. 152,6 Giorgianni = VII 474,16 L.

der Mann ein größeres Lustgefühl, verursacht durch eine stärkere Erschütterung.[44]

Kapitel 5 vereinigt nun die beiden Darstellungsstränge der männlichen und der weiblichen Zeugungsphysiologie, indem die Bedingungen genannt werden, unter denen eine Empfängnis stattfinden kann. Diese ist demnach eine Mischung der Zeugungsbeiträge beider Partner:

> „Und es vermischt sich zusammen das, was vom Mann kommt, und das, was von der Frau kommt".[45]

In der Mitte der Abhandlung verbindet das 6. Kapitel die Zweisamenlehre mit der These der zweigeschlechtlichen Potenz des von beiden Partnern beigesteuerten Samens. Man kann sich des Eindrucks nicht erwehren, dass der Autor durch die Platzierung an solch zentraler Stelle die besondere Bedeutung dieser Vorstellung hervorheben wollte.

Nachdem bereits für Mann und Frau das Verb *μεϑιέναι* für die Samenausscheidung verwendet wurde, wird hier auch deren Produkt, *τὸ μεϑιέμενον*, beiden Zeugungspartnern in gleicher Weise zugestanden. Die „Aufwertung" der Frau in Kapitel 4 zu einer dem Mann „gleichwertigen" Geschlechtspartnerin, ausgedrückt durch das aktive *μεϑίει*, findet hier ihren Abschluss in dem neutralen passivischen Partizip *μεϑιέμενον*, das allein keinen Rückschluss auf das absondernde Geschlecht zulässt:

> „Bald ist stärker, was von der Frau ejakuliert wird, bald aber schwächer, und für das vom Mann (Ejakulierte) gilt dasselbe. Und es gibt im Mann sowohl das weibliche Sperma als auch das männliche, und in der Frau ebenso".[46]

Die faktische Gleichheit wird stilistisch durch die chiastische Anordnung der beiden Sätze hervorgehoben: Frau – Mann X Mann – Frau. Bindeglied der beiden Geschlechtspartner ist das bisexuelle Sperma, welches im zweiten Satz die zentrale Position einnimmt: Mann – weibliches Sperma und männliches Sperma – Frau.

ὁτὲ μὲν ἰσχυρότερόν ἐστι τὸ μεϑιέμενον ἀπὸ τῆς γυναικός,		ὁτὲ δὲ ἀσϑενέστερον, καὶ τὸ ἀπὸ τοῦ ἀνδρὸς ὡσαύτως.
Καὶ ἔστι		
καὶ ἐν τῷ ἀνδρὶ	τὸ ϑῆλυ σπέρμα καὶ τὸ ἄρσεν	καὶ ἐν τῇ γυναικὶ ὁμοίως·

44 Hipp., De nat. pueri (De genit.) 1,1: S. 146,5 Giorgianni = VII 470,5f. L.: τὸ ἰσχυρότατον ἀποκριϑέν; Hipp., De nat. pueri (De genit.) 4,2: S. 152,25 Giorgianni = VII 476,7f. L.: ἀπὸ ταραχῆς ἰσχυροτέρης.

45 Hipp., De nat. pueri (De genit.) 5,1: S. 154,18f. Giorgianni = VII 476,22f. L.: καὶ μίσγεται ὁμοῦ τό τε ἀπὸ τοῦ ἀνδρὸς ἐλϑὸν καὶ τὸ ἀπὸ τῆς γυναικός.

46 Siehe oben, S. 180 mit Anm. 30.

Welcher Zeugungsstoff die Epikratie erlangt, der vom Mann oder von der Frau abgesonderte, hängt vom Zufall, nicht vom Geschlecht ab (ὁτὲ ... ὁτὲ). Die Gleichheit der Zeugungsbeiträge im Ergebnis der zweigeschlechtlichen Spermavalenzen wird durch den Chiasmus versinnbildlicht; in seinem Schnittpunkt befindet sich das von beiden Partnern abgesonderte Sperma mit seiner bisexuellen Potenz.

Diese Äquivalenz wird im darauffolgenden Satz aufgebrochen: „Das Männliche ist stärker als das Weibliche". Bemerkenswert ist die Verallgemeinerung: es werden nicht Mann und Frau als Konkreta genannt, sondern das substantivierte neutrale Adjektiv gibt der Behauptung den Wert eines allgemeingültigen Prinzips. Die Folgerung ist nur konsequent: „Also ist es (das Männliche) notwendigerweise das Produkt eines stärkeren Spermas."[47]

Hier schließt sich der Kreis: war in Kapitel 1 der Samen (ἡ γονή) des Mannes definiert als Absonderung des Stärksten, das aus dem gesamten im Körper vorhandenen Flüssigen kommt, so wird hier im Umkehrschluss gefolgert, dass das männliche Sperma (τὸ σπέρμα) stärker sein muss, weil das Männliche stärker sei.

Die Strukturanalyse der ersten 6 Kapitel von De natura pueri (De genitura) deutet an, dass der Autor bestrebt war, durch Wortwahl und Stilmittel die in der bisexuellen Potenz des männlichen und des weiblichen Samens implizierte funktionale Gleichheit der beiden Geschlechter auch literarisch abzubilden.

Der formalen Gleichheit der Geschlechter steht eine qualitative Differenz gegenüber: dem Samen, der weibliche Nachkommen hervorbringt, und demjenigen, der männliche zeugt, wird eine gegensätzliche Konsistenz zugeschrieben. Dieselben gegensätzlichen Eigenschaften, die die geschlechtsspezifischen Konstitutionen von Mann und Frau bezeichnen, werden auf den Samen übertragen, der das Geschlecht des Kindes bestimmt: wie wir aus Kapitel 21 und 31 der Schrift De natura pueri (De genitura) entnehmen können, ist der männlich determinierte Samen „stärker" und „dicker", der weiblich determinierte dagegen „schwächer" und „feuchter".[48]

Der Unterscheidung der Samenqualität liegt nach Föllinger die Notwendigkeit zugrunde, „den Zeugungsbeitrag von Mann und Frau, der dem Autor von *Gen.* zufolge identisch ist, in sich zu differenzieren, um die Geschlechtsdifferenzierung erklären zu können".[49]

47 Hipp., De nat. pueri (De genit.) 6,1: S. 156,2f. Giorgianni = VII 478,4f. L.: ἰσχυρότερον δ' ἐστὶ τὸ ἄρσεν τοῦ θήλεος· ἀνάγκη γὰρ ἀπὸ ἰσχυροτέρου σπέρματος γίνεσθαι.

48 Hipp., De nat. pueri (De genit.) 21,1: S. 198,2f. Giorgianni = VII 510,24 L.: ἀπὸ γὰρ ἰσχυροτέρης καὶ παχυτέρης γονῆς γίνεται τὸ ἄρσεν τοῦ θήλεος; Hipp., De nat. pueri (De genit.) 31,3: S. 228,7–10 Giorgianni = VII 540,20–23 L.: ἐς ὁκότερον δ' ἂν τῶν κόλπων τύχῃ ἡ γονὴ παχυτέρη καὶ ἰσχυροτέρη ἐσελθοῦσα, κεῖθι ἄρσεν γίνεται· ἐς ὁκότερον δ' ἂν ὑγροτέρη καὶ ἀσθενεστέρη, κεῖθι θῆλυ γίνεται.

49 Föllinger, S. 289.

Was uns heute wie ein Klischee erscheinen mag, dass nämlich der Autor, – wie bereits dargelegt, ein Mann[50] – das stereotype Gleichsetzungsschema „männlich" = „stärker" bedient, ist „state of the art" der zeitgenössischen medizinischen Theorie. Bemerkenswert ist das Bestreben des Autors, dort, wo eine Gleichheit der Geschlechter in der von ihm dargelegten Theorie vorliegt, diese auch literarisch adäquat umzusetzen.

Dass die Schrift De natura pueri (De genitura) angeblich „die einzige umfassende deskriptive Embryologie der Antike" enthalte, wurde als eine Erklärungsmöglichkeit angeführt,[51] weshalb sie im islamischen Mittelalter häufig zitiert wurde und auch über den Bereich der Medizin hinaus Beachtung fand.[52]

Diejenigen arabischen Autoren, die sich in ihren Vererbungsanschauungen direkt auf das Corpus Hippocraticum stützen,[53] übernehmen insbesondere die in der Schriftengruppe De natura pueri (De genitura) ausgeführte Theorie von der Gleichwertigkeit des weiblichen Samens, jedoch zumeist ohne tiefergehende Begründung.

---

50 Vgl. oben, S. 180 mit Anm. 33. Für die Frage, wer die inneren Untersuchungen der weiblichen Patienten vornahm, kommen die beiden im Jahr 1980 veröffentlichten Arbeiten von Manuli (Anm. 25) und A. Rousselle, Images médicales du corps en Grèce. Observation féminine et idéologie masculine : le corps de la femme d'après les médecins grecs, Annales. Economies – Sociétés – Civilisations 35, 1980, S. 1089–1115, zu einer diametral entgegengesetzten Auffassung: Rousselle unterstreicht, dass die meisten Informationen über Frauenkrankheiten von Frauen kamen, wogegen Manuli (Anm. 25), S. 396 mit Anm. 2, die Rolle des männlichen Arztes bei der Untersuchung der Frau hervorhebt.

51 Weisser (Anm. 4), S. 35.

52 Zur Problematik der Auswahl der antiken Medizinschriften durch die Araber und zur Existenz verschiedener Kanons hippokratischer Schriften s. U. Weisser, Das Corpus Hippocraticum in der arabischen Medizin, in: Die hippokratischen Epidemien, S. 377–408, bes. S. 384f.; O. Temkin, Hippokratismus im ausgehenden Altertum, Kyklos 4, 1932, S. 75, und J. M. Duffy, in: Ioannis Alexandrini In Hippocratis Epidemiarum librum VI commentarii fragmenta, Anonymi In Hippocratis Epidemiarum librum VI commentarii fragmenta, edidit, in linguam Anglicam vertit, commentatus est J. M. Duffy; Ioannis Alexandrini In Hippocratis De natura pueri commentarium, ediderunt et in linguam Anglicam verterunt T. A. Bell, D. P. Carpenter, D. W. Schmidt, M. N. Sham, G. I. Vardon et L. G. Westerink, CMG XI 1,4, Berlin 1997, S. 10f.; vgl. Giorgianni, S. 76f.

53 Dass das Corpus Hippocraticum in der nachgalenischen Medizin auch direkt, d. h. ohne die Vermittlung Galens, benutzt wurde, zeigt u.a. die Rezeption der Schrift De nat. pueri (De genit.) im spätantiken embryologischen Traktat Περὶ γεννήσεως ἀνθρώπου καὶ περὶ τῆς γονῆς, wie jüngst J. Jouanna gezeigt hat (J. Jouanna, La postérité de l'embryologie d'Hippocrate dans deux traités pseudo-hippocratiques de la médecine tardive : *Sur la formation de l'homme* et *Sur la génération de l'homme et la semence*, in: L'embryon : formation et animation. Antiquité grecque et latine, tradition hébraïque, chrétienne et islamique, hrsg. v. L. Brisson, M.-H. Congourdeau u. J.-L. Solère, Paris 2008, S. 15–41).

Für den Aspekt der „Gleichheit der Geschlechter" von Interesse ist die Beobachtung, dass die Verschmelzung der Pangenesislehre mit der Zweisamentheorie ihren Niederschlag auch im islamischen Recht gefunden hat:[54] Jede Absonderung von Samen verursacht demnach eine „große rituelle Unreinheit" (*ǧanāba*), da der Samen aus allen Körperteilen, selbst der Haarwurzel,[55] stammt und somit den ganzen Körper verunreinigt. Deshalb sind die Gläubigen nach jedem Geschlechtsakt verpflichtet, eine Ganzkörperwaschung (*ġusl*) vorzunehmen. Dies betrifft sowohl den Mann als auch die Frau, denn beide Geschlechtspartner steuern nach islamischer Vorstellung, wie wir eingangs gesehen haben, Samen bei.[56]

Insbesondere über die Vermittlung Avicennas (980–1037) ist die arabische Medizin im europäischen Mittelalter rezipiert worden. Sein Kanon der Medizin (Kitāb al-Qānūn fī ṭ-ṭibb) wurde im 12. Jahrhundert von Gerhard von Cremona ins Lateinische übersetzt und galt bis ins 17. Jahrhundert als eines der wichtigsten Lehrbücher der Medizin.[57]

Zur Kenntnis der Zweisamenlehre im Westen hat neben den später von Paracelsus (1493–1541) als „schwaderlappen" und „wurstbuben" verunglimpften[58] westeuropäischen Vertretern dieses Arabismus[59] auch die lateinische Übersetzung des die Kapitel 12–31 umfassenden embryologischen Teils der Schrift De natura pueri (De genitura) durch Bartholomaeus von Messina in der Mitte des 13. Jahrhunderts beigetragen.[60] So ist denn unter

54 Vgl. Bummel (Anm. 5), S. 81f.

55 „Unter jedem Haar ist eine ‚große rituelle Unreinheit'". Belege bei Bummel (Anm. 5), S. 81 mit Anm. 350.

56 Siehe Bummel (Anm. 5), S. 81f.; vgl. A. J. Wensinck, Die Entstehung der muslimischen Reinheitsgesetzgebung, Der Islam 5, 1914, S. 69–71, und A. Bouhdiba, Sexuality in Islam. Translated from French by A. Sheridan, London 1985, S. 43–57.

57 Vgl. G. Strohmaier, Avicenna, 2. überarbeitete Aufl., München 2006, S. 126; 144; F. Cardini, Europa und der Islam. Geschichte eines Missverständnisses, München 2004, S. 123–125.

58 Vgl. H. Schipperges, Ideologie und Historiographie des Arabismus, Sudhoffs Archiv, Beih. 1, Wiesbaden 1961, S. 23.

59 Vgl. die zusammenfassende Darstellung bei G. Baader, Medizinisches Reformdenken und Arabismus im Deutschland des 16. Jahrhunderts, Sudhoffs Archiv 63, 1979, S. 261–296.

60 Dass Bartholomaeus von Messina die für die Zweisamentheorie wichtigen Kapitel 1–11 von De nat. pueri (De genit.) nicht übersetzt hat, ist der Textanordnung seiner griechischen Vorlage geschuldet. Es ist sehr wahrscheinlich, dass die im 12. Jahrhundert, möglicherweise im italo-griechischen Raum entstandene Handschrift Vat. Gr. 276 (V) die Vorlage für die lateinische Übersetzung gewesen ist. Dies zeigt zum einen die Übereinstimmung der lateinischen Übersetzung mit Sonderfehlern in V; zum anderen weist hierauf auch die abweichende Textanordnung in V: sowohl im Pinax als auch in der eigentlichen Textabfolge steht De nat. pueri (ff. 111^v–117^v) vor De genit. (ff. 117^v–119), was dazu geführt haben kann, dass Bartholomaeus De genit. nicht berücksichtigt hat. Vgl. zu dieser Handschrift Giorgianni, S. 85f., und zur lateinischen Übersetzung des Bartholomaeus Giorgianni, S. 3; 78f. und 124f.

dem Titel „Liber Hypocratis de natura puerorum vel de natura fetus" jener Teil von De natura pueri (De genitura) in das unter dem Namen Articella bekannte medizinische Lehrbuch eingeflossen[61] und erhielt dadurch einen festen Platz im medizinischen Lehrplan des westlichen Mittelalters.[62] Das Abschlusskapitel 31, welches die Entstehung von Zwillingen behandelt, expliziert dabei die zuvor in Kapitel 6 für die Erklärung der Vererbungsvorgänge beim Menschen entwickelte und im sog. „other woman argument"[63] von Kapitel 7 „bewiesene" Theorie der bisexuellen Potenz des weiblichen und männlichen Spermas:

> „Da aber ein Mädchen und ein Junge als Zwillinge geboren werden, behaupte ich, dass in der Frau und im Mann und auch in jedem einzelnen Tier sowohl ein schwächerer als auch ein stärkerer Teil des Samens enthalten ist."[64]

Die verallgemeinernde Übertragung der Zweisamentheorie auf das Tierreich entspricht dabei der Argumentation von Kapitel 7:[65]

> „Daher sollte man sich nicht darüber wundern, dass dieselben Frauen und dieselben Männer sowohl männlichen als auch weiblichen Nachwuchs zeugen. So verhält es sich aber auch bei den Haustieren hinsichtlich der Zeugung von weiblichem und männlichem Nachwuchs."[66]

Aus der Argumentation der Kapitel 6 und 7 ergibt sich eine Schlußfolgerung, die mit ὡς μὴ θαυμάζειν eingeleitet wird:[67] Die Theorie der bisexuellen Potenz des weiblichen und männlichen Samens ist alles andere als ein Paradoxon (θαῦμα), sie ist vielmehr ein allgemein gültiges Gesetz im Sinne der in Kapitel 1 mit νόμος μὲν πάντα κρατύνει ausgedrückten „Forderung einer strengen Gesetzmäßigkeit".[68] Da diese Gesetzmäßigkeit nach

61 Siehe Giorgianni, S. 79 mit Anm. 398.

62 Vgl. P. Diepgen, Frau und Frauenheilkunde in der Kultur des Mittelalters, Stuttgart 1963, S. 78.

63 Siehe Lonie (Anm. 29), S. 136.

64 Hipp., De nat. pueri (De genit.) 31,3: S. 228,1–4 Giorgianni = VII 540,16–18 L.: Ὅτι δὲ θῆλυ καὶ ἄρσεν δίδυμα γίνεται, φημὶ ἐν τῇ γυναικὶ καὶ ἐν τῷ ἀνδρὶ καὶ ἐν παντὶ ζῴῳ ἑκάστῳ γονῆς ἐνεῖναι καὶ ἀσθενέστερον καὶ ἰσχυρότερον ...

65 Häufiger anzutreffen in der antiken Medizin ist der umgekehrte Analogieschluss, bei dem aus Beobachtungen am lebenden oder toten Tier auf somatische Spezifika des Menschen geschlossen wird. Dies ist dem Umstand geschuldet, dass in der Antike bis auf eine kurze Periode im hellenistischen Alexandria Sektionen am Menschen verpönt waren; vgl. L. Edelstein, Die Geschichte der Sektion in der Antike, Quellen und Studien zur Geschichte der Naturwissenschaften und der Medizin, Bd. 3, H. 2, Berlin 1932, S. 100–156 (= The history of anatomy in antiquity, Ancient Medicine. Selected Papers, hrsg. von O. Temkin und C. L. Temkin, Baltimore 1967, S. 247–303).

66 Hipp., De nat. pueri (De genit.) 7,3: S. 158,4–7 Giorgianni = VII 480,3–6 L.: ὡς μὴ θαυμάζειν τὰς αὐτὰς γυναῖκας καὶ τοὺς αὐτοὺς ἄνδρας γόνον καὶ ἄρσενα καὶ θῆλυν ποιέειν. ἔχει δὲ καὶ τοῖσι κτήνεσιν οὕτω τὰ περὶ γονῆς θήλεος καὶ ἄρσενος.

67 Vgl. Lonie (Anm. 29), S. 137.

68 O. Temkin, Der systematische Zusammenhang im Corpus Hippocraticum, Kyklos 1,

Meinung des Autors[69] für den Menschen in Kapitel 7 empirisch bewiesen wurde, ist sie auch für (Haus-)Tiere (τοῖσι κτήνεσιν) gültig, die vom Menschen unter vergleichbaren Reproduktionskonstellationen gezüchtet werden.

Allerdings will es scheinen, dass die zeugungsphysiologische Auffassung des Aristoteles, frisch aufpoliert durch die Auslegungen des Thomas von Aquin (1224–1274) und vermittels der mittelalterlichen Scholastik in die Rechtstradition eingegangen, bis in das 19. Jahrhundert allgemeine Gültigkeit hatte.[70]

Mehr als 800 Jahre nach dem eingangs zitierten Hadithen untermauerte dann auch jene trübsichtige Konstruktion des Humunculus durch Dalenpatius (François de Plantadas, Sekretär der Akademie der Wissenschaften in Montpellier) im Jahre 1699[71] die vom europäischen Mittelalter jahrhundertelang akzeptierte aristotelische Zeugungslehre mittels eines fehlkonstruierten Mikroskops ein weiteres Mal.

Die (Wieder-)Entdeckung einer weiblichen Beteiligung am Zeugungsprozess, diesmal in Form des Ovum, durch Karl Ernst von Baer (1827) ließ noch gut 125 Jahre auf sich warten. Der Blick auf das „Kleinscheinende"[72] – es war wiederum ein Mikroskop beteiligt, und diesmal ein korrekt justiertes – schärfte zwar in vielerlei Hinsicht die Wahrnehmung, eine wie auch immer geartete „Gleichheit der Geschlechter" war aber noch jenseits des Vorstellungshorizonts.

In Deutschland z. B. bedurfte es nach der Gründung des CMG im Jahre 1907 noch weiterer 12 Jahre, bis mit dem Gesetz über die Wahlen zur verfassungsgebenden Nationalversammlung im Jahre 1919 der Frau auf einen Schlag neben dem aktiven zugleich auch das passive Wahlrecht zugesprochen wurde. Wissenschaftlich begründet war diese Entscheidung kaum, Pragmatismus kompensierte die Abwesenheit von Zeugungs- und Vererbungstheorien.

Heute ist die Gleichheit der Geschlechter in vielem nicht nur Realität, sondern auch Gegenstand von wissenschaftlichen Untersuchungen geworden. Die *genderstudies* rezipieren vieles, insbesondere in Deutschland aber

---

1928, S. 11. Kritisch zur Bedeutung von νόμος und ἀνάγκη in De nat. pueri (De genit.) dagegen Lonie (Anm. 29), S. 103f.

69 Vgl. Anm. 29.

70 Zur Bedeutung der medizinisch relevanten aristotelischen Anschauungen im europäischen Mittelalter s. z. B. R. French, Medicine before Science. The Rational and Learned Doctor from the Middle Ages to the Enlightenment, Cambridge u. New York 2003.

71 Vgl. H. Speert, Obstetrics and Gynecology. A History and Iconography, 3. überarb. Aufl., New York 2004, S. 189; F. J. Cole, Early Theories of Sexual Generation, Oxford 1930, S. 68–72.

72 Zum Begriff des „Kleinscheinenden" im Rahmen des menschlichen Selbstbildes um 1800 s. z. B. B. Nübel, Karl Philipp Moritz. Der kalte Blick des Selbstbeobachters (29.01.2004), in: Goethezeitportal, S. 5f.; URL: ⟨http://www.goethezeitportal.de/db/wiss/moritz/nuebel selbstbeobachter.pdf⟩ (18.03.2009).

wurden die antiken biologischen und medizinischen Schriften und ihr soziokultureller Einfluss bis in die jüngere Gegenwart längere Zeit eher wenig beachtet.

Es gibt Ausnahmen: wer in der virtuellen Realität des weltweiten Netzes nach Informationen fischt, handelt sich so manchen interessanten Beifang ein, so z. B. eine deutsche *genderstudy* über die Herleitung väterlicher Aufgaben und Rechte aus biologischen Vorstellungen von der Antike bis in die Neuzeit, mit der erkenntnisleitenden Fragestellung: „hängen Zeugungstheorien und Familienstruktur ursächlich zusammen?“[73]

Eine Reihe von Beispielen zeigt für die zurückliegenden Jahrhunderte eine auf der Zweisamentheorie basierende Umdeutung des traditionellen Rollenschemas Mann / Frau.

So findet die Zweisamentheorie eine humoristische Ausgestaltung in der 1492 von Anton Sorg in Augsburg gedruckten deutschen Ausgabe von Boccaccios Dekameron mit der durch einen Holzschnitt illustrierten Geschichte vom schwangeren Mann:

Calandrino, mit geöffnetem Hemd und dickem Bauch auf dem Bett liegend, hört sich verzweifelt die Diagnose des Arztes an, der aus der Untersuchung des Urins eine angebliche Schwangerschaft feststellt. Um Calandrino herum versammelt finden sich mit gespielt betroffener Miene seine drei Freunde, welche die Geschichte inszeniert haben, um dem leichtgläubigen Geizhals mittels eines vermeintlichen Abtreibungstrankes viel Geld aus der Tasche zu ziehen. Calandrino beschuldigt sofort seine Frau, sie sei an seiner Schwangerschaft schuld, weil sie „nicht anders als oben liegen“ will.

Die medizinische Literatur dieser Zeit sieht in der Vertauschung der „natürlichen“ Rollen im Geschlechtsverkehr nicht nur eine Verletzung der Normen, die zu einer Verweiblichung des Mannes führen kann, sondern auch ein gesundheitliches Problem. Da auch die Frau Samen produziert und ausstößt, kann sie, oben liegend, den Mann schädigen. Calandrinos Naivität lässt ihn sogar an eine Schwangerschaft glauben und gibt ihn in seiner Leichtgläubigkeit dem allgemeinen Gespött preis. Nur am Rande sei vermerkt, dass diese Geschichte mit einem mittelalterlichen und frühneuzeitlichen Folkloremotiv des schwangeren Mannes vernetzt ist, das sich von Finnland bis Italien findet.

Die literarische Rezeption der hippokratischen Zweisamenlehre setzt allerdings schon sehr viel früher ein: wir finden sie im Corpus Hippocraticum selbst, und zwar im Brief des Paitos an Artaxerxes. Wie selbstverständlich als Allgemeinwissen vorausgesetzt, exemplifiziert sich die Zweisamentheorie, von jedem vererbungstheoretischen Ballast befreit, in der Apotheose ihres Begründers – des „göttlichen“ Hippokrates (θεῖος Ἱπποκράτης). Eine vorausgeschickte genealogische Liste soll in ihrer Ausführlichkeit die Bedeutung des Hippokrates vor Augen führen:

73 Siehe ⟨http://userpage.fu-berlin.de/~gender2/texte/zeugungsth.htm⟩ (18.03.2009).

„…, so dass von beider Sperma ein Abkomme der Götter der göttliche Hippokrates ist, väterlicherseits von Asklepios, mütterlicherseits von Herakles.“[74]

Nicht bloß ein Halbgott ist Hippokrates – nein, er ist vollkommen göttlich. Und zwar deshalb, weil sowohl der Vater als auch die Mutter ihr göttliches Sperma beigesteuert haben.

74 [Hipp.], Epist. Paeti ad Artax. regem: S. 48,24–26 Smith = IX 314,8–10 L.: …, ὥστε κατὰ ἀμφότερα τὰ σπέρματα θεῶν ἀπόγονός ἐστιν ὁ θεῖος Ἱπποκράτης, πρὸς μὲν πατρὸς Ἀσκληπιάδης ὤν, πρὸς δὲ μητρὸς Ἡρακλείδης.

Weiblich und Männlich. Ihre Funktion bei der Zeugung nach Aristoteles und Platon*

Kurt Sier

Dass beim Liebesakt neunzig Prozent der Lust auf die Frau und nur ein Zehntel auf den Mann entfalle, war die Diagnose des Teiresias, der daraufhin von der Göttermutter Hera mit Blindheit geschlagen, von Zeus aber durch Verleihung der Sehergabe großzügig entschädigt wurde. Vielleicht spricht in seinem pikanten Kalkül, von dem die auf den Namen des Hesiod gestellte *Melampodia* berichtete (F 275 Merkelbach-West), schiere Männerphantasie, aber die Rechnung wurde im Kontext des Mythos doch auf recht gewitzte Weise beglaubigt. Was Teiresias in diesen Dingen zur Autorität machte, war die Tatsache, dass er im Laufe seines langen Lebens auch einmal vom Mann zur Frau mutierte und dann wieder zurückfand.[1] Er kannte also beides und wusste, wie es sich in der Haut des anderen Geschlechts anfühlt. Seine Berufung zum blinden Seher bedeutet, dass er auch über die Grundpolarität im Leben der Sterblichen und Unsterblichen Genaueres und anderes als andere zu sagen weiß, weil er sozusagen über sie hinaus ist und das Kommensurable, den gemeinsamen Nenner in der sinnfälligen Differenz entdeckt hat.

Als Erzählung löst der Mythos diese Erkenntnis im Nacheinander der persönlichen Erfahrung auf – Teiresias wird als Mann zur Frau und als Frau zum Mann –, während in anderen Kontexten die Simultaneität eines *Bisexuellen* auf die ursprüngliche Einheit der Geschlechter verweist.[2] So etwa in der überraschend modern anmutenden Konzeption eines zweigeschlechtlichen Samens im hippokratischen Traktat περὶ γονῆς[3] oder bei Phanes, dem

---

* Das Folgende wurde nach der Berliner Tagung in leicht modifizierter Form in Dresden und Marburg vorgetragen. Ich danke den Einladenden und Diskussionsteilnehmern herzlich für ihre Anregungen.

1 Phlegon FGrHist 257 F 36 IV = [Hes.] F 275, p. 136 M.-W. Vgl. L. Brisson, Le mythe de Tirésias. Essai d'analyse structurale, Leiden 1976; ders., Sexual Ambivalence. Androgyny and Hermaphroditism in Graeco-Roman Antiquity (fr. 1997), Berkeley 2002, 116–30.

2 E. Cantarella, Bisexuality in the Ancient World (it. 1988), New Haven 1992. Brisson 2002 (wie Anm. 1); ders., Neutrum utrumque. La bisexualité dans l'antiquité gréco-romaine, in J. Libis u. a. (Hgg.), L'Androgyne, Paris 1986, 27–61. P. Li Causi, Generare in comune. Teorie e rappresentazioni dell'ibrido nel sapere zoologico dei Greci e dei Romani, Firenze 2008. Vgl. auch Verf., Die Rede der Diotima. Untersuchungen zum platonischen Symposion, Stuttgart/Leipzig 1997, 110 (mit weiterer Literatur).

3 *De genitura* 6–8 (VII 478 ff. L.), vgl. *De victu* 1, 26–29 (VI 498 ff. L.). Dazu W.

vielgestaltigen androgynen Urgott der Orphik, der als kosmogonische Potenz den Eros vertritt, d. h. als Bewegungsursache fungiert, doch als bisexuelles Wesen zugleich das Telos der Vereinigung aktualisierend vorwegnimmt.[4] Für die Komplementarität von Männlich und Weiblich hat Empedokles, wenn auf den Wortlaut eines Aristoteles-Zitats Verlass ist, die einprägsame σύμβολον-Metapher gefunden (VS 31 B 63). Wenn zwei Gastfreunde sich trennten, brachen sie eine Tontafel entzwei, und jeder bekam sein ‚Symbol' des Ganzen als Unterpfand ihrer Freundschaft und als Wiedererkennungszeichen für künftige Generationen. So verhalten sich auch das Weibliche und das Männliche zueinander — wie zwei Scherben eines zerbrochenen ὅλον, dessen Hälften aufeinander verwiesen sind und zum Zweck der Kontinuität der φύσις wieder zusammenfinden müssen. Platon hat die Metapher, wie manch anderes von Empedokles, in der Rede des Aristophanes im *Symposion* aufgenommen, ihr aber eine neue Wendung gegeben.

Im Folgenden möchte ich den Gehalt der σύμβολον-Metapher etwas genauer betrachten und in einem zweiten Teil aus einer mehr technisch-biologischen Perspektive den Zugriff auf die Geschlechterdifferenz bei Platon und Aristoteles – oder, je nachdem wie man das Gesagte gewichten will, bei Aristoteles und Platon – diskutieren. Nach dem Beitrag von Wolfram Brunschön (Anm. 3) wird es genügen, wenn ich die Zeugungs- und Vererbungsvorstellungen des *Corpus Hippocraticum* und die in ihnen rezipierten Hypothesen der älteren Naturphilosophie nur insoweit heranziehe, als sie das Platonische oder Aristotelische erhellen können. Da indes die vorsokratischen Positionen die Grundlage für alle nachfolgenden Theoriebildungen abgeben, dürfte es auch im vorliegenden Zusammenhang nicht unnütz sein, einige Hauptlinien kurz nachzuzeichnen.[5]

Brunschön, Gleichheit der Geschlechter? Die Zweisamentheorie im Corpus Hippocraticum, oben S. 173–190. Entgegen der Überlieferung ist *Genit.* keine selbständige Schrift, sondern bildet den Anfangsteil von περὶ φύσιος παιδίου: C. W. Müller, Zur Textgeschichte und Verfasserschaft der hippokratischen Schrift *De natura pueri* (1998), in: Kleine Schriften zur antiken Geistesgeschichte und Literatur, Stuttgart/Leipzig 1999, 328. 339 f. Vgl. jetzt die Ausgabe von F. Giorgianni, Hippokrates. Über die Natur des Kindes, Wiesbaden 2006. – Siehe auch unten Anm. 10.

4 Belege und Literatur bei A. Bernabé zu Orph. F 80, 2; 135 (Poetae Epici Graeci II 1 [2004] 88. 135 f.).

5 Meine Skizze benutzt dankbar die grundlegende Sichtung des Materials bei E. Lesky, Die Zeugungs- und Vererbungslehren der Antike und ihr Nachwirken, Abh. Akad. Mainz 1950 (19). Vgl. auch die nützliche, wenngleich in manchen Akzentuierungen (vor allem was Platon betrifft) anfechtbare Arbeit von S. Föllinger, Differenz und Gleichheit. Das Geschlechterverhältnis in der Sicht griechischer Philosophen des 4. bis 1. Jahrhunderts v. Chr., Stuttgart 1996, Teil I. R. Wittern/P. Pellegrin (Hgg.), Hippokratische Medizin und antike Philosophie, Hildesheim 1996. H. King, Hippocrates' Woman. Reading the female body in ancient Greece, London/New York 1998. Ch. Schubert/U. Huttner, Frauenmedizin in der Antike, Düsseldorf/Zürich 1999.

Die genetischen Theorien der Griechen kreisen um die Frage nach dem Ursprung des Samens als der ἀρχή, des ‚Prinzips' der Zeugung. Man wusste nichts von der weiblichen Eizelle, und die Intuition, dass auch die Frau beim Geschlechtsakt an der Entstehung des neuen Lebewesens aktiv beteiligt sein müsse, führte vielfach zur Annahme eines weiblichen Spermas, die auch in anderen Kulturkreisen begegnet und ungeachtet der ausführlichen Gegenargumentation des Aristoteles sich über die Jahrhunderte bis in die Neuzeit behauptet hat. Natürlich liegt darin eine Antwort auf die biologische Frage, von welchen Faktoren die Vererbung des Geschlechts bestimmt wird – das erwähnte Konzept eines bisexuellen Samens soll die gekreuzt-geschlechtliche Fortpflanzung von Eigenschaften der Elternteile erklären –, aber die vorsokratischen Zeugungstheorien lassen doch erkennen, dass mit dem Problem auch ein allgemeineres, anthropologisches Interesse verbunden war. Die drei einflussreichsten Modelle geben dem Anteil des Weiblichen je unterschiedliches Gewicht.[6]

(1) Die von Erna Lesky so bezeichnete, auf Alkmaion von Kroton zurückgehende ‚enkephalo-myelogene Samenlehre' (EMS) lässt den Zeugungsstoff vom Gehirn oder vom Rückenmark stammen. Alkmaion, der das Sperma als ‚Teil des Gehirns' fasste (VS 24 A 13), rechnete auch mit einem weiblichen Samen und machte die Geschlechtsdetermination des Embryos davon abhängig, welches der beiden Spermata quantitativ überwiege (A 14) – die ἐπικράτεια-Vorstellung, die auch in späteren Zeugungskonzeptionen eine wichtige Rolle spielt. Hippon von Rhegion (?) andererseits, nach dem das Sperma vom Rückenmark gebildet wird (VS 38 A 12), war der Ansicht, der weibliche Samen trage nichts zur Zeugung bei, da er ‚aus der Gebärmutter herausfalle' (A 13); zeugungsfähig ist demnach allein der Samen des Mannes, doch setzt sich das Weibliche bei der Geschlechtsdifferenzierung gegebenenfalls epigenetisch über die Ernährung des Fötus durch, wenn das männliche Sperma ‚dünnflüssig und zu schwach' ist (A 14). Mit dieser oder einer ähnlichen Variante der EMS scheinen die genetischen Vorstellungen im platonischen *Timaios* zu konvergieren.[7] – (2) Die nach Charles Darwin so genannte ‚Pangenesis-Lehre' besagt, dass der Samen bei Mann und Frau von allen Teilen des Körpers komme. Sie ist die herrschende Doktrin im *Corpus Hippocraticum*,[8] doch ihr Begründer war offensichtlich Demokrit (VS 68 A

6 Ich sehe ab von der ‚Rechts-Links-Theorie', nach der männliche Nachkommen in der rechten, weibliche in der linken Gebärmutterhälfte entstehen. Vgl. Lesky (wie Anm. 5) 39–69. G. E. R. Lloyd, Right and Left in Greek Philosophy (1962), in: ders., Methods and Problems in Greek Science, Cambridge 1991, 27–48.

7 Vgl. unten Anm. 51 zu *Tim.* 91 c 1–2.

8 Teilweise in Verbindung mit der EMS, so *Genit.* 2 (VII 472 L.): χωρεῖ γὰρ τὸ πλεῖστον τοῦ γόνου ἀπὸ τῆς κεφαλῆς παρὰ τὰ οὔατα ἐς τὸν νωτιαῖον μυελόν, ‚es kommt nämlich die größte Menge des Samens vom Kopf an den Ohren entlang ins Rückenmark'. Die Formulierung gibt zu erkennen, dass es sich um den Versuch einer

141).[9] Seine Konzeption ist vorbereitet bzw. hat eine Parallele im Panspermie-Gedanken des Anaxagoras[10] und läuft wie dieser auf eine streng präformistische Deutung des Zeugungsvorgangs hinaus (VS 68 B 32), aber mit dem Atom als kleinster, der *materiellen* Bestimmtheit vorgängiger bio-morphologischer Einheit ist im Atomismus doch ein neues Reflexionsniveau erreicht. In der Frage der Geschlechtsdifferenzierung operierte Demokrit mit der hergebrachten ἐπικράτεια-Vorstellung, gab ihr jedoch eine eigene Wendung (A 143): darüber, ob ein weibliches oder ein männliches Wesen entsteht, entscheidet nicht die Menge des jeweiligen Samens überhaupt, sondern das Quantum der Atome oder Spermapartikeln, das von den Geschlechtsorganen der Mutter oder des Vaters ausgeht. – (3) Die ‚hämatogene Samenlehre' sieht im Blut das stoffliche Substrat des Spermas; das ist die These des Aristoteles, die uns noch genauer beschäftigen wird. Sie ist zuerst für Parmenides belegt (VS 28 B 18, A 23) und hat in der zweiten Hälfte des 5. Jahrhunderts bei Diogenes von Apollonia (s. unten Anm. 28) eine Ausprägung erfahren, der die aristotelische Auffassung einiges zu verdanken scheint.

Von den drei skizzierten Modellen geht das zweite, die Pangenesis-Lehre, systematisch am entschiedensten von einer Parität der Geschlechter bei den Zeugungsleistungen aus: das Weibliche und das Männliche sind in einem material-atomistischen Sinn notwendig, um die jeweils konstitutiven Vererbungslemente im Neugeborenen zu erklären. Mit der EMS verhält es sich da schon anders – wie gesehen: Alkmaion verstand das weibliche Sperma als sozusagen agonal notwendiges Korrelat des männlichen; Hippon hat es zwar beibehalten, aber seine Funktion entwertet und nur dem männlichen Samen generative Kraft zuerkannt. Bei der hämatogenen Samenkonzeption schließlich bleiben die Anteile der Geschlechter völlig offen: Parmenides rechnete auch mit einem weiblichen Sperma, Diogenes aber nur mit einem männlichen. In diesem Befund spricht, scheint mir, schon auch etwas Ideologisches,

---

Integration der älteren in die jüngere Theorie handelt. Vgl. auch Müller (wie Anm. 3) 343 mit Anm. 78.

9 Müller (wie Anm. 3) 341 f. J. Salem, Démocrite. Grains de poussière dans un rayon de soleil, Paris 1996, Kap. 5.

10 Nach Anaxagoras stammt der Samen ausschließlich vom Mann (der Uterus bietet nur den ‚Ort', VS 59 A 107), aber wenn in allem σπέρματα von allem enthalten sind (B 4. 6. 8. 11. 12), ist das Männliche in gewisser Weise auch weiblich und sein Sperma bisexuell (Lesky [wie Anm. 5] 55). Da im Samen alle Körperteile *en miniature* vorliegen (B 10), ist das ganze Lebewesen in ihm präformiert. Das trifft sich mit der Pangenesis-Lehre, ist aber im Unterschied zu dieser nicht konstruktiv-synthetisch, sondern analytisch ausgerichtet: nicht indem von allen Körperelementen Teilchen abströmen und sich zu einem neuen Körper zusammensetzen, sondern durch Trennung und Differenzierung des im Samen gelieferten Gesamtkomplexes bildet sich der Fötus heraus; er wächst durch trennende Zergliederung (B 10), durch eine Art ‚Zellteilung', die zu einem zunehmend differenzierteren Organismus führt. – Vgl. unten Anm. 48.

ein kurios anmutendes Ringen um die männliche Oberhoheit über den Samen. Platon und Aristoteles haben die Pangenesis-These beide abgelehnt, der eine stillschweigend oder nur sehr indirekt, der andere sie argumentativ bekämpfend. Platon folgt im *Timaios*, bei allen Beziehungen zu Demokrit, der ambivalenten EMS, während Aristoteles die hämatogene Option im Sinn des Diogenes entscheidet: es ist der Mann, der Sperma liefert und damit den Zeugungsvorgang bestimmt. Dabei wollen beide, Aristoteles wie Platon, am Ende doch auf ein komplementäres Verhältnis der Partner bei der Zeugung hinaus. In welcher Weise, möchte ich im Folgenden ansprechen, kehre aber zunächst zum Ausgangspunkt zurück.

Zum σύμβολον-Motiv. Aristoteles erwähnt es in *De generatione animalium* 1, 18 (722 b 11), im Rahmen seiner kritischen Auseinandersetzung mit der Pangenesis-Lehre. Wie er zu Anfang erklärt, sieht er ein Junktim zwischen der pangenetischen Auffassung und der Vorstellung, auch die Frau gebe beim Geschlechtsakt Samen ab (721 b 10): εὔλογον γάρ, εἰ μὴ ἀπὸ παντός, μηδ' ἀπ' ἀμφοτέρων τῶν γεννώντων, ‚denn es ist plausibel anzunehmen, dass das Sperma, wenn nicht vom *ganzen* Körper, dann auch nicht von *beiden* Zeugenden kommt'. Er orientiert sich hier (wie 724 a 7–11) an der eingespielten Assoziation beider Konzepte, wie sie etwa in den hippokratischen Schriften begegnet. An sich beweist die Widerlegung der Pangenesis ja noch nicht, dass auch die ältere Annahme eines weiblichen Samens unhaltbar ist; doch mochte Aristoteles der Meinung sein, mit dem Scheitern der atomistischen Theorie als der wissenschaftlich respektabelsten Lesart der Zweisamenthese werde auch diese selbst hinfällig. Jedenfalls hält er beide Theoreme für falsch. In Kap. 1, 18 wendet er gegen die Pangenesis-Lehre ein, dass sie nicht in der Lage sei, die σύνθεσις zu erklären – d. h. die *ratio* anzugeben, nach der aus den Partikeln, die von den Körperteilen des oder der Zeugenden kommen, der Plan für ein kohärentes Ganzes entstehen kann –, und dass sie auch die Reproduktion der einzelnen Teile nicht zureichend erkläre (722 a 16–b 3). Von den sechs Argumenten, die er in diesem Zusammenhang anführt,[11] lautet das dritte (722 b 6): ‚Wenn der Samen bei beiden Zeugenden von allen Körperteilen kommt, ergeben sich zwei Lebewesen (statt eines), denn das Gezeugte wird ja von beiden alles haben. Empedokles scheint daher immerhin soweit im Recht, als er sagt, ἐν τῷ ἄρρενι καὶ τῷ θήλει οἷον σύμβολον ἐνεῖναι, ὅλον δ' ἀπ' οὐδετέρου ἀπιέναι, ›ἀλλὰ ...‹, dass im Männlichen und Weiblichen gleichsam eine Ergänzung (der jeweils anderen Hälfte) enthalten sei, ein Ganzes aber von keinem der beiden ausgehe, ›sondern ...‹' (folgt VS 31 B 63, siehe unten). ‚Denn', fährt Aristoteles fort 722 b 13), ‚warum zeugt das Weibliche nicht aus sich selbst, wenn der Samen vom ganzen Körper kommt und ein Auffangbecken (ὑποδοχή) zur

11 *G.A.* 1, 18. 722 b 3–30. Vgl. D. M. Balme, Aristotle. *De partibus animalium* I and *De generatione animalium* I (with passages from II. 1–3), Oxford ²1992, 142 f.

Verfügung hat?[12] Wie es aussieht, ist es entweder so, dass er nicht von allen Teilen kommt, oder so, wie Empedokles sagt, dass das, was von den beiden Zeugenden kommt, nicht identisch ist, weshalb beide denn auch auf den Verkehr miteinander angewiesen sind. Aber auch das ist unmöglich.' (Warum das unmöglich ist, kann hier beiseite bleiben.) Empedokles hat zwar nicht die Pangenesis-Auffassung vertreten, aber deren tatsächliche Vertreter, meint Aristoteles, hätten wie er argumentieren müssen, wenn sie ihre beiden Positionen – das weibliche Sperma und die Pangenesis – in Einklang bringen wollten: sie hätten das ‚Ganze' in zwei Teilen lokalisieren und eine Aufspaltung der Zeugungsleistung annehmen müssen. Nun soll die Verdoppelung des Samens bei den Pangenetikern ja u. a. die Vererbung des Geschlechts erklären, und es wäre für sie kein Problem gewesen, die Frage διὰ τί τὰ θήλεα οὐ γεννᾷ ἐξ αὑτῶν zu beantworten. Aristoteles denkt hier, wie auch an einer späteren Stelle (723 a 23), vom Standpunkt des Empedokles aus, der die Geschlechtsdifferenzierung *epigenetisch* erklärte und von den im Uterus bestehenden Wärmeverhältnissen abhängig machte – wenn es in der Gebärmutter warm ist, kommt es zu männlichen, wenn kälter, zu weiblichen Nachkommen.[13] Bei ihm hat aber die Frage, warum das Weibliche nicht allein zeuge, auch keinen Sinn, denn beide Partner liefern ja jeweils nur ein σύμβολον. In der aristotelischen Argumentation erscheinen pangenetische und empedokleische Aspekte auf etwas fragwürdige Weise überblendet.

Im vierten Buch von *De generatione animalium* kommt Aristoteles auf die Ansicht des Empedokles zurück (Kap. 1, 764 a 1). Seine Kritik richtet sich auch dort zugleich gegen Demokrit und die Pangenesis-These, aber die Perspektive ist eine andere. Worum es ihm geht, ist das empedokleische Konzept der Wärme als differenzierenden Faktors, das zwar sichtlich seine eigene Konzeption der generativen Wärme vorbereitet, aber darin, dass es das Differenzierungspotential im Uterus statt im männlichen Samen ansiedelt, seiner Auffassung genau entgegengesetzt ist. Er hält den Ansatz des Empedokles denn auch für abwegig, macht sich aber mit seiner Widerlegung doch einige Mühe. Im Kontext dieser Diskussion ist auch von der empedokleischen Zweisamenlehre die Rede, und hier wird ausgesprochen, was im ersten Buch mit der σύμβολον-Metapher gemeint war: dass der ‚Samenkörper', das σῶμα τοῦ σπέρματος, ‚zerrissen und teils im Weiblichen, teils im Männlichen' sei.[14] Aristoteles bemerkt (764 b 3, vgl. b 27; 765 a 8), es sei inkonsequent,

---

12 Vgl. *G.A.* 2, 5. 741 a 6 ff. 32ff., auch 1, 20. 729 a 24 ff.; 1, 21. 730 a 28 ff.

13 VS 31 A 81 (= Arist. *G.A.* 4, 1. 764 a 1, s. u.), B 65. 67. Der Samen ist mithin geschlechtsneutral und wird im warmen Uterus männlich, im kalten weiblich; für den Wärmegrad bestimmend ist, wie lange der Fluss des Menstruationsbluts zurückliegt. Vgl. Lesky (wie Anm. 5) 33. 37 f.

14 *G.A.* 4, 1. 764 b 15 οὔτε γὰρ διεσπασμένον ἐνδέχεται τὸ σῶμα τοῦ σπέρματος εἶναι, τὸ μὲν ἐν τῷ θήλει τὸ δ' ἐν τῷ ἄρρενι, καθάπερ Ἐμπεδοκλῆς φησι εἰπών· ... (VS 31 B 63). ‚Es ist ja weder möglich, dass der Samenkörper auseinandergeris-

dass Empedokles die in den Samenteilen vorgegebene Differenz gerade bei der Ausbildung der Geschlechtsorgane suspendierte und letztere vielmehr auf die differenzierende Funktion von Wärme und Kälte zurückführen wollte. In der Tat scheint der ‚topologisch'-präformistische Aspekt der Samenlehre des Empedokles, der ihn an die Pangenesis-Auffassung heranrückt, mit der epigenetischen Ausrichtung seines Wärmekonzepts nicht leicht vereinbar. Ob und wie er diesen wirklichen oder scheinbaren Zwiespalt zu überbrücken wusste, lässt sich nicht sagen. Aber wir können ungefähr nachvollziehen, wie Empedokles zur Aufspaltung des Samens kam.

---

sen, teils im Weiblichen, teils im Männlichen sei, wie Empedokles meint, wenn er sagt ...'. Zum σῶμα τοῦ σπέρματος vgl. 1, 19. 726 b 20; 1, 21. 729 b 5; 2, 3. 737 a 7; auch das σῶμα τὸ τῆς ὑστέρας 4, 1. 765 a 14 u. ä. – Einige Zeilen vorher drückt sich Aristoteles etwas anders aus (764 b 3): λέγοντί τε τὰ μόρια διεσπάσθαι τοῦ γινομένου (τὰ μὲν γὰρ ἐν τῷ ἄρρενί φησιν εἶναι τὰ δ' ἐν τῷ θήλει, διὸ καὶ τῆς ἀλλήλων ὁμιλίας ἐπιθυμεῖν) ἀναγκαῖον κτλ. ‚Und für einen, der behauptet, die Teile des entstehenden Lebewesens seien auseinandergerissen – er sagt ja, die einen seien im Männlichen, die anderen im Weiblichen, weshalb sie denn auch den Verkehr miteinander begehrten –, ist es zwingend ...'. Hier kommt es auf die einzelnen μόρια an, denen die Geschlechtsteile als Ausnahme gegenübertreten, während in b 15 die Samensubstanz als geteiltes Ganzes dem verdoppelten Ganzen (πᾶν b 18) der Pangenesis-Lehre korrespondiert. Es ist nicht klar, ob die ‚Zerrissenheit' der μόρια nach Aristoteles im Sinn einer Halbierung je *eines* Körperteils oder der Komplementarität *verschiedener* Körperteile zu deuten ist; die Ambiguität hat Michael von Ephesos im Kommentar zu *G.A.* zu zwei miteinander unvereinbaren Rekonstruktionen der empedokleischen Lehre verleitet (27, 4 vs. 166, 27 Hayduck, CAG XIV 3 [1903]); vgl. auch unten Anm. 18. Wie dem auch sei: da die halben/komplementären Körper-Teile in den beiden Samenhälften präformiert sind, lässt sich mit Blick aufs ganze von *einem* (‚zerrissenen') Samen-Körper sprechen. Empedokles sagt B 63 διέσπασται μελέων φύσις (s. u.), worin beide Perspektiven verbunden scheinen. – Interessant ist, wie Galen (*De semine* 2, 3, 4. IV 616 K. = 166/68 de Lacy, CMG V 3, 1 [1992]) die zweite Aristoteles-Stelle aufnimmt: ὁ μὲν οὖν Ἐμπεδοκλῆς διεσπάσθαι ⟨φησὶ⟩ τὰ τοῦ γεννηθησομένου μόρια καὶ τὰ μὲν ἐν τῷ τοῦ ἄρρενος σπέρματι τὰ δ' ἐν τῷ τῆς θηλείας περιέχεσθαι· καὶ αὐτῆς γε τῆς ἀφροδισίου συμπλοκῆς ἐντεῦθεν γίνεσθαι τοῖς ζῴοις τὴν ἐπιθυμίαν, ὀριγνωμένων ἀλλήλοις ἑνωθῆναι τῶν διεσπασμένων μορίων. ‚Empedokles sagt, auseinandergerissen seien die Teile des künftigen Lebewesens und teils im Samen des Männchens, teils in dem des Weibchens enthalten; und die eben auf die *Kopulation* gerichtete Begierde rühre von daher bei den Lebewesen, insofern die auseinandergerissenen Teile das Verlangen hätten, sich miteinander zu vereinigen'. Bei Aristoteles bleibt das Subjekt des ‚Begehrens' (ἐπιθυμεῖν 764 b 6) unausgesprochen, aber wie in 1, 18. 722 b 16 ist sicher an die Zeugungspartner zu denken. Galen übernimmt dies, versucht aber, die ἐπιθυμία genauer zu *erklären*: der Paarungstrieb resultiert aus einem in den ‚auseinandergerissenen Teilen' wirkenden Einheitsverlangen – eine Vorstellung, die er zwar selbst im Anschluss als abwegig (ἄτοπος) bezeichnet, die aber zum empedokleischen Denken nicht schlecht passen würde (s. C. W. Müller, Gleiches zu Gleichem, Wiesbaden 1965, 29). Vgl. auch Emp. B 58. Indes spricht nichts dafür, dass bei Galen ein unabhängiges Empedokles-Zeugnis vorliegt, und es scheint nicht ganz so ‚unaccountable', dass die Stelle, obwohl in Diels' Poetarum philosophorum fragmenta (1901) zu Emp. B 63 notiert, in den ‚Vorsokratikern' fehlt: dies zu O'Brien (wie Anm. 17) 80 Anm. 42, der auch die arabische Überlieferung des Testimoniums heranzieht.

Von seiner Zoogonie sind vier Stufen kenntlich. Auch das ist ein heikles Kapitel, und es ist umstritten, ob die vier Phasen in der Entstehung der Lebewesen als kontinuierlicher Prozess zu lesen oder paarweise verschiedenen Perioden des Weltgeschehens zuzuordnen sind. Ich nehme versuchsweise letzteres an, ohne das hier begründen zu können und ohne mir sicher zu sein.[15] Zu Beginn der ersten der beiden Perioden flogen nur isolierte Körperteile durch die Gegend (VS 31 B 57: ‚halslose Köpfe, schulterlose Arme, stirnlose Augen'), die sich dann durch Zufall so zusammenfanden, dass Doppelwesen entstanden (B 61), ἀμφιπρόσωπα καὶ ἀμφίστερνα ‚mit zwei Gesichtern und doppelter Brust', Mischgestalten (‚Menschengeschöpfe mit Kuhköpfen'), Zwitter (‚hier Mann, unten Frau'), aber auch überlebensfähige Kombinationen, die sich fortpflanzten (VS I 334, 13). In der zweiten Periode entstiegen der Erde anfangs οὐλοφυεῖς τύποι, ‚ganzheitlich-gewachsene Formen', gebildet aus Erde mit Anteilen an Wasser und Wärme, die das Feuer nach oben trieb (B 62, 4). Aus ihrer undifferenzierten Ganzheit ergab sich das Männliche und das Weibliche, das Los der ‚beweinenswerten Männer und Frauen', durch das Neikos, den Streit, und durch eine Zerreißung, die dem Zeugungsprozess zugrunde liegt (B 63): ἀλλὰ διέσπασται μελέων φύσις· ἣ μὲν ἐν ἀνδρὸς ..., ‚sondern auseinandergerissen ist der Glieder Ursprung: der eine liegt in des Mannes (Samen, der andere im weiblichen Samen verborgen)'.[16] In diesem Sinn sind in den Geschlechtern, sofern die Metapher denn empedokleisch ist, σύμβολα eines anfänglichen ὅλον repräsentiert.

Empedokles hat seine bizarre Zoogonie wohl bewusst auf die Schockierung des Hörers angelegt. Man muss sie im Hinterkopf haben, um die Charis zu taxieren, mit der Platon seinen Aristophanes die Gedanken des Vorsokratikers umgestalten lässt. Denis O'Brien ist dem kürzlich genauer, wenn auch etwas einseitig, nachgegangen.[17] Aristophanes sagt *Symp.* 191 d 4:

---

15 Vgl. D. O'Brien, Empedocles' Cosmic Cycle. A Reconstruction from the Fragments and Secondary Sources, Cambridge 1969, 196–236; ders. 2007 (wie Anm. 17); A. Martin/ O. Primavesi, L'Empédocle de Strasbourg (*P. Strasb. gr.* Inv. 1665–1666). Introduction, édition et commentaire, Berlin/ New York 1999, 54–7. 75–82. 88 f. 96; O. Primavesi, Empedokles *Physika* I, Berlin/ New York 2008, 14 f. 33 ff. Anders C. Santaniello, Empedocle: uno o due cosmi, una o due zoogonie?, in: L. Rosetti/ C. Santaniello (Hgg.), Studi sul pensiero e sulla lingua di Empedocle, Bari 2004, 23–81.

16 Ergänzung nach Diels-Kranz. Aristoteles bricht das Zitat in *G.A.* 1, 18. 722 b 12 und 4, 1. 764 b 18 jeweils an der gleichen, eigentlich unmöglichen Stelle ab; vermutlich rekurrierte er beim zweiten Mal auf seine früheren Aufzeichnungen. – Ob ἀλλά bei Empedokles eher als ‚sondern' oder als ‚aber' zu fassen ist, mussen offen bleiben.

17 D. O'Brien, Aristophanes' Speech in Plato's *Symposium*: the Empedoclean Background and its Philosophical Significance, in: A. Havlíček/ M. Cajthaml (Hgg.), Plato's *Symposium*. Proceedings of the Fifth Symposium Platonicum Pragense, Prague 2007 (2008), 59–85 (eine frühere [deutsche] Fassung in: M. Janka/ Ch. Schäfer [Hgg.], Platon als Mythologe, Darmstadt 2002, 176 ff.); vgl. auch dens. 1969 (wie Anm. 15) 227–29. Ihr Charme ist der Aristophanes-Rede in O'Briens Ausführungen

ἕκαστος οὖν ἡμῶν ἐστιν ἀνθρώπου σύμβολον, ἅτε τετμημένος ὥσπερ αἱ ψῆτται, ἐξ ἑνὸς δύο· ζητεῖ δὴ ἀεὶ τὸ αὑτοῦ ἕκαστος σύμβολον. ‚Jeder von uns also ist das Gegenstück eines Menschen, da er, zerschnitten wie ein Plattfisch, aus einem zwei geworden ist; folglich sucht jeder allezeit sein eigenes Gegenstück'.[18] Das ist etwas anderes, als was Empedokles gemeint hatte, und anders ist auch, wenn Aristophanes das empedokleische διέσπασται μελέων φύσις (‚auseinandergerissen ist die *physis*, der ›Ursprung‹, unserer Glieder') ummünzt in ein ἡ φύσις δίχα ἐτμήθη (‚unsere *physis*, ›Natur‹, ist auseinandergeschnitten' 191 a 5).[19] Die Konstruktion seines Mythos beruht zunächst auf der Verbindung der zweiten und der dritten Phase der empedokleischen Zoogonie, die er nur auf den Menschen bezieht. Unsere ἀρχαία

---

etwas abhanden gekommen, und sein Versuch, Platon zum Kronzeugen des von ihm rekonstruierten Empedokles zu machen, scheint mir zu wenig mit der platonischen παιδιά zu rechnen. – O'Brien hätte noch erwähnen können, dass auch Aristophanes' ‚Kosmologie' – der Mond als Vermittelndes zwischen Sonne und Erde (190 b 3) – auf Empedokles (vgl. VS 31 B 42–47) anspielen mag; dazu z. B. Brisson 2002 (wie Anm. 1) 77. Und natürlich lässt die Kugelform als Idealzustand bei Aristophanes auch an den empedokleischen σφαῖρος der Philotes denken.

18 Es ist leider nicht ganz auszuschließen, dass die σύμβολον-Metapher erst von Platon gefunden ist und ihr Gebrauch im Empedokles-Referat des Aristoteles sich diesem wundervoll aristophanischen Satz verdankt (vgl. das Zitat der Rede *Pol.* 2, 4. 1262 b 11, unten Anm. 23). Aristophanes nimmt das Bild in 193 a 5 variierend auf: Betragen wir uns nicht ordentlich gegen die Götter, so besteht die Gefahr, dass sie uns noch einmal halbieren und ‚wir herumlaufen wie die silhouettenhaft gestalteten Relieffiguren auf den Grabsteinen, mit zersägten Nasen, gleichsam zu Würfelhälften geworden' (περίιμεν ἔχοντες ὥσπερ οἱ ἐν ταῖς στήλαις καταγραφὴν ἐκτετυπωμένοι, διαπεπρισμένοι κατὰ τὰς ῥῖνας, γεγονότες ὥσπερ λίσπαι). – Martin/ Primavesi (wie Anm. 15, 283 f. 307 f.) sahen in den Versen d 10–18 (bzw. 10–14) des Straßburger Papyrus einen Rückverweis auf den Kontext von VS 31 B 62 (s. o.), in d 1–9 einen Vorverweis aufs Ende der vierten Weltphase, wo ein Zerfall der Körperkomplexe in Einzelglieder stattfindet, die sich dann unter der Herrschaft der Liebe aufs neue in zufälliger Kombination verbinden. Dagegen vertritt jetzt Primavesi, im Anschluss an R. Janko (ZPE 150 [2004] 1–26), die plausible These, dass ‚Ensemble d' zu Buch 1 gehörte und dem Fragment 62 (aus Buch 2) vorausging: bei d 1–9 handelt es sich um einen Ausblick auf das Ende der vierten, in d 10–18 geht es um die dritte Phase (2008 [wie Anm. 15] 59–63). O'Brien 2007 (wie Anm. 17) 71–75 bezieht die d-Verse ganz auf die Endphase und entdeckt eine Anspielung auf diese in der von Aristophanes befürchteten ‚zweiten Teilung', während die erträumte Wiedergewinnung der Einheit *Symp.* 192 d e daran erinnere, dass es bei Empedokles nach der völligen Dissoziation der Teile zu einem neuen Zoogoniezyklus und also auch wieder zu den οὐλοφυεῖς τύποι von B 62 komme. Sollte dergleichen von Platon tatsächlich intendiert sein, wäre die ‚Geometrisierung' beachtenswert, der er die empedokleischen Motive unterzöge: statt chaotischer Auflösung fügt sich zum Handeln der Götter ein exakt fortschreitender Halbierungsprozess (vgl. *Symp.* 190 d 7), und während eine kugelige – oder zumindest runde – Gestalt für die οὐλοφυεῖς τύποι nicht bezeugt ist und schwerlich in Betracht kommt, steht sie für die aristophanischen Urmenschen fest (189 e 6).

19 Zum ‚Zerschneiden' vgl. auch Emp. B 20, 4 (O'Brien 2007 [wie Anm. 17] 65 Anm. 13).

φύσις[20] sah anders aus als die jetzige. Ursprünglich waren wir, mit Empedokles zu reden, ἀμφιπρόσωπα καὶ ἀμφίστερνα, Wesen mit zwei Gesichtern und doppelter Brust, aber wir waren zugleich οὐλοφυεῖς und machten ein Ganzes aus. Wir waren rund. Je nachdem bestanden wir aus zwei identischen Hälften – männlich-männlich, weiblich-weiblich –, oder bildeten ein Zwitterwesen (ἀνδρόγυνον). Wir hatten unter anderem vier Ohren und zwei Geschlechtsorgane an der Außenseite. Die Fortpflanzung erfolgte, so Aristophanes (191 c 1), nach Art der Zikaden durch Ablage des Zeugungsstoffs in der Erde – wie bei Empedokles die οὐλοφυεῖς τύποι χθονὸς ἐξανέτελλον (B 62, 4). Denn natürlich zeugten auch die homogen männlichen und weiblichen Kugeln. Als aber die Rundlinge in ihrer geballten Energie und Hybris die Ganzheit verwirkt und das Trauma der *Halbierung* durch Zeus erfahren hatten, wobei ihr Gesicht von Apollon hin zum Ort der Zerschneidung gedreht wurde, die Geschlechtsteile aber zunächst noch außen, d. h. hinten blieben,[21] kam es zu einem neuen Zeugungsmodus (191 c 2): μετέθηκέ τε οὖν ... αὐτῶν εἰς τὸ πρόσθεν καὶ διὰ τούτων τὴν γένεσιν ἐν ἀλλήλοις ἐποίησεν, διὰ τοῦ ἄρρενος ἐν τῷ θήλει, τῶνδε ἕνεκα, ἵνα ἐν τῇ συμπλοκῇ ..., εἰ ἀνὴρ γυναικὶ ἐντύχοι, γεννῷεν καὶ γίγνοιτο τὸ γένος. ‚Zeus versetzte die Geschlechtsorgane nun also an ihre Vorderseite und ließ durch sie die Fortpflanzung *ineinander* stattfinden, durch das Männliche im Weiblichen, zu dem Zweck, dass in der Umschlingung, wenn ein Mann auf eine Frau treffe, sie zeugten und die Nachkommenschaft daraus entstehe'. Wenn ein Mann auf einen Mann traf, so heißt es weiter, konnten sie immerhin ihre Sehnsucht nach der anderen Hälfte stillen und sich dann wieder ihrer Arbeit zuwenden, während der Effekt der μετάθεσις τῶν αἰδοίων bei der Begegnung zweier Frauen von Aristophanes übergangen wird. Im Anschluss (191 d–192 b) entwickelt er aber aus der Herkunft und Neukombination der weiblichen und männlichen Hälften eine Typologie charakterlicher Konstitutionen, und es fällt auf, dass diese Ableitung frappierend an die Art und Weise erinnert, wie im ersten Buch der hippokratischen Schrift περὶ διαίτης (Kap. 28/29) aus den Kombinationen des von Mann und Frau abgegebenen, bisexuell gefassten Samens verschiedene Charaktertypen abgeleitet werden. Es könnte sein, dass auch hier *Empedokles* mehr oder weniger direkt im Hintergrund steht.[22]

---

20 Ein Schlüsselwort in seiner Rede: 191 d 1, 192 e 9, 193 c 5, dazu ἡ πάλαι ἡμῶν φύσις 189 d 6.

21 Vgl. den bisexuellen Phanes αἰδοῖον ἔχοντα ὀπίσω περὶ τὴν πυγήν, Orph. F 135 B. (oben Anm. 4).

22 Vgl. u. a. die typisierende Differenzierung des Männlichen *Vict.* 28 (VI 502 L.) mit *Symp.* 191 d 6–8 + 191 e 6–192 a 5. Für Empedokles haben wir immerhin VS 31 B 67 (Text unsicher): Männliches entsteht in einer warmen Gebärmutter, ‚und dunkel sind deshalb und von kräftigeren Gliedern die Männer und haariger' (καὶ μέλανες διὰ τοῦτο καὶ ἁδρομελέστεροι ἄνδρες | καὶ λαχνήεντες μᾶλλον). Dazu Lesky (wie Anm. 5) 34.

Die Aitiologie des Aristophanes-Mythos ‚erklärt' (wenn man so sagen darf), warum der Mensch nicht ist wie eine Pflanze, sondern bei ihm das Männliche und Weibliche geschieden sind. Von Interesse ist, dass Aristoteles sich in *De generatione animalium* wie Aristophanes ausdrückt, wenn er, orientiert sozusagen am optischen Befund, auch bei den Lebewesen, die das Weibliche und Männliche getrennt aufweisen, ein Streben nach Überbrückung der Differenz konstatiert (1, 23. 731 a 11): ὅταν γὰρ δεήσῃ γεννᾶν, γίνεται ἀχώριστον ὥσπερ ἐν τοῖς φυτοῖς, καὶ βούλεται ἡ φύσις αὐτῶν ἓν γίνεσθαι. ‚Wenn sie zeugen sollen, ergibt sich ein Ungetrenntes wie bei den Pflanzen, und ihre Natur wünscht eins zu werden'. Das klingt wie eine Anspielung auf *Symp.* 192 d–e[23] – und überrascht, versucht Aristoteles doch im Anfang von Buch 2 mit Hilfe der ‚Scala naturae' nachzuweisen, dass die Trennung der Geschlechter ‚besser' (βέλτιον 731 b 23) und teleologisch sinnvoll sei. Für Aristophanes selbst ist die Frage der Geschlechterdifferenz nur sekundär. Die Sexualität hat bei ihm etwas Verzweifeltes, der Geschlechtsakt ist nur eine Ersatzhandlung und ein Antidot gegen die vorhandene Vereinzelung. Das illusionäre Telos des Menschen besteht in der Wiedergewinnung des verlorenen ὅλον, seiner ursprünglichen Ganzheit und Einheit, und in der Überwindung seiner σύμβολον-Existenz. Das ‚Symbol' ist nicht etwas, das er *hat* wie eine Samenhälfte, sondern es ist das, was er *ist* und was ihn definiert.

So sehr die Anmut der aristophanischen Geschichte den Leser für sich einnimmt, bedeutet diese im Kontext des *Symposion* doch nur eine Zwischenstufe, deren Geltung im Folgenden widerlegt oder doch präzisiert wird. Die Rede der Diotima hebt das ὅλον im Begriff des Guten auf (205 d 10–206 a 2),[24] und sie kommt zu einer Rehabilitierung der Sexualität und der σύμβολον-Funktion von Mann und Frau in der Konzeption des τόκος ἐν καλῷ, der ‚Zeugung im Schönen'.[25] Da nur das Gute wirklich *ist* und da alles Lebende im Sein zu verbleiben strebt, meint das jedem inhärente Verlangen nach dem Guten und Förderlichen nach Diotima zugleich ein Verlangen nach Überwindung der individuellen Endlichkeit, d. h. nach Unsterblichkeit und Annäherung an die Seinsweise des Göttlichen. Da dem Sterblichen dies jedoch verwehrt ist, bleibt nur die Reproduktion der artbildenden Form in der Folge der Individuen als ein Weg, das Eigene zu per-

23 In den *Politika* 2, 4 (1262 b 11) verweist er explizit auf die Stelle (und zugleich auf 191 a 9): ἴσμεν λέγοντα τὸν Ἀριστοφάνην ὡς τῶν ἐρώντων διὰ τὸ σφόδρα φιλεῖν ἐπιθυμούντων συμφῦναι καὶ γενέσθαι ἐκ δύο ὄντων ἀμφοτέρους ἕνα. ‚Bekanntlich erklärt Aristophanes, ob ihrer innigen Verbundenheit begehrten die Liebenden zusammenzuwachsen und aus zweien, wie sie sind, gemeinsam einer zu werden'. – Auch Galen IV 616 K. (oben Anm. 14) scheint vom *Symp.* nicht unbeeinflusst (zur ἀφροδίσιος συμπλοκή vgl. 191 c 4).

24 Dazu Verf. (wie Anm. 2) 214–19. Nicht richtig O'Brien 2007 (wie Anm. 17) 76. 82.

25 206 b ff. Vgl. Verf. (wie Anm. 2) 96–124. 222 f.

petuieren. Diotimas berühmte Bemerkungen (207 c–208 b) haben ein zentrales Lehrstück des Aristoteles inspiriert, auf das er immer wieder zurückkommt,[26] und ihre teleologische Ableitung der Fortpflanzung aus dem Trieb zur Unsterblichkeit bezeichnet die Grundlage seiner ganzen Zeugungslehre. Nicht minder suggestiv ist die platonische Formel der ‚Hervorbringung im Schönen'. Die üblichen Gender-Fragen – etwa: War Platon ein Feminist oder nicht, und wenn ja oder nein, inwiefern? War Aristoteles ein Sexist, oder hat er, der das Weibliche für eine Art Verstümmelung des Männlichen erklärt, vielleicht einen klärenden Beitrag zum Verständnis der Geschlechterdifferenz geliefert? usw. – scheinen mir am Gedanken des τόκος ἐν καλῷ irgendwie abzuprallen. Er charakterisiert das Weibliche (und was ihm bei der geistigen Fortpflanzung entspricht) als das Aufnehmend-Passive, zugleich aber als etwas von bezwingender Ausstrahlung, das die Zeugung prägt und erst ermöglicht.[27] Das καλόν, ‚in dem' gezeugt wird, zeichnet von sich selbst her die Qualität des Gezeugten vor. Im *Kratylos* (414 a 3) verbindet Sokrates das Wort γυνή spielerisch mit γονή ‚Samen'. Das trifft – nicht im Sinn einer ‚Zweisamenlehre', aber der Intention nach – die Perspektive des *Symposion.*

Eine solche Auszeichnung des rezeptiven Parts wird man bei Aristoteles vergeblich suchen. Gewiss, seine Überzeugung von der Zweckhaftigkeit der Natur ließ ihn annehmen, dass der Gegensatz der Geschlechter teleologisch notwendig sei und das Weibchen einen Beitrag zur Zeugung leisten müsse, der in polar-symmetrischem Verhältnis zu dem des Männchens steht. So scheint er zwar vom Samenkonzept des Diogenes von Apollonia signifikant beeinflusst (das gilt für den hämatogenen Ursprung des Spermas, dessen Gehalt an Pneuma und die im Pneuma wirksame Wärme), doch während Diogenes offenbar nur die männliche Seite in den Blick nahm,[28] sieht Aristoteles eine σύμβολον-Beziehung, bei der das eine erst in Relation zum anderen das wird, was es ist. Gleichwohl, was die Rollenverteilung angeht, erscheint das Weibliche sinnfällig im Nachteil. Das in *De generatione animalium* vorliegende Modell lässt sich wie folgt skizzieren.[29]

---

26 *De an.* 2, 4. 415 a 26–b 7, *G.A.* 2, 1. 735 a 17–21 (vgl. 731 b 31–35; 2.4. 738 b 2–4) und anderes bei Verf. (wie Anm. 2) 127 f.

27 Μοῖρα οὖν καὶ Εἰλείθυια ἡ καλλονή ἐστι τῇ γενέσει. ‚Schicksal und Geburtsgöttin ist die Schönheit für das Werden' (*Symp.* 206 d 2).

28 VS 64 B 6 (II 62, 11. 19; 65, 11), A 24. 27. Vgl. Lesky (wie Anm. 5) 121–25 und oben S. 194 f.

29 Mein Überblick beschränkt sich auf die wichtigsten Aspekte. Vgl. Balme (wie Anm. 11) 140 ff. und den Forschungsbericht von A. Gotthelf ebd. 173; Föllinger (wie Anm. 5) 118 ff.; A. Coles, Biomedical Models of Reproduction in the Fifth Century B. C. and Aristotle's *Generation of Animals*, Phronesis 40 (1995) 48–88; J. G. Lennox, Aristotle's Philosophy of Biology, Cambridge 2001, 229 ff.; R. Mayhew, The Female in Aristotle's Biology, Chicago 2004; M. R. Johnson, Aristotle on Teleology, Oxford 2005; D. M. Henry, How Sexist is Aristotle's Developmental Biology?, Phronesis 52 (2007) 251–69, dagegen K. M. Nielsen, The Private Parts of

(1.) Bei der Zeugung handelt es sich um eine Bewegung von der Substanz zur Substanz, vom männlichen Zeugenden zum Gezeugten, das in dessen Erbanlagen schon potentiell vorhanden ist. Seine artspezifische Form steht qua τέλος vor der Bewegung, deren ἀρχή aber ist der Zeugende, in dem die Form aktualisiert ist, die durch die Genesis reproduziert wird.[30] (*Dass* die Reproduktion erfolgt, ergibt sich aus der Unsterblichkeitstendenz der Physis.) Soweit ist die Zeugung nur eine Angelegenheit zwischen Vater und Kind. Für den Transfer des immateriellen εἶδος bedarf es aber (2.) eines Botenstoffs[31] und einer Materie, in welche die Form ein- und aus der das konkrete Formbestimmte hervorgeht. Die ὕλη besteht im Menstruationsblut der Mutter.[32] Wie dieses ist auch der Botenstoff, das Sperma, ein Stoffwechselprodukt, ein ‚Überschuss' (περίττωμα) der in Blut verwandelten und durch Erwärmung weiterverarbeiteten (‚verkochten') Nahrung. Als Endstufe und Konzentration der Blutnahrung transportiert der Samen den λόγος, den ‚definierenden' Bauplan oder die Formel des Körpers, der ihn abgibt.[33] Doch diese Aufbauformel ist (3.) nur potentiell da, als abrufbare ‚Information'.[34] Ihr Vermittler ist nicht eigentlich der Samen, sondern das in seiner schaumartigen Substanz enthaltene angeborene Pneuma – richtiger: die im Pneuma befindliche generative Wärme.[35] Sie setzt sich in strukturierende Impulse

---

Animals: Aristotle on the Teleology of Sexual Difference, ebd. 53 (2008) 373–405. Auch für *G.A.* einschlägig ist die umfassende Bibliographie bei W. Kullmann, Aristoteles. Über die Teile der Lebewesen, Darmstadt 2007, 240–69.

30 Vgl. die bündige Formulierung *Phys.* 3, 2. 202 a 11 ὁ ἐντελεχείᾳ ἄνθρωπος ποιεῖ ἐκ τοῦ δυνάμει ὄντος ἀνθρώπου ἄνθρωπον. ‚Der verwirklichte Mensch erzeugt aus dem, was der Möglichkeit nach Mensch ist, einen Menschen'. Ähnlich *G.A.* 2, 1. 734 b 20–24 und 34–36. *P.A.* 1, 1. 640 a 23–26, 641 b 23–36.

31 Das Stoffliche hat dabei nur akzidentielle Bedeutung. Wie Aristoteles erklärt (*G.A.* 1, 21. 729 b 22 ff.; 1, 22. 730 b 8 ff.; 2, 4. 738 b 11. 18 ff.), finden sich Tiere, die ein solches ‚Instrument' nicht nötig haben, und bei den übrigen geht das Werkzeug – der Samen – nicht in das (oder die) entstehende(n) Lebewesen ein, sondern ‚verdampft' (2, 3. 737 a 11), sobald es den Impuls zur Keimbildung gegeben hat. Vgl. u. a. 2, 1. 734 b 1–17; 2, 8. 748 b 32–33; 4, 1. 764 b 12–13; 4, 4. 771 b 18–23.

32 *G.A.* 1, 19. 726 b 30–727 b 33; 1, 20. 729 a 20–33.

33 *G.A.* 1, 18. 725 a 3–21; 1, 19. 726 b 1–24; 2, 1. 732 a 4–5, 734 b 22–735 a 26; 2, 4. 740 b 32–33; 2, 6. 743 a 26–34; 4, 3. 767 b 18–20. Vgl. Kullmann (wie Anm. 29) 282. 505 f.

34 *G.A.* 1, 18. 726 b 15–18, vgl. u. a. 2, 1. 735 a 4–9; 2, 3. 737 a 16–18; *P.A.* 1, 1. 641 b 36; *De an.* 2, 1. 412 b 27.

35 *G.A.* 2, 3. 736 b 29–737 a 34; 2, 6. 743 a 26–36; vgl. 2, 4. 740 b 25–34. Aristoteles rühmt diese ‚Kraft' als ein Analogon zur *quinta essentia*: ἡ ἐν τῷ πνεύματι φύσις, ἀνάλογον οὖσα τῷ τῶν ἄστρων στοιχείῳ, ‚die im Pneuma befindliche Natur, die dem Element der Gestirne entspricht' (736 b 37), aber er macht zugleich deutlich, dass die Wärme nur die Funktion eines Mediums erfüllt und das für die Entstehung eines Organismus Entscheidende der von ihr transportierte λόγος ist (2, 1. 734 b 31–36). Zum ganzen vgl. auch Kullmann (wie Anm. 29) 420–22. 562–64 (mit weiterer Literatur 477 f.; s. ferner A. L. Peck, Aristotle. *Generation of Animals*, Cambridge Mass./London ²1953, Appendix B). – “... the association of *pneuma* with

(κινήσεις) um, sobald die durch sie vermittelte Information abgerufen wird, indem die empfängnisbereite (συμμέτρως ἔχουσα 2, 4. 739 b 3) Gebärmutter das Sperma in sich hineinzieht. Dass diese das tut, hängt (4.) mit der Beschaffenheit der Hyle zusammen. Aristoteles sieht die biologisch entscheidende Differenz zwischen Weiblich und Männlich in der unterschiedlichen Körperwärme.[36] Das Weibchen ist das kältere Lebewesen und zwar fähig, die Nahrung zu Blut, nicht aber, das Blut weiter zu Samen zu ‚verkochen'; der nicht verbrauchte Rest der letzten Blutnahrung wird von ihm ausgeschieden, obwohl er eigentlich darauf angelegt wäre, wie beim Männchen in Samen verwandelt zu werden. Die ἀδυναμία des Weiblichen, sein Eidos im Samen zu verankern, macht es, wie Aristoteles meint, zu einer Art Verkümmerung des Männlichen, zum ἄρρεν ἄγονον, und das Menstruationsblut erscheint ihm wie ein vorläufiges, unreines Sperma.[37] Als solches befindet es sich im Zustand der Privation, d. h. es wartet auf den Impuls, der es die Form gewinnen lässt, die in ihm als nichtrealisiertem Sperma potentiell vorhanden ist. Qua Hyle sind die Katamenien alle Teile des künftigen Lebewesens, aber es fehlt ihnen so etwas wie ein initialisierendes Programm.[38]

---

generation appears only in the present passage (736 b 29–37) and in the account of spontaneous generation at III. 11. 762 a 18" (Balme [wie Anm. 11] 162).

36 *G.A.* 1, 19. 726 b 30–727 a 2; 2, 4. 738 a 13. 33–b 4; 4, 1. 765 b 8–35, 766 a 30–b 26; 4, 6. 775 a 6–7. 14–22. – Als Repräsentanten der je selben Spezies haben Männchen und Weibchen, obwohl *contraria*, doch die gleiche Form (1, 23. 730 b 35, vgl. *Metaph. I* 9), während sie qua *agens* und *patiens* im εἶδος verschieden sind (1, 20. 729 a 25); der primäre Unterschied besteht zwar in einem materiellen Merkmal, aber aus diesem leitet sich dann doch auch eine formale Differenz ab. Entsprechend gilt für die Geschlechtsorgane, dass ihre Verschiedenheit zwar die gesamte Körperkonstitution (ὅλη ἡ σύστασις τοῦ ζῴου 4, 1. 766 a 24 - 1, 2. 716 b 6) bedingt, ihrerseits aber aus einem Unterschied der Form resultiert (764 b 27–765 a 3).

37 *G.A.* 1, 20. 728 a 17–30, b 21–26; 2, 3. 737 a 25–30; 4, 1. 765 b 8–36, 766 b 16–26; 4, 5. 774 a 2.

38 Meine Formulierung versucht darauf Rücksicht zu nehmen, dass der männliche Samen den Prozess der Keimbildung sowohl auslöst wie determiniert; er fungiert zugleich als Bewegungs- und als Formursache, indem er die Seele als Lebens- und Organisationsprinzip in die Hyle bringt. ‚Das Sperma birgt Bewegung und einen ersten Anstoß von der Art, dass bei Aufhören der Bewegung ein jeder der Teile entsteht, und zwar als beseelt-lebendiger' (ἔχει κίνησιν καὶ ἀρχὴν τοιαύτην ὥστε παυομένης τῆς κινήσεως γίνεσθαι ἕκαστον τῶν μορίων καὶ ἔμψυχον *G.A.* 2, 1. 734 b 22). Der Samen gibt zwar nur den ersten Impuls, aber dieser pflanzt sich fort in einer Kettenreaktion (734 b 7–17), die, von der Entstehung des Herzens ausgehend, die Materie schrittweise ‚erweckt' und ihr Leben einhaucht; die Information des Spermas wird sozusagen ‚ausgepackt' und auf die ‚Hardware' angewandt. Voraussetzung dafür ist die Symmetrie von Eidos und Hyle. Die Hyle muss all das schon als Möglichkeit enthalten, was durch den Impuls des Samens aus ihr herausgeholt wird (2, 3. 737 a 22–24; 2, 4. 738 b 2–4, 740 a 2, b 18–20, 741 b 7–15), aber sie entbehrt eines Operationalisierungsmusters, das zur Entfaltung bringt, was in ihr liegt. ‚Die Katamenien sind Sperma, allerdings kein reines; denn nur eines besitzen sie nicht: das Prinzip der Seele' (τὰ καταμήνια σπέρμα, οὐ καθαρὸν δέ· ἓν γὰρ οὐκ

Trifft der Samen auf das Menstruationsblut, wird dieses ‚informiert' und in seiner latenten Struktur aktiviert, oder anders: die in ihm potentiell enthaltene Struktur wird zur ‚Gerinnung' gebracht (συνίσταται) wie die Milch durch das Lab-Enzym.[39] Es ist von da an potentiell beseelt, d. h. hat die vegetative und sensitive Ausstattung erhalten, deren es zur Erfüllung der Lebensfunktionen bedarf, und wird zum selbständigen ζῷον, sobald es diese Anlagen aktualisiert.[40] Nun ist nicht zu verkennen, dass die Form, die das Männliche und, indirekter, das Weibliche in ihrem gemeinsamen Produkt zu aktualisieren suchen, geschlechtsspezifisch jeweils etwas anderes meint. Wo es

---

ἔχει μόνον· τὴν τῆς ψυχῆς ἀρχήν 2, 3. 737 a 28). ‚Das Weibchen benötigt einen ersten Anstoß, d. h. den Faktor, der für die Bewegung und Bestimmung sorgt' (δεῖται ... ἀρχῆς καὶ τοῦ κινήσοντος καὶ διοριοῦντος 1, 21. 730 a 29; komplementär 4, 3. 768 b 25–27). Vgl. auch 2, 1. 733 b 30–734 a 4; 2, 4. 738 b 18–27 und unten Anm. 40.

39 *G.A.* 1, 20. 729 a 9–14; 2, 3. 737 a 14; 2, 4. 739 b 20–26; 4, 4. 771 b 21–27. An letzterer Stelle erfährt die Analogie eine bedeutungsvolle Präzisierung (772 a 22–25): die Wärme des Samens führt zur Bildung eines differenzierten Organismus – oder mehrerer –, hat also auch einen qualitativen Effekt, die Wärme im Lab dagegen erzeugt nur ein homogenes Quantum; vgl. z. B. 1, 21. 730 a 14–15.

40 Die im Samen potentiell vorhandene Nährseele, d. h. das elementare Lebensprinzip, das für Entstehung und Wachstum bei Pflanzen und Tieren verantwortlich ist, wird durch den Impuls zur Bildung des Herzens im werdenden Keim verankert; mit ihr installiert sich ein ‚Programm' sowohl für die Bildung bzw. Aktualisierung der übrigen Teile als auch für die Selbstorganisation des ausgeformten Fötus, der vom Zeitpunkt der selbständigen Nahrungsaufnahme an aktuell ‚lebt' (*G.A.* 2, 1. 735 a 4–26; 2, 4. 740 a 1–13, 740 b 29–741 a 3; vgl. 2, 3. 736 b 8–13, 737 a 18–22). Die θρεπτικὴ ψυχή ist potentiell auch in der weiblichen Hyle gegeben, die dem Fötus zugleich als Nahrungsquelle dient, aber ihre δύναμις wird dort – zumindest im Fall der Tiere – paralysiert durch das Fehlen der Information für die Ausbildung der perzeptiven und reaktiven Körperfunktionen, die zu einem mit Wahrnehmung und Empfindung begabten Lebewesen gehören (2, 5. 741 a 5–6. 15–29, b 5–7; 3, 6. 757 b 14–19; vgl. 2, 3. 737 a 30–34). Zur Genesis eines ζῷον kommt es erst durch die αἰσθητικὴ ψυχή, die vom Sperma zusammen mit der Nährseele transportiert wird und vom Herzen aus sich auf alle entstehenden Teile des Körpers überträgt. Da der Samen den λόγος eines aktuellen Körpers in einen potentiellen bringt, bereitet die Annahme, dass er auch die Wahrnehmungs- oder Empfindungsseele potentiell enthält, wenig Schwierigkeiten (2, 3. 736 b 15–27), doch mit dem für den Menschen konstitutiven Intellekt (νοῦς) hat es eine eigene Bewandtnis (736 b 5–8. 27–33; 737 a 9–10). Denn die Aktivität des Nus ist unabhängig von der des Körpers, und seine Vererbung transzendiert den biologisch-somatischen Prozess. Aristoteles äußert 736 b 28 die vielberufene Hypothese, dass der Intellekt ‚von draußen (θύραθεν) hineinkomme' – vermutlich: in den Samen (Balme [wie Anm. 11] 158 f.) – und ‚allein göttlich sei'; vgl. auch *Resp.* 4. 472 a 22, *De an.* 1, 4. 408 b 18–19, Theophrast F 307 a Fortenbaugh. Aus der unterschiedlichen Wertigkeit der drei Seelenarten (736 a 31) mag er auf Unterschiede der Qualität der im Pneuma enthaltenen Wärme (oben Anm. 35) geschlossen haben: "The fact that man has intellect is attributable to the purity of the heat in his heart (*G.A.* II. 744 a 29)". So Balme a. O. 164, auf dessen scharfsinnige Bemerkungen zum ψυχή-Konzept in den biologischen Schriften (88–93. 157–65) mit Nachdruck verwiesen sei.

um die Geschlechtsbestimmung des Embryos und um die Vererbung von Eigenschaften geht, führt das Zusammentreffen beider Potentialitäten (5.) geradezu in einen Agon von Eidos und Hyle. Aristoteles greift hier auf das eingangs erwähnte ἐπικράτεια-Modell zurück, das die männlichen und weiblichen Anteile gleichsam darum ringen lässt, wer von beiden sich am Ende durchsetzt.[41] Er rechnet dabei einerseits, überraschenderweise, auch mit weiblichen κινήσεις, d. h. genetisch prägenden Impulsen,[42] und wagt doch andererseits die Behauptung, die Genesis eines weiblichen Lebewesens sei als erste Stufe der ‚Entartung' zu betrachten – da der vom Samen transportierte λόγος ja auf die Reproduktion des Männlichen ausgelegt sei (4, 3. 767 b

41 *G.A.* 4, 3. 767 b 10–23, 768 a 2–5, a 21–b 36; vgl. 4, 1. 766 a 14–22, b 15–16; 4, 4. 770 b 16–17.

42 *G.A.* 4, 3. 768 a 19–20 (καὶ ἐπὶ τῶν ἀρρένων lässt sich halten), vgl. 25–28; a 34–b 1; in a 14 ist dagegen offenbar an die im Samen potentiell vorhandenen κινήσεις des ‚Weiblichen' (d. h. von Merkmalen der mütterlichen Linie des Zeugenden), nicht an solche des Weibchens zu denken. Aristoteles trifft in der Partie eine Unterscheidung "between ἐξίστασθαι καὶ μεταβάλλειν ('departing from type and changing over') and λύεσθαι ('relapsing'): ... the result of the former process is that the embryo acquires a characteristic opposite to that of the original movement ...; the result of the latter process ... is that the embryo acquires a characteristic which belonged to one of his ancestors" (Peck [wie Anm. 35] 406 note a, dazu 404 note c). Vgl. die Zusammenfassung 768 b 5–12. Die beiden Vorgänge stehen für zwei Grade der Rückwirkung der Hyle auf die aktuellen und potentiellen κινήσεις, die zunächst alle vom Samen ausgehen. Das λύεσθαι einer κίνησις erklärt sich nach 768 b 15–25 aus der Widerständigkeit der Hyle, die zwar von der aktuellen männlichen κίνησις noch ‚bezwungen' (also männlich determiniert) wird, dieser durch den ‚Gegenstoß' aber soviel an Kraft nimmt, dass sich nicht die Merkmale des Zeugenden selbst durchsetzen, sondern die potentiellen κινήσεις von Eigenschaften seiner Eltern oder Vorfahren aktualisiert werden ‚müssen' oder gar keine individuellen Eigenschaften übertragen werden. Wird hingegen eine männliche κίνησις durch die Hyle ‚überwältigt', kommt es nicht bloß zu ihrer Ablösung durch eine andere des Erzeugers, sondern zu einer Art Umpolung. Das ἐξίστασθαι, das ‚Heraustreten' (sc. aus der Form, die von der jeweiligen κίνησις repräsentiert wird), betrifft zum einen die Hyle, die ins Gegenteil der in der κίνησις angelegten Bestimmung umschlägt (768 a 4. 26, b 25, unsicher a 15; vgl. 4. 1, 766 a 15), also weiblich determiniert wird, zum anderen aber auch das männliche Bewegungsprinzip selbst (768 b 8, vielleicht a 15; vgl. 766 a 20). Aus einer männlich bestimmten κίνησις, so scheint Aristoteles sagen zu wollen, wird eine weibliche, die sich mit abweichenden oder gleichgerichteten κινήσεις verbindet (wenn z. B. der Sohn oder die Tochter der Mutter gleicht) und bei der auch ein λύεσθαι (wohl durch Wirkung männlicher κινήσεις) eintreten kann, so dass ein weiblicher Embryo Merkmale der mütterlichen Vorfahren erhält. Ob und inwieweit die Hyle in der vom Samen vorgegebenen Form verbleibt oder aus ihr heraustritt, hängt von der Qualität des Spermas und von der Quantität und dem ‚Kältegrad' der Katamenien ab (768 b 25–29). – Vgl. zu dem Kapitel auch W. Kullmann, Die Teleologie in der aristotelischen Biologie, SB Akad. Heidelberg 1979 (2), 52 f.; ders. 2007 (wie Anm. 29) 382, mit weiterer Literatur. Seine Einschätzung, Aristoteles behaupte „eine völlige Homologie des Beitrages der Geschlechter" (1979), „einen gleichen Beitrag beider Geschlechter zur Vererbung" (2007), ist zweifellos etwas übertrieben.

5–8. 15–20). Dass aber die Unsterblichkeit der Natur dadurch garantiert sein soll, dass das Männliche mit der Vorstufe eines τέρας, einer Art ‚Missgeburt' sich paaren muss (767 b 8–15, vgl. 4, 6. 775 a 15–16), erscheint auch im Horizont seines eigenen Weltbilds völlig absurd.

Gewiss kann man dies und manch anderes gegen seine Konzeption einwenden, doch wird ihre Ausstrahlung als philosophisch-naturwissenschaftliche Theorie davon kaum berührt. Aristoteles ahnte nichts von der Eizelle und fand den weiblichen Zeugungsbeitrag in der Menstruation statt in der Ovulation, aber mit der Interdependenz und συμμετρία der je potentiellen, essentiell an die Vereinigung gebundenen Zeugungsanteilen von Stoff und Form beschreibt er etwas, das sich immerhin als Analogon zur Verschmelzung von Ei- und Samenzelle verstehen lässt. Wolfgang Kullmann ist den teilweise überraschenden Parallelen, die sich zwischen der aristotelischen Spekulation und den Ergebnissen der heutigen Biologie und Genetik erkennen lassen, im einzelnen nachgegangen.[43] Der wichtigste verbindende Aspekt scheint mir hier das Moment der ‚Information' zu sein, also das, was Aristoteles je nach Kontext als λόγος oder εἶδος oder ψυχή bezeichnet und was seine Erklärung von älteren, mechanistisch-materialistischen Deutungen des Zeugungsvorgangs unterscheidet.[44] Er fasst die Zeugung als einen Prozess, der nicht von den Gegebenheiten der Materie seinen Ausgang nimmt, sondern von einem vorgegebenen formalen Code, der im Materiellen epigenetisch zur Aktualität und Entfaltung kommt.

Ich will mit dem Hinweis schließen, dass Aristoteles in diesem systematisch zentralen Punkt sich mit Platon trifft. Das kann hier nur kurz angedeutet werden. Auch in der Zoogonie des *Timaios* (90 e 6) gilt die Frau als die ‚erste Entartung' des Mannes, aber das ist dort schwerlich mehr als ein Scherz – die zweite Degenerationsstufe bildet das Geschlecht der Vögel.[45] Im

43 Kullmann 1979 (wie Anm. 42); ders., Aristoteles und die moderne Wissenschaft, Stuttgart 1998, Kap. 4; zusammenfassend: ders. 2007 (wie Anm. 29) 173 f. 282 f. Vgl. auch H. Flashar, Aristoteles, in: ders. (Hrsg.), Grundriss der Geschichte der Philosophie. Antike Bd. 3, Basel ^{2}2004, 369 f.

44 Zur Frage der Anwendbarkeit des Informationsbegriffs auf die aristotelische Philosophie vgl. jetzt auch die Studie von U. Voigt, Aristoteles und die Informationsbegriffe. Eine antike Lösung für ein aktuelles Problem?, Würzburg 2008.

45 Der spielerische Charakter dieser Entwicklungslinie schließt natürlich nicht aus, dass sie von Platon genau kalkuliert und auch philosophisch von Interesse ist. In der Tat wird mit der Ableitung der Frau und der Tiergattungen aus dem einen Ursprung ‚Mann' in gewisser Weise ausgeführt, was 73 c in der Bündelung der Formen aller Lebewesen im Mark mitgegeben ist (s. u.), und nach der teleologischen Erklärung der Nägel 76 d 8 haben unsere göttlichen Konstrukteure mit der Bildung der ὄνυχες darauf Rücksicht genommen, ‚dass einmal aus Männern Frauen und des weiteren die Tiere entstehen würden'; vgl. auch 42 b 5. Doch der Gestus des Sprechens ist im *Timaios* ein völlig anderer als bei Aristoteles – und anders auch als *Leg.* 944 e 1, wonach die ‚allerpassendste Strafe' für Feigheit im Kampf darin bestünde, dass der betreffende Mann sich in eine Frau verwandelte (wieder anders 804 d 6 ff., vgl. K. Schöpsdau, Platon. Nomoi Buch IV-VII, Göttingen 2003, 555).

Unterschied zur hämatogenen Samenauffassung des Aristoteles folgt Platon im *Timaios* dem enkephalo-myelogenen Ansatz, der das Sperma aus dem Gehirn und dem Mark entstehen lässt; auch geht er auf die biologisch-medizinischen Aspekte der Zeugung und Vererbung nicht näher ein. Im Hinblick auf die aristotelische Konzeption scheint mir jedoch dreierlei von besonderem Interesse zu sein.

Erstens wird die Zeugung im *Timaios* als Probe oder Modell für die Genesis überhaupt genommen. Die χώρα, der Raum, der als ‚Auffangbecken des Werdens' (γενέσεως ὑποδοχή 49 a 6) der Form entbehrt, ist das ἐν ᾧ, das Worin oder die ‚Mutter' des Werdenden (50 d 3), und wird durch die in ihn eintretenden εἴδη bewegt und durchgestaltet (κινούμενον καὶ διασχηματιζόμενον 50 c 2); die χώρα hat jedoch nicht nur eine rezeptive Funktion, sondern bildet zugleich den einheitsstiftenden Rahmen, auf den die ein- und ausgehenden Formen bezogen sind und der das jeweils Entstehende erst zu einem identifizierbaren Gegenstand macht – ohne die ‚Mutter' gäbe es in der Welt der Genesis nur Bestimmungen, aber nichts Bestimmtes. Das transzendente Paradeigma der Form, die in den Raum eintritt, ist das ὅθεν, das Woher oder der ‚Vater' (50 d 3), und die μεταξὺ τούτων φύσις, d. h. das aus dem Übergang der Form vom Paradeigma in den Raum entstehende Formbestimmte, d. h. die empirische Realität, ist das ‚Kind' (d 4). Das χώρα-Modell wird von Aristoteles kritisiert,[46] aber die Nähe zu seiner eigenen Zeugungstheorie ist unverkennbar.

Zu erwähnen ist *zweitens* die überaus komprimierte Beschreibung der Funktion des Marks in 73 b–d.[47] Platon greift auf die πανσπερμία-Vorstel-

---

46 *Phys.* 4, 2. 209 b 11–210 a 11. Seine Einwände ergeben sich v. a. daraus, dass er die platonische χώρα im Sinn seines ὕλη-Begriffs interpretiert; doch nimmt der *Timaios* eine ‚Materialursache' gar nicht in den Blick. Der Raum, der im Unterschied zu den permanent sich verändernden Eigenschaftsträgern als ein ‚dies und das da' (τοῦτο καὶ τόδε) anzusprechen ist und als formlose Matrize den Eigenschaften einen Ort gibt (49 d 4–50 a 4; 50 b 9–c 6; 52 a 8–b 2), ist kein Substrat im materialen Sinn, wohl aber das, was dem jeweiligen Eigenschaftsträger für die Dauer seiner Existenz als Begrenzendes und Individuierendes zugrunde liegt; als solches ‚enthält' er, aristotelisch betrachtet, potentiell alle Repräsentationen des ihn einnehmenden Körpers, also z. B. alle Entwicklungsschritte im Leben eines Menschen von der Zeugung bis zum Tod. Vgl. auch Verf. (wie Anm. 2) 188 ff.

47 Im Mark verknüpfen sich ‚die Bande des Lebens' (οἱ τοῦ βίου δεσμοί 73 b 3, vgl. d 6), die die Seele mit dem Körper verbinden und ‚dem sterblichen Geschlecht seine Wurzeln' geben (b 4); von den Erscheinungsformen des μυελός (Gehirn, Rückenmark, Knochenmark) her und um sie herum gestaltete der Gott unseren ganzen Körper aus (d 6). Das Mark selbst wurde von ihm aus Elementardreiecken der vier Elemente geschaffen und in spezifischer Weise segmentiert (73 c 1): μειγνὺς δὲ ἀλλήλοις σύμμετρα, πανσπερμίαν παντὶ θνητῷ γένει μηχανώμενος, τὸν μυελὸν ἐξ αὐτῶν ἀπηργάσατο· καὶ μετὰ ταῦτα δὴ φυτεύων ἐν αὐτῷ κατέδει τὰ τῶν ψυχῶν γένη, σχημάτων τε ὅσα ἔμελλεν αὖ σχήσειν οἷά τε καθ' ἕκαστα εἴδη, τὸν μυελὸν αὐτὸν τοσαῦτα καὶ τοιαῦτα διῃρεῖτο σχήματα εὐθὺς ἐν τῇ διανομῇ τῇ κατ' ἀρχάς. ‚Indem er die Elementardreiecke im passenden Verhältnis miteinander

lung des Anaxagoras zurück,[48] macht aus ihr aber etwas völlig anderes und erscheint hier ‚moderner' auch als Aristoteles: was er sagt, wirkt wie eine umrisshaft-spekulative Vorwegnahme des Genom-Konzepts. Als Samensubstanz enthält das Mark die Seele in ihren γένη – also je nachdem auch den rationalen, ‚göttlichen' Teil, der im Gehirn angesiedelt ist –, und es enthält, wie es heißt, potentiell *alle* Formen der sterblichen Lebewesen, in heutiger Redeweise: es birgt den genetischen Code für alles, was entsteht, und erfährt in der Reproduktion der Arten eine je verschiedene Aktualisierung entsprechend den spezifischen Strukturformeln.[49]

---

mischte, bildete er, eine Mixtur aller Samen ersinnend für jede sterbliche Art, aus ihnen das Mark. Und danach pflanzte er ihm die Arten der Seelen ein und band sie fest, und so viele und so beschaffene (Körper-) Formen den Seelenarten, entsprechend den einzelnen Spezies (der sterblichen Lebewesen), zufallen sollten, in so viele und so beschaffene Formen teilte er das Mark selbst gleich bei der anfänglichen Aufteilung'. – Den Wortlaut der Partie hat F. M. Cornford (Plato's Cosmology, London 1937, 294 f., im Anschluss an A. Rivauds Budé-Ausgabe, Paris 1925) m. E. zutreffend erklärt. In der Sache möglich wäre, παντὶ θνητῷ γένει c 2 zu fassen als ‚für das ganze sterbliche Geschlecht' (vgl. τὸ θνητὸν γένος b 4 f.), wie auch öfter übersetzt wird; aber damit wäre doch wohl der Artikel gefordert, und ‚jede sterbliche Art' (oder ‚Gattung') wird auch durch die ψυχῶν γένη c 4 empfohlen.

48 Vgl. oben Anm. 10. Der Ausdruck πανσπερμία „vocabulum esse videtur Democriteum" (H. Bonitz, Index Aristotelicus 560 b 27; vgl. Arist. *Phys.* 3, 4. 203 a 21) und passt, wie zu Anaxagoras, natürlich auch zur Pangenesis-Lehre. Aristoteles referiert *G.A.* 4, 3. 769 a 26 eine Hypothese zur Vererbung körperlicher Merkmale, bei der die Implikationen des Begriffs in der Schwebe bleiben: εἰσὶ γάρ τινες οἵ φασι τὴν γονὴν μίαν οὖσαν οἷον πανσπερμίαν εἶναί τινα πολλῶν· ὥσπερ οὖν εἴ τις κεράσειε πολλοὺς χυμοὺς εἰς ἓν ὑγρὸν κἄπειτ' ἐντεῦθεν λαμβάνοι, καὶ δύναιτ' ἂν λαμβάνειν μὴ ἴσον ἀεὶ ἀφ' ἑκάστου, ἀλλ' ὁτὲ μὲν τοῦ τοιοῦδε πλεῖον ὁτὲ δὲ τοῦ τοιοῦδε, ὁτὲ δὲ τοῦ μὲν λαβεῖν τοῦ δὲ μηθὲν λαβεῖν – τοῦτο συμβαίνειν καὶ ἐπὶ τῆς γονῆς πολυμιγοῦς οὔσης· ἀφ' οὗ γὰρ ἂν τῶν γεννώντων πλεῖστον ἐγγένηται, τούτῳ γίγνεσθαι τὴν μορφὴν ἐοικός. οὗτος δὲ ὁ λόγος οὐ σαφὴς μὲν καὶ πλασματίας ἐστὶ πολλαχῇ, βούλεται δὲ καὶ βέλτιον λέγειν μὴ ἐνεργείᾳ ὑπάρχειν, ἀλλὰ κατὰ δύναμιν ἣν λέγει πανσπερμίαν· ἐκείνως μὲν γὰρ ἀδύνατον, οὕτως δὲ δυνατόν. ‚Manche behaupten nämlich, die Zeugungsflüssigkeit sei, wenn auch *eine*, gleichsam eine Samenmischung aus vielerlei; wie man nun, wenn man viele Säfte zu *einer* Flüssigkeit mischte und dann davon wegnähme, nicht immer den gleichen Anteil von jedem nehmen könnte, sondern bald von *der* Art mehr, bald von jener, bald auch vom einen nehmen und vom anderen nichts nehmen könnte, ebenso geschehe es auch bei dem aus vielem gemischten Samen: von welchem der Zeugungspartner das meiste hineinkomme, dem gleiche das Kind an Gestalt. Diese Auffassung ist unklar und konstruiert in vieler Hinsicht, will aber eigentlich auf eine bessere Erklärung hinaus – dass nämlich die gemeinte πανσπερμία nicht in der Aktualität, sondern in der Potentialität vorliege. Denn wenn auf jene Weise gefasst, ist es unmöglich, wenn aber auf diese, möglich'. Das geht vielleicht auf Demokrit (Lesky [wie Anm. 5] 74 f.), aber Aristoteles scheint zugleich an eine Konzeption wie die platonische zu denken, in der die πανσπερμία genau den potentiellen Charakter hat, den er fordert (Bonitz a. O. 560 b 35). Vgl. H. de Ley, Pangenesis versus Panspermia. Democritean Notes on Aristotle's *Generation of Animals*, Hermes 108 (1980) 129–53.

49 Die Darstellung führt das Ineinander des Universellen und des Spezifischen als ein

Es wäre vielleicht zu wünschen gewesen, dass dieser Gedanke *drittens* auch in der Darstellung des konkreten Zeugungsvorgangs in 91 a–d aufgenommen und so expliziert worden wäre, dass die Ontogenese mit der Phylogenese vermittelt würde. Doch hat Platon das in seinen kurzen Bemerkungen nicht versucht.[50] Mit Blick auf die aristotelische Lehre lässt sich immer-

---

Nacheinander aus: als πανσπερμία umfasst das Mark die Merkmale der Spezies zunächst ungeschieden – πάντα ὁμοῦ, mit Anaxagoras zu reden –, dann erfolgt seine Aufteilung in Abschnitte und ‚Schemata', die nach Zahl und Qualität die σχήματα der biologischen Arten repräsentieren. Vgl. auch 53 a 7–b 5. – Cornford (wie Anm. 47) 294 spricht zu Recht von "a 'preformist' determination of the various shapes (types of body)", doch gibt der Text keine Veranlassung, die σχήματα des Marks für *morphologisch* äquivalent mit den σχήματα der Spezies zu halten; der μυελός beherbergt keinen Miniatur-Zoo, sondern weist eine Strukturierung auf, die den Bauplan der spezifischen Körperformen vorzeichnet und bei der Fortpflanzung zur Entfaltung kommt – nach welchem Modus, wird von Timaios leider nicht gesagt (nach 91 d 3 [unten Anm. 50] entstehen beim Eintritt des Marks/Samens in die Gebärmutter ‚ungestaltete Lebewesen', ἀδιάπλαστα ζῷα, die des διακρίνειν bedürfen, aber das hilft kaum weiter). Ein übergreifendes Organisationsprinzip der πανσπερμία liegt in der Differenz der Seelentypen, die ins Mark ‚eingebunden' bzw. (im Falle des Intellekts) in einem Teil von ihm lokalisiert sind; die Dreiteilung der Seele führt jedoch weder auf eine eindeutige Taxonomie, da die Tiere mit den Pflanzen (77 b) das ‚begehrlich'-vegetative und mit dem Menschen auch das ‚muthaft'-emotionale Moment gemeinsam haben, noch erklärt sie die Vielfalt der Arten. Für eine solche Erklärung könnte man auf 57 c 7–d 6 rekurrieren, wo die vier Elemente als Gattungen (Klassen) gefasst werden; ihre Arten sind durch die unterschiedliche Größe der geometrisch ähnlichen Repräsentanten der beiden Dreiecksformen definiert, aus denen die Elementarkörper sich zusammensetzen: mit der Bildung der zwei Dreiecke waren gleich ‚zu Anfang' so viele Größen von ihnen vorhanden, wie es Spezies der Elemente gibt. Werden die Arten ‚mit sich selbst und miteinander (d. h. mit denen der jeweils anderen Genera) vermischt, so sind sie (ihre Mischungen) an Mannigfaltigkeit unendlich' (συμμειγνύμενα αὐτά τε πρὸς αὑτὰ καὶ πρὸς ἄλληλα τὴν ποικιλίαν ἐστὶν ἄπειρα 57 d 4, vgl. 61 c 4). Sieht auch der ‚genetische Code' des Marks so aus, dass die σχήματα, auf denen die biologische Diversität beruht, zwar alle nur die beiden Formen des Elementardreiecks als Bausteine enthalten, sich in der Gestalt aber dadurch unterscheiden, dass die ‚unendlich vielen' Kombinationsmöglichkeiten der Spezies der Elemente bei jeder Art von Lebewesen auf spezifische Weise realisiert sind?

50 *Tim.* 91 a 1 κατ' ἐκεῖνον δὴ τὸν χρόνον διὰ ταῦτα θεοὶ τὸν τῆς συνουσίας ἔρωτα ἐτεκτήναντο, ζῷον τὸ μὲν ἐν ἡμῖν, τὸ δ' ἐν ταῖς γυναιξὶν συστήσαντες ἔμψυχον ... [b 2] ὁ δέ (sc. ὁ μυελός), ἅτ' ἔμψυχος ὢν καὶ λαβὼν ἀναπνοήν, τοῦθ' ᾗπερ ἀνέπνευσεν, τῆς ἐκροῆς ζωτικὴν ἐπιθυμίαν ἐμποιήσας αὐτῷ, τοῦ γεννᾶν ἔρωτα ἀπετέλεσεν. διὸ δὴ τῶν μὲν ἀνδρῶν τὸ περὶ τὴν τῶν αἰδοίων φύσιν ἀπειθές τε καὶ αὐτοκρατὲς γεγονός, οἷον ζῷον ἀνυπήκοον τοῦ λόγου, πάντων δι' ἐπιθυμίας οἰστρώδεις ἐπιχειρεῖ κρατεῖν· αἱ δ' ἐν ταῖς γυναιξὶν αὖ μῆτραί τε καὶ ὑστέραι λεγόμεναι διὰ τὰ αὐτὰ ταῦτα, ζῷον ἐπιθυμητικὸν ἐνὸν τῆς παιδοποιίας, ὅταν ἄκαρπον παρὰ τὴν ὥραν χρόνον πολὺν γίγνηται, χαλεπῶς ἀγανακτοῦν φέρει, καὶ πλανώμενον πάντῃ κατὰ τὸ σῶμα, τὰς τοῦ πνεύματος διεξόδους ἀποφράττον, ἀναπνεῖν οὐκ ἐῶν εἰς ἀπορίας τὰς ἐσχάτας ἐμβάλλει καὶ νόσους παντοδαπὰς ἄλλας παρέχει, μέχριπερ ἂν ἑκατέρων ἡ ἐπιθυμία καὶ ὁ ἔρως συναγαγόντες, οἷον ἀπὸ δένδρων καρπὸν καταδρέψαντες, ὡς εἰς ἄρουραν τὴν μήτραν ἀόρατα ὑπὸ

hin sagen: auch bei Platon spielt das Pneuma eine Rolle, wenn auch eine andere als bei Aristoteles, und es ist nicht nur der Mann, sondern auch die aufnehmende Gebärmutter, deren ‚Privation' im Verlangen, befruchtet zu werden, eine geradezu existentielle Dimension erhält, was die Zeugung ermöglicht.[51] Beide zusammen, d. h. das in den Uterus eingegangene Sperma und der Uterus selbst sorgen, wie es 91 d in Einklang mit der aristotelischen Konzeption heißt, für das διακρῖναι, für die epigenetische Artikulation des zunächst noch unausgebildeten mikroskopischen Wesens, in und an dem sie die Genesis verwirklichen.

Es mag für manchen Aristoteliker provozierend klingen, aber die aristotelische Zeugungstheorie ist in ihren prägenden Grundgedanken, wie mir scheint, in *Symposion* und *Timaios* präformiert. Platon und Aristoteles stehen auch in diesem Feld zueinander wie zwei σύμβολα eines – freilich nicht zum Schaden der Philosophie – zerbrochenen Ganzen.

σμικρότητος καὶ ἀδιάπλαστα ζῷα κατασπείραντες καὶ πάλιν διακρίναντες μεγάλα ἐντὸς ἐκθρέψωνται καὶ μετὰ τοῦτο εἰς φῶς ἀγαγόντες ζῴων ἀποτελέσωσι γένεσιν. ‚Um jene Zeit also [sc. als die ersten Frauen entstanden waren] gestalteten die Götter deshalb das Verlangen nach der Vereinigung, indem sie ein beseeltes Lebewesen teils in uns (Männern), teils in den Frauen zusammenfügten. ... Das Mark nun, in dem ja Seele war und das [durch eine Öffnung zur Harnröhre] Luft in sich aufnahm, bildete eben die Stelle (?), wo es Luft nahm, dadurch dass es lebendige Begierde nach dem Erguss in sie brachte, zum Zeugungsverlangen aus. Darum ist denn bei den Männern die Natur der Geschlechtsteile ungehorsam und selbstherrlich geworden wie ein der Vernunft unzugängliches Tier und sucht aufgrund ihrer treibenden Begierden alles zu beherrschen. Bei den Frauen aber wird aus eben denselben Gründen das, was man Gebärmutter und Uterus nennt und was als ein auf Kinderzeugung begieriges Lebewesen in ihnen ist, dann, wenn es über die Geschlechtsreife hinaus lange Zeit ohne Frucht bleibt, sehr unwillig und nimmt es übel, irrt überall im Körper umher, versperrt die Durchgänge der Atemluft, lässt das Luftholen nicht zu, versetzt sie in äußerste Ratlosigkeit und ruft auch sonst mancherlei Krankheiten hervor, bis dann die Begierde und das Verlangen der beiden (Geschlechter) sie zusammenführen und gleichsam von den Bäumen die Frucht pflücken, in die Gebärmutter wie in ein Saatfeld durch ihre Winzigkeit unsichtbare und ungestaltete Lebewesen aussäen und sie wiederum gliedern, sie im Innern großziehen und danach ans Licht bringen und so die Entstehung der Lebewesen vollenden'. – Der Satzbau in b 2–4 ist nicht klar. Vielleicht ⟨παρὰ⟩ oder ⟨κατὰ⟩ τοῦϑ' ᾗπερ κτλ.?

51 Was bedeutet die Angabe, dass die Gebärmutter, wenn unbefruchtet, ‚aus denselben Gründen' (διὰ τὰ αὐτὰ ταῦτα 91 c 1) wie das männliche Genitale Schwierigkeiten macht? Da das Mark zugleich Sperma ist (91 b 1 → 74 a 4), verfügt auch die Frau über Samen, dies aber nur gewissermaßen potentiell und so, dass das weibliche Sperma (wie in der Zeugungslehre des Hippon von Rhegion, s. o.) sich genetisch nicht auswirkt, weil es keinen Impuls durch eindringende Luft erfährt. Rechnet Platon damit, dass der μυελός gleichwohl für die ‚ἐπιϑυμία des Uterus' verantwortlich ist und diesen, wie um den Weg der Luft zu unterbrechen und umzuleiten, im Körper umherirren lässt? Vgl. 86 c 3, wo die Symptome, die ein ‚exzessiver Samenfluss' hervorruft, z. T. zur weiblichen Symptomatik in 91 c stimmen. – Zur ganzen Beschreibung vgl. auch *Symp.* 206 d 3–e 1; Arist. *G.A.* 4, 5. 773 b 33–774 a 6.

Aristoteles, Aristotelismus und antike Medizin

Philip van der Eijk und Sarah Francis

Einleitung

Dieser Beitrag berichtet von einem Vorhaben,[1] das die Wechselbeziehungen zwischen dem Aristotelischen Denken und der antiken Medizin genauer und systematischer untersuchen will, als es bisher geschehen ist. Zum einen geht es darum, den Beitrag, den das Aristotelische Denken für die Entwicklung der griechischen und römischen Medizin geleistet hat, in seiner Gesamtheit zu beschreiben und zu bewerten. Zum anderen sollen die Rezeption und der kreative Umgang mit medizinischen Themen und Ansichten sowohl bei Aristoteles als auch innerhalb der aristotelischen Tradition erforscht werden. Das Projekt erhebt somit zweierlei Anspruch: einerseits möchte es zu einem tieferen Verständnis einer die ganze westliche Medizingeschichte durchdringenden und bestimmenden Tradition beitragen, andererseits möchte es zeigen, wie durch die Untersuchung der medizinischen und physiologischen Interessen des Aristoteles (und seiner Schule) weitere wichtige Einblicke in die aristotelische Philosophie erzielt werden können. Letzteres soll schließlich anhand des Aristotelischen Begriffs der ἀκρασία („Unbeherrschtheit“) näher beleuchtet werden.

Es handelt sich bei diesem Projekt um ein von der bisherigen Forschung nur teilweise und geradezu unsystematisch untersuchtes Thema. Von einigen Ausnahmen abgesehen,[2] muss man feststellen, dass viele Medizinhistoriker

---

1 An dieser Stelle sei die finanzielle Unterstützung des Projektes durch den Wellcome Trust erwähnt.

2 Zu denken wäre an die Arbeiten von Th. J. Tracy, Physiological Theory and the Doctrine of the Mean in Plato and Aristotle, Den Haag u. Paris 1969 (Studies in Philosophy 17); J. Kollesch, Zu Aristoteles' Bewertung von Erfahrung und Theorie in der Medizin und ihren Auswirkungen auf die Entwicklung der Heilkunde im Hellenismus, in: Aristoteles als Wissenschaftstheoretiker. Eine Aufsatzsammlung, hrsg. v. J. Irmscher u. R. Müller, Berlin 1983 (Schriften zur Geschichte und Kultur der Antike 22), S. 179–182; G. Harig, Zur Charakterisierung der wissenschaftstheoretischen Aspekte in der Aristotelischen Biologie und Medizin, in: Aristoteles als Wissenschaftstheoretiker (a.a.O.), S. 159–170; J. Longrigg, Greek Rational Medicine. Philosophy and Medicine from Alcmaeon to the Alexandrians, London u. New York 1993, S. 149–176, und J. Kollesch, Die anatomischen Untersuchungen des Aristoteles und ihr Stellenwert als Forschungsmethode in der Aristotelischen Biologie, in: Aristotelische Biologie (Anm. 6), S. 367–373. Ältere Arbeiten sind A. Volprecht, Die

Aristoteles nicht zu ihrem Fachgebiet zu rechnen scheinen und ihm in der antiken Medizin bestenfalls eine Stellung am Rande zugestehen;[3] diese Wertung ist in noch stärkerem Ausmaß den unmittelbaren Schülern des Aristoteles, dem hellenistischen Peripatos sowie den (spätantiken) Aristotelikern und Aristoteleskommentatoren wie z. B. Alexander von Aphrodisias, Johannes Philoponos und Stephanos von Alexandrien zuteilgeworden. Erst in den letzten Jahren hat sich die Situation erfreulicherweise geändert: so liegt jetzt etwa in Geoffrey Lloyds In the Grip of Disease ein ganzes Kapitel über Aristoteles vor, und auch in Vivian Nuttons Ancient Medicine findet der Stagirite explizit Berücksichtigung.[4] Gleichwohl ist aber auch hier noch viel Arbeit zu leisten.

Auf der anderen Seite hat auch der überwiegende Teil der Aristotelesforschung die medizinischen Interessen und Ansichten des Aristoteles und seiner Schüler als philosophisch unwichtig erachtet: es handele sich hier, so heißt es verschiedentlich, um die eher technischen und mechanischen Aspekte des Aristotelischen Denkens, die von seinen Schülern zwar weitergeführt wurden, aber als philosophisch unbedeutend anzusehen seien. Wie bei den Medizinhistorikern gibt es auch hier Ausnahmen.[5] Zu nennen sind vor allem diejenigen Aristotelesforscher, die sich den biologischen Schriften zugewandt und ihre philosophische Bedeutung hervorgehoben haben,[6] des

---

physiologischen Anschauungen des Aristoteles, Diss. Greifswald 1895; P. Kalthoff, Das Gesundheitswesen bei Aristoteles, Berlin u. Bonn 1934; C. W. Sievert, Die Physiologie bei Aristoteles, Diss. Münster 1949; E. Kauder, Physikalische Modellvorstellung und physiologische Lehre im Corpus Hippocraticum und bei Aristoteles, Diss. Hamburg 1961; G. Marenghi, Aristotele e la medicina greca, Rendiconti dell'Istituto Lombardo di Scienze e Lettere 95, 1961, S. 141–161, und K. Mitropoulos, Iatrika Aristotelous, Platon 16, 1964, S. 17–61. Weitere Literatur folgt unten in den Anmerkungen.

3 Im Gegensatz dazu scheint die Stellung des Aristoteles innerhalb der Medizin des späten Mittelalters und der frühen Neuzeit von der medizinhistorischen Forschung anerkannt zu sein; s. z. B. C. B. Schmitt, Aristotle among the physicians, in: The Medical Renaissance of the Sixteenth Century, hrsg. v. A. Wear, R. K. French u. I. M. Lonie, Cambridge u. New York 1985, S. 1–15, und R. French, Medicine before Science. The Rational and Learned Doctor from the Middle Ages to the Enlightenment, Cambridge u. New York 2003.

4 G. E. R. Lloyd, In the Grip of Disease. Studies in the Greek Imagination, Oxford u. New York 2003, S. 176–201; V. Nutton, Ancient Medicine, London u. New York 2004, S. 118–121.

5 Siehe jetzt J. Lombard, Aristote et la médecine. Le fait et la cause, Paris 2004.

6 Zu denken wäre an W. Kullmann, Aristoteles' Grundgedanken zu Aufbau und Funktion der Körpergewebe, Sudhoffs Archiv 66, 1982, S. 209–238; Philosophical Issues in Aristotle's Biology, hrsg. v. A. Gotthelf u. J. G. Lennox, Cambridge u. a. 1987; Aristotelische Biologie. Intentionen, Methoden, Ergebnisse, Akten des Symposions über Aristoteles' Biologie vom 24.–28. Juli 1995 in der Werner-Reimers-Stiftung in Bad Homburg, hrsg. v. W. Kullmann u. S. Föllinger, Stuttgart 1997 (Philosophie der Antike 6); A. Cunningham, Aristotle's animal books: ethology, biology, anatomy, or philosophy?, Philosophical Topics 27, 2000, S. 17–42; R. A. H. King, Aristotle on

Weiteren in jüngerer Zeit entstandene Fragmentsammlungen und Untersuchungen zur peripatetischen Schule.[7] Dennoch können auch in diesem Bereich Philosophie- und Medizinhistoriker noch viel voneinander lernen.

Im Ergebnis stellt eine systematische Beschreibung und Bewertung der Rolle, die die Aristotelische Philosophie, Wissenschaftstheorie und -praxis in der Entwicklung des antiken medizinischen Denkens gespielt haben, immer noch ein Desideratum dar, was zur Folge hat, dass ein wichtiges Kapitel in der Geschichte der antiken Medizin nach wie vor nicht geschrieben worden ist.

Diese Situation beruht teilweise darauf, dass in der früheren Forschung davon ausgegangen wurde, dass es in der Aristotelischen Philosophie eine strikte Trennung zwischen Naturwissenschaft und Medizin bzw. zwischen Doxographie der Physik und Doxographie der Medizin gegeben hat und dass die Medizin im Lykeion eine eher untergeordnete Stellung einnahm.[8] Diese Auffassung wurde zum Teil mit den Aussagen begründet, die Aristoteles selbst über das Verhältnis zwischen Medizin (ἰατρική) und Naturforschung (φυσικὴ φιλοσοφία) bzw. zwischen Ärzten (ἰατροί) und Naturforschern (φυσικοί) getroffen hat.[9] Sie sind oft in dem Sinne interpretiert worden, dass Aristoteles von sich selbst sage, „er sei kein Fachmann in der Medizin und betrachte medizinische Fragen nur unter philosophischem oder naturwissenschaftlichem Blickpunkt".[10] Diese Auffassung ignoriert aber die Tatsache, dass sich Aristoteles hier im Zusammenhang mit der Naturforschung (φυσικὴ φιλοσοφία, d. h. Physik und Biologie) äußert, also als Naturforscher spricht. Nun war Aristoteles bekanntlich vielseitig interessiert und hat in ganz unterschiedlichen Bereichen geforscht, in der Ethik, der Logik usw. Wir haben Hinweise darauf, dass er sich mit fachwissenschaftlichen Themen wie der Optik, der Mechanik und eben auch der Medizin beschäftigt hat.[11] Ähnliches gilt für die nachfolgenden Generationen der

Life and Death, London 2001, und J. G. Lennox, Aristotle's Philosophy of Biology. Studies in the Origins of Life Science, Cambridge 2001.

7 Zu erwähnen sind hier besonders Theophrastus of Eresus, On sweat, On dizziness and On fatigue, hrsg., übers. u. erl. v. W. W. Fortenbaugh, R. W. Sharples u. M. G. Sollenberger, Leiden u. Boston 2003 (Philosophia Antiqua 93), und On the Opuscula of Theophrastus, Akten der 3. Tagung der Karl-und-Gertrud-Abel-Stiftung vom 19.–23. Juli 1999 in Trier, hrsg. v. W. W. Fortenbaugh u. G. Wöhrle, Stuttgart 2002 (Philosophie der Antike 14).

8 Vgl. H. Diels, Über die Excerpte von Menons Iatrika in dem Londoner Papyrus 137, Hermes 28, 1893, S. 409; dens., Medizin in der Schule von Aristoteles, Preußische Jahrbücher 74, 1893, S. 412–429.

9 Arist., De sensu et sensib. 1: 436 a 17–b 1; De div. per somnum 1: 463 a 3–6; De respir. 21: 480 b 21–30. Zur Deutung dieser Stellen s. Ph. J. van der Eijk, Medicine and Philosophy in Classical Antiquity. Doctors and Philosophers on Nature, Soul, Health and Disease, Cambridge 2005, S. 192–197; 263.

10 H. Flashar, in: Aristoteles, Problemata physica, übers. u. erl., 4. Aufl., in: Aristoteles, Werke in deutscher Übersetzung, Bd. 19, Berlin 1991, S. 318.

11 Siehe dazu van der Eijk, Medicine and Philosophy (Anm. 9), S. 263f.

Peripatetiker wie Theophrast, Straton, Klearchos und Dikaiarch, die sich ebenfalls mit ganz unterschiedlichen Themen auseinandergesetzt haben, unter denen die Medizin eine hervorgehobene Rolle spielt (s. unten, S. 223).

Selbstverständlich soll damit nicht gesagt werden, dass Aristoteles und seine Nachfolger praktizierende Ärzte waren. Auf der anderen Seite ist jedoch keineswegs auszuschließen, dass dem Kreis um Aristoteles zumindest gelegentlich auch Ärzte angehörten, denen dort theoretische Grundlagen vermittelt wurden, wobei es letztlich zu einem wechselseitigen Gedankenaustausch gekommen sein dürfte. Beziehungen zur Schule des Aristoteles sind sowohl für Herophilos als für Erasistratos belegt,[12] und auch die Lehrmeinungen des Diokles von Karystos scheinen im Lykeion nicht unbekannt gewesen zu sein. Die vermutlich nacharistotelischen Problemata physica belegen nämlich die Vertrautheit der peripatetischen Schule mit seinen Ansichten.[13]

Aber man brauchte in der Antike kein praktizierender Arzt zu sein, um sich mit Medizin zu beschäftigen, Ansichten über medizinische Themen zu entwickeln oder Schriften medizinischen Inhalts zu verfassen.[14] Es ist wichtig, hier zwischen Fach und Fachleuten zu unterscheiden,[15] wobei die Frage nach dem Ausmaß der Spezialisierung offenbleiben muss. Bereits im Corpus Hippocraticum begegnen uns Autoren, bei denen man sich mit Recht fragen kann, ob sie tatsächlich Ärzte waren. Zu denken wäre hier beispielsweise an die Verfasser von De carnibus, De flatibus und De arte. Gleiches gilt in späterer Zeit für Celsus, für die Verfasser der beiden Werke Problemata medica[16] und Über Fieber,[17]die dem Alexander von Aphrodisias zugeschrieben sind, für

12 Siehe dazu v. Staden, S. 39–41, und dens., Teleology and mechanism: Aristotelian biology and early hellenistic medicine, in: Aristotelische Biologie (Anm. 6), S. 183–208.

13 Zur Frage der Beziehungen des Diokles zum Lykeion s. Diocles of Carystus. A Collection of the Fragments with Translation and Commentary, hrsg. v. Ph. J. van der Eijk, Bd. 2, Leiden, Boston, Köln 2001 (Studies in Ancient Medicine 23), S. XXXIV–XXXVIII. Des Weiteren lassen die Problemata physica auch den Einfluss hippokratischer Schriften wie z. B. den der Abhandlung De aere aquis locis erkennen; s. dazu J. Jouanna, Hippocrate et les Problemata d'Aristote: Essai de comparaison entre Airs, eaux, lieux, c. 10; Aphorismes III, 11–14 et Problemata I 8–12 et 19–20, in: Hippokratische Medizin und antike Philosophie, Verhandlungen des VIII. Internationalen Hippokrates-Kolloquiums in Kloster Banz / Staffelstein vom 23. bis 28. September 1993, hrsg. v. R. Wittern u. P. Pellegrin, Hildesheim, Zürich, New York 1996 (Medizin der Antike 1), S. 273–293.

14 Siehe dazu M. Frede, Philosophy and medicine in antiquity, in: ders., Essays in Ancient Philosophy, Minneapolis 1987, S. 225–242, und van der Eijk, Medicine and Philosophy (Anm. 9), S. 8–29.

15 Siehe dazu Ph. J. van der Eijk, Between the Hippocratics and the Alexandrians: medicine, philosophy and science in the fourth century BCE, in: Philosophy and the Sciences in Antiquity, hrsg. v. R. W. Sharples, Aldershot 2005, S. 86.

16 Ediert in: Pseudo-Aristoteles (Pseudo-Alexander), Supplementa problematorum. A new Edition of the Greek Text with Introduction and annotated Translation, v. S. Kapetanaki u. R. W. Sharples, Berlin u. New York 2006 (Peripatoi 20).

17 Ediert in: Ps. Alessandro d'Afrodisia, Trattato Sulla febbre, hrsg., übers. u. erl. v. P.

Nemesios von Emesa, dessen Schrift De natura hominis reich an medizinischen Gedanken ist,[18] und schließlich für Johannes Philoponos, von dem zwei Abhandlungen Über Pulse und Über Fieber sowie Fragmente eines Kommentars zu Galens De usu partium überliefert sind.[19] Nicht vergessen sollte man in diesem Zusammenhang auch Personen wie Empedokles, Demokrit, Diogenes von Apollonia, Parmenides, Pythagoras, Philolaos, Platon, Aristoteles, Theophrast, Straton oder Sextus Empiricus, die gemeinhin als Philosophen bezeichnet werden, sich aber gleichwohl mit Themen wie dem Aufbau und dem Funktionieren des menschlichen Körpers, der seelischen Krankheiten, der Embryologie und der Fortpflanzung, der Jugend und dem Alter, dem Wachstum, der Ernährung, der Atmung, dem Puls, dem Fieber, den Ursachen der Krankheit und den Wirkungen von Nahrungs- und Heilmittel beschäftigt haben, die sowohl für uns heutzutage als auch in der Antike eher zum Bereich der Medizin gehörten. In ihrem Interesse für diese Themen unterscheiden sich diese Autoren also nicht grundsätzlich von den philosophisch beeinflussten Autoren hippokratischer Schriften oder von Diokles und Erasistratos. Und in der Tat wurden beispielsweise in dem doxographischen Sammelwerk des Aetius und im Anonymus Londiniensis Platon und Aristoteles als Autoritäten auf dem Gebiet der Medizin zitiert.[20] Auf der anderen Seite stellt man fest,

Tassinari, Alessandria 1994 (Culture Antiche. Studi e Testi 8); s. dazu auch P. Tassinari, Il trattato sulle febbri dello ps. Alessandro d'Afrodisia, in: ANRW II 37,2, 1994, S. 2019–2034, und C. Schiano, Sulla tradizione del De febribus dello Pseudo-Alessandro di Afrodisia (con appunti sulla lista di Lascaris), Bollettino dei Classici 26, 2005, S. 39–67.

18 Siehe dazu Nemesius, On the Nature of Man, übers. v. R. W. Sharples u. Ph. J. van der Eijk, Liverpool 2008 (Translated Texts for Historians 46), S. 11–14 (mit Verweisen auf die ältere Sekundärliteratur).

19 Zu den medizinischen Interessen des Philoponos, soweit sie nicht in seinen Aristoteleskommentaren durchscheinen, s. D. Adnouf, Die medizinhistorische Bedeutung des Johannes Philoponos und die Gothaer Handschrift Ms. Orient. A 1906, in: Ulrich Jasper Seetzen (1767–1811), Leben und Werk. Die arabischen Länder und die Nahostforschung im napoleonischen Zeitalter, Vorträge des Kolloquiums vom 23. und 24. September 1994 in der Forschungs- und Landesbibliothek Gotha, Schloß Friedenstein, Gotha 1995 (Veröffentlichungen der Forschungs- und Landesbibliothek Gotha 33), S. 149–154; C. Schiano, Il trattato inedito Sulle febbri attribuito a Giovanni Filopono: contenuto, modelli e struttura testuale, in: Galenismo e medicina tardoantica. Fonti greche, latine e arabe, Atti del Seminario Internazionale di Siena, Certosa di Pontignano – 9 e 10 settembre 2002, hrsg. v. I. Garofalo u. A. Roselli, Neapel 2003 (Annali dell'Istituto Universitario Orientale di Napoli 7), S. 75–100, und G. Strohmaier, Der Kommentar des Johannes Grammatikos zu Galen, De usu partium (Buch 11), in einer unikalen Gothaer Handschrift, in: ders., Hellas im Islam. Interdisziplinäre Studien zur Ikonographie, Wissenschaft und Religionsgeschichte, Wiesbaden 2003 (Diskurse der Arabistik 6), S. 109–112.

20 Siehe dazu Ph. J. van der Eijk, Historical awareness, historiography and doxography in Greek and Roman medicine, in: Ancient Histories of Medicine. Essays in Medical Doxography and Historiography in Classical Antiquity, hrsg. v. Ph. J. van der Eijk, Leiden, Boston, Köln 1999 (Studies in Ancient Medicine 20), S. 10f.; D. T. Runia,

dass medizinische Autoren in der Antike ihre Schriftstellerei ohne Weiteres mit Arbeiten zu anderen Themen wie der Logik und Sprachphilosophie kombinierten: dass Galen hier keine Ausnahme darstellt, beweisen Sextus Empiricus und vor allem Stephanos von Alexandrien, der einerseits die hippokratischen Aphorismen und Galens Ad Glauconem de medendi methodo, andererseits De interpretatione und De anima des Aristoteles kommentiert hat.[21]

Alle diese Punkte weisen darauf hin, dass Medizin und Philosophie sowie die naturkundlichen Fächer in der Antike vieles gemeinsam hatten und sich in vielerlei Hinsicht überschnitten. Allerdings ist das Verhältnis zwischen diesen Bereichen keineswegs statisch gewesen, sondern hat sich mehrfach geändert und wurde auch unterschiedlich beurteilt. Den kritischen Bemerkungen des Verfassers der hippokratischen Schrift De prisca medicina über philosophische Theorien in der Medizin stehen z. B. die Bemerkungen des Aristoteles zu diesem Thema gegenüber, die diese Überschneidung nicht nur hervorheben, sondern auch gutheißen.[22] Aristoteles macht aber auch auf einen gewissen Pluralismus in der medizinischen Tätigkeit aufmerksam. So spricht er in der Metaphysik zwar vom größeren therapeutischen Erfolg der praktischen, auf Erfahrung gründenden Medizin, betont aber auf der anderen Seite, dass eine theoretisch begründete, auf Wissen der Ursachen basierende Medizin der Meister dieses Fachs (ἀρχιτέκτονες) in epistemologischer Hinsicht vorzuziehen ist.[23] In der Politik erwähnt er außerdem noch den „medizinisch gebildeten Laien“ (πεπαιδευμένος περὶ τὴν τέχνην).[24] Wie Aristoteles seine eigenen Beschäftigungen mit medizinischen Fragen beurteilen und in diesen Rahmen einordnen würde, ist nicht ohne Weiteres ersichtlich; auch hier muss man zwischen fachspezifischen Überlegungen und der Verwendung medizinischen Wissens in einem nichtmedizinischen Kontext differenzieren.[25] Festzuhalten bleibt für uns auf jeden Fall, dass Aristoteles eine Beschäftigung mit der Medizin unter naturkundlichen Gesichtspunkten für durchaus berechtigt gehalten hat, wie die oben genannten Stellen aus den Parva naturalia belegen.

Diese Beispiele antiker Interdisziplinarität zwingen uns immer wieder dazu, uns die disziplingeschichtlichen Grenzen und die sich daraus ergebende Kanonbildung vor Augen zu führen. So kann man sich im Zusam-

---

What is doxography?, ebd., S. 53–55, und dens., The Placita ascribed to doctors in Aetius' doxography on physics, ebd., S. 227–245.

21 Zu Stephanos von Alexandrien s. W. Wolska-Conus, Stéphanos d'Athènes et Stéphanos d'Alexandrie: essai d'identification et de biographie, Revue des Etudes Byzantines 47, 1989, S. 5–89.

22 Siehe oben, Anm. 6.

23 Arist., Metaph. I 1: 981 a 5–b 1.

24 Arist., Pol. III 11: 1281 b 38–1282 a 7. Dazu F. Kudlien, „Klassen“-Teilung der Ärzte bei Aristoteles, in: Aristoteles – Werk und Wirkung, Paul Moraux gewidmet., hrsg. v. J. Wiesner, Bd. I, Berlin u. New York 1985, S. 427–435.

25 Siehe dazu van der Eijk, Medicine and Philosophy (Anm. 9), S. 17f.

menhang mit der Tagung, die das hundertjährige Jubiläum des Corpus Medicorum Graecorum / Latinorum feiert, mit Recht fragen, was mit Medicorum gemeint ist oder auch welche Texte zu diesem Corpus gehören sollen.[26] Das CMG / CML hat, so meinen wir, immer eine erfreulich offene Haltung zu dieser Frage gehabt, wie z. B. die Aufnahme des Marcellus (CML V) und des Nemesios von Emesa,[27] die beide keine Ärzte waren, in das Editionsprogramm belegt. Zwangsläufig stellt sich die Frage, ob etwa eine Ausgabe des Platonischen Timaios, der Aristotelischen Schriften De generatione animalium und De respiratione oder des pseudo-aristotelischen De spiritu theoretisch – d. h. als Teil der Konzeption des CMG – denkbar wäre.[28] Aus praktischen Erwägungen heraus hätten neue kritische Ausgaben dieser Schriften heutzutage vielleicht nicht die höchste Priorität; gleichwohl sind aber medizinhistorisch orientierte Kommentare zu diesen Schriften keineswegs überflüssig.[29]

---

26 In diesem Zusammenhang sei darauf hingewiesen, dass der Name des Vorhabens in einem frühen Stadium Corpus medicum gelautet hat, wie aus dem Titel „Plan eines Corpus medicum" in dem von H. Diels der Berliner Akademie vorgelegten Entwurf vom 27. Juni 1901 hervorgeht (s. J. Kollesch, Das Berliner Ärztecorpus. Eine Herausforderung für die Klassische Philologie, in: Ärzte und ihre Interpreten, S. 10 Anm. 14); bei H. Diels, Die Handschriften der antiken Ärzte, S. I, ist dagegen von einem Corpus medicorum antiquorum die Rede. Diese Namensänderung dürfte damit zusammenhängen, dass – wie Kollesch, ebd. S. 9, bemerkt – im Anfangsstadium des CMG, zumindest was Galen angeht, „das Interesse an den medizinischen Schriften von seiten der Philologen nicht in jedem Fall ihrem medizinischen Inhalt galt; was sie interessierte, war vielmehr das in ihnen enthaltene philosophische Gedankengut und dessen Beziehungen zu den verschiedenen Strömungen in der Philosophie, daneben auch die Selbstdarstellung Galens in seiner schriftstellerischen Tätigkeit". Siehe aber unten, Anm. 28, über die in der Konzeption des CMG eingeschlossenen Autoren.

27 Die Schrift De natura hominis des Nemesios ist zunächst von B. Einarson, nach dessen Tod von Ph. de Lacy für das CMG bearbeitet worden. Eine Publikation ist bisher jedoch nicht erfolgt; der Thesaurus Linguae Graecae konnte offensichtlich auf das Manuskript von Einarson zurückgreifen.

28 Nach einer Mitteilung von B. Rappaport wurden die „naturwissenschaftlichen Schriften des Aristoteles und Theophrast" sowie die Dichtungen des Nikander, die Hippiatrika und die Geoponika im Verzeichnis der Handschriften explizit nicht berücksichtigt (s. Diels [Anm. 26], S. III). Ob hierfür neben einem Mangel an Mitarbeitern (s. ebd., Anm. 2, wo im Zusammenhang mit der Nichtberücksichtigung byzantinischer Texte davon die Rede ist, dass „es an Mitarbeitern gebrach") auch inhaltlich-konzeptionelle Erwägungen eine Rolle spielten, geht aus dem Text nicht hervor. Im Katalog ist Aristoteles' Epistula ad Alexandrum de sanitate servanda durchaus vertreten; dies gilt auch für Autoren wie Alexander von Aphrodisias, Alexander Sophista, Basilius oder Gregor von Nyssa. Dagegen fehlt Platons Timaios, offensichtlich, weil diese Schrift als naturwissenschaftlicher Text angesehen wurde. Zur ursprünglichen Konzeption des CMG / CML s. J. Kollesch, Die Erschließung der antiken medizinischen Texte, S. 195–210, und dies., Die Organisation und Herausgabe des Corpus Medicorum Graecorum, S. 207–223.

29 Die Schriften De longaevitate et brevitate vitae, De iuventute et senectute, De vita et

Der Beitrag des aristotelischen Denkens zur Medizin

Vor diesem Hintergrund möchten wir die einzelnen Teile unseres Projektes im Folgenden skizzenhaft vorstellen. Der erste Teil wird dem Aristoteles selbst gewidmet sein, seinen medizinischen Interessen,[30] seinen Kenntnissen und seiner Verwendung zeitgenössischer medizinischer Ansichten,[31] seiner Darstellung der medizinischen τέχνη und seiner Charakterisierung medizi-

---

morte und De respiratione gehören zu den am wenigsten erforschten Schriften des Aristotelischen Corpus. Die letzte uns bekannte Untersuchung ist Aristotle on Youth and Old Age, Life and Death and Respiration, übers. u. erl. v. W. Ogle, London 1897; vgl. auch die Monographie von King (Anm. 6). Für De spiritu sieht es dagegen etwas besser aus: Peri pneumatos pseudepigraphon tou Aristotelous, hrsg., übers. u. erl. v. Ch. I. Toul, Athen 1977, und [Aristotele], De spiritu, hrsg., übers. u. erl. v. A. Roselli, Pisa 1992 (Testi e Studi di Cultura Classica 9).

30 Kurz zusammengefasst, lassen folgende Schriften bzw. Schriftentitel auf medizinische Interessen des Aristoteles schließen (s. dazu van der Eijk, Medicine and Philosophy [Anm. 9], bes. S. 262–264): in der Historia animalium VIII 19–27: 602 b 12–605 b 21, bietet er eine lange Erörterung über Krankheiten bei Tieren. Die diesbezüglichen Stellen aus den Parva naturalia wurden bereits oben, Anm. 9, besprochen. In De longaev. et brev. vitae 1: 464 b 32f. (vgl. auch De part. anim. II 7: 653 a 8–10) erwähnt Aristoteles des Weiteren den Titel einer Abhandlung Über Krankheit und Gesundheit (Περὶ νόσου καὶ ὑγιείας), die entweder verlorengegangen oder zu deren Abfassung es nie gekommen ist. Gleich mehrfach verweist er schließlich auf ein (ebenfalls nicht erhaltenes) Werk Sektionen (Ἀνατομαί). Zugeschrieben werden Aristoteles außerdem eine Schrift in zwei Büchern Über medizinische Themen (Ἰατρικά), eine Abhandlung Über die Sterilität (Ὑπὲρ τοῦ μὴ γεννᾶν), die möglicherweise mit Buch X der Historia animalium identisch ist, und ein Werk Über therapeutische Maßnahmen, das von Caelius Aurelianus, Cel. pass. II 87: CML VI 1, S. 186,12, als De adiutoriis zitiert wird. Möglicherweise stammt auch die Doxographie über die Ursachen von Krankheiten, von der der Anonymus Londiniensis Auszüge bewahrt hat, von Aristoteles; s. dazu D. Manetti, 'Aristotle' and the role of doxography in the Anonymus Londiniensis (PBrLibr Inv. 137), in: Ancient Histories of Medicine (Anm. 20), S. 95–141.

31 Zu besonderen Themen s. z. B. J. Wright, The theory of the pneuma in Aristotle, New York Medical Journal 112, 1920, S. 893–906; Lesky, S. 125–159; E. Clarke, Aristotelian concepts of the form and function of the brain, Bulletin of the History of Medicine 37, 1963, S. 1–14; E. Clarke u. J. Stannard, Aristotle on the anatomy of the brain, Journal of the History of Medicine 18, 1963, S. 130–148; C. R. S. Harris, The Heart and the Vascular System in Ancient Greek Medicine from Alcmaeon to Galen, Oxford 1973, S. 121–176; A. Debru, L'épilepsie dans le De somno d'Aristote, in: Médecins et médecine dans l'Antiquité, avec, en complément, les Actes des Journées d'étude sur la médecine antique d'époque Romaine (Saint-Etienne 14–15 mai 1982), hrsg. v. G. Sabbah, Saint-Etienne 1982 (Centre Jean Palerne, Mémoires 3), S. 25–41; A. Preus, Aristotle and Hippocratic gynecology, in: Aristoteles als Wissenschaftstheoretiker (Anm. 2), S. 183–196; G. Cootjans, La stomatologie dans le Corpus aristotélicien (Académie Royale de Belgique, Mémoires de la Classe des Lettres, Collection in–8°, 2e série, t. 69,3), Brüssel 1991; J. Althoff, Aristoteles' Vorstellung von der Ernährung der Lebewesen, in: Aristotelische Biologie (Anm. 6), S. 351–364, und dens., Aristoteles als Medizindoxograph, in: Ancient Histories of Medicine (Anm. 20), S. 57–94.

nischer Tätigkeit.[32] Dass Aristoteles umfangreiche Kenntnisse der Medizin seiner Zeit besaß, darf als gesichert gelten und ist in der Arbeit von Carolin M. Oser-Grote nochmals betont worden.[33] Allerdings werden wir hier mit dem Problem konfrontiert, dass Aristoteles medizinische Sachverhalte in einer ihm ganz eigenen Weise verarbeitet und sie meistens auch in seiner eigenen Terminologie präsentiert.[34] Einen weiteren wichtigen Aspekt in diesem Bereich stellt die Frage dar, in welcher Weise Aristoteles medizinisches Wissen und medizinische Praxis darstellt und als Analogon oder Beispiel in epistemologischen, ethischen oder politischen Kontexten heranzieht (s. unten, S. 226–234).[35]

Der zweite Teil des Projektes wird der weiteren Entwicklung der Medizin im hellenistischen Peripatos sowie dem Einfluß des aristotelischen Gedankengutes auf die hellenistische Medizin (Herophilos, Erasistratos, die Empirikerschule) und die anderen Wissenschaften gewidmet sein. Dieser Bereich muss, wie gesagt, nach wie vor in gewissem Sinn als *terra incognita* gelten,[36] was u. a. auch mit der schon oben erwähnten Auffassung zusammenhängt,

32 Siehe dazu D. Gracia, The structure of medical knowledge in Aristotle's philosophy, Sudhoffs Archiv 62, 1978, S. 1–36; P. Cordes, Iatros. Das Bild des Arztes in der griechischen Literatur von Homer bis Aristoteles, Stuttgart 1994 (Palingenesia 39), S. 170–184; Lombard (Anm. 5); R. Polanski, Is medicine art, science, or practical wisdom? Ancient and contemporary reflections, in: Bioethics. Ancient Themes in Contemporary Issues, hrsg. v. M. G. Kuczewski u. R. Polansky, Cambridge, Mass., u. London 2000, S. 31–56.

33 C. M. Oser-Grote, Aristoteles und das Corpus Hippocraticum. Die Anatomie und Physiologie des Menschen, Stuttgart 2004 (Philosophie der Antike 7) und dazu die Rezension von Ph. J. van der Eijk, in: Gnomon 79, 2007, S. 488–492. Siehe auch die ältere Arbeit von F. Poschenrieder, Die naturwissenschaftlichen Schriften des Aristoteles in ihrem Verhältnis zu den Büchern der hippokratischen Sammlung, Bamberg 1887.

34 Als Beispiel für dieses Verfahren kann Aristoteles' Erklärung der Eigenschaften dienen, die man von der Mutter erbt, bei der er Anschauungen aus der hippokratischen Schrift De diaeta benutzt; s. dazu den Beitrag von Ph. J. van der Eijk, Les mouvements de la matière dans la Génération des animaux d'Aristote, in: La science médicale antique, S. 405–424.

35 Siehe dazu J. Jouanna, Médecine et politique dans la Politique d'Aristote (II, 1268 b 25–1269 a 28), Ktèma 5, 1980, S. 257–266; M. López-Salvá, Hippokratische Medizin und aristotelische Handlungsphilosophie: Analogien und Parallelismen, in: Hippokratische Medizin und antike Philosophie (Anm. 13), S. 203–215, und A. G. Spagnolo, La medicina come modello dell'etica di Aristotele, Aufidius 16, 1992, S. 31–40.

36 Ausnahmen sind I. M. Lonie, Erasistratus, the Erasistrateans, and Aristotle, Bulletin of the History of Medicine 38, 1964, S. 426–443; ders., Medical theory in Heraclides of Pontus, Mnemosyne 18, 1965, S. 126–143 und v. Staden, Teleology and mechanism (Anm. 12); s. auch die Darstellung von J. Althoff u. M. Stamatu, Art. „Aristotelismus", in: Antike Medizin. Ein Lexikon, hrsg. v. K.-H. Leven, München 2005, Sp. 87–90, und J. Althoff, Biologie im Zeitalter des Hellenismus (ca. 322–31 v. Chr.), in: Biologie, hrsg. v. G. Wöhrle, Stuttgart 1999 (Geschichte der Mathematik und der Naturwissenschaften in der Antike 1), S. 156–167.

dass Philosophie und Medizin in der Antike zwei getrennte Bereiche gewesen seien.[37] Während bei Aristoteles die Wissenschaften noch in einer klaren Hierarchie geordnet seien, wobei jede Einzelwissenschaft ihren festen Platz im System habe, so heißt es, sei bei den späteren Peripatetikern die Forschung in einzelne Disziplinen ohne übergreifenden systematischen Rahmen zerfallen. In diesem Zusammenhang sei die Arbeit von James G. Lennox erwähnt, der darauf hingewiesen hat, dass das biologische Forschungsprogramm, wie es Aristoteles im ersten Buch von De partibus animalium dargestellt und in seinen zoologischen Werken ausgeführt habe, bei seinen Nachfolgern nicht mehr eingehalten wurde.[38] Dem ist zu entgegnen, dass auch Aristoteles die wissenschaftstheoretischen Grundsätze der Analytica posteriora keineswegs konsequent durchgeführt hat und dass ein starkes Ausmaß von Aufsplitterung bereits bei ihm anzutreffen ist; außerdem wird dieses Urteil dem Zusammenhang, in dem die Beschäftigung mit physiologischen und medizinischen Themen bei frühen Peripatetikern wie Theophrast, Straton und Herakleides wahrscheinlich stattgefunden hat, nicht gerecht. Die fragmentarische Überlieferung macht es schwierig, hierüber Genaueres zu sagen. Sieht man sich aber allein die Reihe von Titeln der (in den meisten Fällen verlorengegangenen) frühperipatetischen Schriften an, die medizinische Interessen belegen,[39] so stellt man fest, dass hier durchaus von einer Weiterführung des Aristotelischen Programms der Parva naturalia gesprochen werden könnte. So sind für Straton von Lampsakos nach einem bei Diogenes Laertios (Diog. Laert., De clar. philos. vitis V 59 = Fr. 18: V, S. 12, 16–13,6 Wehrli) überlieferten Katalog folgende Schriftentitel belegt: Über das Pneuma (Περὶ τοῦ πνεύματος), Über die menschliche Natur (Περὶ

---

37 Siehe dazu H. Diels, Medizin in der Schule von Aristoteles, Preußische Jahrbücher 74, 1893, S. 412–429.

38 J. G. Lennox, The disappearance of Aristotle's biology: a Hellenistic mystery, in: The Sciences in Greco-Roman Society, hrsg. v. T. D. Barnes, Edmonton 1994 (Apeiron 27,4), S. 7–24; s. auch R.W. Sharples, Natural philosophy in the Peripatos after Strato, in: Aristo of Ceos. Text, Translation, and Discussion, hrsg. v. W. W. Fortenbaugh u. S. A. White, New Brunswick 2006 (Rutgers University Studies in Classical Humanities 13), S. 307–327.

39 In diesen Kontext gehören auch die Problemata-Sammlungen, d. h. sowohl die verlorenen Problemata, auf die Aristoteles selbst mehrmals verweist, als auch die erhaltenen Problemata physica, die wohl dem 3. Jahrhundert v. Chr. angehören. Sie enthalten mehrere Kapitel mit medizinischer Thematik, von denen einiges auf Aristoteles selbst zurückgehen dürfte: 1 Was medizinische Fragen betrifft; 2 Was Schweiß betrifft; 3 Was Weintrinken und Rausch betrifft; 4 Was Geschlechtsverkehr betrifft; 5 Was Ermüdung betrifft; 6 Was sich aus Lage und Haltung ergibt; 7 Was sich aus Mitempfindung ergibt; 8 Was sich aus Frost und Schauder ergibt; 9 Was blutunterlaufene Stellen, Narben und Striemen betrifft; 11 Was die Stimme betrifft; 31 Was die Augen betrifft; 32 Was die Ohren betrifft; 33 Was die Nase betrifft; 34 Was den Mund betrifft und das, was in ihm ist; 35 Was die Wirkungen der Berührung betrifft; 36 Was das Gesicht betrifft; 37 Was den ganzen Körper betrifft; 38 Was die Hautfarbe betrifft.

φύσεως ἀνθρωπίνης), Über die Zeugung der Lebewesen (Περὶ ζωογονίας), Über Schlaf (Περὶ ὕπνου), Über Träume (Περὶ ἐνυπνίων), Über Krankheiten (Περὶ νόσων), Über Krisen (Περὶ κρίσεων), Über Kräfte (Περὶ δυνάμεων), Über Benommenheit und Schwindelanfälle (Περὶ ἰλίγγου καὶ σκοτώσεων), Über Leichtes und Schweres (Περὶ κούφου καὶ βαρέος), Über Begeisterung (Περὶ ἐνθουσιασμοῦ), Über Nahrung und Wachstum (Περὶ τροφῆς καὶ αὐξήσεως). Bei Theophrast ist außerdem ein ausgeprägtes Interesse für außergewöhnliche körperliche bzw. geistige Zustände und für Phänomene erkennbar, bei denen bereits in der Antike eine Kontroverse darüber herrschte, inwieweit sie naturgemäß bzw. widernatürlich waren, wie verschiedene Schriftentitel belegen, die uns ebenfalls Diogenes Laertios bewahrt hat:[40] Über Benommenheit und Schwindelanfälle (Περὶ ἰλίγγων καὶ σκοτώσεων), Über Ohnmacht (Περὶ λειποψυχίας), Über den Erstickungsanfall (Περὶ πνιγμοῦ), Über Lähmung (Περὶ παραλύσεως), Über Epilepsie (Περὶ ἐπιλήψεως), Über Seuchen (Περὶ λοιμῶν), Über Melancholie (Περὶ μελαγχολίας), Über Wahnsinn (Περὶ παραφροσύνης), Über Begeisterung (Περὶ ἐνθουσιασμοῦ), Über Ermattung (Περὶ κόπων), Über Schlaf und Träume (Περὶ ὕπνου καὶ ἐνυπνίων), Über Schweißausbrüche (Περὶ ἱδρώτων), Über Haare (Περὶ τριχῶν), Über die Ausscheidung (Περὶ ἐκκρίσεως), Über Blähungen (Περὶ πνευμάτων) und Über das Alter (Περὶ γήρως).[41] Hinzufügen ließe sich noch, dass auch Buch IX der Historia plantarum Abschnitte über Pharmakologie enthält. In denselben Zusammenhang gehören schließlich die Abhandlung Ursachen der Krankheiten (Αἰτίαι περὶ νόσων) des Herakleides von Pontos[42] und die Schrift über den Schlaf (Περὶ ὕπνου) des Klearchos (Fr. 7: III, S. 11,15–29 Wehrli).

---

40 Diog. Laert., De clar. philos. vitis V 43–45 = Fr. 328 u. 436: S. 106–108; 260 Fortenbaugh.

41 Zu Theophrasts Auseinandersetzung mit medizinischer Literatur s. A. Debru, La sueur des corps: le De sudore de Théophraste face à la tradition médicale, in: On the Opuscula of Theophrastus (Anm. 7), S. 163–174, und dies., Theophrastus' biological opuscula and the Hippocratic corpus: a critical dialogue?, in: Hippocrates in Context, Papers read at the XIth International Hippocrates Colloquium, University of Newcastle upon Tyne, 27 – 31 August 2002, hrsg. v. Ph. J. van der Eijk, Leiden u. Boston 2005 (Studies in Ancient Medicine 31), S. 325–342.

42 Die anderweitig überlieferten Titel Über Krankheiten (Περὶ νόσων) und Über die Scheintote (Περὶ τῆς ἄπνου bezeichnen wohl dieselbe Schrift (Fr. 76–89: VII, S. 27, 23–32,19 Wehrli). Dass der darin enthaltene Bericht des Herakleides Pontikos über die Scheintote, also über eine Frau, die mehrere Tage am Leben blieb, ohne zu atmen, in genau diesem naturwissenschaftlichen Zusammenhang gesehen werden muss, legt bereits der Titel der Schrift Αἰτίαι περὶ νόσων nahe. Er erinnert zudem an die Hinweise des Aristoteles auf seine eigene Abhandlung über Krankheit und Gesundheit (s. oben Anm. 30). Zwar haben frühere Interpreten in der Geschichte von der scheintoten Frau eine Veranschaulichung des Platonischen Dualismus zwischen Seele und Körper gesehen, vergleichbar mit der Geschichte vom Er am Ende des Staates, doch wird diese Interpretation weder dem Titel des Traktates noch den Berichten Galens, der ebenfalls mehrfach von der Scheintoten berichtet, gerecht. Eher scheint es Herakleides darum gegangen zu sein, zum einen das Phänomen des Scheintodes physiologisch zu verstehen

Ein dritter Teil unseres Projektes wird den Wechselbeziehungen zwischen dem aristotelischen Denken und der Medizin der frühen Kaiserzeit gewidmet sein. Dabei wird es um Alexander von Aphrodisias bzw. um die ihm zugeschriebenen medizinischen Schriften[43] sowie um den Anonymus Londiniensis gehen.[44] Einen Schwerpunkt in diesem Bereich bildet die Auseinandersetzung Galens sowohl mit Aristoteles selbst als auch mit den Aristotelikern seiner Zeit. Bemerkenswerterweise war der Einfluss des Aristoteles auf das Denken des Pergameners viel größer und umfassender, als es Galen selbst zugesteht.[45] Er zeigt sich vor allem in der Logik, der Wissenschaftstheorie, der Elementenlehre, der Pharmakologie sowie im Bereich des teleologischen Verständnisses vom Bau der Körperteile in De usu partium. Und doch fällt auf, wie sehr sich Galen geradezu zu weigern scheint, diesen Einfluß anzuerkennen; und wenn es z. B. um die Korrektur anatomischer Fehler geht, hält sich Galen gegenüber Hippokrates und Platon weitaus stärker mit Kritik zurück als gegenüber dem Stagiriten. Es hat beinahe den Anschein, dass er der Meinung gewesen sei, man könne Platon und Hippokrates Fehler nachsehen, nicht aber Aristoteles, weil er es als Naturphilosoph und Logiker par excellence hätte besser wissen müssen. Die Gründe für diese Haltung sind an anderer Stelle ausführlich erörtert worden;[46] sie hängen zum Teil mit Meinungsverschiedenheiten grundsätzlicher Art zusammen, die mit der Rolle des Gehirns und des Herzens, mit der Dreiteilung der Seele und mit Vorstellungen von der Zeugung zu tun haben.[47] Vermutlich spielte hier auch die tiefe Abneigung Galens gegenüber zeitgenössischen Aristotelikern eine Rolle, und schließlich dürfte zumindest im Hintergrund wohl auch ein „clash of egos“ eine Rolle gespielt haben: Aristoteles und Galen hatten zu vieles gemeinsam, als dass dem Pergamener noch genügend Raum zur Verfügung gestanden hätte, um sich als origineller Denker profilieren zu können.

---

und zum anderen die vorgeblichen Wunderkräfte des Empedokles, der die Frau wieder zum Leben erweckte, naturwissenschaftlich zu begründen. Herakleides' Beschäftigung mit diesem Thema muss also im Rahmen des frühperipatetischen Interesses an Epilepsie und den Erstickungsanfall (πνιγμός) gesehen werden. Leider ist die Geschichte bei keinem Autor vollständig überliefert, so dass uns ihr genauer Ablauf oder auch ihr Kontext unbekannt bleiben; s. dazu Ph. J. van der Eijk, The woman not breathing, in: Heraclides of Pontus. Texts, Translation and Discussion, hrsg. v. W. W. Fortenbaugh, New Brunswick u. a. 2007 (Rutgers University Studies in Classical Humanities 14), S. 237–251.

43 Siehe oben Anm. 16 u. 17.

44 Von Manetti (Anm. 30), S. 97, in das 1. Jahrhundert n. Chr. datiert.

45 Siehe dazu Ph. J. van der Eijk, Aristotle! What a thing for you to say! Galen's engagement with Aristotle and Aristotelians, in: Galen and the World of Knowledge, hrsg. v. C. J. Gill, J. Wilkins, T. Whitmarsh, Cambridge (im Druck), und Ph. J. van der Eijk u. M. A. A. Hulskamp, Stages in the reception of Aristotle's works on sleep and dreams in Hellenistic and Imperial philosophy and medicine, in: La réception des Parva Naturalia d'Aristote, hrsg. v. P. Morel, Löwen (im Druck).

46 Siehe dazu van der Eijk, Aristotle! (Anm. 45).

47 Siehe dazu J. Kollesch, Galens Auseinandersetzung mit der Aristotelischen Samenlehre, in: Aristoteles – Werk und Wirkung, Paul Moraux gewidmet, hrsg. v. J. Wiesner, Bd. II, Berlin u. New York 1987, S. 17–26.

Der vierte Teil des Projektes wird der Spätantike gewidmet sein. Hier wird es vor allem um die Verwendung medizinischer Ansichten bei aristotelischen Autoren wie Themistios, Nemesios von Emesa, Johannes Philoponos und Stephanus von Alexandrien gehen, wobei „aristotelisch“ hier in einem weiteren Sinn zu verstehen ist;[48] insbesondere wird zu zeigen sein, in welcher Weise medizinische Anschauungen bei der Interpretation Aristotelischer Schriften Berücksichtigung fanden.

Es liegt auf der Hand, dass es sich hier um ein Vorhaben handelt, dem man leicht sein ganzes Leben widmen und das in ganz unterschiedliche Einzeluntersuchungen aufgeteilt werden könnte. Ohne die Ergebnisse des Projektes, das sich noch in einem Frühstadium befindet, vorwegnehmen zu wollen, lässt sich die Bedeutung, die Aristoteles und der Aristotelismus für die Entwicklung des medizinischen Denkens in der Antike, im Mittelalter und in der frühen Neuzeut gehabt haben, in vierfacher Hinsicht skizzieren:

1. Heuristisch: Aristoteles und der Aristotelismus haben wichtige Entdeckungen im Bereich der vergleichenden Anatomie, der Physiologie, Embryologie, Pathologie, Therapeutik und Pharmakologie gemacht bzw. ermöglicht.

2. Systematisch: Die aristotelische Philosophie hat einen umfassenden und konsistenten Rahmen geboten für die Erforschung und das Verständnis des menschlichen Körpers, seiner Struktur, seiner Funktionen bzw. des Versagens dieser Funktionen sowie seiner Reaktion auf Nahrung, Getränke, Heilmittel und Umwelt.

3. Begrifflich und methodologisch: Die aristotelische Philosophie hat sinnvolle Methoden, Prozeduren und Begriffe entwickelt, durch die medizinische Erkenntnisse erworben, überprüft, gedeutet, verbalisiert und sowohl wissenschaftlichen Kreisen als auch einem breiteren Publikum vermittelt werden können.

4. Historisch bzw. historiographisch: Das aristotelische Denken hat durch die Entwicklung historiographischer und doxographischer Methoden die Medizin in einen geschichtlichen Kontext eingeordnet und somit einen wichtigen Beitrag zum Verständnis für die Frage geleistet, wie Medizin und Wissenschaft entstanden sind und sich entwickelt haben.

---

48 Zu Philoponos s. R. B. Todd, Galenic medical ideas in the Greek Aristotelian commentators, Symbolae Osloenses 52, 1977, S. 117–134; dens., Philosophy and medicine in John Philoponus' commentary on Aristotle's De anima, Dumbarton Oaks Papers 38, 1984, S. 103–110; Philoponos. On Aristotle On the Soul 1.1–2, übers. v. Ph. J. van der Eijk, London 2005, S. 4f.; zu Stephanos s. Stephani Philosophi In Hippocratis Prognosticum comm. III, hrsg. u. übers. v. J. M. Duffy, CMG XI 1,2, Berlin 1983; Stephani Atheniensis In Hippocratis Aphorismos comm. I–VI, hrsg. u. übers. v. L. G. Westerink, 3 Bde., CMG XI 1,3,1–3, Berlin 1985–1995 (Bd. 1, 2. Aufl., Berlin 1998), und Wolska-Conus (Anm. 21).

Der medizinische Hintergrund der Aristotelischen Philosophie: das Beispiel der ἀκρασία als eines medizinischen Phänomens

Wie gesagt, gehört es zu den Anliegen des Projektes, auch der medizinischen Dimension der Aristotelischen Philosophie gerecht zu werden und die Verwendung medizinischer Gegebenheiten in einem nichtmedizinischen Kontext ernst zu nehmen. In der Nikomachischen Ethik des Aristoteles findet man z. B. mehrmals Hinweise auf medizinische Sachverhalte zur Erläuterung ethischer Themen, insbesondere moralischer Schwäche und ihrer Korrektur bzw. Heilung.[49] Dass es sich dabei nicht nur um Analoga handelt, wie oftmals behauptet wird,[50] zeigt sich beim Phänomen der ἀκρασία, das Aristoteles im siebenten Buch dieser Schrift behandelt. Aristoteles geht es hier darum, zu bestimmen, was ἀκρασία ist, welche Arten es davon gibt und ob und in welcher Weise sie heilbar (ἰατός) ist (Eth. Nic. VII 9: 1150 b 29–35). Für Aristoteles ist ἀκρασία („Unbeherrschtheit") das Versagen des vernünftigen Handelns aufgrund starker körperlicher Affektionen bzw. emotioneller Erregungen (πάθη).[51] Sowohl die Behandlung des Themas als auch die benutzte Terminologie legen die Vermutung nahe, dass Aristoteles ἀκρασία in diesem Kontext als ein medizinisches Problem betrachtete. Denn aus seiner Darstellung geht mehrmals hervor, dass es auch eine körperliche, physiologische Seite der ἀκρασία gibt: So verweist er auf die diesbezüglichen Ansichten der Naturforscher (Eth. Nic. VII 5: 1147 b 8f.: παρὰ τῶν φυσιολόγων) und sagt, dass man die Ursache der Unbeherrschtheit auch in naturwissenschaftlicher Weise (φυσικῶς) studieren sollte, d. h. unter Berücksichtigung ihrer körperlichen Aspekte.[52] Des Weiteren vergleicht er Unbe-

49 Vgl. dazu W. W. Jaeger, Aristotle's use of medicine as a model in his ethics, Journal of Hellenic Studies 77, 1957, S. 54–61, und G. E. R. Lloyd, The role of medical and biological analogies in Aristotle's ethics, Phronesis 13, 1968, S. 68–83.

50 Eine Ausnahme ist A. Preus, Aristotle on sick and healthy souls, The Monist 69, 1986, S. 416–433.

51 πάθος hat bekanntlich eine ganze Reihe von Bedeutungen, schließt aber neben Emotionen auch rein körperliche Zustände wie Krankheit, Schwäche, Trunkenheit, Fieber usw. ein; zum Begriff πάθος s. z. B. Arist., De somno et vig. 1: 453 b 29–31; 454 a 19–21; 2: 456 a 21f.; De mem. 2: 453 a 15; De insomn. 2: 460 b 4; 3: 461 a 23f.

52 Arist., Eth. Nic. VII 5: 1147 a 24. Man vgl. dazu auch die Behandlung des Zorns (ὀργή) durch den Naturforscher (φυσικός) in De anima I 1: 403 a 29–b 1. Die Tatsache, dass eine solche naturwissenschaftliche Beschreibung der ἀκρασία in der Nikomachischen Ethik selbst nicht vorliegt, sondern nur impliziert wird, hängt gewiss mit der Zielsetzung und Methodologie der Schrift zusammen; De motu animalium bietet Ergänzungen aus der Sicht des Naturforschers. Ein weiteres Indiz dafür, dass eine naturwissenschaftliche Behandlung ethischer Themen bei Aristoteles durchaus möglich ist, ist im Prooimion der Parva naturalia gegeben, in dem u. a. Zorn, Begierde und das Streben überhaupt sowie Lust und Unlust als Themen genannt werden (Arist., De sensu et sensib. 1: 436 a 9f.).

herrschtheit ebenso wie Schlechtigkeit mit Krankheiten (νοσήματα).[53] Auch die Beispiele, die er vom unbeherrschten Handeln gibt, und dessen Ursachen sind für ihn offensichtlich körperlich bedingt. Aristoteles zieht in diesem Zusammenhang Betrunkene, Kinder, Schlafende und Kranke zur Veranschaulichung für Personen heran, bei denen die eingeschränkte Fähigkeit zu vernünftigem Handeln mit einer körperlichen Schwäche bzw. Behinderung verbunden ist. Als besonderes Beispiel der ἀκρασία dienen die Melancholiker (οἱ μελαγχολικοί), bei denen durch die besondere physische Konstitution das intellektuelle und moralische Verhalten gestört ist. Sie gelten als prototypisch für die Überstürztheit (προπέτεια), die Aristoteles im Laufe seiner Untersuchung ebenso wie die Schwäche (ἀσθένεια) als Unterart der ἀκρασία definiert.[54] Diese Passagen weisen sowohl hinsichtlich des Gedankengangs als auch der Terminologie auffällige Übereinstimmungen mit den naturwissenschaftlichen Schriften auf, vor allem mit den Parva naturalia und den zoologischen Schriften.

Diese naturwissenschaftlichen Aspekte der ἀκρασία sind in der Forschung bisher größtenteils unbeachtet geblieben.[55] Stattdessen hat man sich vor allem auf die philosophischen Aspekte der Argumentation und hierbei insbesondere auf die Rolle des sogenannten praktischen Syllogismus konzentriert. Eine Untersuchung zur physiologischen Seite der ἀκρασία ist aber notwendig, nicht nur, um das Phänomen selbst zu verstehen, sondern auch, um deutlich zu machen, wie eng körperliche und geistige Gesundheit nach Aristoteles miteinander zusammenhängen und in welchem Ausmaß er medizinische und naturwissenschaftliche Sachverhalte als bedeutsam für das Verständnis ethischer Fragen betrachtet.

Nach Aristoteles ist der ἀκρατής dadurch gekennzeichnet, dass sein Wissen (ἐπιστήμη) von der Begierde überwältigt wird: er folgt seinem irrationalen Trieb und tut Dinge, von denen er weiß, dass sie verwerflich sind. Er verfügt demnach über Wissen, handelt aber aufgrund der Kraft seiner Begierde nicht danach. Aristoteles beschreibt verschiedene Erscheinungsformen dieses Phänomens (z. B. die falsche Aktivierung des praktischen Syllogismus) und analysiert in einem weiteren Schritt in Eth. Nic. VII 5: 1147 a 13–18 die körperlichen Voraussetzungen, unter denen Wissen zwar vorhanden sein kann, nicht aber genutzt bzw. aktiviert wird, wofür ihm der Schlafende, Wahnsinnige und Betrunkene als Beispiele dienen. Ursache dafür wiederum, so führt er aus, sind Affektionen (πάθη) wie Zorn (θυμοί) und sexuelle Begierden (ἐπιθυμίαι ἀφροδισίων), die eine Veränderung im Körper hervorbringen oder Wahnsinn verursachen. Diese Menschen, so

53 Arist., Eth. Nic. VII 9: 1150 b 32–35.
54 Arist., Eth. Nic. VII 8: 1150 b 26–28.
55 Eine Ausnahme ist J. Owens, Aristotelian ethics, medicine, and the changing nature of man, in: Aristotle. The Collected Papers of Joseph Owens, hrsg. v. J. R. Catan, Albany 1981, S. 169–179.

schließt er, befinden sich in einem Zustand, der dem des Unbeherrschten ähnlich ist. Kurz darauf, in Eth. Nic. VII 5: 1147 b 6–9 nimmt er diesen Punkt noch einmal auf: wenn wir wissen möchten, wie die ἀκρατεῖς ihr Wissen wiedererlangen, sollen wir uns den Naturwissenschaftlern (φυσιολόγοι) zuwenden, weil es sich hier um ein Phänomen handelt, das nicht nur auf die Ethik beschränkt ist, wie die vergleichbaren Fälle des Betrunkenen und Schlafenden zeigen.

Wir haben gesehen, dass sich der Schlafende, der Wahnsinnige und der Betrunkene nach Aristoteles in einem Zustand befinden, in dem sie zwar über Wissen verfügen, dieses aber nicht nutzen können, wofür gewisse Affekte (πάθη) verantwortlich sind. Wenn man Aristoteles' Hinweis auf die φυσιολόγοι ernst nimmt und seine naturwissenschaftlichen Schriften heranzieht, ergibt sich, dass sich alle diese Leute in einem inneren Ungleichgewicht befinden, das sie besonders empfänglich macht für πάθη, was dann letztlich nicht nur zu körperlicher Krankheit, sondern auch zu Beeinträchtigungen der intellektuellen Leistungen führen und somit die vernünftige Überlegung hindern kann. Denn zur richtigen rationalen Aktivität bedarf es eines Zustandes, in dem die Elemente, die den Körper konstituieren (Wärme, Mischungsverhältnis der Qualitäten, Feuchtigkeit und Pneuma), im Gleichgewicht zueinander stehen;[56] wenn eines von ihnen jedoch im Übermaß vorhanden ist, bringe dies eine starke innere Bewegung und Verwirrung mit sich.

Dass Aristoteles das Versagen kognitiver Funktionen als Folgen körperlicher Instabilität ansieht, geht aus einer Passage in der Physik (Phys. VII 3: 247 b 14) hervor, in der er darlegt, wie Unruhe in der körperlichen Beschaffenheit des Individuums Störungen in den geistigen Funktionen mit sich bringt. Zur Veranschaulichung dessen dienen ihm der Betrunkene (μεθύειν), der Schlafende (καθεύδειν) und der Kranke (νοσεῖν), also im Prinzip dieselben Beispiele, mit denen Aristoteles in der Nikomachischen Ethik die Unbeherrschtheit vergleicht. Und genau diese Zustände findet man auch in Aristoteles' physiologischen Erklärungen kognitiver Störungen in den Parva naturalia. Hier beschreibt er, wie Bewegungen im Körperinneren, die sich entweder aus der Verdauung von Nahrung (De somno et vig. 3: 456 b 22–28; vgl. auch De part. anim. II 7: 653 a 12–19) oder durch das Trinken von Wein ergeben (De somno et vig. 3: 457 a 17–20), nicht nur den Schlaf selbst verursachen, sondern auch im Schlafzustand Erscheinungen hervorbringen, die der Schlafende manchmal für wirklich hält (De insomn. 3: 461 b 7–462 a 8). Diese Erscheinungen (φαντάσματα) treten aber bei denjenigen ganz verzerrt auf, die

56 Aristoteles folgt hier der Theorie des Alkmaion (Aetius, Plac. V 30: Diels, Doxographi Graeci, S. 442 a 3–443 a 4 [442 b 3–443 b 2], nach der Gesundheit in einer Gleichwertigkeit (ἰσονομία) der im Körper befindlichen Vermögen bzw. Qualitäten (δυνάμεις) bestehe; vgl. Arist., Phys. VII 3: 246 b 4–6. Zur Gesundheitsauffassung des Aristoteles s. Tracy (Anm. 2), S. 158ff.

sich in einem inneren Ungleichgewicht befinden, wie es bei den Melancholikern, den Fieberkranken und den Betrunkenen der Fall ist, die alle unter Blähungen (πάθη πνευματώδη ὄντα) zu leiden haben (De insomn. 3: 461 a 12–25). Ein solcher Zustand der Verwirrung hat zwar im Schlaf keine ernsthaften Konsequenzen, bereitet aber im Wachzustand erhebliche Schwierigkeiten. Denn für das gesunde, normale Funktionieren der rationalen Überlegung bedarf es günstiger physiologischer Bedingungen wie z. B. reinen Blutes. Der ἀκρατής dagegen sei, was sein Wissen angeht, mit demjenigen vergleichbar, der gerade mit dem Lernen begonnen hat: Wissen sei noch nicht vorhanden, es müsse erst mit dem Sachverhalt zusammenwachsen (Arist., Eth. Nic. VII 5: 1147 a 22: συμφυῆναι).

Aristoteles erwähnt Jugend und ἀκρασία mehrfach in demselben Zusammenhang, weil sie verschiedene Aspekte gemeinsam haben: das Fehlen absichtlichen Handelns (Eth. Nic. III 4: 1111 b 8f.), das Verfolgen von Lust (ebd. VII 12: 1152 b 19f.) sowie die paradoxe Tatsache, dass in beiden Fällen dieses Handeln freiwillig und bewusst ist (ebd. III 3: 1111 a 24–26). Jugend ist nach Aristoteles ein Zustand körperlicher Unruhe und Instabilität, der für das richtige rationale Funktionieren nicht geeignet ist. Am Ende von Buch VII der Nikomachischen Ethik kommt er erneut auf die Jugendlichen (und die Melancholiker) zu sprechen. In diesem Passus geht es um Personen, die nur ihren Begierden folgen, weil deren Befriedigung gleichsam wie eine Art ständige Behandlung ihre physische Instabilität ausgleicht. Die Jugendlichen, so heißt es hier, befänden sich aufgrund ihres Wachstums in einer Art ständiger Trunkenheit; die Melancholiker dagegen brauchten ständig eine Behandlung (ἀεὶ δέονται ἰατρείας), weil ihr Körper infolge seines Mischungsverhältnisses (κρᾶσις) ständig gereizt wird und sie sich dauernd in einem Zustand heftiger Begierde befinden, und es sei starke Lust nötig, um die Unlust zu vertreiben; das Verfolgen dieser Lüste führe schließlich zur Zügellosigkeit und Schlechtigkeit im Handeln (Eth. Nic. VII 15: 1154 b 9–15).

Kinder bzw. Jugendliche sind also nach Aristoteles aufgrund ihres körperlichen Mischungsverhältnisses von Natur aus gestört und instabil und neigen aus diesem Grund zu starken Affekten; ihr rationales Verhalten ist noch unterentwickelt. In der Physik legt er nun dar, wie Vernunft und Wissen davon abhängig sind, dass die Seele aus der natürlichen Verwirrung heraus (ἐκ τῆς φυσικῆς ταραχῆς) zur Ruhe komme; das Fehlen solcher Ruhe bei Kindern und die für sie charakteristische Bewegung und Verwirrung im Körper sei der Grund, dass sie weder imstande sind zu lernen noch aufgrund von Wahrnehmungen zu urteilen wie die Erwachsenen (Phys. VII 3: 247 b 17–248 a 1). Aristoteles verknüpft diesen Gedanken mit der ἀκρασία, indem er darlegt, dass der innere Zustand der Jugendlichen sie zur Begierde prädisponiert.[57] Und auch in diesem Punkt bestätigen die schon oben

57 Arist., Eth. Nic. VII 15: 1154 b 9–11; vgl. Arist., Rhet. II 12: 1389 a 4–9.

genannten Aussagen aus den naturwissenschaftlichen Schriften die Darstellung der Nikomachischen Ethik. Denn während Aristoteles in De somno et vig. 3: 457 a 17–20 Kleinkinder und Betrunkene im Hinblick auf Bewegungen im Körperinneren, die durch das Trinken von Wein hervorgerufen werden, miteinander vergleicht, heißt es in der Nikomachischen Ethik, dass sich Jugendliche aufgrund ihres Wachstums in einem Zustand befinden, der dem von Betrunkenen ähnelt (VII 15: 1154 b 9–11).

In der Schrift Über das Gedächtnis heißt es weiterhin, dass sich die Jugendlichen in einem Zustand des Fließens befinden (ῥέουσιν), der durch das Wachstum verursacht wird und eine Erinnerungsfähigkeit unmöglich macht.[58] In diesem Zusammenhang vergleicht er sie mit Zwergen (οἱ νανώδεις), deren körperliche Beschaffenheit – d. h. deren schwerer Oberkörper, der auf das Wahrnehmungszentrum drückt – die Bewegungen (κινήσεις) der Erinnerungsaktivität daran hindert, eine bestimmte Richtung einzuschlagen, so dass sie letztlich aufgelöst werden (διαλύεσθαι).[59] Aus diesem Grund seien Kinder auch weniger zu vernünftigem Denken fähig als Erwachsene.[60] Nur der erwachsene Mensch, der aufrecht steht, hat die körperliche Beschaffenheit, sich ganz der rationalen Aktivität widmen zu können.

Es hat sich also gezeigt, dass es offensichtlich Gründe gibt, die Ursachen der ἀκρασία als körperlich anzusehen. Dies geht auch besonders deutlich aus dem Beispiel der Melancholiker hervor, die, wie oben schon gesagt, nach Aristoteles prototypisch für die Überstürztheit (προπέτεια) sind, die Aristoteles wie die Schwäche (ἀσθένεια) als Unterart der ἀκρασία betrachtet.[61] Die Melancholiker gelten hierbei als charakteristisches Beispiel dafür, wie die physische Konstitution das Verhalten eines Menschen in negativem Sinne beeinflussen kann. Dies kommt am deutlichsten in der bereits oben zitierten Stelle Eth. Nic. VII 15: 1154 b 11–15 zum Ausdruck, in der das Mischungsverhältnis (κρᾶσις) im Körper der Melancholiker für ihr zügelloses Verhalten verantwortlich gemacht wird.[62]

---

58 Arist., De mem. 1: 450 b 5–7. Dagegen leiden die Alten an diesem Zustand wegen ihres allmählichen Zerfalls (φθίσις).

59 Ebd. 2: 453 a 31–453 b 7.

60 Arist., De part. anim. IV 10: 686 b 23–28.

61 Arist., Eth. Nic. VII 8: 1150 b 19–28. Für eine ausführlichere Darstellung der Aristotelischen Konzeption des Melancholikers s. Ph. J. van der Eijk, Aristoteles über die Melancholie, Mnemosyne 43, 1990, S. 33–72 (in englischer Übersetzung gedruckt in: van der Eijk, Medicine and Philosophy [Anm. 9], S. 139–168).

62 Aristoteles äußert sich auch an anderen Stellen zur Physiologie der Melancholiker: so spricht er von ihrer inneren Kälte (De somno et vig. 3: 457 a 27f.), von ihrer Neigung zu Blähungen (De insomn. 3: 461 a 24: πάθη πνευματώδη ὄντα), von einer Feuchtigkeit, die sie in ihrer Erinnerungsfähigkeit behindert, wenn sie sich am Sitz des Wahrnehmungsvermögens befindet (De mem. 2: 453 a 23f.; vgl. zu dieser Stelle auch Aristoteles, De Memoria et Reminiscentia, übers. u. erl. V. R. A. H. King, in: Aristoteles, Werke in deutscher Übersetzung, Bd. 14,2, Berlin 2004, S. 146) und davon, dass sie wegen ihres ungestümen Wesens dazu neigen, der Vorstellung zu folgen (Eth. Nic. VII 8: 1150 b 26–28).

Allen diesen Typen von Menschen, mit denen Aristoteles den ἀκρατής in Verbindung bringt, ist gemeinsam, dass sie sich in einem unnatürlichen Zustand befinden: sie sind entweder nicht bei vollem Bewusstsein wie der Schlafende und der Betrunkene, oder sie sind in körperlicher Hinsicht unvollkommen, wie es bei Kindern bzw. Jugendlichen der Fall ist, oder sie befinden sich wie der Melancholiker in einem ungesunden Zustand. Dagegen betrachtet Aristoteles offensichtlich das Erwachsensein auch in körperlicher Hinsicht als die für das gesunde Funktionieren der Vernunft beste Verfassung (De part. anim. IV 10: 686 a 28f.; b 23–26). Was hat es also mit dem ἀκρατής auf sich, und wie ist sein krankhafter Zustand entstanden? Die Antwort liegt nach Aristoteles wohl darin, dass ein immer wiederkehrendes Verhalten einen Zustand hervorbringt, der sowohl körperliche als auch moralische Konsequenzen hat. Wie den Melancholiker seine Neigung zur ständigen körperlichen Befriedigung auf Dauer zügellos und schlecht macht, so gilt auch im Allgemeinen, dass Menschen sich selbst durch ihr Verhalten in einen Zustand bringen können, in dem sie ihr Wissen nicht mehr zu benutzen in der Lage sind, wobei die Unwissenheit Folge ihrer eigenen Nachlässigkeit ist (Arist., Eth. Nic. III 7: 1114 a 1f.: δι' ἀμέλειαν). Die Menschen hätten es aber durchaus in der Hand, Handlungen zu vermeiden, die eine unerwünschte Charakterentwicklung mit sich bringen. Aristoteles vergleicht dieses moralische Fehlverhalten mit einer Krankheit, die man sich freiwillig zuzieht, weil man unbeherrscht gelebt (ἀκρατῶς βιοτεύων) und nicht auf die Ärzte gehört hat (ἀπειθῶν τοῖς ἰατροῖς).[63] Demnach ist man für die Fehler der Seele selbst verantwortlich, was genauso für diejenigen körperlichen Schwächen gilt, die auf Vernachlässigung des Körpers zurückzuführen sind.[64] Man kann die ἀκρασία also als eine Art selbstverschuldete Krankheit betrachten, bei der der ἀκρατής durch wiederholtes zügelloses Handeln einen gestörten psychophysischen Zustand herbeigeführt hat, der ihn unfähig macht, rational zu handeln.

Wenn ἀκρασία als eine Art Krankheit angesehen werden kann – oder zumindest als ein ungesunder körperlicher Zustand – stellt sich die Frage, ob sie heilbar ist bzw. von welcher Art die Behandlung ist. Auch hierfür bietet die Nikomachische Ethik verschiedene Hinweise: Derjenige, der aufgrund von Überredung lustvoll handele, sei leichter zu heilen (Arist., Eth. Nic. VII 3: 1146 a 33: εὐιατότερος) als der ἀκρατής, während sich der ἀκρατής wiederum vom Zügellosen dadurch unterscheide, dass letzterer unheilbar (ἀνίατος) sei, weil er seine Handlungen nicht bedaure, sondern in ihnen verharre. Die Zügellosigkeit bzw. Schlechtigkeit sei wie die Wassersucht (ὕδερος) und die Schwindsucht (φθίσις), die ἀκρασία gleicht dagegen epileptischen Anfällen (τὰ ἐπιληπτικά); erstere sei eine chronische Schlechtigkeit

63 Arist., Eth. Nic. III 7: 1114 a 15f.
64 Ebd.: 1114 a 21–31.

(συνεχὴς πονηρία), letztere nur vorübergehend.[65] Des Weiteren heißt es bei Aristoteles, dass die eine der beiden Arten der ἀκρασία, die Überstürztheit (προπέτεια), die für die Melancholiker kennzeichnend ist, leichter zu heilen (εὐιατοτέρα) sei als die andere, die Schwäche (ἀσθένεια), die mit rationaler Überlegung verbunden ist. Und diejenigen, die aus Gewohnheit ἀκρατεῖς sind, seien leichter zu heilen als diejenigen, die es von Natur aus sind.[66]

Auch diese Hinweise auf Heilbarkeit sind in der Forschung bisher lediglich im ethischen, nichtmedizinischen Sinne interpretiert worden, dabei gibt es keinen Grund auszuschließen, dass Aristoteles auch an eine Therapie des Körpers gedacht hat. Gerade dem Beispiel des Melancholikers ist zu entnehmen, dass nach Aristoteles auch körperliche Maßnahmen geeignet sind, den krankhaften Zustand zu erleichtern und die Sucht nach Befriedigung zu stillen: die Unlust kann u. a. auch von der entgegengesetzten (ἐναντία) Lust vertrieben werden – ein anschauliches Beispiel für das medizinische Prinzip der Heilung durch Gegensätze.[67]

Die medizinische Behandlung ist aber nicht auf die Melancholiker beschränkt, denn auch die andere Art der Unbeherrschtheit, die Schwäche (ἀσθένεια), beruht auf physischer Instabilität.[68] Während beim Melancholiker die Instabilität in seiner Veranlagung begründet liegt, ist sie im anderen Fall das Ergebnis eines Unvermögens, die starken emotionalen Triebe während des Wachstums und der Erziehung zu beherrschen und somit eine innere Stabilität herzustellen. Die Behandlung beider Typen muss darin bestehen, dass ein Gleichgewicht hergestellt wird, aufgrund dessen man moralischer Unterweisung Folge leisten kann.

---

65 Arist., Eth. Nic. VII 9: 1150 b 29–35; vgl. auch VII 4: 1146 b 22–24. In De somno et vig. 3: 457 a 8–11 bezeichnet Aristoteles mit einer gewissen Einschränkung den Schlaf als Epilepsie, weshalb diese Krankheit oftmals im Schlaf beginnt.

66 Arist., Eth. Nic. VII 11: 1152 a 28–33. Es scheint, dass sich Aristoteles hier widerspricht, wenn er einerseits sagt, dass die ἀκρατεῖς des ersten Typs, zu dem die Melancholiker gerechnet werden, leichter heilbar sind als die des zweiten Typs, dass andererseits aber diejenigen, die von Natur unbeherrscht sind, schwerer zu heilen sind als diejenigen, die es aus Gewohnheit sind. Zur Diskussion s. van der Eijk, Medicine and Philosophy (Anm. 9), S. 150, und P. Demont, About philosophy and humoural medicine, in: Hippocrates in Context (Anm. 41), S. 285.

67 Arist., Eth. Nic. VII 15: 1154 b 11–14. Zu dieser Stelle s. Preus (Anm. 50), S. 422; zur Heilung durch Gegensätze s. Gracia (Anm. 32), S. 9–13.

68 Preus (Anm. 50), S. 421, ist der Auffassung, dass für den Melancholiker eine medizinische Therapie notwendig ist, während für den nichtmelancholischen Typ eine moralische, mündliche Behandlung ausreicht. Ebenso ist auch M. C. Nussbaum, Therapeutic arguments: Epicurus and Aristotle, in: The Norms of Nature. Studies in Hellenistic Ethics, hrsg. v. M. Schofield u. G. Striker, Cambridge u. New York 1986, S. 31–74, der Ansicht, dass die Therapie lediglich mündlicher Art ist. Dagegen führt Owens (Anm. 55), S. 176, aus, dass es keinen Grund für die Annahme gibt, dass die Behandlung auf *wisdom* beschränkt sei, da es durchaus Fälle geben kann, in denen eine medizinische Behandlung angebracht ist.

Allerdings reicht Gewohnheit bei der Erziehung zur Prävention von ἀκρασία nicht aus, da man auch im Erwachsenenalter noch Selbstbeherrschung üben muss. In Eth. Nic. VII 8: 1150 b 6–11 beschreibt Aristoteles Fälle von ἀκρασία bei Menschen, die von starken und übermäßigen Empfindungen angenehmer oder unangenehmer Art überwältigt werden, zu denen er beispielsweise diejenigen rechnet, die sich vergeblich bemühen, ihr Lachen zu unterdrücken. Richtig handeln dagegen diejenigen, die sich auf derartige Reize, die ihnen bevorstehen könnten, vorbereiten, so dass sie ihnen widerstehen können; als Beispiel nennt Aristoteles Menschen, die sich auf das Kitzeln vorbereiten, damit sie davon nicht überrascht werden (ebd.: 1150 b 22–25). ἀκρασία besteht in einem Mangel an Kontrolle über die emotionale Reaktion, und dies hat Konsequenzen für den Körper, wie Aristoteles in Eth. Nic. VII 5: 1147 a 13–17 darlegt, wo er sagt, dass gewisse Affekte (πάθη) eine Veränderung im Körper bewirken und manchmal sogar zu Wahnsinn führen können. Es liegt nahe, dass Aristoteles in solchen Fällen neben moralischer Überzeugung auch eine medizinische Behandlung verordnen würde. Und in der Tat gibt es bei Aristoteles keine scharfe Trennung zwischen medizinischer Behandlung und mündlicher Korrektur oder Strafe. So bezeichnet er Strafe als Therapie (Eth. Eud. II 1: 1220 a 35f.).

In diesem Zusammenhang muss auch eine interessante Stelle aus der Eudemischen Ethik gesehen werden, in der Aristoteles ausführt, dass die Meinungen von Kindern, Kranken und Geistesgestörten ohne Belang seien, da die einen erst reif werden müssen, während die anderen eine Zurechtweisung durch den Arzt oder durch die Polis (κόλασις ἰατρικὴ ἢ πολιτικὴ) benötigen, denn die Verwendung von Arzneien (φαρμακεία) sei nicht weniger eine Strafe als körperliche Schläge (Eth. Eud. I 3: 1214 b 29–34). Vor diesem Hintergrund steht außer Zweifel, dass Aristoteles eine medizinische Behandlung für beide Arten der Unbeherrschtheit vorschreiben würde. Allerdings äußert er sich in der Nikomachischen Ethik nicht explizit dazu, doch dürfte dies wohl mit der Thematik der Schrift zusammenhängen. Die Tatsache, dass er andererseits in seinen naturwissenschaftlichen Schriften durchaus zu Themen dieser Art Stellung nimmt, lässt vermuten, dass dies prinzipiell auch für die Therapie der ἀκρασία zu erwarten gewesen wäre.

Die Hinweise auf Medizin und Naturwissenschaft in der Nikomachischen Ethik verdienen also durchaus Beachtung. In Buch VII der Nikomachischen Ethik scheint es Aristoteles in erster Linie um die Symptome und die Diagnose der ἀκρασία gegangen zu sein, also um zwei Aspekte, die für die Ethik wichtig sind, weil sie moralisches Fehlverhalten und dessen Korrektur betreffen. Die Ermittlung der Ursachen der ἀκρασία und der Umgang mit ihr gehen jedoch über den Themenbereich der Ethik hinaus, so dass wir dazu auf Informationen aus anderen Schriften zurückgreifen müssen. Dabei stellt man fest, dass es für Aristoteles zwischen körperlicher und geistiger Gesundheit eine enge Beziehung gibt und dass daher die Medizin einen wichtigen Beitrag zum psychischen Wohlbefinden leisten kann.

Bile noire et mélancolie chez Galien : le traité Sur la bile noire est-il authentique ?

Jacques Jouanna

Depuis cent ans cette remarquable institution qu'est le Corpus medicorum a contribué plus que toute autre à faire connaître, à partir de bases scientifiques irréprochables, une partie de ce vaste patrimoine de l'Antiquité qu'est la médecine. La médecine ancienne a servi de fondement à la médecine occidentale, et malgré les progrès considérables de la science qui l'a éloignée de ses origines, elle a suscité tout au long de l'histoire de la pensée et de l'imaginaire depuis le Moyen Âge jusqu'à l'époque moderne un intérêt constant et renouvelé. On peut même dire que certains thèmes n'ont cessé de hanter les esprits et reviennent périodiquement à la surface. Tel est le cas de la mélancolie qui a donné lieu récemment à une exposition dont le retentissement fut grand, non seulement à Paris, mais aussi à Berlin.[1] De plus, l'exposition s'est prolongée par un Colloque De la Mélancolie dont les Actes viennent de paraître à Paris, aux éditions Gallimard.[2] Cet engouement pour la mélancolie, qui a été indissociablement liée à la bile noire au cours de son histoire, a eu une incidence indirecte sur les études galéniques, en mettant en relief l'opuscule intitulé La bile noire (De atra bile).

Ce petit traité avait retenu depuis longtemps l'attention de la direction du Corpus Medicorum Graecorum, puisqu'il a été édité par Wilko de Boer en 1937 dans une édition qui reste fondamentale.[3] Cet éditeur remarquait dans son introduction que ce traité avait joui d'une grande notoriété, puisqu'il a été transmis par quatorze manuscrits grecs, auquel on doit ajouter maintenant un quinzième, le Vlatadon 14 nouvellement redécouvert.[4] Le

---

1 Paris, 10 oct. 2005–16 janv. 2006 au Grand Palais. Berlin, 17 fév. –7 mai 2006 Neue Nationalgalerie. Voir Mélancolie. Génie et folie en Occident, éd. J. Clair, Paris, 2005. Dans l'introduction, pour la médecine grecque, voir P. Demont, La mélancolie dans l'Antiquité : de la maladie au tempérament, p. 34–37.

2 De la mélancolie. Les entretiens de la fondation des Treilles, éd. J. Clair et R. Kopp, Paris, 2007. Pour la médecine grecque dans ce volume, voir J. Jouanna, Aux racines de la mélancolie : la médecine grecque est-elle mélancolique ?, p. 11–51.

3 Galeni De propriorum animi cuiuslibet affectuum dignotione et curatione, De animi cuiuslibet peccatorum dignotione et curatione, De atra bile, éd. W. de Boer, CMG V 4,1,1, Leipzig et Berlin 1937.

4 Voir W. de Boer, Galens Traktat Über die schwarze Galle und seine Überlieferung, Wiener Studien, 51, 1933, p. 56–65. Pour le Vlatadon 14, voir ci-dessous, p. 244 et

traité avait aussi retenu l'attention de l'érudition syriaque et arabe.[5] Mais chez les modernes le traité n'a pas suscité beaucoup d'intérêt,[6] jusqu'à ce que la fascination récente pour l'histoire de la mélancolie vienne lui redonner une nouvelle jeunesse. En effet, la parution de la première traduction française de ce traité en 1998 s'explique dans ce contexte culturel. Due à l'équipe de nos collègues suisses de Lausanne, cette traduction, parue aux éditions Gallimard, vise un large public intéressé par la mélancolie.[7] La présentation du livre est significative. De petit format, le volume donne sur sa couverture, en petits caractères, le titre Galien De la bile noire, mais il est vendu, à l'initiative de l'éditeur et non des auteurs, avec une jaquette rouge portant en gros caractères un titre en blanc De la mélancolie. Le mot mélancolie n'est certes pas absent du traité, mais il y est rare, et le traité ne présente aucune description de la maladie. Ce n'est qu'une des affections parmi d'autres causées par la bile noire. L'essentiel du traité porte sur la bile noire et non sur la mélancolie. Il y a donc un décalage entre la jaquette portant en gros le mot mélancolie et le contenu du traité. Ce décalage est symbolique du gauchissement qui semble parfois nécessaire pour redonner à l'Ancien une actualité. Notre devoir est de faire que ce gauchissement promotionnel ne soit pas une trahison. Dieu merci, la traduction de nos collègues suisses s'efforce de respecter la littéralité du grec.

Il s'agit donc d'un traité consacré essentiellement à la bile noire et aux affections qu'elle cause. On doit ajouter que ce traité s'insère dans le cadre de

---

n. 21. Malgré l'importance capitale de ce nouveau témoin pour certains traités de Galien, le Vlatadon n'apporte rien de totalement neuf pour l'histoire du texte du De atra bile. Il appartient, comme l'Ambrosianus gr. 659 (Q 3 Sup.), à la classe appelée C par W. de Boer. Les deux manuscrits remontent à un modèle commun; voir Boudon-Millot, dans : Galien, Sur l'ordre, p. 44–49.

5 Ḥunain ibn Isḥāq, p. 26, n° 64, cite une traduction syriaque de Ayyūb al-Ruhāwī (cf. R. Degen, Galen im Syrischen: Eine Übersicht über die syrische Überlieferung der Werke Galens, dans : Galen, Problems and Prospects, éd. V. Nutton, London, 1981, p. 139, n° 26), une traduction arabe de Stéphanos et sa propre traduction (arabe) du De atra bile, mais ces traductions sont perdues (M. Ullmann, Die Medizin in Islam, Leiden et Köln, 1970, [Handb. d. Orientalistik, 1. Abt., Ergänzungsbd. VI 1], p. 40, n° 10 ; Sezgin, p. 113, n° 52). Une traduction hébraïque est mentionnée par M. Steinschneider, Die hebräischen Übersetzungen des Mittelalters und die Juden als Dolmetscher. Ein Beitrag zur Literaturgeschichte des Mittelalters, meist nach handschriftlichen Quellen, Berlin 1893 (éd. anast. Graz, 1956), p. 655, nº 17a ; cf. H. Diels, Die Handschriften der antiken Ärzte, I. Teil: Hippokrates und Galenos, Abh. d. Königl. Preuß. Akademie d. Wiss. 1905, Berlin, 1905, p. 73 (St. Petersbourg). On a trois citations chez Rhazès ; en outre trois citations chez Maimonide (Aphor. II 3. 14 ; III 50 éd. G. Bos, Maimonides, Medical Aphorisms: Treatises 1–5, Provo, Utah, 2004, p. 27; 30; 45).

6 Voir le petit nombre d'études recensées par G. Fichtner, Corpus Galenicum. Verzeichnis der galenischen und pseudogalenischen Schriften, Tübingen, 1997, n° 31.

7 Galien, De la bile noire, introduction, traduction et notes par V. Barras, T. Birchler et A.-F. Morand, Paris, 1998.

la théorie des quatre humeurs, sang, phlegme, bile jaune et bile noire. En effet, avant d'aborder son exposé sur la bile noire, Galien commence par présenter les trois autres humeurs, le sang, le phlegme et la bile jaune. Comme on sait que la théorie des quatre humeurs remonte au traité hippocratique de La nature de l'homme que Galien attribue à Hippocrate lui-même et auquel il accorde une importance capitale, on comprendra qu'il n'est pas étonnant que le traité de La bile noire fasse plusieurs fois référence à ce traité fondateur et qu'il donne même une longue citation de l'un des passages les plus célèbres, la définition de la santé et de la maladie.[8]

Dans ces conditions, ce qui peut paraître étonnant, c'est le silence que j'ai observé sur ce petit traité de La bile noire quand j'ai exposé naguère – en l'honneur du départ de Diethard Nickel qui avait succédé à Jutta Kollesch à la direction du Corpus Medicorum Graecorum –, la postérité du traité hippocratique de La nature de l'homme.[9] Pourquoi ce silence ? C'est, d'une part, parce que mon étude était orientée sur la genèse de la théorie des quatre tempéraments qui est inconnue de La nature de l'homme et ne trouve son expression canonique que dans la période postérieure à Galien. C'est d'autre part, parce que la conception de la bile noire dans le traité de La bile noire ne rentre absolument pas dans la vaste lignée où la bile noire, depuis les origines (La nature de l'homme) jusqu'à la fin de l'évolution (Byzance et le Moyen Âge occidental), a été conçue comme l'humeur froide et sèche prédominant dans le cycle des saisons en automne, saison froide et sèche.

C'est cette question du décalage entre la conception traditionnelle de la bile noire et la conception présentée dans le traité de La bile noire qui sera l'objet central de la communication. Et pour aller directement à l'essentiel, je partirai de la comparaison de deux passages parallèles où Galien traite de la bile noire dans un contexte général analogue : l'un de ces passages est extrait des Facultés naturelles où Galien expose la théorie traditionnelle de La bile noire, l'autre passage est tiré du traité de La bile noire. La chronologie relative des deux traités est aisée à établir. Le traité des Facultés naturelles est antérieur à celui de La bile noire, pour la bonne raison que le traité des Facultés naturelles est cité dans le traité de La bile noire.[10] Voici les deux passages parallèles mis côte à côte sur deux colonnes (texte grec, puis traduction française) :

---

8 Gal., De atra bile 5,2–6 : CMG V 4,1,1, p. 79,7–20.

9 J. Jouanna, La postérité du traité hippocratique de la Nature de l'homme : la théorie des quatre humeurs, dans : Ärzte und ihre Interpreten, p. 117–141.

10 Gal., De atra bile 7,13. 15 : CMG V 4,1,1, p. 87,20 ; 88,1.

Facultés naturelles II 9 : Scr. min. III 196,1–15 Helmr. = II 130, 15–131,9 K.

ἆρ' οὖν θερμὸς μέν τίς ἐστι καὶ ὑγρὸς χυμός (sc. αἷμα), καὶ θερμὸς καὶ ξηρὸς ἕτερος (sc. ξανθὴ χολή), καὶ ὑγρὸς καὶ ψυχρὸς ἄλλος (sc. φλέγμα), οὐδεὶς δ' ἐστὶ ψυχρὸς καὶ ξηρὸς τὴν δύναμιν, ἀλλ' ἡ τετάρτη συζυγία τῶν κράσεων ἐν ἅπασι τοῖς ἄλλοις ὑπάρχουσα μόνοις τοῖς χυμοῖς οὐχ ὑπάρχει; καὶ μὴν ἥ γε μέλαινα χολὴ τοιοῦτός ἐστι χυμός, ὃν οἱ σωφρονοῦντες ἰατροὶ καὶ φιλόσοφοι πλεονεκτεῖν ἔφασαν τῶν μὲν ὡρῶν τοῦ ἔτους ἐν φθινοπώρῳ μάλιστα, τῶν δ' ἡλικιῶν ἐν ταῖς μετὰ τὴν ἀκμήν. οὕτω δὲ καὶ διαιτήματα καὶ χωρία καὶ καταστάσεις καὶ νόσους τινὰς ψυχρὰς καὶ ξηρὰς εἶναί φασιν· οὐ γὰρ δὴ χωλὴν ἐν ταύτῃ μόνῃ τῇ συζυγίᾳ τὴν φύσιν εἶναι νομίζουσιν ἀλλ' ὥσπερ τὰς ἄλλας τρεῖς οὕτω καὶ τήνδε διὰ πάντων ἐκτετάσθαι.

La bile noire 6,1–3. 8 : CMG V 4, 1,1, p. 82,8–22 ; 83,20–24

1 Ἀλλ' οὐ πρόκειταί μοι νῦν τὴν τῶν ἄλλων χυμῶν δύναμιν ἐξηγήσασθαι περὶ μελαίνης χολῆς προθεμένῳ γράφειν, ἣν Ἱπποκράτης φησὶν ἀναγκαίαν μὲν ἔχειν τὴν γένεσιν, ὅπως δὲ μὴ γένοιτο πλείων, ἐδίδαξεν ἐξ αὐτῶν τῶν ἐναργῶς φαινομένων ἀρξάμενος. 2 ἔν τε γὰρ τοῖς ζῴοις, ὅσα θερμότερα καὶ ξηρότερα ταῖς κράσεσιν, φαίνεται γεννᾶσθαι πλέον, ἔν τε ταῖς θερμοτέραις ἅμα καὶ ξηροτέραις ὥραις τε καὶ χώραις καὶ καταστάσεσιν, ἐπιτηδεύμασί τε τοῖς μετὰ κόπων καὶ φροντίδων καὶ ἀγρυπνιῶν, ἐδεσμάτων τε τῶν παχυμερῶν καὶ ξηροτάτων. ἀλλὰ καὶ τὸ χρῶμα τοῦ σώματος παντὸς μελάντερόν τέ ἐστι τοῖς τὴν τοιαύτην πεφυκόσιν ἀθροίζειν χολὴν ἔν τε τοῖς καυσώδεσι νοσήμασιν, ὅσα χωρὶς ὑγρότητος ἔχει τὴν γένεσιν, ἐφ' ὧν κἂν αἱμορραγήσῃ ποτὲ ῥίς, στάξει μέλαν. 3 τὰ μὲν οὖν τοιαῦτα φαινόμενα τὰς αἰτίας, ὑφ' ὧν ὁ μελαγχολικὸς χυμὸς γεννᾶται, ἐνδείκνυται. περὶ δὲ τῆς καθάρσεως αὐτοῦ ταυτὶ τὰ φαινόμενα τὴν ὁδὸν τῆς εὑρέσεως ὑπαγορεύει.

8 Ἱπποκράτης δέ, ὡς ὁμολογουμένῳ τῷ καθαίρειν αὐτὰ χρησάμενος, ἀποδείκνυσιν ἐν ἅπαντι τῷ τῆς ζωῆς χρόνῳ περιέχεσθαι κατὰ τὸ σῶμα τοῦ ἀνθρώπου τοὺς τέτταρας χυμούς· καὶ μήθ' ἡλικίαν εἶναί τινα, μήτε ὥραν τοῦ ἔτους, μήτε σώματος φύσιν, ἐν ᾗ μὴ πάντες εἰσίν.

Est-ce qu'il existe donc une humeur chaude et humide (*sc.* le sang), une autre chaude et sèche (*sc.* la bile jaune) et une autre humide et froide (*sc.* le phlegme), tandis qu'il n'y en a aucune qui soit froide et sèche par sa propriété ? Est-ce que la quatrième paire de mélanges qui existe dans tous les autres domaines n'existe pas dans le seul domaine des humeurs ? En fait, la bile noire est cette humeur-là qui, selon les dires des médecins et des philosophes sensés, augmente, en ce qui concerne les saisons de l'année surtout en automne, en ce qui concerne les âges dans celui qui fait suite à la force de l'âge. Et de façon analogue, ils disent qu'il y a des régimes, des régions, des constitutions climatiques, des maladies, qui sont froides et sèches. Car, effectivement, ils ne pensent pas que la nature soit boîteuse dans cette seule paire, mais ils pensent que, comme les trois autres paires, celle-ci est répandue partout.

1 Mais il n'y a pas lieu pour moi maintenant d'exposer la propriété des autres humeurs, puisque je me suis proposé d'écrire sur la bile noire dont Hippocrate dit qu'elle a une naissance nécessaire et qui a enseigné comment elle ne devient pas plus abondante, en partant des phénomènes eux-mêmes qui apparaissent clairement. 2 Car chez les êtres vivants qui sont chauds et secs par leur tempérament, il apparaît que la bile noire naît en plus grande quantité, et dans les saisons, les régions, les constitutions climatiques qui sont à la fois chaudes et sèches ainsi que dans les modes de vie avec fatigues, soucis et veilles, et avec des aliments épais et très secs. Mais aussi la couleur du corps tout entier est plus noire chez tous ceux qui ont une nature à accumuler une telle bile dans les maladies causodes, maladies qui doivent leur naissance à l'absence d'humidité et au cours desquelles, si le nez saigne, le sang coulera noir. 3 Ainsi donc de tels phénomènes montrent les causes pour lesquelles l'humeur mélancolique naît. Et sur la purgation de cette humeur, ces phénomènes-là suggèrent la voie de la découverte.

8 Hippocrate, utilisant comme quelque chose d'admis par tous le fait que ces médicaments purgent montre que durant tout le temps de la vie les quatre humeurs sont contenues dans le corps de l'homme et qu'il n'y a pas d'âge ni de saison de l'année ni de nature du corps où elles ne soient pas toutes.

Ces deux passages sont comparables, dans la mesure où ils démontrent la nécessité de l'existence de la bile noire dans le cadre de la théorie des quatre humeurs. Mais il y a une grande différence sur la nature de la bile noire dans chacun des deux passages.

Examinons d'abord le passage des Facultés naturelles (colonne de gauche) où l'on trouve la conception classique des quatre humeurs définies par deux qualités élémentaires. Galien commence par deux questions rhétoriques que voici :

ἆρ' οὖν θερμὸς μέν τίς ἐστι καὶ ὑγρὸς χυμός (sc. αἷμα), καὶ θερμὸς καὶ ξηρὸς ἕτερος (sc. ξανθὴ χολή), καὶ ὑγρὸς καὶ ψυχρὸς ἄλλος (sc. φλέγμα), οὐδεὶς δ' ἐστὶ ψυχρὸς καὶ ξηρὸς τὴν δύναμιν, ἀλλ' ἡ τετάρτη συζυγία τῶν κράσεων ἐν ἅπασι τοῖς ἄλλοις ὑπάρχουσα μόνοις τοῖς χυμοῖς οὐχ ὑπάρχει;

« Est-ce qu'il existe donc une humeur chaude et humide (*sc.* le sang), une autre chaude et sèche (*sc.* la bile jaune) et une autre humide et froide (*sc.* le phlegme), tandis qu'il n'y en a aucune qui soit froide et sèche par sa propriété ? Est-ce que la quatrième paire de mélanges qui existe dans tous les autres domaines n'existe pas dans le seul domaine des humeurs ? »

Dans la première question tout le monde peut reconnaître le sang sous l'humeur chaude et humide (θερμὸς ... καὶ ὑγρὸς χυμός), la bile jaune sous l'humeur chaude et sèche (θερμὸς καὶ ξηρὸς ἕτερος), le phlegme sous l'humeur froide et humide (ὑγρὸς καὶ ψυχρὸς ἄλλος). Il reste donc un quatrième couple possible de deux qualités élémentaires (ἡ τετάρτη συζυγία), celui qui correspond à l'humeur froide et sèche. Or est-il possible que ce dernier couple ne donne lieu à aucune humeur ?

Galien répond par la négative dans le passage qui suit :

καὶ μὴν ἥ γε μέλαινα χολὴ τοιοῦτός ἐστι χυμός, ὃν οἱ σωφρονοῦντες ἰατροὶ καὶ φιλόσοφοι πλεονεκτεῖν ἔφασαν τῶν μὲν ὡρῶν τοῦ ἔτους ἐν φθινοπώρῳ μάλιστα, τῶν δ' ἡλικιῶν ἐν ταῖς μετὰ τὴν ἀκμήν. οὕτω δὲ καὶ διαιτήματα καὶ χωρία καὶ καταστάσεις καὶ νόσους τινὰς ψυχρὰς καὶ ξηρὰς εἶναί φασιν· οὐ γὰρ δὴ χωλὴν ἐν ταύτῃ μόνῃ τῇ συζυγίᾳ τὴν φύσιν εἶναι νομίζουσιν ἀλλ' ὥσπερ τὰς ἄλλας τρεῖς οὕτω καὶ τήνδε διὰ πάντων ἐκτετάσθαι.

« En fait, la bile noire est cette humeur-là qui, selon les dires des médecins et des philosophes sensés, augmente, en ce qui concerne les saisons de l'année surtout en automne, en ce qui concerne les âges dans celui qui fait suite à la force de l'âge. Et de façon analogue, ils disent qu'il y a des régimes, des régions, des constitutions climatiques, des maladies, qui sont froides et sèches. Car, effectivement, ils ne pensent pas que la nature soit boîteuse dans cette seule paire, mais ils pensent que, comme les trois autres paires, celle-ci est répandue partout. »

L'humeur qui correspond au dernier couple de qualités élémentaires, le froid et le sec, existe bien. C'est la bile noire. Elle augmente (πλεονεκτεῖν) en fonction des conditions qui sont de même nature qu'elle : pour la saison, l'automne (ἐν φθινοπώρῳ), et pour l'âge, celui qui fait suite à la force de l'âge (ἐν ταῖς μετὰ τὴν ἀκμήν), c'est-à-dire le troisième âge de la vie. Ce qui est dit ici de l'âge et de la saison est parfaitement conforme à ce que l'on trouve déjà dans le traité hippocratique de La nature de l'homme. Galien ajoute une seconde série de facteurs qui sont froids et secs (ψυχρὰς καὶ ξηρὰς) : régimes, pays, constitutions climatiques et maladies.[11] Pour affirmer cela, Galien s'appuie sur l'autorité des médecins et des philosophes compétents – parmi lesquels il y a en premier lieu Hippocrate[12] –, mais il fonde cette position en raison. La raison invoquée est la Nature (τὴν φύσιν) qui ne peut pas être boîteuse (χωλήν). Elle connaît les quatre couples de qualités élémentaires dans le domaine des humeurs comme dans tout le reste.

Il est donc clair que la bile noire dans ce passage des Facultés naturelles est conçue comme l'humeur froide et sèche qui prédomine dans le corps en fonction de facteurs froids et secs, notamment la saison de l'automne. Cette conception de la bile noire se situe dans le droit fil du traité fondateur de La nature de l'homme ; et c'est bien ainsi que Galien présente encore la bile noire dans le livre VIII de son traité Sur les doctrines d'Hippocrate et de Platon, lorsqu'il rend compte de la théorie humorale quaternaire du traité de La nature de l'homme. Il y ajoute toutefois la correspondance entre la bile noire, froide et sèche, et la terre.[13] C'est bien cette conception de la bile noire froide et sèche, liée à la saison de l'automne et à la terre qui restera présente, malgré les évolutions de la théorie quaternaire, dans la médecine byzantine et l'Occident médiéval.

Si l'on passe maintenant au développement parallèle du traité Sur la bile noire, c'est là que l'étonnement est grand. Allons à l'essentiel. L'auteur du traité, après avoir rappelé que son sujet est la bile noire et après mentionné qu'Hippocrate dit que sa naissance est nécessaire, poursuit ainsi (6,2–3) :

> ἔν τε γὰρ τοῖς ζῴοις, ὅσα θερμότερα καὶ ξηρότερα ταῖς κράσεσιν, φαίνεται γεννᾶσθαι πλέον, ἔν τε ταῖς θερμοτέραις ἅμα καὶ ξηροτέραις ὥραις τε καὶ χώραις καὶ καταστάσεσιν, ἐπιτηδεύμασί τε τοῖς μετὰ κόπων καὶ φροντίδων καὶ ἀγρυπνιῶν, ἐδεσμάτων τε τῶν παχυμερῶν καὶ ξηροτάτων. ἀλλὰ καὶ τὸ χρῶμα τοῦ σώματος παντὸς μελάντερόν τέ ἐστι τοῖς τὴν τοιαύτην πεφυκόσιν ἀθροίζειν χολὴν ἔν τε τοῖς καυσώδεσι νοσήμασιν, ὅσα χωρὶς ὑγρότητος ἔχει τὴν γένεσιν, ἐφ' ὧν κἂν αἱμορραγήσῃ ποτὲ ῥίς, στάξει μέλαν. τὰ μὲν οὖν τοιαῦτα φαινόμενα τὰς αἰτίας, ὑφ' ὧν ὁ μελαγχολικὸς χυμὸς γεννᾶται, ἐνδείκνυται.

> « Car chez les êtres vivants qui sont chauds et secs par leur tempérament, il apparaît que la bile noire naît en plus grande quantité, et dans les saisons, les régions, les constitutions climatiques qui sont à la fois chaudes et sèches ainsi que dans les modes de vie avec fatigues, soucis et veilles, et avec des aliments épais et très secs. Mais aussi la

11 Bien qu'il y ait une ambiguïté dans l'expression grecque καταστάσεις, il doit s'agir des constitutions climatiques.

12 Hippocrate vient d'être cité dans le passage qui précède (Gal., De fac. nat. II 9 : Scr. min. III 195,16 Helmr. = II 130,3 K.).

13 Gal., De plac. Hipp. et Plat. VIII 4,21 : CMG V 4,1,2, p. 502,22. 24.

couleur du corps tout entier est plus noire chez tous ceux qui ont une nature à accumuler une telle bile dans les maladies causodes, maladies qui doivent leur naissance à l'absence d'humidité et au cours desquelles, si le nez saigne, le sang coulera noir. Ainsi donc de tels phénomènes montrent les causes pour lesquelles l'humeur mélancolique naît. »

Le propos est centré sur la bile noire et consiste à montrer que sa présence est nécessaire dans l'homme, comme c'était le cas dans le traité Sur les facultés naturelles. Mais l'explication prend une voie si différente que l'on aboutit à une définition de la bile noire qui n'est apparemment pas la même. De fait, la bile noire est dite naître en plus grande quantité chez les êtres vivants chauds et secs (θερμότερα καὶ ξηρότερα ταῖς κράσεσιν). On aurait attendu dans un système analogue à celui des Facultés naturelles le couple froid et sec, et non pas chaud et sec ! Et l'on en viendrait presque à se demander si nous n'avons pas affaire à une erreur de copie. Mais il n'en est rien, car la suite de la phrase confirme la différence entre les deux traités. On retrouve, en effet, dans la suite la même série des éléments favorisant la bile noire que dans les Facultés naturelles (à savoir les saisons, les lieux, les constitutions climatiques et le genre de vie) ; mais alors que cette série est qualifiée dans les Facultés naturelles, comme nous l'avons vu, de « froide et sèche » (ψυχρὰς καὶ ξηρὰς), elle est qualifiée dans le traité de La bile noire de chaude et sèche (θερμοτέραις ἅμα καὶ ξηροτέραις). De la sorte la production de bile noire n'est plus liée à l'automne saison froide et sèche, mais à l'été, saison chaude et sèche. La même opposition se confirme pour les maladies. Alors que les maladies en rapport avec la bile noire étaient froides et sèches dans les Facultés naturelles, elles sont appelées « maladies causodes » (καυσώδεσι νοσήμασιν) dans le traité de La bile noire, c'est-à-dire qu'elles sont brûlantes comme leur nom l'indique. Ce sont des maladies chaudes et sèches.

Une telle conception de la bile noire, mise en relation avec le chaud et le sec, est si éloignée de la conception traditionnelle que l'on a tendance à gommer inconsciemment ce trait particulier du traité de La bile noire. De fait, nos collègues suisses dans l'introduction de leur traduction au traité de La bile noire présentent au public moderne la bile noire de la façon suivante : « une substance dotée de propriétés aussi spectaculaires qu'inquiétantes : *froide* (je souligne), dense, ne coagulant pas, mordante comme le vinaigre etc. »[14] Pourtant, à aucun moment, au cours du traité de La bile noire, il n'est dit que la bile noire est une humeur froide. D'autres passages du traité confirment que la bile noire est liée à un système chaud et sec. Dans un passage qui précède, on a déjà l'observation que la présence de bile noire, visible par le sang épais et noir, s'observe dans les corps de constitution chaude et sèche (ἐν ταῖς τῶν θερμῶν καὶ ξηρῶν σωμάτων κράσεσιν) et dans les conditions analogues (saisons, régions, régimes), ainsi que dans les

14 Galien, De la bile noire (n. 7), p. 14.

maladies qui sont d'une dyscrasie chaude et sèche (κατὰ θερμὴν καὶ ξηρὰν δυσκρασίαν), comme les causus.[15] Et dans un passage qui suit, il est dit que la présence de bile noire dans la rate, visible par la couleur plus ou moins noire de la rate, s'observe surtout chez les animaux de tempérament chaud et sec (ἐπὶ τῶν τῆς θερμῆς καὶ ξηρᾶς κράσεως ζῴων), alors que les animaux de constitution humide et froide (ὁπόσα κράσεως ὑγροτέρας τε καὶ ψυχροτέρας) en ont moins, car la rate est moins noire.[16] On ne peut pas dire plus clairement que le froid ne favorise pas la production de bile noire !

On est donc en présence dans le traité de La bile noire d'une conception de la bile noire, en apparence, fort différente de la conception hippocratique que l'on trouvait dans le traité des Facultés naturelles. Cette divergence est d'autant plus étonnante que les deux développements sur la bile noire dans les deux traités se situent dans la même stratégie : une polémique contre Érasistrate qui a négligé la théorie humorale et n'a même pas parlé de la bile noire ; et cette polémique prend comme modèle de référence Hippocrate dans le même traité, le traité fondateur de la théorie humorale quaternaire, La nature de l'homme.[17]

Dès lors, devant deux conceptions de la bile noire si divergentes, on comprend la raison d'être de la question que j'ai formulée dans le titre de la communication : le traité de La bile noire est-il authentique ?

Pour répondre à la question, il convient d'abord de tenir compte d'informations nouvelles que l'on possède depuis très peu de temps par une connaissance bien meilleure des deux traités biobibliographiques de Galien Sur l'ordre de ses propres livres et Sur ses propres livres dont Véronique Boudon-Millot, directrice de recherches au CNRS, vient de donner une remarquable édition parue l'an dernier dans la Collection des Universités de France.[18]

15 Gal., De atra bile 4,2–3 : CMG V 4,1,1, p. 76,17–25.

16 Gal., De atra bile 6,4 : CMG V 4,1,1, p. 83,4–7.

17 Dans tout ce chapitre II 9 du De facultatibus naturalibus, la critique d'Érasistrate est présente. Voir en particulier la fameuse interrogation indignée (Scr. min. III 196, 26–197,5 Helmr. = II 132,3–8 K.) : ἆρ' οὖν οὔτε τῶν ἄλλων ἀνέγνω τι τῶν τοῦ Ἱπποκράτους γραμμάτων ὁ Ἐρασίστρατος οὐδὲν οὔτε τὸ περὶ φύσεως ἀνθρώπου βιβλίον, ἵν' οὕτως ἀργῶς παρέλθοι τὴν περὶ τῶν χυμῶν ἐπίσκεψιν, ἢ γιγνώσκει μέν, ἑκὼν δὲ παραλείπει καλλίστην τῆς τέχνης θεωρίαν; « Érasistrate n'a-t-il lu aucun des ouvrages d'Hipppocrate en général, ni en particulier son traité Sur la nature de l'homme pour négliger avec tant de désinvolture les recherches sur les humeurs ? Ou bien s'il les connaît, omet-il volontairement la plus belle considération de l'art ? » Dans le traité De atra bile 7,4 : CMG V 4,1,1, p. 85,19–26, ses critiques contre Érasistrate sur le chapitre des humeurs sont comparables ; mais elles sont un peu plus nuancées. Il reconnaît cette fois qu'Érasistrate « n'est pas persuadé que la considération sur les humeurs soit une chose inutile pour les médecins » (οὐ πεπεισμένος ἄχρηστον ἰατροῖς εἶναι τὴν περὶ τῶν χυμῶν θεωρίαν), mais il lui reproche de n'avoir pas mentionné les maladies causées par la bile noire. Plus généralement, il lui reproche de n'avoir pas parlé du tout de la bile noire (5,14 : p. 80,26–27).

18 Galien, Sur l'ordre, p. 88–102 ; 134–173.

Certes ces traités biobibliographiques ne citent pas La bile noire parmi les œuvres de Galien. Mais des informations nouvelles sur ces deux traités ont une incidence indirecte sur celui de La bile noire. On sait que le traité de La bile noire réfute les modernes qui n'ont pas retenu l'enseignement d'Hippocrate selon lequel chacune des quatre humeurs, sang, phlegme, bile jaune et bile noire, est constamment présente dans l'homme, parce que chacune d'entre elles est attirée par un procédé évacuant propre. Dans ce contexte, l'auteur en vient à critiquer ceux qui croient que le sang, transformé par le rein, devient de l'urine, et il ajoute : « J'ai écrit, en tout cas, aussi contre cette opinion dans un mémoire séparé ayant pour titre Contre la nouvelle opinion sur la sécrétion des urines. »[19]

De cet opuscule, on n'avait aucune autre mention dans l'œuvre de Galien conservée en grec. Il était toutefois connu dans la tradition arabe.[20] Or on a assisté à la résurgence de ce titre mentionné par Galien dans ses deux traités biobibliographiques en deux vagues dont je voudrais préciser l'histoire. C'est pour moi une très grande récompense d'observer que les progrès que je vais utiliser maintenant ont été réalisés par les disciples de ce que je voudrais appeler l'école de Paris.

La première vague appartient à la première génération de mes disciples. Elle est due à l'utilisation d'une tradition arabe du traité Sur ses propres livres. Et le mérite en revient entièrement à Véronique Boudon-Millot qui, lors de la préparation de l'édition que je viens de mentionner, a pu combler l'une des grandes lacunes de l'unique manuscrit grec dont on disposait, le manuscrit de Milan (Ambrosianus gr. 659 du XIVe siècle ; sigle A) par la traduction arabe dans un manuscrit de Meshed. Or il y est question de ce petit traité de Galien avec le titre « Contre la nouvelle opinion sur la sécrétion des urines ».[21]

La seconde vague vient de la redécouverte du manuscrit de Galien du Vlatadon 14 par un de mes élèves de la dernière génération, Antoine Piétrobelli, à qui j'avais confié l'édition du Commentaire de Galien au Régime des maladies aiguës d'Hippocrate pour la Collection des Universités de France et que j'ai pu diriger pendant un an, avant qu'il ne devienne, depuis ma retraite, l'élève de Véronique Boudon-Millot.[22] Ce manuscrit, capital pour

19 Gal., De atra bile, 6,13 : CMG V 4,1,1, p. 84,20–22.

20 Ḥunain ibn Isḥāq, p. 20, n° 40 ; Ḥunayn ibn Isḥāq a eu en main un manuscrit grec, mais il n'a pas pu le lire et par conséquent le traduire ; il n'y a pas eu de traduction.

21 Voir Gal., De libris propr. 5,2 : p. 155,3 Boudon-Millot (voir app. crit. et n. 2 ; De ord. libror. suor. 2,17 : p. 95,11–12 Boudon Millot et p. 117 n. 5). Sur l'apport de la tradition arabe aux deux traités biobibliographiques, voir V. Boudon, Deux manuscrits médicaux arabes de Meshed (Rida tibb 5223 et 80) : nouvelles découvertes sur le texte de Galien, CRAI 2001, p. 1197–1222 ; cf. aussi id., Galen's On my own books : New material from Meshed, Rida, Tibb. 5223, dans : The Unknown Galen, éd. V. Nutton, London, 2002 (Bulletin of the Institute of Classical Studies, Suppl. 77), p. 9–18.

22 Ce manuscrit était cité dans le catalogue des manuscrits du monastère Vlatadon de

certains traités de Galien parmi lesquels on compte les deux traités biobliographiques, a permis à Véronique Boudon non seulement de donner en grec la grande lacune qu'elle avait comblée par la traduction arabe dans le traité Sur ses propres livres, mais aussi de retrouver une seconde mention de l'opuscule perdu de Galien dans une lacune de l'autre traité biobibliographique Sur l'ordre de ses propres livres comblée grâce au Vlatadon.[23] Ainsi donc, nous savons désormais que le petit opuscule de Galien mentionné dans le traité de La bile noire « Contre la nouvelle opinion sur la sécrétion des urines » était mentionné par Galien dans chacun de ses deux traités biobibliographiques, aussi bien dans l'Ordre de ses propres livres que dans Sur ses propres livres.

Dans ces conditions, il devient très difficile de soutenir que le traité de La bile noire n'est pas authentique. Il est, en effet, peu vraisemblable de penser qu'un faussaire aurait fait une allusion aussi précise à un opuscule de Galien dont la mention était si rare dans la tradition médiévale.

On ajoutera un dernier élément nouveau fourni par le Vlatadon. La version grecque du traité de Galien rédigé à la fin de sa vie Sur ses opinions propres (De propriis placitis), que le Vlatadon est le premier manuscrit à nous révéler dans son ensemble, confirme que le traité sur La bile noire y est bien mentionné, comme l'indiquait déjà la traduction arabo-latine.[24] Il est donc raisonnable de renoncer à la facilité d'expliquer la divergence des positions par la différence d'auteurs et de prendre acte du fait que nous sommes en présence d'une divergence assez étonnante dans la position de Galien sur la bile noire entre le traité sur les Facultés naturelles et le traité sur La bile noire.

Comment peut donc s'expliquer cette divergence ? Y a-t-il une évolution dans la position de Galien ? Est-il possible de concilier ce qui apparaît en apparence inconciliable ?

Thessalonique par S. Eustratiadès (Κατάλογος τῶν ἐν τῇ μονῇ Βλατέων (Τσαοὺς–Μοναστήρι) ἀποκειμένων κωδίκων, Thessalonique, 1918, p. 57), mais, de façon étonnante, il était resté depuis lors ignoré des éditeurs de Galien. La présentation de ce manuscrit au monde savant a été faite par V. Boudon-Millot et A. Piétrobelli dans De l'arabe au grec : un nouveau témoin du texte de Galien (Le Vlatadon 14), CRAI 2005, p. 497–534. Pour la description du manuscrit, voir Boudon-Millot, dans : Galien, Sur l'ordre, p. 42–44.

23 Gal., De ord. libror. suor. 2,17 : p. 95,11–12 Boudon-Millot, avec la longue note 5, p. 117–118.

24 Pour la traduction arabo-latine, voir Gal., De propr. plac. 12,7 : CMG V 3,2, p. 100, 2–3. Pour le texte grec, voir Gal., De propr. plac. 12 : p. 184,36–37 Boudon-Millot et Pietrobelli. Galien reprend dans son De propriis placitis un développement polémique du De atra bile contre des médecins sophistes qui jouent sur l'homonymie de l'humeur mélancolique pouvant désigner soit la bile noire naturelle soit la bile noire qui se forme dans un état pathologique (comparer De atra bile 8,10 : CMG V 4,1,1, p. 93,22–28 et De propr. plac. 12 : p. 185,1–17 Boudon-Millot et Piétrobelli = 12, 8–9 : CMG V 3,2, p. 100,9–21).

Une première voie de recherche consiste à faire ressortir dans les deux traités la différence d'approche, malgré l'identité de la stratégie, tout en apportant un complément important sur la bile noire dans le traité sur les Facultés naturelles.

Dans le passage du traité sur les Facultés naturelles, l'approche est plutôt philosophique ou si l'on préfère logique pour démontrer l'existence de la bile noire et de sa nature. Le raisonnement prend pour point de départ l'existence des quatre qualités élémentaires, chaud, froid, sec, humide, ainsi que les possibilités de leur combinaison, et d'autre part la conception d'une nature organisatrice. Les combinaisons sont au nombre de quatre et non de trois, et la nature organisatrice n'a pas pu faire une exception pour les humeurs, en n'utilisant pas les quatre possibilités qu'elle utilise pour tout le reste. La nature n'a pas pu laisser un vide en ne créant pas une humeur répondant au couple de qualités froid / sec.

Cependant Galien dans la fin de ce même chapitre aborde le problème de la formation des humeurs[25] et apporte des éléments complémentaires sur la bile noire qu'il attribue aux anciens médecins en général sans se référer directement à Hippocrate. Il distingue, en plus de la bile noire naturelle (κατὰ φύσιν), une bile noire née contre nature (παρὰ φύσιν), bien plus dangereuse que la bile noire naturelle. Elle se forme comme un dépôt de lie, a des propriétés acides et corrosives manifestes sur l'être vivant et aussi sur la terre où elle bouillonne quand on la verse, ces propriétés résultant d'une corruption acquise (σηπεδὼν ἐπίκτητος) par rapport à la bile noire naturelle, cette corruption venant d'une combustion (σύγκαυσις). La plupart des auteurs anciens distinguent ces deux formes de l'humeur en appelant matière noire ce qui est conforme à la nature et qui dans les évacuations par le bas flotte à la surface dans le vase, alors qu'ils réservent le nom de bile noire à ce qui, par suite de la combustion et de la corruption, devient acide. Galien, pour sa part, conformément à une de ses habitudes, ne discute pas sur les mots mais se contente de distinguer les réalités.[26]

On observe donc, dès le traité des Facultés naturelles, une ambiguïté sur la bile noire qui vient de ce que le modèle hippocratique de La nature de l'homme, présenté avec tant de force dans le début du chapitre que l'on a

25 Gal., De fac. nat. II 9 : Scr. min. III 199,1–200,6 Helmr. = II 134,15–136,11 K.).

26 En réalité, il est difficile pour Galien d'adopter la terminologie de la plupart des médecins anciens, car elle n'est pas en accord avec l'usage du De natura hominis qu'il considère comme le fondement de la théorie d'Hippocrate. On en vient, en effet, à désigner par humeur noire ce qui est dans le traité hippocratique l'humeur naturelle appelée bile noire et à donner le nom de bile noire à une variété de bile noire dérivée de l'humeur naturelle dont il n'est pas question dans le traité du De natura hominis. Les médecins anciens qui ont adopté cette terminologie ne se plaçaient pas dans la même optique que Galien. Parmi les anciens, outre Hippocrate, Galien cite à la fin du chapitre (p. 203,7–9 Helmr. = p. 140,14–16 K.) « Platon, Aristote, Praxagoras, Dioclès et beaucoup d'autres anciens ».

commenté, ne peut pas rendre compte de tous les aspects de la bile noire distingués par les médecins dans la question de la genèse des humeurs. On commence à entrapercevoir que l'opposition entre les deux développements des Facultés naturelles et de La bile noire, qui ont été comparés et opposés au départ, peut provenir non pas d'une différence d'auteur, mais d'une tension chez Galien lui-même entre d'une part le modèle hippocratique d'une bile noire innée, froide et sèche, et d'autre part la complexité des observations et des théories sur la genèse de plusieurs espèces de bile noire.[27] Dans le traité des Facultés naturelles la cohérence semble conservée par la distinction faite entre une bile noire « naturelle », froide et sèche,[28] qui peut répondre au modèle hippocratique de La nature de l'homme, et une bile noire « contre nature » qui, dérivée par dépôt, combustion et corruption, devient plus pernicieuse qu'elle ne l'est dans l'état naturel.

À la différence du traité des Facultés naturelles, l'approche première dans le traité de La bile noire est celle de l'expérience. Voici, à cet égard, une phrase importante pour la méthode :

> Νυνὶ δὲ πρότερον, ἃ διὰ τῆς πείρας ἔγνωμεν, ἀρχὴν ποιησάμενοι τῆς διὰ τοῦ λόγου γενησομένης σκέψεως, ὅσα πεπείσμεθα χρόνῳ πολλῷ βασανίσαντες εὑρηκέναι, ταῦτα ἐροῦμεν.
>
> « Mais, pour le moment d'abord, nous dirons ce que nous avons compris par l'expérience, en mettant au commencement d'un examen qui se fera par la raison tout ce que nous sommes convaincu d'avoir trouvé après mise à l'épreuve (des faits) sur une longue durée. »[29]

Galien parle donc d'abord de ce qu'il a compris par sa longue expérience, sa πεῖρα. Aussi, son examen de la bile noire et des autres humeurs n'a-t-il pas pour point de départ une définition logique des humeurs par leurs qualités élémentaires comme il l'avait fait dans le traité des Facultés naturelles, mais l'observation est préalable à un examen par la raison. Il part, effectivement, de ce que l'on voit, la couleur noire. À partir de là, pour définir la bile noire, il la distingue des autres humeurs ou matières noires que l'on ne doit pas confondre avec elle : d'abord le sang noir, puis les matières noires.

---

27 La bile noire contre nature, dans ce développement sur la formation des humeurs du De fac. nat. II 9, peut provenir par combustion non seulement de la bile noire naturelle, mais aussi de la bile jaune devenue vitelline (Scr. min. III 201,3–6 Helmr. = II 137,16–18 K.).

28 Les qualités froide et sèche de la bile noire naturelle, si présentes dans le développement théorique, sont discrètement rappelées une fois dans le développement sur la formation des humeurs (200,27–201,6 Helmr. = II 137,13–18 K.).

29 Gal., De atra bile 4,1 : CMG V 4,1,1, p. 76,15–17. La présente traduction française est éloignée de celle qui est proposée par nos collègues suisses (cité n. 7), p. 47 : « Posant tout d'abord, comme nous l'a appris l'expérience, le principe de la réflexion développée dans ce traité, nous exposerons tout ce que nous sommes persuadés d'avoir trouvé après un long examen. »

La bile noire se distingue du sang noir par une propriété du sang que n'a pas la bile noire. Le sang est la seule humeur à se coaguler, alors que la bile noire ne se coagule pas. La distinction entre le sang et la bile noire aboutit donc à une définition négative de la bile noire. On apprend ainsi une propriété que la bile noire ne possède pas.

Quant à la distinction entre la bile noire et les matières noires, elle donne lieu à un développement plus long, car elle va fournir l'occasion d'énoncer cette fois des caractéristiques positives de la bile noire que les matières noires ne possèdent pas. Ce sont d'abord des qualités sensibles : l'astringence et l'acidité ; puis une propriété qui consiste à soulever la terre, comme le vinaigre ; mais à la différence du vinaigre qui est fluide, la bile noire est épaisse, se fixe dans le corps et ronge l'endroit où elle se fixe. Ainsi donc la bile noire est une humeur astringente et acide, une humeur épaisse qui a la propriété de ronger.[30]

On retrouve là des propriétés de la bile noire dont il était déjà question dans le développement du traité des Facultés naturelles sur la genèse des humeurs : à la fois son acidité comparable à celle du vinaigre et son aptitude à ronger le sol en bouillonnant. Mais on observe aussi une différence. Il était clairement dit dans le traité des Facultés naturelles que ces propriétés appartenaient à la bile noire contre nature et non à la bile noire naturelle.[31] En revanche, dans le traité sur La bile noire, cela devient purement et simplement des propriétés de la bile noire, sans qu'il soit fait mention dans cette présentation initiale d'une distinction entre ce qui est conforme ou contraire à la nature. Cette différence dans la définition s'accompagne d'une utilisation différente du vocabulaire : alors que la distinction entre les mots « matière noire » et « bile noire » n'était pas retenue comme signifiante dans le traité sur les Facultés naturelles,[32] elle devient opérante dans le traité de La bile noire où la bile noire est nettement distinguée des matières noires, lesquelles servent à la définir par opposition.[33]

---

30 Gal., De atra bile 3,2–3 : CMG V 4,1,1, p. 74,20–75,1.

31 Gal., De fac. nat. II 9 : Scr. min. III 200,18–22 Helmr. = II 137,5–8 K. : « Pour l'humeur noire, celle qui ne produit pas encore le bouillonnement et une fermentation de la terre est naturelle (κατὰ φύσιν), tandis que celle qui se transforme en une telle forme et une telle propriété est désormais contre nature (παρὰ φύσιν) ».

32 Gal., De fac. nat. II 9 : Scr. min. III 199,25–200,6 Helmr. = II 136,4–11 K.

33 Gal., De atra bile 3,1–3 : CMG V 4,1,1, p. 74,17–75,1. L'utilisation du vocabulaire dans le De atra bile se rapproche de l'usage que Galien mentionnait chez la plupart des anciens dans le De fac. nat. (cf. ci-dessus, n. 26), avec cette différence qu'ici les matières noires ne sont plus considérées comme une forme de bile noire. Quant à la liste des anciens, elle n'est pas exactement la même dans les deux traités : on rencontre ici en plus de Praxagoras déjà nommé dans la liste du De fac. nat. (cf. ci-dessus, n. 26), deux noms nouveaux, Pleistonicos et Philotime (De atra bile 1,2 : CMG V 4,1,1, p. 71,9–10).

Une autre opposition entre la bile noire et les matières noires établie dans le traité sur La bile noire est que l'évacuation de la bile noire est mortelle, alors que celle des matières noires est souvent bénéfique. Mais la bile noire évacuée est plus ou moins dangereuse, selon sa modalité de formation. Examinons ce passage qui paraît déterminant pour progresser dans la réflexion sur la perspective adoptée dans le traité sur La bile noire :

> καὶ διὰ τοῦτο ἔοικεν ἡ γένεσις αὐτῆς ὀλέθριος ὑπάρχειν ὑπεροπτηθέντος τοῦ μέλανος χυμοῦ συμβαίνουσα. πολὺ δὲ δήπου τῆσδε τὴν ἐκ τῆς ξανθῆς χολῆς ὑπεροπτηθείσης γινομένην μέλαιναν ὀλεθριωτέραν εἶναι νομιστέον, ὅσῳπερ καὶ ὁ χυμὸς τοῦ χυμοῦ δραστικώτερος, ἡ ξανθὴ χολὴ τῆς οἷον ὑποστάθμης τοῦ αἵματος, ἣν ἀμόργῃ καὶ τρυγὶ παραπλήσιον ἔφασαν ἔχειν τὴν γένεσιν οἱ περὶ τὰ τῆς τέχνης ἔργα σπουδάσαντες.

> « Et c'est pourquoi sa formation (*sc.* de la bile noire) semble être mortelle, lorsqu'elle se produit quand l'humeur noire est rôtie à l'excès. Mais il faut considérer qu'est beaucoup plus dangereuse que celle-ci la bile noire formée à partir de la bile jaune excessivement rôtie, dans la mesure où cette humeur-ci, à savoir la bile jaune, est plus active que cette humeur-là, à savoir cette sorte de dépôt du sang dont les experts dans les réalisations de l'art ont dit avoir une formation semblable à celle du marc (d'olive) ou de la lie (de vin). »[34]

D'après ce passage, il apparaît que l'évacuation de la bile noire est dangereuse en général, mais que l'évacuation de la bile noire formée à partir de la bile jaune est plus mortelle que l'évacuation de la bile noire formée à partir d'un dépôt du sang. Il y a donc une distinction entre deux sortes de bile noire, l'une dérivée du sang, l'autre de la bile jaune. Mais, par delà cette distinction, ce qui paraît le plus important, c'est de noter que la bile noire, qu'elle provienne du sang ou de la bile jaune, est formée par une opération de rôtissage excessif. Le verbe employé pour désigner ce processus de formation par rôtissage est le même dans les deux cas. C'est ὑπεροπτᾶν qui signifie « rôtir à l'excès » : (1 ὑπεροπτηθέντος τοῦ μέλανος χυμοῦ à propos du sang rôti à l'excès ; 2 τῆς ξανθῆς χολῆς ὑπεροπτηθείσης à propos de la bile jaune rôtie à l'excès). La bile noire se forme donc à partir d'une humeur rôtie à l'excès, que ce soit le sang ou la bile jaune. Ce double processus de formation de la bile noire par rôtissage de deux autres humeurs, ainsi que l'emploi du verbe ὑπεροπτᾶν qui l'exprime, réapparaissent dans plusieurs autres traités de Galien.[35]

---

34 Gal., De atra bile 3,5 : CMG V 4,1,1, p. 75,6–12.

35 Voir De sympt. causis III 7 : VII 245,17–246,6 K. : le sang engendre la bile noire lorsqu'il est excessivement rôti (passage cité ci-dessous, n. 42) ; Synopsis libr. suor. de puls. 9 (IX 460,6–12 K.) : dans ce passage, la bile noire est dite sèche, alors que la bile jaune est dite non seulement sèche, mais aussi chaude ; Galien ne qualifie donc pas la bile noire de froide. On retrouve le rappel de ce processus de formation de la bile par rôtissage surtout dans des Commentaires aux écrits d'Hippocrate : In Hipp. Prorrh. I comm. I 4 : CMG V 9,2, p. 14,18–22, production de bile noire par rôtis-

Là encore, on rencontre des points de contact avec ce que Galien disait dans le développement sur la genèse des humeurs dès le traité sur les Facultés naturelles, mais aussi des différences. Il y était déjà question, comme nous l'avons vu, d'une formation de la bile par combustion (σύγκαυσις) causée par une chaleur anormale ; mais c'était uniquement la formation de la bile contre nature, la bile naturelle ayant la propriété de dessécher et de refroidir.[36] En revanche, dans la définition de la bile noire au début du traité de La bile noire, il n'est pas fait mention de cette distinction. Et en ce qui concerne la formation de la bile noire à partir de deux autres humeurs, il existe une autre différence entre les deux traités : alors que dans le traité des Facultés naturelles la bile noire contre nature se forme à partir de la combustion soit de la bile noire naturelle soit de la bile jaune devenue vitelline, la bile noire se forme dans le traité de La bile noire à partir du rôtissage soit du sang, soit de la bile jaune.

Or, c'est à la lumière de ce principe de formation de la bile noire par rôtissage excessif que l'on doit comprendre, me semble-t-il, l'importance que Galien a accordé dans le traité de La bile noire aux conditions chaudes et sèches, qu'elles soit innées (constitutions chaudes et sèches), ou qu'elles soient environnementales (saisons, constitutions climatiques, pays, chauds et secs) ou qu'elles soient dues au régime (alimentation, boissons, genre de vie, chauds et secs). De telles conditions sont effectivement nécessaires pour la formation de la bile noire par rôtissage excessif.

Dès lors dans cette perspective, il paraît difficile de rejoindre la conception hippocratique de la bile noire, humeur sèche et froide. C'est la chaleur qui est nécessaire à sa formation, et non la froideur. Y a-t-il, pour autant, incompatiblité totale entre les deux conceptions ?

Aux yeux de Galien probablement pas. D'une part, à l'extrême fin du traité de La bile noire, dans le chapitre final sur la polémique contre ceux qui ne croient pas à l'existence d'une bile noire naturelle, il dénonce leur sophisme qui consiste à entendre à la faveur de l'homonymie, sous le terme d'humeur mélancolique, l'humeur contre nature, alors que lui, Galien, entend soit l'humeur selon la nature soit l'humeur contre nature. Il déclare en effet : « Car la bile noire n'est pas la même chez ceux qui sont exactement en bonne santé que chez certains de ceux qui sont dans un état contre nature,

---

sage excessif de bile jaune ou de sang épais dans les maladies chaudes et sèches, tels que les causus ou les phrénitis ; ibid. I 10, p. 25,1–5 : formation double de la bile noire par rôtissage excessif de la bile jaune ou du sang épais ; In Hipp. Epid. VI comm. VI 3 : CMG V 10,2,2, p. 328,8–10 : formation double de la bile noire par rôtissage excessif du sang épais ou de la bile jaune ; In Hipp. Aphor. comm. III 22 : XVIIB 622,4–6 K. : formation double de la bile noire par rôtissage excessif de la bile jaune ou du sang épais ; ibid. VI 53 : XVIIIA 91,6–16 K. : passage proche du De atra bile ; In Hipp. Progn. comm. III 32 : CMG V 9,2, p. 356,4–11 : comparer aussi avec le De atra bile.

36 Gal., De fac. nat. II 9 : Scr. min. III 200,22–23 ; 201,3 = II 137,8–9. 15 K.

mais rien n'empêche d'appeler les deux 'humeur mélancolique' ».[37] Mais cette homonymie, sur laquelle Galien reproche à ses adversaires de jouer en sophistes, ne clarifie pas sa pensée. Car, on ne voit plus exactement la différence qu'il établit entre les deux sortes de bile noire. Cette différence est même minimisée dans la formulation. Ce n'est pas une opposition entre l'état sain et l'état malade, mais entre ceux qui sont dans un état sain parfait et « certains » de ceux qui sont dans un état malsain. La frontière entre les deux sortes de bile est brouillée par rapport au traité des Facultés naturelles ; et ce n'est peut-être pas un hasard si Galien ne précise plus quelles sont les qualités de la bile noire naturelle.[38] Ce que l'on retient surtout du traité Sur la bile noire, c'est l'importance donnée au processus du rôtissage pour définir la formation de la bile noire. Il y a un changement important de perspective d'un traité à l'autre, et vraisemblablement une évolution par l'importance donnée au phénomène du rôtissage au détriment de la conception traditionnelle d'une bile noire froide et sèche.

Cette évolution se poursuivra dans le dernier traité où il parlera en détail de la bile noire, à savoir le Commentaire au traité de La nature de l'homme.[39] On va voir que le processus du rôtissage va être étendu pour expliquer la formation de la bile noire froide et sèche.

Dans ce Commentaire, quand Galien en vient au passage où le traité hippocratique dit que le sang est au plus bas en automne, alors que la bile

37 Gal., De atra bile 8,10 : CMG V 4,1,1, p. 93,25–28.

38 Ce développement sur l'homonymie de l'humeur mélancolique ayant deux sens sera reprise dans son traité final le De propriis placitis 12 (voir déjà ci-dessus, n. 24) ; mais il ne s'agit plus de deux biles noires, mais d'une part de la bile proprement dite et d'autre part du dépôt de sang pouvant devenir facilement de la bile noire proprement dite, notamment par une dyscrasie chaude et sèche de l'être vivant. Les glissements du vocabulaire sont significatifs d'un effacement progressif de la distinction initiale tranchée entre deux biles et d'un développement progressif de la notion de rôtissage, puisque le chaud et le sec contribuent à la production de la bile noire proprement dite.

39 En ce qui concerne la date du traité De atra bile on a vu qu'il était postérieur au traité De facultatibus naturalibus. Le traité De facultatibus naturalibus est daté par Ilberg, Rheinisches Museum, 47, 1892, p. 513 (= p. 58), du second séjour de Galien à Rome sous le règne de Marc-Aurèle. Quant à la date du traité De atra bile, il est postérieur au règne de Marc-Aurèle, car il y est question de la pestilence qui eut lieu sous cet empereur (4,4 : CMG V 4,1,1, p. 76,26 : « la grande pestilence qui eut lieu en été sous le règne de Marc ». Mais le traité est antérieur à la rédaction du Commentaire au traité De natura hominis. De fait, quand le traité De atra bile renvoie à ce que Galien a écrit sur ce traité hippocratique (5,1 : CMG V 4,1,1, p. 79,3–6), il fait mention du De elementis ex Hippocratis sententia dont on sait qu'il est un commentaire synthétique du De natura hominis ; en revanche, il ne parle pas du commentaire analytique à ce traité, dont on sait qu'il fait partie de la seconde vague des Commentaires de Galien à Hippocrate rédigés lors de son second séjour à Rome. On peut donc situer le traité après la mort de Marc-Aurèle et avant la rédaction du Commentaire au De natura hominis.

noire est au plus haut (Hipp., De nat. hom. 7,5 : CMG I 1,3, p. 184, 11–14), il explicite la pensée d'Hippocrate, puis il l'explique (Gal., In Hipp. De nat. hom. comm. I 36 : CMG V 9,1, p. 45,19–30). Voici d'abord l'explicitation :

1. Κατὰ μὲν τὴν πρὸ ταύτης ῥῆσιν εἴρηται ἐν τῷ φθινοπώρῳ τὸ μὲν αἷμα ὀλίγον γίνεσθαι· ἐναντίον γὰρ αὐτοῦ τὸ φθινόπωρον τῇ φύσει ἐστίν. ἡμεῖς δέ, ὅπως ἐναντίον ἐστίν, ἐδιδάξαμεν· εἴπερ γὰρ τὸ μὲν αἷμα θερμὸν καὶ ὑγρόν ἐστιν ὁμοίως τῷ ἦρι, τὸ δὲ φθινόπωρον, ὡς αὐτὸς ἔφη, ξηρόν τέ ἐστι καὶ ψύχειν ἤδη ἄρχεται τὸν ἄνθρωπον, εἰκότως ἐναντίον τέ ἐστι τὸ φθινόπωρον τῷ ἦρι καὶ τὸν χυμὸν ἔχει τὸν ἐναντίον τῷ αἵματι πλεονάζοντα, τὸν ξηρὸν καὶ ψυχρόν.

1. « Conformément à la phrase qui précède celle-ci, il est dit qu'en automne le sang est en petite quantité ; car l'automne est contraire au sang par sa nature. Pour notre part, nous avons enseigné comment il est contraire. Car s'il est vrai que le sang est chaud et humide de manière analogue au printemps, l'automne, comme (Hippocrate) le dit lui-même, 'est sec et commence à refroidir désormais l'homme' ; raisonnablement (εἰκότως) l'automne est contraire au printemps et il a l'humeur contraire au sang qui est en abondance, à savoir l'humeur sèche et froide (*sc.* la bile noire). »

Cette explicitation est fidèle à la lettre et à l'esprit du texte hippocratique. Chaque humeur se définit par deux qualités élementaires, le sang par l'humide et le chaud, et la bile noire par le sec et le froid. Chaque humeur est au plus bas dans la saison qui est contraire à sa nature, et elle est au plus haut dans la saison qui est conforme à sa nature. Le sang chaud et humide est au plus bas en automne, saison sèche et froide, tandis que la bile noire est au plus haut dans cette saison-là, car sa nature sèche et froide est conforme à celle de l'automne. C'est bien la conception hippocratique de la bile noire, telle que Galien l'avait présentée dans le traité des Facultés naturelles, l'humeur froide et sèche qui prédomine à l'automne.

Mais lisons maintenant l'explication qui suit cette explicitation du texte hippocratique :

2. ἐγένετο δ'εἰκότως τοιοῦτος διὰ τὸ προκατ<u>ωπτῆσθαι</u> τοὺς χυμοὺς τῷ θέρει. τὸ δ' ὑπόλειμμα τῶν <u>ὀπτηθέντων</u>, ὅταν δηλονότι σβεσθῇ τὸ θερμόν, αὐτίκα γίνεται ψυχρόν τε καὶ ξηρόν, ψυχρὸν μὲν διὰ τὴν τοῦ θερμοῦ σβέσιν, ξηρὸν δέ, ὅτι κατὰ τὴν <u>ὄπτησιν</u> ἐξεδαπανήθη πᾶν τὸ ὑγρὸν ἐξ αὐτοῦ.

« Elle (*sc.* la bile noire) est devenue raisonnablement (εἰκότως) telle par le fait que les humeurs ont été complètement rôties préalablement par l'été. Le résidu des matières rôties, quand manifestement le chaud s'est éteint, devient aussitôt froid et sec, froid à cause de l'extinction du chaud, sec parce que, au cours du rôtissage, tout l'humide a été complètement dépensé et chassé de lui. »

Comme l'indiquent les mots soulignés dans le texte grec qui sont de la famille de ὀπτᾶν (« rôtir »), il est clair que la formation de la bile noire renvoie à la conception de sa formation par rôtissage d'autres humeurs dans des conditions chaudes et sèches telle qu'elle est exposée dans le traité de La bile noire. La comparaison des deux textes fait qu'ils s'éclairent mutuellement.[40] Toutefois, ce qu'il y a de nouveau ici par rapport au traité de La bile noire, c'est que Galien, étant obligé de serrer au plus près le texte hippocratique, apporte un complément important au processus de formation de la bile noire par rôtissage. C'est le phénomène du refroidissement après le rôtissage. En été, les humeurs, par suite de la chaleur ont été préalablement rôties (προκατωπτῆσθαι).[41] De ce rôtissage résulte un dépôt ou un résidu (ὑπόλειμμα) qui n'est autre que la bile noire. Ce résidu, quand le chaud s'est éteint (σβεσθῇ τὸ θερμόν), devient froid et sec (ψυχρόν τε καὶ ξηρόν), froid par suite de l'extinction du chaud (διὰ τὴν τοῦ θερμοῦ σβέσιν) et sec à cause du rôtissage (κατὰ τὴν ὄπτησιν). Galien récupère ainsi cette qualité froide de la bile noire qui avait été passée sous silence dans le traité de La bile noire.[42]

Voilà comment Galien établit un pont dans son Commentaire de La nature de l'homme entre deux conceptions qui paraissaient au départ contradictoires, celle du traité des Facultés naturelles et celui de La bile noire. Galien adopte désormais une solution différente de celle qu'il avait adoptée dans le traité des Facultés naturelles pour rendre compatible la théorie hippocratique de la bile noire dans La nature de l'homme avec celle de la genèse de la bile noire par rôtissage. Ce n'est plus la distinction entre une bile noire naturelle et une bile noire contre nature, mais la formation d'une bile noire naturelle par le refroidissement après un rôtissage naturel.

Ce pont établi entre l'explicitation et l'explication s'effectue, en apparence, sans aucun heurt, dans le Commentaire de Galien au traité de La nature de l'homme sous le signe commun de la rationalité exprimée par

---

40 Ce rapprochement entre le traité De atra bile et le Commentaire au De natura hominis éclaire sur ce qu'il faut entendre dans le Commentaire par les humeurs (τοὺς χυμοὺς) qui ont été complètement rôties pour former la bile noire. Il ne peut s'agir que du sang épais ou de la bile jaune. Le phlegme, humeur froide et humide, n'entre pas en ligne de compte. Inversement, le Commentaire confirme que la saison sèche et chaude dans laquelle la bile noire se forme (De atra bile 6,2 : CMG V 4,1,1, p. 82, 13) est bien l'été (et non pas l'automne).

41 Ce verbe surcomposé προκατωπτῆσθαι est un *hapax*.

42 On peut rapprocher un autre passage où Galien récupère, en partie seulement, la qualité froide de la bile noire dans le contexte de sa formation par rôtissage. C'est le passage du De sympt. causis III 7 : VII 246,2–6 K. ; cf. déjà n. 35) : « Car ce n'est pas comme le caillot, lorsque le sang se refroidit, que se forme la bile noire ; c'est tout le contraire, à la suite du rôtissage excessif et du bouillonnement (du sang) que la bile noire se constitue semblable à de la cendre : étant froide, parce qu'elle est terreuse (γεώδης), et participant à la chaleur, comme la cendre et le vinaigre. » La bile noire, ici, n'est pas totalement froide. Elle participe du froid et du chaud. Et l'argumentation pour expliquer sa qualité froide partielle est différent de ce que l'on trouve dans le Commentaire au De natura hominis. Il n'est pas fait appel au refroidissement après le rôtissage, mais à la relation entre la bile noire et la terre. La bile noire est terreuse ; cf. Gal., In Hipp. Progn. comm. II 46 : CMG V 9,2, p. 297,4) : la bile noire est « épaisse et terreuse » (παχὺς . . . καὶ γεώδης). Sur la correspondance entre la bile noire et la terre, voir De plac. Hipp. et Plat. VIII 4,21 (cité ci-dessus, n. 13).

l'adverbe εἰκότως employé dans chacune des deux parties (explicitation et explication).[43] Cependant, comme il arrive assez souvent dans les commentaires de Galien à Hippocrate, une explicitation correcte du texte hippocratique est doublée par une explication physiologique qui n'est qu'une surinterprétation. C'est bien le cas ici. Car il n'est nullement question dans La nature de l'homme de bile noire dérivant d'une autre humeur et *a fortiori* de rôtissage, puisque chaque humeur dans le traité hippocratique est innée et, par conséquent, indépendante des autres.

On a donc l'impression que Galien insère dans le cadre de la théorie des quatre humeurs issue de La nature de l'homme un modèle explicatif qui lui est étranger où la bile noire n'est pas une humeur innée mais une humeur noircie. Or ce modèle, à mon sens, prend son origine dans un autre traité hippocratique dont l'érudition moderne pense qu'il est antérieur à La nature de l'homme, à savoir le traité des Airs, eaux, lieux où apparaît justement pour la première fois le terme de « mélancolie » dans la médecine grecque, alors que la bile noire n'est pas encore considérée comme une humeur innée.[44] Dans une constitution climatique où l'été est sec ainsi que le début de l'automne, la mélancolie y est expliquée chez les bilieux par un dessèchement et un épaississement de la bile et du sang. C'est donc de la bile noircie et du sang noirci qui sont à l'origine de la mélancolie lors de la première attestation de cette affection dans la médecine grecque, sans que le phénomène du rôtissage soit encore explicitement mentionné comme chez Galien. Cependant, entre le modèle explicatif par une humeur noirci (Airs, eaux, lieux) et par une bile noire innée (La nature de l'homme), Galien ne devait pas voir de contradiction, puisque, selon lui, ces deux traités hippocratiques sont l'œuvre d'un même homme, Hippocrate.

D'autres médecins pouvaient avoir une rigueur d'analyse plus grande. C'est ainsi que Rufus d'Ephèse (Ier s. après J.-C.), dont Galien dit au début du traité de La bile noire qu'il est celui des modernes qui a le mieux parlé de la bile noire (De atra bile 1,3 : CMG V 4,1,1, p. 71,12–14), distingue deux catégories de mélancolie. Voici le passage conservé par Aétius :

> « Il importe, pour le traitement, d'examiner à fond comment la maladie a commencé. Il faut savoir qu'il y a deux espèces de mélancolie. Quelques-uns parmi eux ont la mélancolie de nature et en vertu de leur tempérament congénital. D'autres, au contraire, l'ont acquise plus tard à la suite d'un mauvais régime. Cette seconde variété se produit toujours avec lenteur et sourdement. Comme c'est à la suite du rôtissage excessif (ἐξ ὑπεροπτήσεως) de la bile jaune qu'ils tombent dans la démence, ils sont plus audacieux, plus irascibles que les

43 Si l'on observe le détail de l'expression, l'explicitation de la théorie hippocratique comme son explication par la théorie du rôtissage se fait par le mode de l'εἰκότως, adverbe à la potentialité de sens large et commode, allant du « vraisemblable » au « raisonnable ». Grâce à cette large pontentialité de sens, le discours de Galien acquiert une parfaite cohérence. La suture devient ici invisible.

44 Hipp., De aere aquis locis 10,12 : p. 217,9–218,2 Jouanna = CMG I 1,1, p. 52,6–10.

autres, enclins à frapper, et accomplissent des actes tout à fait dangereux, surtout dans le moment où la bile est rôtie à l'excès (ὑπεροπτᾶται). Puis, avec le temps, lorsque la bile s'est éteinte (ἀποσβεσθῇ), ils deviennent sombres, tristes et craintifs. »[45]

Ce passage, comparé à Galien, nous intéresse à un double titre. D'abord, en ce qui concerne la seconde variété de mélancolie, on trouve déjà chez Rufus – à supposer, bien entendu, qu'Aétius rende fidèlement compte de son modèle –, le double processus du rôtissage et du refroidissement que l'on vient de voir chez Galien dans son Commentaire à La nature de l'homme. Le vocabulaire est même très proche.[46] Galien n'innove donc pas sur ce double processus, même si l'application du modèle est différent chez l'un et l'autre médecin : explication de l'évolution des symptômes de la mélancolie chez Rufus, explication de l'évolution des humeurs au cours de l'année chez Galien. Mais la grande différence est que Rufus d'Ephèse établit une distinction entre deux types de mélancolie. Ces deux types de mélancolie chez Rufus paraissent sauvegarder l'héritage des deux modèles distincts d'explication de la bile noire que l'on trouvait dès les traités hippocratiques les plus anciens : explication de la bile noire dérivée d'une autre humeur, la bile jaune ou le sang, comme dans le traité des Airs, eaux, lieux ; explication d'une bile noire innée comme dans le traité de La nature de l'homme. En faisant une distinction entre une bile noire innée et une bile noire acquise par le rôtissage, Rufus adopte sur les relations entre l'inné et l'acquis une position théorique plus claire que celle de Galien dans son Commentaire de La nature de l'homme. C'était, du reste, comme nous l'avons vu, une position comparable à celle de Rufus que Galien avait adopté dans son traité sur les Facultés naturelles où il faisait la distinction nette entre une bile noire naturelle et une bile noire contre nature. Mais dans son traité de La bile noire il a privilégié les caractéristiques de production de la bile noire par rôtissage si bien que la distinction entre bile noire pathologique et bile noire naturelle perd de sa lisibilité. Puis il a appliqué dans son Commentaire de La nature de l'homme ce processus de formation de la bile par rôtissage à la production même de la bile naturelle conforme au modèle hippocratique de ce traité, c'est-à-dire à la bile froide et sèche, en ajoutant le processus du refroidissement à celui du rôtissage.

En conclusion, la question posée au départ sur l'authenticité du traité de La bile noire était là pour faire part d'un étonnement justifié sur la relation établie de façon insistante dans ce traité entre la bile noire et un contexte de

45 Rufus d'Ephèse, Fragm. 70 (De melancholia) : p. 357,12–358,6 Daremberg – Ruelle.

46 Pour la première phase du rôtissage, le vocabulaire est formé sur la famille de ὀπτᾶν, avec des préverbes signifiant l'accomplissement complet de l'action (κατα- chez Galien, In Hippocratis De natura hominis comm.) ou excessif (ὑπερ- chez Rufus et chez Galien, De atra bile). Pour la seconde phase du refroidissement, on a le même emploi du verbe « s'éteindre » (σβέννυσθαι, chez Galien σβεσθῇ et chez Rufus ἀποσβεσθῇ).

formation défini par les qualités chaud et sec, alors que dans la partie théorique du traité des Facultés naturelles la bile noire était directement mise en relation avec les qualités froid et sec, suivant la conception hippocratique de La nature de l'homme. Mais les indications nouvelles fournies par les découvertes récentes sur Galien excluent la possibilité de résoudre cette divergence par une dualité d'auteurs. On a donc essayé de résoudre la contradiction à l'intérieur de l'œuvre de Galien. Dans un premier temps, on a montré que l'approche dans les deux traités était différente : une approche avant tout logique dans les Facultés naturelles et une approche par l'expérience médicale dans le traité de La bile noire ; et il est apparu aussi que la présence dans le traité des Facultés naturelles d'un développement sur la formation des humeurs qui s'ajoute à la partie logique oriente déjà vers la solution d'une tension chez Galien lui-même entre d'une part le modèle hippocratique d'une bile noire innée, froide et sèche, et d'autre part la complexité des observations et des théories sur la formation de plusieurs espèces de bile noire. Dans un second temps, on a montré que c'est le processus de formation de la bile noire par un rôtissage excessif qui permet de comprendre que Galien a accordé tant d'importance dans le traité de La bile noire au contexte chaud et sec, en passant sous silence la conception hippocratique d'une bile froide. Enfin on a constaté que Galien s'est efforcé de concilier les positions qui nous paraissaient divergentes sur la bile noire dans le développement théorique du traité des Facultés naturelles et dans le traité de La bile noire, en récupérant, dans le Commentaire au traité de La nature de l'homme, la qualité froide de la bile noire par l'adjonction du processus du refroidissement à celui du rôtissage.

Cela ne veut pas dire que toute contradiction soit pour autant résolue. Cela ne veut pas dire que Galien a toujours résolu de la même manière le grand problème de l'inné et de l'acquis posé par le double statut de la bile noire innée et de la bile noire acquise contre nature. Il a probablement varié dans les solutions, ou au moins il a changé les perspectives en accordant une importance grandissante au processus du rôtissage et il a assoupli ses positions dans une phase ultime, son traité Sur ses opinions propres, bien qu'il ne le reconnaisse pas.[47] Mais ce qui paraît, en définitive, le plus étonnant, ce

47 Galien dans sa dernière synthèse sur ses propres opinions, le De propriis placitis (12 : p. 183,16–185,34 Boudon-Millot et Pietrobelli = CMG V 3,2, p. 94,18–102,13), fait référence à tous les traités étudiés ici, aussi bien à son traité Sur les facultés naturelles, qu'à son traité Sur la bile noire et à son Commentaire à La nature de l'homme d'Hippocrate sans donner la moindre impression d'avoir évolué d'un traité à l'autre. Il les cite, du reste, sans tenir compte de leur ordre chronologique de parution en renvoyant d'abord à ce qu'il a écrit dans son Commentaire à La nature de l'homme qui est sa contribution la plus récente, avant de citer le De elementis ex Hippocratis sententia qui pourtant est plus ancien. On constate même un dernier assouplissement dans cet ultime traité. Tout en affirmant que la position d'Hippocrate qu'il suit est la plus vraie, à savoir l'existence innée des quatre humeurs, il admet aussi dans ce

n'est pas les différences de point de vue de Galien sur la conception de la bile noire dans les trois traités que j'ai comparés ici, mais c'est le fait que Galien se réclame, dans chacun d'entre eux, du même modèle, Hippocrate auteur de La nature de l'homme.[48] L'utilisation de ce modèle est si différente que l'on a peine à croire qu'un même homme puisse user d'une telle latitude dans l'interprétation. Mais c'était probablement la seule façon pour Galien de rester fidèle au maître qu'il s'était choisi, Hippocrate, – et peut-être de rester aussi fidèle à lui-même – tout en intégrant les divers progrès de la connaissance médicale ou de la pensée philosophique pendant les cinq siècles qui séparent le disciple du maître, et tout en incorporant aussi les propres évolutions de sa pensée médicale enrichie au contact de l'expérience et nuancée dans une phase ultime au contact de ses contradicteurs.

---

dernier traité comme crédible l'opinion de ceux qui considèrent que le sang seul est une humeur naturelle et que les trois autres humeurs ne le sont pas, mais en dérivent par une conséquence nécessaire (καὶ ἥδε ἡ δόξα πιθανή : p. 183,23 Boudon-Millot et Pietrobelli = et hoc est sententia uerisimilis : CMG V 3,2, p. 96,1). Or dans le traité de La bile noire, cette crédibilité (πιθανόν) n'était que provisoirement reconnue avant d'être dénoncée comme une erreur, au regard de la démonstration d'Hippocrate selon laquelle chaque évacuant évacue l'humeur qui lui est propre (De atra bile 8,5 : CMG V 4,1,1, p. 92,22–25). Dans sa position finale, il admet donc cette possibilité, bien qu'elle lui paraisse moins vraie, car cela ne change rien à la pratique médicale. Il y a manifestement une évolution de la position de Galien même lors de cette dernière étape. Voir aussi pour une autre évolution, ci-dessus, n. 38.

48 Ce que Galien, dans sa dernière synthèse du De propriis placitis (12 : p. 183,24–27 Boudon-Millot et Pietrobelli = CMG V 3,2, p. 96,2–5), dit avoir constamment retenu du traité de La nature de l'homme, c'est la démonstration de l'innéité des quatre humeurs par l'existence de médicaments électifs évacuant chacune des humeurs (phlegme, bile jaune, bile noire). Il rappelle qu'il a même écrit à ce sujet un traité Sur la propriété des médicaments évacuants (XI 323–342 K.).

Schädeltrepanationen in der Antike

Karl-Maria Heidecker

Archäologische Funde von über 1000 Schädeln mit einem „Loch im Kopf" belegen, dass Schädeloperationen schon seit der Steinzeit in Europa, Vorderasien, Afrika und Mittelamerika vorgenommen wurden. Als derzeit ältester, sicher datierter trepanierter Schädel gilt ein in Vesilevka II in der Ukraine entdeckter Schädel, der durch die Radiokarbonmethode zeitlich zwischen 7300–6220 v. Chr. eingeordnet wird.[1] Für Mitteleuropa ist der älteste trepanierte Schädel der eines fünfzigjährigen Mannes, dessen Skelett 1996 bei Ensisheim im Elsass in einem jungsteinzeitlichen Gräberfeld mit 45 Gräbern gefunden wurde; der Schädel weist zwei verheilte Trepanationen auf (Abb. 1).

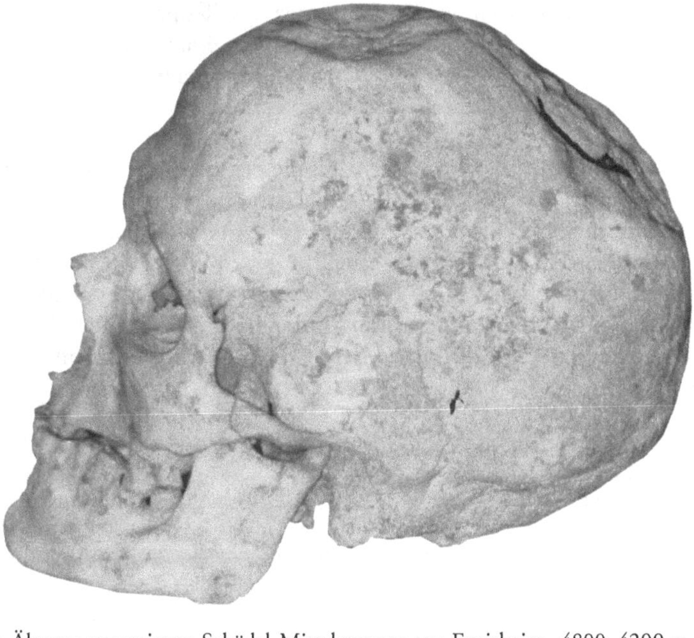

Abb. 1: Ältester trepanierter Schädel Mitteleuropas aus Ensisheim, 4800–4200 v. Chr.

1 Siehe K. W. Alt u. Chr. Jeunesse, Blutiges Ritual oder medizinische Indikation?, Beiträge zur Ur- u. Frühgeschichte Mecklenburg-Vorpommerns 41, Schwerin 2006, S. 51.

Der älteste in Deutschland gefundene Schädel mit einer Trepanation ist der eines Mannes aus Jechtingen am Kaiserstuhl.[2] Auf Grund der Beifunde wird er in die mittlere Jungsteinzeit zwischen 4800 und 4300 v. Chr. datiert.

Über das Auffinden trepanierter Schädel wird in der Fachliteratur und in der Presse berichtet.[3] Es ist dabei merkwürdig, dass selbst in angesehenen Zeitschriften und seriösen Zeitungen in den Berichten über trepanierte Schädel stereotyp behauptet wird, die Trepanation sei bei Kopfschmerzen, Migräne und bei Epilepsie angewendet worden. Man habe die Epilepsie auf das Vorhandensein böser Geister im Kopf zurückgeführt und trepaniert, um den bösen Geist aus dem Kopf herauszulassen. In ihrer Veröffentlichung vom Jahre 2006 schreiben die Verfasser Kurt W. Alt und Christian Jeunesse, dass die „wirklichen Gründe für die Durchführung von Trepanationen in der Vergangenheit notwendigerweise spekulativ bleiben müssen". Die klischeehafte Darstellung von Ärzten, die einem Dämonenglauben verhaftet waren, mag für prähistorische Zeiten in Erwägung gezogen werden, denn hier kann uns nur die naturwissenschaftliche Untersuchung der Schädelknochen etwas darüber aussagen, ob eine Verletzung oder eine Erkrankung als Anlass für eine solche Operation in Frage kommt oder ob der Schädel das Loch erst *post mortem* bekam, weil er beispielsweise als Trophäe auf einen Spieß gesteckt wurde. Für die historische Zeit muss von einer grundlegend anderen Situation ausgegangen werden. Hier haben wir literarische Zeugnisse von Ärzten, die uns sagen, welche Krankheitsvorstellungen sie hatten und was sie von Verletzungen wussten. Und so erfahren wir, ob die Ärzte im alten Ägypten, bei den Griechen und Römern magischem Denken verhaftet oder ob sie scharf beobachtende, rational denkende Menschen waren.

Die Untersuchung der Schädel mit allen heute verfügbaren Mitteln und eine exakte Recherche der antiken Literatur geben uns, wie ich zeigen werde, eindeutige Antworten auf diese Fragen. Eine Untersuchung antiker chirurgischer Instrumente hilft uns im Zusammenhang mit antiken Operationsbeschreibungen, ein klares Bild von der angewendeten Operationstechnik zu

2 Siehe S. Sprenger, Löcher im Kopf. Ausstellungstexte für das Museum f. Vor- u. Frühgeschichte Freiburg, 2003, S. 4.

3 Vgl. z. B. Antike Welt 33, 2002, S. 571, wo eine Meldung aus der Zeitung „Die Welt" unter dem Titel „Operation ohne Betäubung – Chelsea-Mann überlebte vor 4000 Jahren eine Gehirnoperation" unkommentiert abgedruckt wird. Darin wird berichtet, dass britische Archäologen im Oktober 2001 in der Themse im Londoner Stadtteil Chelsea den Schädel eines Mannes mit Spuren einer Gehirnoperation entdeckten, der in die Zeit von 1750 bis 1610 v. Chr. zu datieren sei. Er wies ein 4,5 x 3 cm großes Loch auf, das auf eine Trepanation hindeute. Der Eingriff sei wahrscheinlich mit einem Flintstein in Schabetechnik durchgeführt worden. Der Mann scheine die schmerzhafte Operation überlebt zu haben, denn der Knochen um das Loch sei wieder zugewachsen. „Die Trepanation wurde bei Kopfschmerzen und Migräne eingesetzt. Auch glaubte man wohl, dass Epilepsie oder Geisteskrankheiten durch böse Geister hervorgerufen würden, die durch ein Loch im Schädel entweichen könnten."

gewinnen. Clifford Rose fordert in seinem Überblick „The history of head injuries“ außerdem neurochirurgische Erfahrung bei dem betreffenden Forscher, weil dadurch das Verstehen der antiken Texte und die Zusammenfassung im Text verstreuter Aussagen zum gleichen Thema erheblich erleichtert wird.[4]

Zu den ältesten schriftlichen ärztlichen Aufzeichnungen gehört der Papyrus Edwin Smith. Wolfhart Westendorf schreibt in der Einleitung zu seiner Übersetzung dieses Papyrus:

> „Er ist der beste und überzeugendste Beweis für die außerordentliche wissenschaftliche Leistung der altägyptischen Ärzte, die schon zu verhältnismäßig früher Zeit ein Höchstmaß an Beobachtungsgabe, Erfahrung, Experimentierfreudigkeit, Kombinationsvermögen und vor allem die restlose Überwindung früher magischer Vorstellungen erreicht hatten. Diese von allen magischen Schlacken fast völlig befreite Medizin, die mit objektiven Tatbeständen arbeitet und auf empirischer Kenntnis fußt, ist ein früher Gipfel echter Naturwissenschaft. Dieser Höhenweg wurde nach Auskunft unserer Texte nicht weiter beschritten; mehr und mehr bemächtigten sich wieder Dämonen der Ärzte und Patienten. Statt klarer Vernunft und sicherem Vertrauen auf die Wirkung erprobter Praktiken greift die Hinwendung zu den Göttern und übermenschlichen Wesen um sich, deren Hilfe man mehr zutraut als der eigenen menschlichen Fähigkeit.“[5]

Nach Westendorf gab es also bei den Ägyptern sowohl naturwissenschaftlich denkende Ärzte als auch solche, die sich der Magie verschrieben.

In dem Wundenbuch des Papyrus Smith werden 27 Fälle von Kopfverletzungen beschrieben. Aber gerade die schweren Schädelbrüche werden der Kategorie zugeordnet, bei denen der altägyptische Arzt sagte: „Eine Krankheit, die man nicht behandeln kann.“ Von einem Rat zur Trepanation oder gar der Beschreibung dieser Operation ist in diesem Papyrus nichts zu lesen.

Wolfgang Pahl hat in seiner 1993 erschienenen Habilitationsschrift über die ägyptische Schädelchirurgie festgestellt: „Altägyptische Schriftdokumente zum Trepanationsbrauch sind bisher nicht entdeckt worden. Diese Feststellung betrifft neben der eigentlichen Medizinliteratur auch andere literarische Quellen, einschließlich der sogenannten Zauberliteratur.“[6] Pahl konnte im gesamten ägyptischen Kulturbereich nur 14 Funde trepanierter Schädel nachweisen. So muss der Trepanationseingriff in Ägypten als Rarität bewertet werden. Pahl stellte weiter fest, dass Trepanationsinstrumente bisher in Ägypten nicht gefunden wurden bis auf das Relief eines Bohrers aus dem Instrumentenschrein von Kom Ombo in Oberägypten (Abb. 2), welches aber aus dem 2. Jahrhundert n. Chr. stammt, also einer Zeit, als Ägypten römische Provinz war.[7]

---

4 F. C. Rose, The history of head injuries: An overview, Journal of the History of Neuroscience 6, 1997, S. 154 – 180.

5 W. Westendorf, in: Papyrus Edwin Smith. Ein medizinisches Lehrbuch aus dem alten Ägypten, übers., Wund- und Unfallchirurgie, Bern 1966, S. 14.

6 W. M. Pahl, Altägyptische Schädelchirurgie, Stuttgart 1993, S. 362.

7 Siehe ebd., S. 82, und A. Stettler, Der Instrumentenschrank von Kom Ombo, Antike Welt 13, 1982, H. 3, S. 48–53.

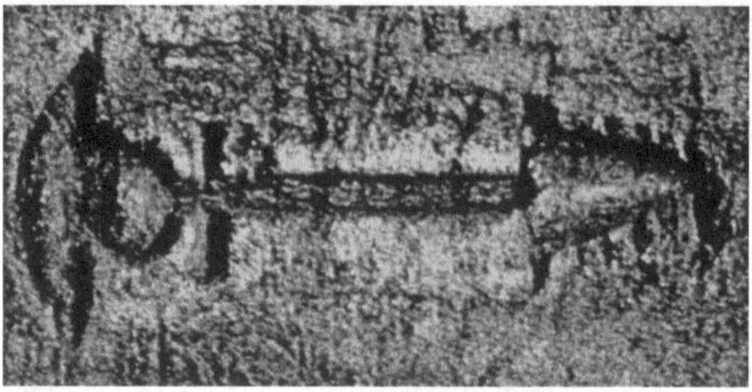

Abb. 2: Relief eines Bohrers in Kom Ombe (Ägypten), 2. Jh. n. Chr.

Eine wesentliche Voraussetzung für gezielte Eingriffe am Schädel, aber auch für die Beurteilung der Epilepsie war die richtige Einsicht in die Funktion des Gehirns. Als erster brachte der Naturphilosoph Alkmaion von Kroton (um 500 v. Chr.) die Denktätigkeit mit dem Gehirn in Verbindung und erkannte das Gehirn als Zentralorgan der sinnlichen Wahrnehmungen und des Seelenlebens.[8] Diese Erkenntnis wurde aber nicht sogleich allgemein akzeptiert. Empedokles, Aristoteles und die Stoiker vertraten eine andere Auffassung. Aber Hippokrates übernahm diese Erkenntnis und erweiterte die Lehre von der Funktion und der geistig seelischen Potenz des Gehirns. In seiner Schrift De morbo sacro (Über die heilige Krankheit) legt er dies ausführlich dar.[9] Aber er gibt niemals die Empfehlung, bei Epilepsie eine Trepanation durchzuführen. Seit Hippokrates setzte sich allmählich das naturwissenschaftliche Denken in der Medizin der Griechen und später der Römer durch. Die Grunderkenntnis, dass das Gehirn Sitz des Denkens und Empfindens, das Zentralorgan für die Bewegungen der Arme und Beine, für Sehen und Sprache ist, ergab sich für die naturphilosophisch denkenden Ärzte aus der Beziehungskette: Gewalteinwirkung auf den Kopf kann zu Funktionsausfall des Denkens, Erinnerns, der Sprache, des Sehvermögens, zu Krämpfen oder Lähmungen führen.

Im Gegensatz zur ägyptischen Medizin verfügen wir für die Zeit der griechisch-römischen Periode über Funde trepanierter Schädel, schriftliche Zeugnisse sowie über chirurgische Instrumente, die uns Auskunft über Schädeloperationen in dieser Zeit geben. Bei einem trepanierten Schädel aus dem römischen Trier (Abb. 3) ist an dem wulstigen Rand der Schädelöffnung zu erkennen, dass der Patient diese Operation längere Zeit überlebt hat.

---

8 Siehe P. Diepgen, Geschichte der Medizin. Die historische Entwicklung der Heilkunde und des ärztlichen Lebens, Bd. I, Berlin 1949, S. 72.

9 Siehe Hippokrates, Fünf auserlesene Schriften, übers. v. W. Capelle, Zürich 1986, S. 80f. (Kap. 14).

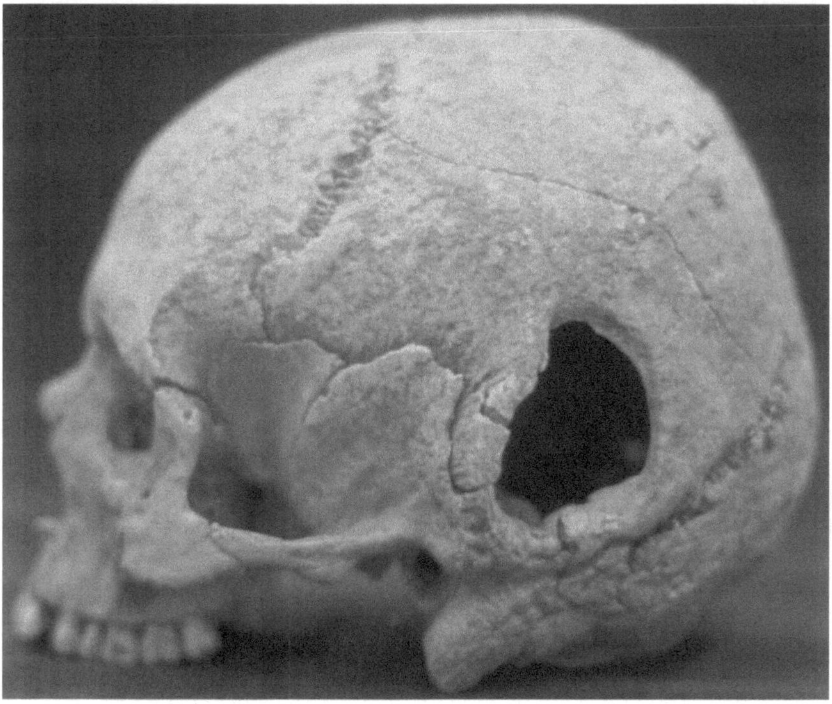

Abb. 3: Trepanierter Schädel aus römischer Zeit (Trier)

Die Zahl trepanierter Schädel aus der römischen Zeit ist gering, weil die Römer ihre Toten fast ausschließlich verbrannten. Dabei wurden die Schädel zerstört. Deshalb gibt es nur wenige Beweise dafür, dass man solche Operationen in der Römerzeit tatsächlich vornahm. Ich werde zunächst die schriftlichen Zeugnisse zu Indikationen für Schädeleingriffe vorstellen und danach im Zusammenhang mit dem römischen Chirurgen-Instrumentarium aus Bingen die Beschreibungen antiker Autoren zur Technik der Trepanation in der Zeit der griechisch-römischen Medizin.

Die Untersuchungen trepanierter Schädel haben ergeben, dass Schädeloperationen zum einen bei Entzündungen der Schädelknochen, also bei Osteomyelitis, zum anderen bei schweren Schädel-Hirn-Verletzungen vorgenommen wurden. Die griechisch-römische Literatur bestätigt diese Ergebnisse. Es gab klare Indikationen für die Durchführung einer Schädeloperation. Dabei ist es interessant, dass Celsus die „Diagnostik kranker und verderbter Knochen und deren Behandlung“ (Medicina VIII 2) den Schädelbrüchen voranstellt.[10] Zu den Operationen bei chronischen Knochenentzündungen schreibt Celsus:

---

10 Aulus Cornelius Celsus, Über die Arzneiwissenschaft, in acht Büchern, übers. u. erl.

„Ein Knochen ... wird ... entweder schwarz oder kariös. Dies entsteht, wenn oberhalb desselben Geschwüre oder Fisteln vorhanden sind, die schon lange Zeit bestanden haben oder sogar schon krebsig geworden sind. Man muß hier vor allem den Knochen freilegen, nachdem man die Geschwüre ausgeschnitten hat. Wenn nun die Knochenerkrankung eine größere Ausdehnung hat, als das Geschwür, so schneide man die Weichteile soweit weg, bis auf allen Seiten gesunder Knochen sichtbar ist. ... Oder man schabe den Knochen an den erkrankten Stellen so lange ab, bis etwas Blut zum Vorschein kommt, was das Zeichen für gesunden Knochen ist. Denn kranke Knochenteile sind notwendigerweise trocken (blutlos). ... Beim Abschaben muß man das Instrument fest aufsetzen, damit man etwas ausrichtet und eher fertig wird. Man hört mit dem Schaben auf, wenn man auf weißen oder festen Knochen gekommen ist; denn die weiße Farbe zeigt an, daß hier die schwarz gewordenen Teile zu Ende sind, und die Festigkeit, daß die Karies diese Teile noch nicht ergriffen hat. Als weiteres Zeichen kommt noch hinzu, daß die gesunden Knochenpartien auch etwas bluten."[11]

Celsus betont mehrfach, dass man den ganzen erkrankten Knochen entfernen muss. Dieser Grundsatz gilt auch heute noch, denn trotz aller Antibiotika heilt keine Osteomyelitis aus, ohne dass man den ganzen abgestorbenen Knochen bis zu gesundem, durchblutetem Knochengewebe entfernt hat. Die Untersuchung zahlreicher trepanierter Schädel ergab, dass es in der Antike häufig zu Osteomyelitis kam.

Bevor ich jetzt die Operationstechnik beschreibe, möchte ich eine Erkenntnis der heutigen Neurochirurgie mitteilen. Der Schädeldachknochen besitzt im Gegensatz zur Kieferregion keine Schmerzrezeptoren und keine schmerzleitenden Nervenfasern. Deshalb kann man das Schädeldach eines Menschen, das man durch Lokalanästhesie nicht betäuben kann, bei Noteingriffen schmerzlos durchbohren, wenn man die schmerzempfindliche Kopfhaut und die Kopfschwarte mit örtlicher Betäubung empfindungslos gemacht hat. Die Patienten spüren während das Bohrens keinen Schmerz und unterhalten sich mit dem Operateur. Lokalanästhesie gibt es allerdings erst seit 1890.

Vom Neolithikum bis zu Hippokrates' Zeit benutzte man bei der Trepanation Schab- und Schneidtechniken. Hippokrates erwähnt als erster den Trepan als Instrument der Knochenoperation. Celsus berichtet in Buch VIII, Kap. 3, über die Technik zur Entfernung kranken Knochens.[12] Als Werkzeuge beschreibt er zwei verschiedene Arten von Bohrern, Trepane und Meißel. Der Trepan wurde allgemein als Werkzeug in der Knochenchirurgie eingesetzt, nicht nur bei der Schädeltrepanation, und zwar in der septischen Knochenchirurgie zur Entfernung erkrankten Knochengewebes. Bei Celsus heißt es:

---

v. E. Scheller, 2. Aufl., bearb. v. W. Frieboes, Braunschweig 1906 (Nachdr. Hildesheim 1967) S. 439.

11 Ebd., S. 440.

12 Ebd., S. 441.

„Ist die Krankheit auf eine kleine Stelle beschränkt, welche der Trepan umfassen kann, so wendet man lieber diesen an. ... Nimmt die kranke Stelle einen größeren Raum ein, als der Trepan umfassen kann, so bringt man den Bohrer in Anwendung. Man bohrt damit ein Loch gerade auf der Grenze zwischen den gesunden und kranken Knochenteilen; dann macht man nicht weit davon ein zweites und ein drittes, bis die kranke Stelle, welche entfernt werden soll, von solchen Löchern eingeschlossen ist (Abb. 4). Auch hier ersieht man aus dem Verhalten der Bohrspäne, wie tief man bohren muß. Hierauf treibt man einen Schneidemeißel mit einem Hammer von einem Loch zum anderen und durchtrennt so die zwischen je zwei Löchern befindliche Brücke; ... Auf welche Art man aber auch die kranke Stelle umzogen und abgetrennt hat, immer muß man mit flach aufgesetztem Schneidemeißel die kranken Knochenpartien in dünnen Plättchen abtragen, bis nur noch gesunder Knochen vorhanden ist."[13]

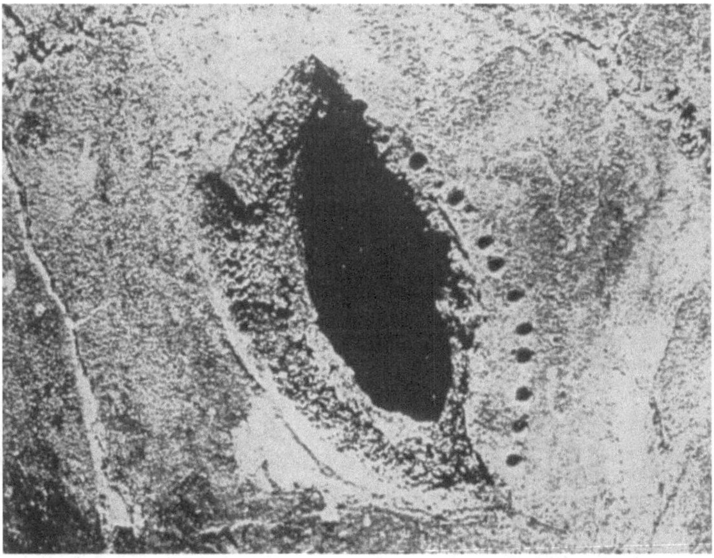

Abb. 4: Ägyptischer Schädel mit Mehrfachbohrungen (n. Pahl)

Das Ergebnis einer solchen Operation ist dann nicht immer ein Loch, sondern oft eine Ausmuldung. Ein Teil der ägyptischen operierten Schädel weist eine Ausmuldung auf, die wegen Osteomyelitis vorgenommen worden war, wie die röntgenologische und mikroskopische Untersuchung durch Pahl ergab (Abb. 5 u. 6).

13 Ebd., S. 441f.

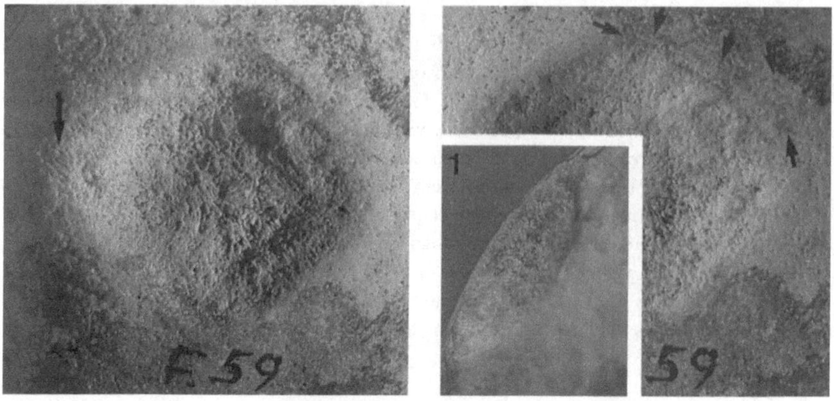

Abb. 5: Ausmuldung an ägyptischem Schädel in Aufsicht (n. Pahl)

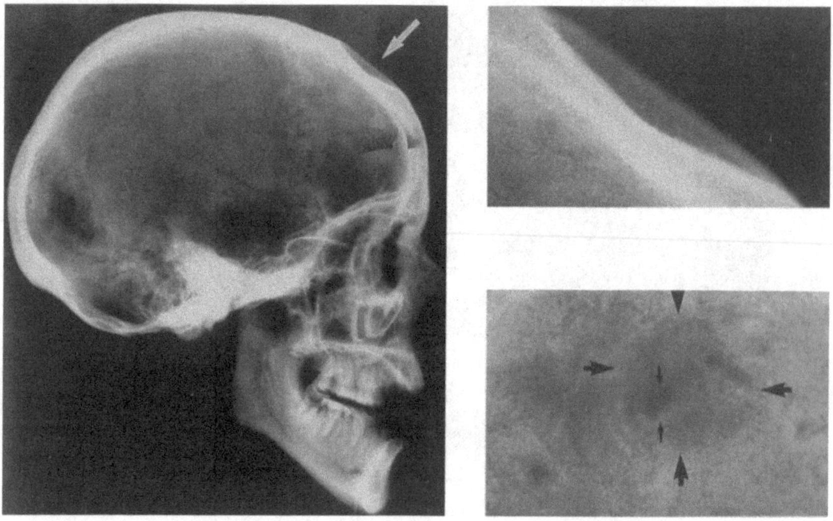

Abb. 6: Ausmuldung an ägyptischem Schädel im Röntgenbild (n. Pahl)

Schon Hippokrates hat in seinem Buch De capitis vulneribus (Über Kopfverletzungen) die Trepanation bei der Osteomyelitis beschrieben:

> „Falls du die Behandlung aber nicht von Anfang an übernimmst, sondern den Patienten von einem anderen Arzte übernimmst …, muß man mit einem gezähnten Trepan den Knochen sofort bis auf die Hirnhaut aussägen, den Trepan häufig herausnehmen und ringsum entlang dem Weg des Trepans untersuchen, mit und ohne Sonde. Denn der Knochen wird viel schneller durchgesägt, wenn du einen Knochen mit Eiter darunter oder darin anbohrst …“[14]

14 De capitis vulneribus 21, in: Der Arzt im Altertum. Griechische und lateinische

Welche Instrumente für die Knochenchirurgie im Altertum zur Verfügung standen, belegen Instrumentenfunde wie das umfangreichste aus der Antike stammende chirurgische Instrumentarium, das 1925 in Bingen gefunden wurde, aus 67 Einzelteilen aus Bronze, Eisen und Stahl besteht und zeitlich in die erste Hälfte des 2. Jahrhunderts n. Chr. einzuordnen ist (Abb. 7 u. 8).

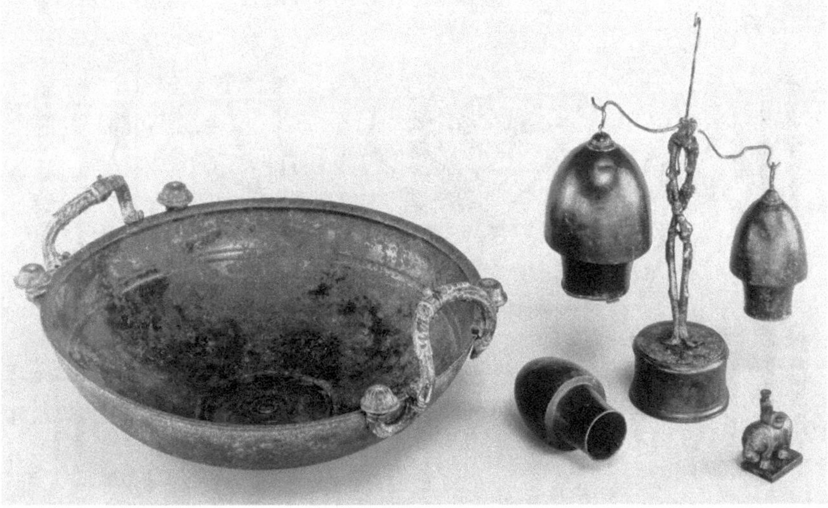

Abb. 7: Römisches Chirurgeninstrumentarium aus Bingen, 2. Jh. n. Chr.: Große Schale, 3 Schröpfköpfe mit Ständer, Skulptur: Nilpferd mit Uraeusschlange

Zu diesem Instrumentarium gehören drei Meißel, Knochenheber und ein Satz von fünf Instrumenten für die Trepanation, darunter zwei Trepane mit unterschiedlichen Durchmessern. Aus der Beschreibung von Celsus geht klar hervor, dass die Meißel des römischen Chirurgen aus Bingen ärztliche Instrumente sind und kein Zimmermannswerkzeug. Abb. 9 zeigt nebeneinander römische Meißel aus dem Binger Arztgrab und zum Vergleich Meißel aus unserer Zeit. Man kann mit diesen Meißeln schaben, man kann aber auch, wie es Bildhauer tun, den Meißel mit einem Hammer vorantreiben. Zum Binger Instrumentarium gehören weiterhin zwei bei Celsus in diesem Zusammenhang nicht beschriebene scharfe Löffel (Abb. 10), wie sie in der modernen Chirurgie zum Ausschaben nekrotischen Gewebes verwendet werden. Wir können davon ausgehen, dass die Chirurgen der Antike diese Instrumente zum gleichen Zweck eingesetzt haben.

Quellenstücke von Hippokrates bis Galen mit der Übertragung ins Deutsche, hrsg. v. W. Müri. Mit einer Einführung von H. Grensemann, 5. Aufl., München u. Zürich 1986, S. 345.

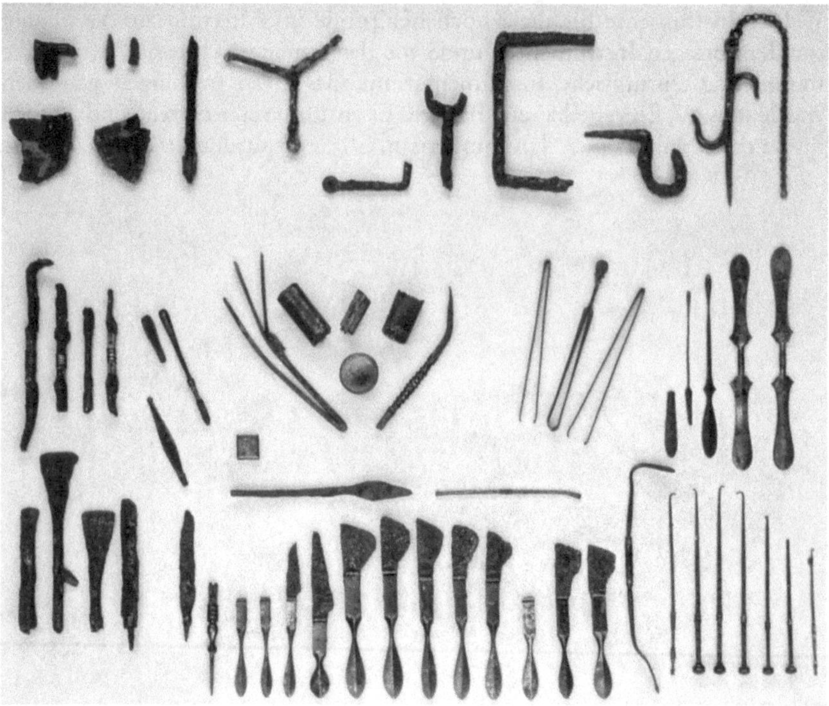

Abb. 8: Römisches Chirurgeninstrumentarium aus Bingen: alle weiteren Instrumente

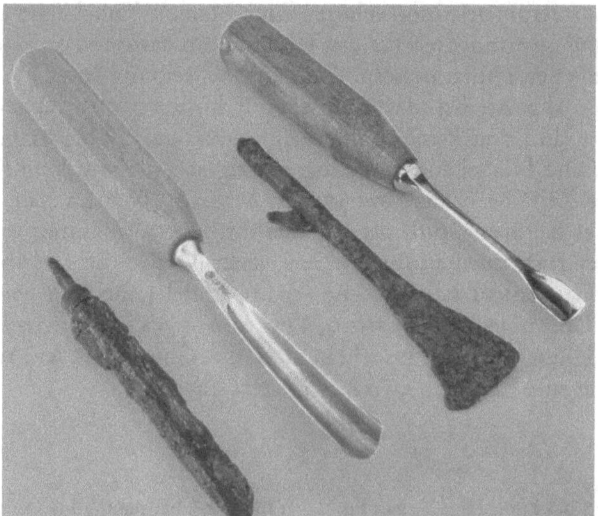

Abb. 9: Knochenmeißel römisch u. modern (Bingen)

Celsus schreibt weiter: „Ist ein Knochen in seiner ganzen Ausdehnung krank, so nehme man ihn ganz heraus; ist der tiefer liegende Teil eines Knochens gesund, so schneide man so viel weg als krank ist.“, und an anderer Stelle: „Hat man aus dem Verhalten der Bohrspäne erkannt, daß die tieferen Schichten gesund sind, so entfernt man den Trepan.“[15]

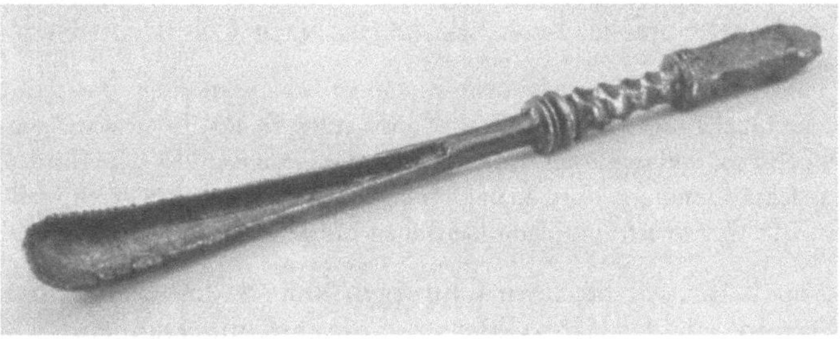

Abb. 10: scharfer Löffel, römisch (Bingen)

Zusammenfassend können wir feststellen: Ziel der Operation bei der Osteomyelitis war es, kranken, insbesondere abgestorbenen Knochen radikal zu entfernen. Dazu genügte mitunter eine Ausmuldung. Man wollte nicht unbedingt den Schädel eröffnen.

Bei schweren Schädelverletzungen gelten andere Regeln und Ziele. Hier geht es darum, bei der Operation Splitter zu entfernen, Impressionen zu heben sowie Wundsekret und Blut zur Druckentlastung Abfluss zu verschaffen, denn es heißt im Text des Celsus:

> „... daß das Wundsekret, welches sich auf die Hirnhaut ergießt, keinen Ausweg von dort finden kann; es reizt daher die Hirnhaut und erregt heftige Entzündung. Ist aber der mittlere Teil des Bruches eingedrückt worden, so drückt dieser auf die Hirnhaut; bisweilen wird sie sogar durch infolge des Bruches abgesprengte scharfe Splitter durchbohrt.“[16]

Hippokrates, Celsus, Galen und Paulos von Aigina heben immer wieder die Bedeutung der Hirnhaut hervor. War sie intakt, war damit der Infektion eine wichtige Schranke gesetzt, dann bestand gute Aussicht auf Erfolg der Operation, war sie verletzt, dann kann man, laut Celsus, „nur sehr wenig Hoffnung haben“[17] wegen der fast immer auftretenden Infektion. Deshalb musste auch bei der Operation mit größter Sorgfalt darauf geachtet werden, dass die Hirnhaut durch den Operateur nicht verletzt werde.

Beim akuten Schädel-Hirn-Trauma forderte Celsus zunächst eine sorgfältige Erhebung der Anamnese: der Arzt solle danach fahnden, ob ein hef-

15 Celsus (Anm. 10), S. 441; 442.
16 Ebd. VIII 4: S. 447.
17 Ebd., S. 444.

tiger Schlag mit einem Schwert oder einer anderen Waffe, mit einem Stein oder einem Stück Holz die Verletzung verursachte, wie groß diese Gegenstände waren oder ob ein Sturz auf den Kopf der Verletzung vorausging. Dann soll danach gefragt werden, ob dem Kranken dunkel vor den Augen geworden sei. Bei der Untersuchung sei auf folgende Symptome zu achten: Hinstürzen auf den Boden, Blutungen aus Nase und Ohren, galliges Erbrechen, Verlust der Sprache, Bewusstlosigkeit. Nach Celsus entstehen

> „alle diese Symptome nur nach einem Bruch der Schädelknochen. Wenn sie auftreten, so ist die Operation (des Trepanierens) notwendig; freilich ist sie schwierig. Kommt auch noch Empfindungslosigkeit hinzu, sind die Gedanken des betreffenden verwirrt, stellen sich Lähmungen oder Krämpfe ein, so wird es wahrscheinlich, daß auch die Gehirnhaut verletzt ist, und dann kann man nur sehr wenig Hoffnung haben."[18]

Das sind auch für den heutigen Chirurgen klinisch feststellbare Symptome einer schweren Schädel-Hirn-Verletzung, die ihn zum Handeln zwingen.

Die antiken Ärzte kannten die unterschiedlichen Formen von Schädelbrüchen und beschrieben sie, wie Paulos von Aigina. Sie kannten sogar ein contre-coup-artiges Phänomen, wie folgendes Zitat aus Celsus belegt:

> „Es kann auch wohl vorkommen, daß ein Schlag auf eine Stelle des Kopfes einen Bruch auf einer anderen verursacht. Bekommt also jemand einen schweren Schlag auf den Kopf, stellen sich hierauf schlimme Zeichen ein, und findet man an der Stelle, wo die Hautwunde ist, keinen Spalt im Knochen, so ist es zweckmäßig, nachzusehen, ob nicht anderswo am Kopfe eine Stelle weicher und geschwollen ist, und dann dort einen Einschnitt zu machen; denn hier wird man den Spalt im Knochen finden. Außerdem heilt die Haut leicht, und es ist daher belanglos, wenn man auch einmal umsonst in dieselbe einen Einschnitt macht."[19]

Es zeugt von großer ärztlicher Erfahrung, wenn Celsus in einer Zeit, in der es keinerlei bildgebende Untersuchungsverfahren gab, sogar die intrakranielle Blutung beschreibt:

> „Es ist zwar selten, aber doch kommt es bisweilen vor, daß die Schädelknochen unverletzt bleiben, daß aber infolge des Schlages im Schädelinnern eine in der Gehirnhaut verlaufende Ader zerreißt und dies einen Bluterguß zur Folge hat. Das Blut gerinnt dann und erregt große Schmerzen und Blindheit. Gewöhnlich hat hierbei der Schmerz seinen Sitz an der dieser Stelle gegenüberliegenden, zunächstgelegenen Seite des Kopfes; wenn man hier die Haut einschneidet, so sieht man, daß der Knochen bleich ist; daher muß derselbe gleichfalls herausgeschnitten werden."[20]

Die Technik der Schädeltrepanation bei einer Impressionsfraktur wird von Celsus sehr genau beschrieben. Wenn man, wie ich, über eigene Erfahrungen in der Schädelchirurgie verfügt und die Trepanationsinstrumente aus

18 Ebd.
19 Ebd., S. 445f.
20 Ebd., S. 446.

dem römischen Instrumentarium des Binger Chirurgen (Abb. 11) kennt, kann man die Schilderung von Celsus noch besser verstehen. Abbildungen eines von mir geschnitzten Kopfmodells und eines Nachbaues des Binger Instrumentariums (Abb. 12) sollen den von den antiken Autoren beschriebenen Vorgang anschaulich machen.

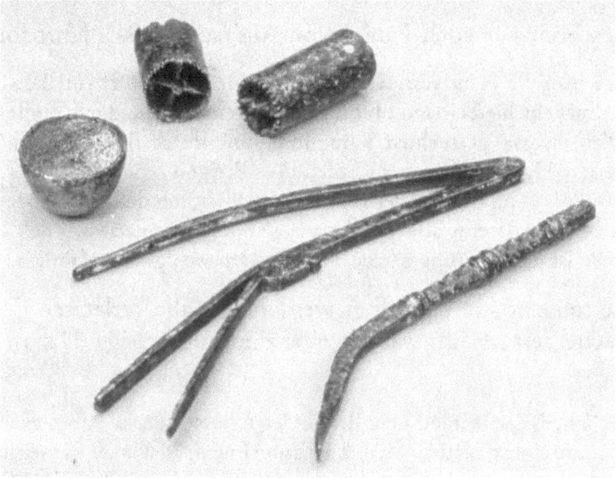

Abb. 11: römische Trepanationsinstrumente (Bingen)

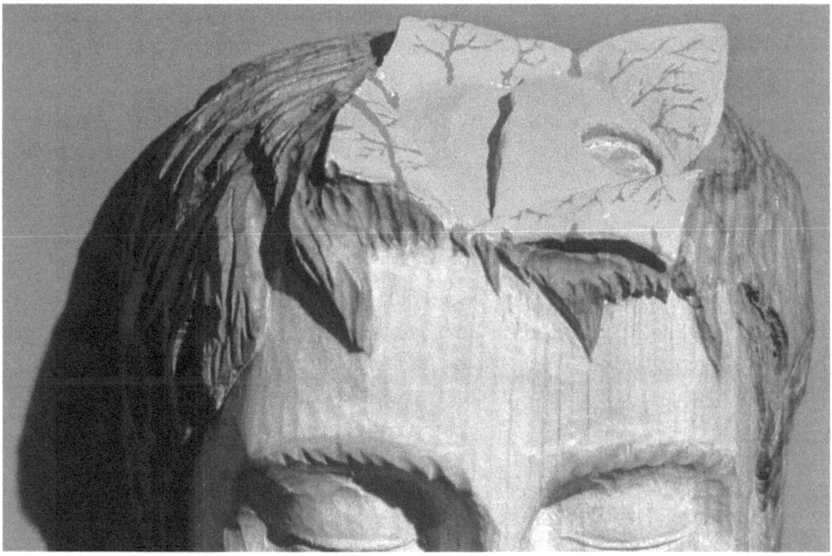

Abb. 12: geschnitztes Kopfmodell

Paulos von Aigina lässt vor der Operation die Wundstelle scheren. Die Operation begann dann mit der Erhebung des Lokalbefundes. Celsus schreibt:[21]

> „Finden wir schon eine durch die Einwirkung der äußeren Gewalt entstandene Wunde vor, so müssen wir dieselbe benutzen. ...; müssen wir aber mit dem Messer erst eine Wunde machen, so ist es am besten, zwei nach Form des Buchstaben X sich kreuzende Schnitte zu machen."

Genauso beschreibt es auch Paulos von Aigina.[22] Celsus fährt fort:

> „dann löse man die Haut von der Spitze der einzelnen Zipfel zur Basis zu vom Knochen los. Entsteht hierbei eine Blutung, so stille man diese durch Auflegen eines von Zeit zu Zeit in Essig getauchten Schwammes und durch Bedecken mit Scharpie und durch stärkere Hochlagerung des Kopfes. Dies Ereignis braucht uns aber nicht besorgt machen, außer, wenn der Sitz der Blutung sich zwischen den die Schläfe bedeckenden Muskeln befindet (wenn also die Arteria temporalis verletzt wurde); aber auch an dieser Stelle ist eine Blutung gerade noch das am wenigsten gefährliche."[23]

Die Wunde muss so weit geöffnet werden, bis alle verletzten Teile sichtbar sind. Nun wird festgestellt, was für eine Fraktur vorliegt. Dazu führt Celsus aus:

> „Steht der eine Knochenrand über den anderen hervor, so ist es hinreichend, das, was übersteht, mit einem platten Meißel wegzunehmen. Hat man es weggenommen, so klafft der Spalt so weit, als es für die Behandlung nötig ist. Sind aber die Ränder fest gegeneinander gedrückt, so muß man einen Finger breit seitwärts von dem Spalte mit dem Bohrer ein Loch machen und von diesem aus den Meißel in zwei Linien – in Gestalt des Buchstabens V – gegen den Spalt hintreiben, so daß die Spitze dieser Figur mit dem Loch zusammenfällt, die Basis derselben aber durch den Spalt im Knochen gebildet wird. Ist der Spalt lang, so muß man von einem zweiten Loche aus eine gleiche Öffnung machen".[24]

Wie man das Loch bohrt, ist bei Celsus vorher im Kapitel „Von dem Ausschneiden der Knochen" bei der Osteomyelitis mitgeteilt. Er beschreibt zunächst den Trepan (Abb. 13):

> „Der Trepan ist ein hohles, rundes, am unteren Rande mit Sägezähnen versehenes Instrument, durch dessen Mitte ein Nagel (clavus) geht, der innerhalb des Instrumentes mit einer Scheibe versehen ist."[25]

Eduard Scheller übersetzt das Wort *clavus* mit „Nagel", was seiner Grundbedeutung entspricht. Aber *clavus* hat noch weitere Bedeutungen: unter anderem bezeichnet *clavus* auch den Griff des Steuerruders, also eines

21 Ebd., S. 446.
22 Siehe Paulos' von Aegina, des besten Arztes, sieben Bücher, übers. u. erl. v. I. Berendes, Leiden 1914, VI 90: S. 563.
23 Celsus (Anm. 10), S. 446; vgl. Paulos (Anm. 22), S. 563.
24 Celsus (Anm. 10), S. 447.
25 Ebd. VIII 3: S. 441.

Gegenstandes, der ein Schiff an das richtige Ziel bringen hilft. Bei dem Binger Trepan finden wir zwei geschlitzte, gegenläufig über Kreuz ineinander gesteckte Bleche. Aus dem einen ragt eine Spitze, ein Dorn, 3 mm weit heraus. Ein heutiger Techniker bezeichnet das als Führungsdorn. Deshalb werde ich im Folgenden *clavus* mit „Führungsdorn" übersetzen. Der Sinn dieses Führungsdornes wird von Celsus schon bei der Osteomyelitis beschrieben: „... so setzt man den in der Mitte des Trepans befindlichen Führungsdorn in eins der durch die Krankheit entstandenen Löcher."

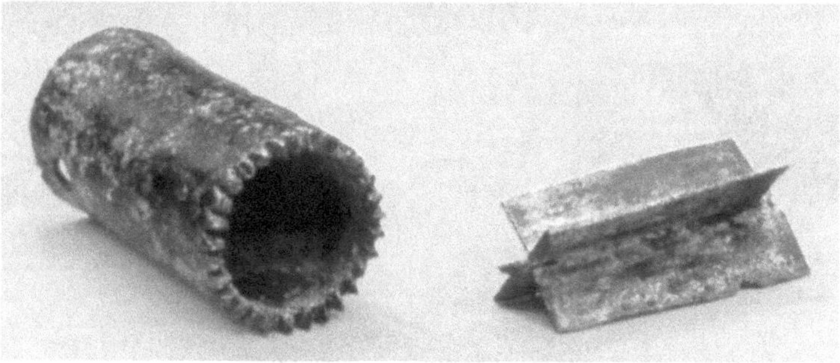

Abb. 13: römischer Trepan mit herausgezogenem Führungsdorn (Bingen)

Wenn aber wie bei dem Bruch eines gesunden Schädels keine Vertiefung an der Stelle besteht, an der man den Trepan genau ansetzen will,

> „so macht man mit der Ecke eines Meißels ein kleines Loch, welches den Führungsdorn aufnehmen kann, so daß dieser nun feststeht und der Trepan beim Drehen nicht abgleiten kann. Dann wird er mittels eines Riemens wie ein Bohrer gedreht. Man muß aber bei dem Aufdrücken das richtige Maß innehalten, damit man einerseits mit dem Instrumente eindringt und andererseits dasselbe ordentlich bewegen kann. Denn drückt man zu schwach auf, so kommt man zu wenig vorwärts, drückt man zu stark, so bewegt sich das Instrument nicht. Auch ist es nicht unangebracht, etwas Rosenöl oder Milch an das Instrument zu bringen, damit sich dasselbe, so schlüpfrig gemacht, leichter bewegen kann. Nimmt man aber zu viel davon, so wird das Instrument stumpf."[26] (Abb. 14)

Als bekannt wird vorausgesetzt, wie man den Bohrer mittels eines Riemens in Drehung versetzt und wie man den Bohrer andrückt. Die Binger Instrumente lassen uns das genau verstehen. Der Lederriemen muss in den Trepanationsbogen eingespannt und der Trepan mit Hilfe der Andruckschale auf den Knochen gedrückt werden. Wenn sich ein Metallkörper wie dieser Trepan in der metallischen Schale drehen soll, ist die Schmierung mit Öl sinnvoll. Dennoch entsteht durch die Drehung Reibungswärme. Auf diese

26 Ebd., S. 441f.

Hitzeentwicklung beim schnellen Drehen hat schon Hippokrates in der Schrift Über Kopfverletzungen aufmerksam gemacht:

„Während der Operation muß man den Trepan wegen der Erwärmung des Knochens oft herausnehmen und ihn in kaltes Wasser tauchen. Denn wenn sich der Trepan bei der Rotation erhitzt, verbrennt er den Knochen, indem er ihn erhitzt und austrocknet, und das führt dazu, daß in der Umgebung ein größerer Teil des Knochens abstirbt, als hätte absterben dürfen. Und wenn du sogleich bis auf die Hirnhaut durchsägen und dann den Knochen abheben willst, mußt du den Trepan gleichfalls häufig herausnehmen und in kaltem Wasser abkühlen."[27]

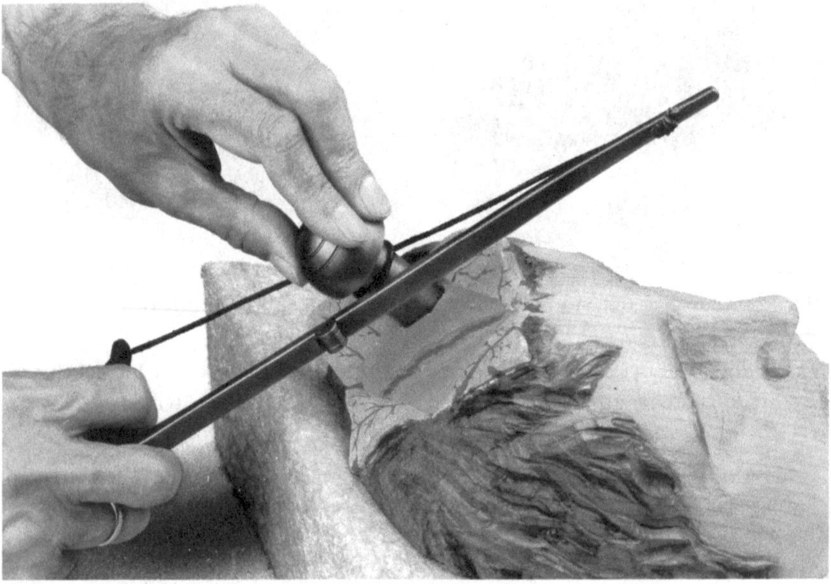

Abb. 14: Trepanation am Modell

Celsus schreibt dazu:

„Hat man nun dem Trepan auf diese Weise seine Bahn vorgezeichnet, so zieht man den in der Mitte befindlichen Führungsdorn heraus und bewegt das Instrument ohne denselben."[28] (Abb. 15)

Die beiden Binger Trepane scheinen Zylinder zu sein. Misst man sie genau nach, so stellt man fest, dass sie ein wenig konisch gebaut sind. Der vollständig erhaltene Trepan hat oben einen Innendurchmesser von 21,5 mm und an der Bohrkrone einen von 19 mm. Er ist also unten enger als

27 De capitis vulneribus 21, in: Der Arzt im Altertum (Anm. 14), S. 345.
28 Celsus (Anm. 10), S. 442.

oben. Die Bleche des Führungsdornes sind ebenfalls unten etwas schmäler als oben. Hätte die Trepanröhre überall den gleichen Querschnitt, so würden die Bleche mit dem Führungsdorn durchrutschen. Da die Trepane konisch sind, lässt sich das Dornblech von oben in die konische Röhre hineinpressen. Damit der Führungsdorn bei Andrücken auf den Schädel nicht wieder nach oben herausrutscht, muss man ihn nach oben verriegeln. Der vollständig erhaltene Binger Trepan hat unterhalb des oberen Randes zwei genau gegenüberliegende Löcher. Durch sie kann man einen Nagel oder Querspieß durchstecken. Da das Dornblech im eingepressten Zustand nicht ganz bis an die Löcher heranreicht, muss man auf sein oberes Ende noch einen genau passenden Holz- oder Metallpfropfen setzen und kann dann durch den Querspieß den Führungsdorn fest nach oben verriegeln, bis er seine Pflicht erfüllt hat und man ihn herausziehen will, um die Dura nicht zu verletzen.

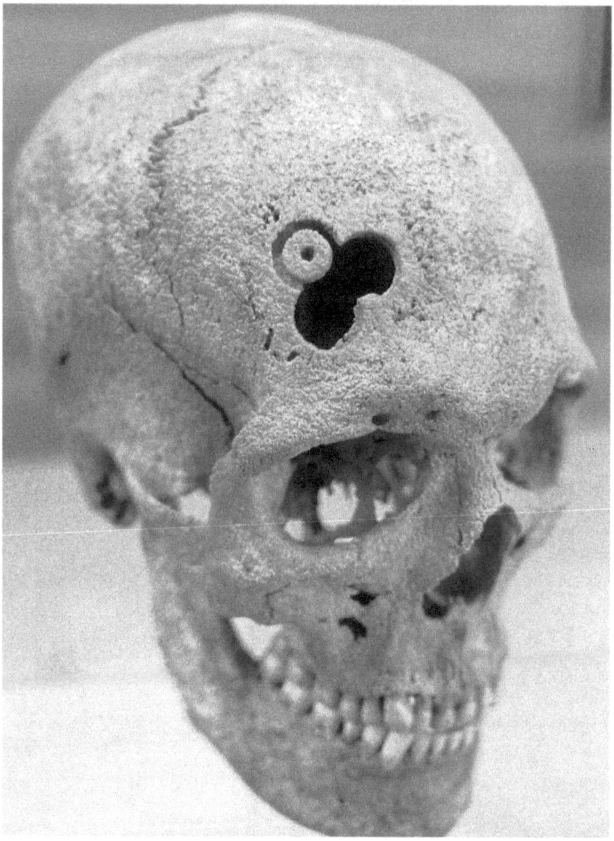

Abb. 15: Dreifachbohrung an keltischem Schädel (Katzelsdorf)

Hippokrates und Celsus betonen, dass man, um die Hirnhaut nicht zu zerreißen, gerade am Schluss des Bohrvorganges besonders vorsichtig vorgehen muss.[29] Bei Osteomyelitis empfehlen sie unter Umständen sogar ein zweizeitiges Vorgehen. Aber bei der frischen Impressionsfraktur muss man ja bald zum Ziel kommen. So raten sie, die letzten Bohrungen langsam auszuführen. Und dies kann man ohne Andruckschale und Trepanationsbogen mit dem Trepan allein machen, wenn man den Querspieß durch die Treplöcher schiebt und mit dieser Handhabe den Trepan direkt dreht, wobei man dann mit der drehenden Hand mehr Gefühl für den Untergrund hat, als wenn man noch auf zwei andere Gegenstände achten muss. Nun ist das Loch vollendet, das letzte Knochenscheibchen vorsichtig entnommen. Eventuell noch vorhandene lose Knochensplitter sollen dann entfernt werden. Bei Celsus heißt es:

> „Man fährt mit der genannten Operation fort, bis die Öffnung groß genug ist, um das die Hirnhaut schützende Instrument, welches die Griechen *Meningophylax* nennen, einbringen zu können (Abb. 16). Es ist dies eine bronzene, feste, etwas gebogene, auf der äußeren Seite glatte Platte. Man bringt sie so ein, daß ihre äußere, glatte Fläche dem Gehirne zugewandt ist, und führt sie dann unter die Knochenteile",

wobei man, wenn dies nicht durch Traumafolgen bereits geschehen ist, mit der Platte die harte Hirnhaut vorsichtig ablöst. An zwei Stellen schreibt Celsus, mit derselben Platte könne man den Knochen heben, und was eingedrückt worden sei, werde durch die Platte emporgehoben (Abb. 17).

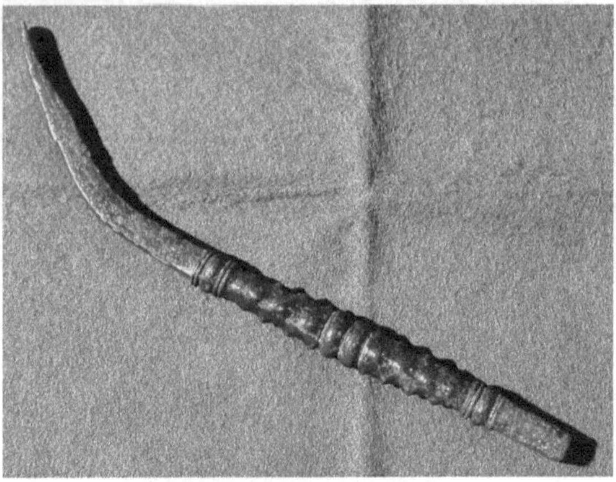

Abb. 16: römisches Hebelinstrument (Bingen)

29 Hipp., De capitis vulneribus 21, in: Der Arzt im Altertum (Anm. 14), S. 343–347; Celsus (Anm. 10), VIII 3. 4: S. 443; 448.

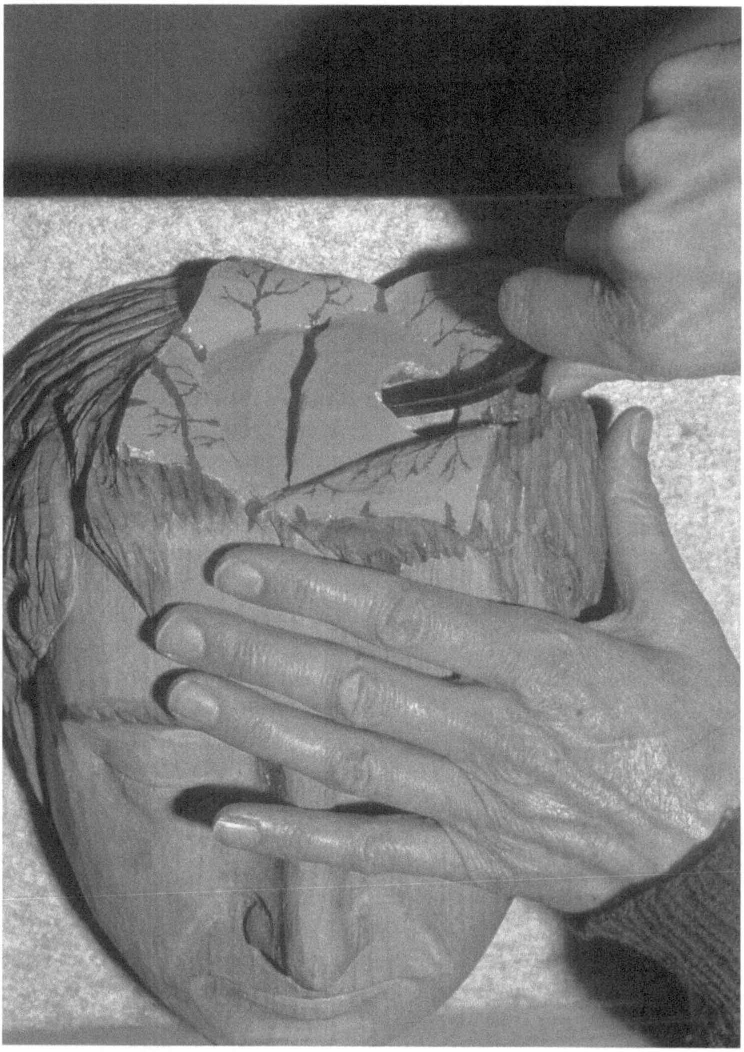

Abb. 17: Imprimathebung am Modell

Celsus kennt die Potenz des Schädeldaches zur knöchernen Heilung: „Ist ein gebrochener Knochen zugleich eingedrückt, so ist es doch nicht immer nötig, ihn ganz auszuschneiden." Diese Aussage resultiert aus der Erfahrung, dass gebrochene Knochen, die noch an der Stelle festsitzen, wieder fest einwachsen. Es bleibt hinreichend Raum zum Abfließen der Wundsekrete durch die Bohrlöcher. Außerdem ist das Gehirn nach Erhaltung des Knochens mehr geschützt, als dies nach Wegnahme des Knochens der Fall wäre. Wenn erforderlich, bohrte man auch zwei oder drei Löcher mit dem Bohrer in das

Schädeldach und durchtrennte danach die dazwischenliegenden Knochenbrücken, um den nach unten gedrückten Knochen mit Hilfe der gebogenen Platte besser heben zu können. Das ist im Prinzip die gleiche Vorgehensweise, die man heute noch bei einer größeren Kraniotomie anwendet.

„Nach der Operation", so heißt es bei Celsus,[30] „besprenge man die Hirnhaut mit scharfem Essig, teils um eine etwaige Blutung aus derselben zu unterdrücken, teils um etwa inwendig zurückgebliebenes geronnenes Blut wegzuschaffen." Dann empfiehlt er, einen lockeren Verband mit einem in Rosenöl getränkten Läppchen und frisch geschorener Wolle als Polsterung anzulegen: „Hierauf bringe man den Kranken an einen mäßig warmen Ort und verbinde die Wunde täglich einmal, im Sommer sogar zweimal."

Man machte also nach einer solchen Operation eine offene Wundbehandlung, was unter den Umständen ohne Asepsis und ohne Antibiotika sicher der beste Weg war. Denn Paulos von Aigina schreibt, dass nach der Operation oft eine Entzündung der Hirnhaut eintritt, die man mit örtlichen Mitteln, einer der Entzündung entgegenwirkenden Diät und, wenn nichts entgegensteht, mit einem Aderlass bekämpfen müsse.[31] So ist es erstaunlich, dass die Untersuchung der trepanierten Schädel trotzdem eine hohe Heilungsquote belegt. Nach der 2006 veröffentlichten Untersuchung von Alt und Jeunesse lag die Überlebensrate nach der Durchführung von Kraniotomien in prähistorischer Zeit in den untersuchten Schädelgruppen zwischen 60 und 80 %.[32] Urban, Teschler-Nicola und Schultz berichteten über 25 Trepanationen bei den Kelten der La-Tène-Zeit in Niederösterreich und fanden dabei 75 % Heilungen bei Trepanationen in Schab- und Schneidtechnik und 50 % Heilungen bei Bohrtrepanationen.[33]

Paulos von Aigina stellte fest, dass von den „neueren" Chirurgen der Gebrauch des Bohrers und des Trepans als untauglich verworfen wurde, dass sie dagegen die Operationsmethode mit dem Schaber oder dem Messer billigen, weil dies „die gewöhnlichere, zugleich leicht auszuführende und gefahrlose Art der Operation" sei.[34] Jedoch bezeugt der Schädel eines zwei- bis dreijährigen Kindes mit einer eindeutigen kreisrunden Trepanationsöffnung über dem linken Ohr, der 1993 bei der St. Georgskapelle bei Heidesheim gefunden wurde und der zeitlich in das 7. Jahrhundert eingeordnet wird, dass man auch in der Merowingerzeit noch Schädeloperationen mit dem Trepan vornahm (Abb. 18).

30 Celsus (Anm. 10), VIII 4: S. 448.
31 Paulos (Anm. 22), VI 90: S. 566f..
32 Siehe Alt u. Jeunesse (Anm. 1), S. 56.
33 Siehe O. H. Urban, M. Teschler-Nicola u. M. Schultz, Archaeologia Austriaca 69, 1985, S. 98.
34 Paulos (Anm. 22), VI 90: S. 565.

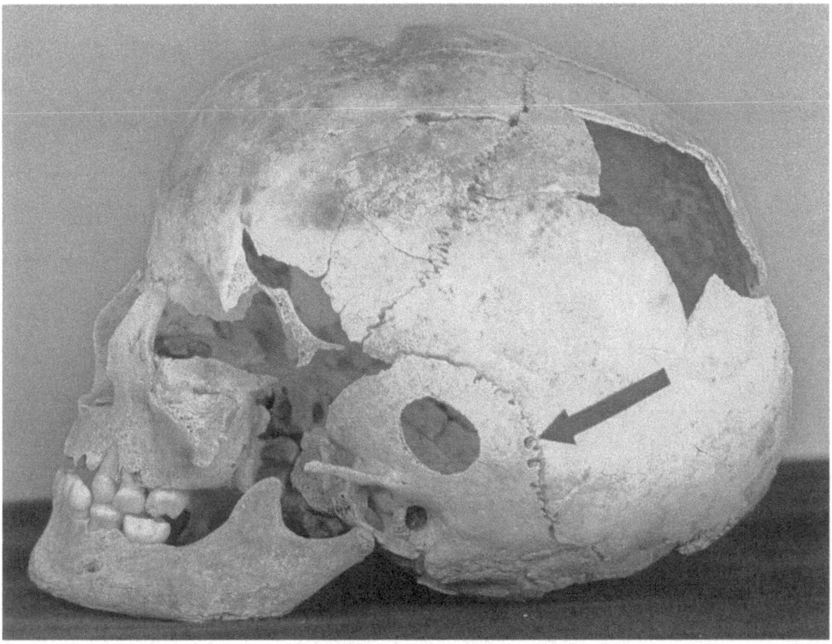

Ann. 18: trepanierter Kinderschädel aus Merowingerzeit (Heidesheim)

Die Durchsicht antiker medizinischer Literatur von Hippokrates (ca. 460–370 v. Chr.) bis Paulos von Aigina (7. Jh. n. Chr.) beweist, dass man in diesem Zeitraum von 1200 Jahren Schädeloperationen auf Grund von klaren medizinischen Indikationen vornahm und nicht von magischen Vorstellungen. Das römische Chirurgeninstrumentarium aus Bingen und weitere Instrumentenfunde belegen, dass man für diese Operationen über wohldurchdachte, zweckmäßige und präzise gearbeitete Instrumente verfügte. Die detaillierten Operationsbeschreibungen von Hippokrates und besonders von Celsus lassen die angewandte ausgefeilte Operationstechnik gut verstehen.

Insgesamt bezeugen über 1000 trepanierte Schädel aus einem Zeitraum von 9000 Jahren, dass solche schwierigen und nicht ungefährlichen Operationen in einer Zeit, in der weder Asepsis noch Anästhesie bekannt waren, bei Beachtung bestimmter Regeln und bei genügender Erfahrung des Operateurs in bis zu 80 % der Fälle überlebt wurden. Mit meinen Darlegungen habe ich versucht zu zeigen, dass die Forschungsarbeit auf dem Gebiet der antiken Medizin nicht eine trockene Wissenschaft ist, sondern dass sie mit der praktischen Medizin eng verknüpft ist.

Literaturverzeichnis

Aelii Aristidis Smyrnaei quae supersunt omnia, hrsg. v. B. Keil, Bd. II, Berlin 1898

B. Alexanderson, Die hippokratische Schrift Prognostikon. Überlieferung und Text, Göteborg 1963 (Studia Graeca et Latina Gothoburgensia XVII)

Alexandri Aphrodisiensis praeter commentaria scripta minora: De anima liber cum Mantissa, hrsg. v. I. Bruns, Berlin 1887 (Supplementum Aristotelicum II 1)

Alessandro di Afrodisia, L'anima, Traduzione, introduzione e commento a cura di P. Accattino e P. Donini, Rom u. Bari 1996 (Biblioteca Universale Laterza 447)

J. Althoff, Die aphoristisch stilisierten Schriften des Corpus Hippocraticum, in: Gattungen wissenschaftlicher Literatur in der Antike, hrsg. v. W. Kullmann, J. Althoff u. M. Asper, Tübingen 1998 (ScriptOralia 95: Reihe A, Altertumwissenschaftliche Reihe 22)

ANRW = Aufstieg und Niedergang der Römischen Welt. Geschichte und Kultur Roms im Spiegel der neueren Forschung, hrsg. v. W. Haase u. H. Temporini, Berlin u. New York 1972ff.

Aretaeus, hrsg. v. K. Hude, CMG II, 2. Aufl., Berlin 1958

Aristotelis De generatione animalium, hrsg. v. H. J. Drossaart Lulofs, Oxford 1965

Ärzte und ihre Interpreten. Medizinische Fachtexte der Antike als Forschungsgegenstand der Klassischen Philologie, Fachkonferenz zu Ehren von Diethard Nickel, hrsg. v. C. W. Müller, Chr. Brockmann, C. W. Brunschön, München u. Leipzig 2006 (Beiträge zur Altertumskunde 238)

V. Boudon-Millot u. A. Pietrobelli, Galien ressuscité: édition *princeps* du texte grec du De propriis placitis, REG 118, 2005, S. 168–213

Caelii Aureliani Celerum passionum libri III, Tardarum passionum libri V, hrsg. v. G. Bendz, übers. v. I. Pape, Indizes verf. v. J. Kollesch u. D. Nickel, CML VI 1, Teil I, Berlin 1990, Teil II, 2. Aufl., Berlin 2002

CAG = Commentaria in Aristotelem Graeca

Timaeus a Calcidio translatus commentarioque instructus, hrsg. v. J. H. Waszink, 2. Aufl., London u. Leiden 1975 (Corpus Platonicum Medii Aevi, Plato Latinus IV)

CMG = Corpus Medicorum Graecorum

CML = Corpus Medicorum Latinorum

Colloque La médecine grecque antique, Actes du 14e colloque de la Villa Kérylos à Beaulieu-sur-Mer, les 10 & 11 octobre 2003, hrsg. v. J. Jouanna u. J. Leclant, Paris 2004 (Cahiers de la Villa « Kérylos » 15)

Corpus Hippocraticum, Actes du Colloque hippocratique de Mons (22–26 septembre 1975), hrsg. v. R. Joly, Mons 1977 (Editions Universitaires de Mons, Série Sciences Humaines 4)

CRAI = Comptes rendus / Académie des inscriptions et belles-lettres

K. Deichgräber, Die griechische Empirikerschule. Sammlung der Fragmente und Darstellung der Lehre, um Zusätze vermehrter anastatischer Neudruck der Ausgabe von 1930, Berlin u. Zürich 1965

Die hippokratischen Epidemien. Theorie – Praxis – Tradition, Verh. d. Ve Colloque International Hippocratique, veranst. v. d. Berliner Gesellschaft f. Geschichte d. Medizin in Verbindung mit dem Institut f. Geschichte d. Medizin d. Freien Universität Berlin, 10.–15.9.1984, hrsg. v. G. Baader u. R. Winau, Stuttgart 1989 (Sudhoffs Archiv, Beih. 27)

Die Schule des Aristoteles. Texte und Kommentar, hrsg. v. F. Wehrli, H. III, Basel 1948; H. V, Basel 1950; H. VII, Basel 1953

H. Diels, Doxographi Graeci, Berlin 1879 (2. Aufl. Berlin u. Leipzig 1929)

–, Die Handschriften der antiken Ärzte. Griechische Abteilung, Abh. d. Königl. Preuß. Akademie d. Wiss. 1905/1906, Berlin 1906

H. Diels u. W. Kranz, Die Fragmente der Vorsokratiker, griech. u. deutsch hrsg., 3 Bde., 7. Aufl., Berlin 1954 (= D.-K.)

Diocles of Carystus. A Collection of the Fragments with Translation and Commentary, by Ph. J. van der Eijk, 2 Bde., Leiden, Boston, Köln 2000/2001 (Studies in Ancient Medicine 22/23)

Pedanii Dioscuridis Anazarbei De materia medica libri quinque, Crateuae Sextii Nigri fragmenta, Dioscuridis Liber de simplicibus, hrsg. v. M. Wellmann, 3 Bde., 2. Aufl., Berlin 1958

Erasistrati Fragmenta, hrsg. v. I. Garofalo, Pisa 1988 (Biblioteca di Studi Antichi 62)

FGrHist = Die Fragmente der griechischen Historiker, hrsg. v. F. Jacoby, 2. Teil: Zeitgeschichte, B: Spezialgeschichten, Autobiographien und Memoiren. Zeittafeln, Berlin 1929

S. Föllinger, Differenz und Gleichheit. Das Geschlechterverhältnis in der Sicht griechischer Philosophen des 4. bis 1. Jahrhunderts v. Chr., Stuttgart 1996 (Hermes Einzelschriften 74)

Formes de pensée dans la Collection Hippocratique, Actes du IVe Colloque International Hippocratique (Lausanne, 21–26 septembre 1981), hrsg. v. F. Lasserre u. Ph. Mudry, Genf 1983 (Université de Lausanne, Publications de la Faculté des Lettres 26)

Claudii Galeni Opera omnia, griech. u. lat. hrsg. v. C. G. Kühn, 20 Bde., Leipzig 1821–1833 (= K.)

Œuvres anatomiques, physiologiques et médicales de Galien, übers. v. Ch. Daremberg, Bd, II, Paris 1856

Claudii Galeni Pergameni Scripta minora, hrsg. v. J. Marquardt, I. Müller u. G. Helmreich, 3 Bde., Leipzig 1884–1893

Galeni Institutio logica, hrsg. v. K. Kalbfleisch, Leipzig 1896

Sieben Bücher Anatomie des Galen, arab. hrsg., übers. u. erl. v. M. Simon, 2 Bde., Leipzig 1906

Galeni De usu partium libri XVII, hrsg. v. G. Helmreich, 2 Bde., Leipzig 1907/1909

Galeni Exhortatio ad medicinam (Protrepticus), hrsg. u. übers. v. A. Barigazzi, in: CMG V 1,1, Berlin 1991

Galeni De semine, hrsg., übers. u. erl. v. Ph. De Lacy, CMG V 3,1, Berlin 1992

Galeni De propriis placitis, hrsg., übers. u. erl. v. V. Nutton, CMG V 3,2, Berlin 1999

Galeni De propriorum animi cuiuslibet affectuum dignotione et curatione, De animi cuiuslibet peccatorum dignotione et curatione, De atra bile, hrsg. v. W. de Boer, CMG V 4,1,1, Leipzig u. Berlin 1937

Galeni De placitis Hippocratis et Platonis, hrsg., übers. u. erl. v. Ph. De Lacy, CMG V 4,1,2, 3 Bde. (1. Teil, 3. Aufl.; 2. Teil, 2. Aufl.; 3. Teil, 2., verb. Aufl.), Berlin 2005

Galeni De sanitate tuenda libri VI, hrsg. v. K. Koch; De alimentorum facultatibus libri III, De bonis malisque sucis liber, hrsg. v. G. Helmreich; De victu attenuante liber, hrsg. v. K. Kalbfleisch; De ptisana liber, hrsg. v. O. Hartlich, CMG V 4,2, Leipzig u. Berlin 1923

Galeni In Hippocratis De natura hominis comm. III, hrsg. v. J. Mewaldt, in: CMG V 9, 1, Leipzig u. Berlin 1914

Galeni In Hippocratis Prorrheticum I comm. III, hsg. v. H. Diels; In Hippocratis Prognosticum comm. III, hrsg. v. J. Heeg, in: CMG V 9,2, Leipzig u. Berlin 1915

Galeni In Hippocratis Epidemiarum libr. VI comm. I–VI, hrsg. v. E. Wenkebach; comm. VI–VIII, übers. v. F. Pfaff, CMG V 10,2,2, 2. Aufl., Berlin 1956

Galien, Sur l'ordre de ses propres livres, Sur ses propres livres, Que l'excellent médecin est aussi philosophe, hrsg., übers. u. erl. v. V. Boudon-Millot, Paris 2007 (Collection des Universités de France)

Galen, De propriis placitis s. V. Boudon-Millot u. A. Pietrobelli

Galen, Selected works, übers. u. erl. v. P. N. Singer, Oxford u. New York 1997

H. Grensemann, Hippokratische Gynäkologie. Die gynäkologischen Texte des Autors C nach den pseudohippokratischen Schriften De muliebribus I, II und De sterilibus, hrsg. u. übers., Wiesbaden 1982

R. Herzog, Die Wunderheilungen von Epidauros. Ein Beitrag zur Geschichte der Medizin und der Religion, Leipzig 1931 (Philologus Suppl. 22,3)

Fragmenta Hesiodea, hrsg. v. R. Merkelbach u. M. L. West, Oxford 1967

Œuvres complètes d'Hippocrate, hrsg., übers. u. erl. v. E. Littré, 10 Bde., Paris 1839–1861 (= L.)

Hippocratis Opera quae feruntur omnia, hrsg. v. H. Kühlewein, 2 Bde., Leipzig 1894/1902 (= Kw.)

Hippocratis Lex, hrsg. v. J. L. Heiberg, in: CMG I 1, Leipzig u. Berlin 1927

Hippocratis De aere aquis locis, hrsg. u. übers. v. H. Diller, CMG I 1,2, 2. Aufl., Berlin 1999

Hippocratis De diaeta, hrsg., übers. u. erl. v. R. Joly in Zusammenarbeit mit S. Byl, CMG I 2,4, 2. Aufl., bes. v. S. Byl, Berlin 2003

Hippocrate, De la génération, De la nature de l'enfant, Des maladies IV, Du fœtus de huit mois, hrsg., übers. u. erl. v. R. Joly, Paris 1970 (Collection des Universités de France)

Hippocrate, Airs, eaux, lieux, hrsg., übers. u. erl. v. J. Jouanna, Paris 1996 (Collection des Universités de France)

Hippocrate, La maladie sacrée, hrsg., übers. u. erl. v. J. Jouanna, Paris 2003 (Collection des Universités de France)

Ippocrate, Epidemie, libro sesto, hrsg., übers. u. erl. v. D. Manetti u. A. Roselli, Florenz 1982 (Biblioteca di Studi Superiori 66)

Hippocrates, Pseudepigraphic Writings: Letters – Embassy – Speech from the Altar – Decree, hrsg. u. übers. v. W. D. Smith, Leiden u. a. 1990 (Studies in Ancient Medicine 2)

Hippokrates, Über die Natur des Kindes (De genitura und De natura pueri), hrsg., übers. u. erl. v. F. Giorgianni, Wiesbaden 2006 (Serta Graeca 23)

Hippokrates, Aphorismi s. C. Magdelaine

–, Prognosticum s. B. Alexanderson

Ḥunain ibn Isḥāq, Über die syrischen und arabischen Galen-Übersetzungen, hrsg. u. übers. v. G. Bergsträßer, Leipzig 1925 (Abh. f. d. Kunde d. Morgenlandes 17,2)

IG = Inscriptiones Graecae

J. Ilberg, Über die Schriftstellerei des Klaudios Galenos I, Rheinisches Museum 44, 1889, S. 207–239; II, ebd. 47, 1892, S. 489–514; III, ebd. 51, 1896, S. 165–196; IV, ebd. 52, 1897, S. 591–623 (Nachdr. Darmstadt 1974)

–, Rufus von Ephesos. Ein griechischer Arzt in trajanischer Zeit, Abh. d. Sächs. Akademie d. Wiss., philol.-hist. Kl. 41,1, Leipzig 1930

Ioannis Philoponi (Michaelis Ephesii) In libros De generatione animalium commentaria, hrsg. v. M. Hayduck, CAG XIV 3, Berlin 1903

Ioannis Philoponi In Aristotelis De anima libros commentaria, hrsg. v. M. Hayduck, CAG XV, Berlin 1897

Ioannes Philoponus, De aeternitate mundi contra Proclum, hrsg. v. H. Rabe, Leipzig 1899

K. = Claudii Galeni Opera omnia

H. King, Hippocrates' Woman. Reading the Female Body in Ancient Greece, London u. New York 1998

J. Kollesch, Die Erschließung der antiken medizinischen Texte und ihre Probleme – das Corpus Medicorum Graecorum et Latinorum. Erreichtes und Geplantes, Gesnerus 46, 1989, S. 195–210

–, Die Organisation und Herausgabe des Corpus Medicorum Graecorum: ergänzende Details aus der Korrespondenz zwischen Hermann Diels und Johannes Mewaldt, in: Hermann Diels (1848–1922) et la science de l'antiquité, Entretiens préparés et présidés par W. M. Calder III et J. Mansfeld, Vandœuvres – Genf 1999 (Entretiens sur l'Antiquité Classique 45), S. 207–223

Kw. = Hippocratis Opera quae feruntur omnia

L. = Œuvres complètes d'Hippocrate

La science médicale antique. Nouveaux regards. Etudes réunies en l'honneur de Jacques Jouanna, hrsg. v. V. Boudon-Millot, A. Guardasole u. C. Magdelaine, Paris 2007

V. Langholf, Die parallelen Texte in Epidemien V und VII, in: Corpus Hippocraticum, S. 264–274

–, Syntaktische Untersuchungen zu Hippokrates-Texten. Brachylogische Syntagmen in den individuellen Krankheits-Fallbeschreibungen der hippokratischen Schriftensammlung, Akademie d. Wiss. u. d. Lit., Abh. d. geistes- u. sozialwiss. Kl., Einzelveröffentl., Wiesbaden 1977

–, Medical Theories in Hippocrates. Early Texts and the 'Epidemics', Berlin u. New York 1990 (Untersuchungen zur antiken Literatur und Geschichte 34)

–, Structure and genesis of some Hippocratic treatises, in: Magic and Rationality, S. 219–275

E. Lesky, Die Zeugungs- und Vererbungslehren der Antike und ihr Nachwirken, Akademie d. Wiss. u. d. Lit., Abh. d. geistes- u. sozialwiss. Kl. 1950, 19, Wiesbaden 1951

G. E. R. Lloyd, Science, Folklore and Ideology. Studies in the Life Sciences in Ancient Greece, London u. Indianapolis 1999 (Erstausgabe Cambridge 1983)

C. Magdelaine, Histoire du texte et édition critique, traduite et commentée, des Aphorismes d'Hippocrate, 3 Bde., Diss. Paris 1994

Magic and Rationality in Ancient Near Eastern and Graeco-Roman Medicine, hrsg. v. H. F. J. Horstmanshoff u. M. Stol, in Zusammenarbeit mit C. R. van Tilburg, Leiden u. Boston 2004 (Studies in Ancient Medicine 27)

Marcelli De medicamentis liber, hrsg. v. M. Niedermann, 2. Aufl., besorgt v. E. Liechtenhan, übers. v. J. Kollesch u. D. Nickel, CML V, 2 Bde., Berlin 1968

H. J. Mette, Zwei Akademiker heute: Krantor von Soloi und Arkesilaos von Pitane, Lustrum 26, 1984, S. 7–43

Michael Ephesius s. Ioannes Philoponus

C. W. Müller, Zur Textgeschichte und Verfasserschaft der hippokratischen Schrift De natura pueri, in: Text and Tradition. Studies in Ancient Medicine and its Transmission, presented to Jutta Kollesch, hrsg. v. K.-D. Fischer, D. Nickel u. P. Potter, Leiden, Boston, Köln 1998 (Studies in Ancient Medicine 18), S. 203–221 = Müller, Kleine Schriften, S. 327–347

–, Kleine Schriften zur antiken Literatur und Geistesgeschichte, Stuttgart u. Leipzig 1999 (Beiträge zur Altertumskunde 132)

Nemesii Emeseni De natura hominis, hrsg. v. M. Morani, Leipzig 1987

Oribasii Collectionum medicarum reliquiae, Libri XXIV–XXV; XLIII–XLVIII, hrsg. v. J. Raeder, CMG VI 2,1, Leipzig u. Berlin 1931

Paulus Aegineta, Libri I–IV, hrsg. v. J. L. Heiberg, CMG IX 1, Leipzig u. Berlin 1921

PG = Patrologia Graeca

Physici et medici Graeci minores, hrsg. v. J. L. Ideler, Bd. I, Berlin 1841

Plato, Gorgias, übers. u. erl. v. D. J. Zeyl, Indianapolis, Ind. 1987

Plotini Opera, Bd. II: Enneades IV–V, hrsg. v. P. Henry u. H.-R. Schwyzer, Plotiana Arabica, übers. v. G. Lewis, Paris u. Brüssel 1959 (Museum Lessianum, Ser. philos. 34)

Poetae epici Graeci, Testimonia et fragmenta, Pars II: Orphicorum et Orphicis similium testimonia et fragmenta, hrsg. v. A. Bernabé, Fasc. 1, München u. Leipzig 2004

Poetarum philosophorum fragmenta, hrsg. v. H. Diels, Berlin 1901 (Poetarum Graecorum fragmenta III 1)

Posidonius, Bd. I: The Fragments, hrsg. v. L. Edelstein u. I. G. Kidd, Cambridge 1972 (Cambridge Classical Texts and Commentaries 13)

Procli Diadochi In Platonis Timaeum commentaria, hrsg. v. E. Diehl, 3 Bde., Leipzig 1903–1906

REG = Revue des Etudes Grecques

Œuvres de Rufus d'Ephèse, hrsg. u. übers. v. Ch. Daremberg u. Ch. E. Ruelle, Paris 1879

F. Sezgin, Geschichte des arabischen Schrifttums, Bd. III: Medizin – Pharmazie – Zoologie – Tierheilkunde bis ca. 430 H., Leiden 1970

Sorani Gynaeciorum libri IV, De signis fracturarum, De fasciis, Vita Hippocratis secundum Soranum, hrsg. v. J. Ilberg, CMG IV, Leipzig u. Berlin 1927

H. v. Staden, Herophilus. The Art of Medicine in Early Alexandria, Edition, Translation and Essays, Cambridge u. a. 1989 (Nachdr. 1994)

–, Galen's daimon: reflections on « irrational » and « rational », in: Rationnel et irrationnel dans la médecine ancienne et médiévale. Aspects historiques, scientifiques et culturels, hrsg. v. N. Palmieri, Saint-Etienne 2003 (Centre Jean Palerne, Mémoires XXVI), S. 15–43

F. Steckerl, The Fragments of Praxagoras of Cos and his School, Leiden 1958 (Philosophia Antiqua 8)

Stephani Atheniensis In Hippocratis Aphorismos comm. I-II, hrsg. u. übers. v. L. G. Westerink, CMG XI 1,3,1, 2. Aufl., Berlin 1998

SVF = Stoicorum Veterum Fragmenta, hrsg. v. H. v. Arnim, 4 Bde., Leipzig 1903–1924

Theophili Protospatharii De corporis humani fabrica libri V, hrsg. v. W. A. Greenhill, Oxford 1842

Theophrastus of Eresus. Sources for his Life, Writings, Thought and Influence, hrsg. u. übers. v. W. W. Fortenbaugh u.a., Bd. 2, Leiden, New York, Köln 1992 (Philosophia Antiqua 54,2)

F. Wehrli s. Die Schule des Aristoteles

ZPE = Zeitschrift für Papyrologie und Epigraphik

Verzeichnis der Autoren und Personen

Das vorliegende Register, in dem keine Vollständigkeit angestrebt ist, enthält Autoren und Personen aus Antike, Mittelalter und Renaissance. Es erfasst außerdem anonyme Texte und Schriftensammlungen. Die Zahlen hinter dem Komma beziehen sich auf Anmerkungen.